综合医院精神障碍诊疗

——疑难危重案例解析

主　审　郝　伟

主　编　李红政　雷美英

副主编　苏琴基　赵立琼　许春杏

编　者（按姓氏笔画排序）

马宏丽　王周然　王彦海　卢素洁　刘　耿　刘小兵
许春杏　阳　睿　苏琴基　李　易　李　霞　李大创
李红政　李杰锋　宋　妍　张　玲　张　涛　罗若芸
罗维肖　周宏奎　赵立琼　赵晓瑾　胡　静　徐　曙
黄品德　温　健　雷美英

学术秘书　刘　耿　马宏丽

人民卫生出版社

图书在版编目（CIP）数据

综合医院精神障碍诊疗：疑难危重案例解析 / 李红政，雷美英主编. —北京：人民卫生出版社，2018

ISBN 978-7-117-26702-1

Ⅰ. ①综… Ⅱ. ①李… ②雷… Ⅲ. ①精神障碍 - 诊疗 - 病案 Ⅳ. ①R749

中国版本图书馆 CIP 数据核字（2018）第 094975 号

| 人卫智网 | www.ipmph.com | 医学教育、学术、考试、健康，购书智慧智能综合服务平台 |
| 人卫官网 | www.pmph.com | 人卫官方资讯发布平台 |

综合医院精神障碍诊疗
——疑难危重案例解析

主　　编：李红政　雷美英
出版发行：人民卫生出版社（中继线 010-59780011）
地　　址：北京市朝阳区潘家园南里 19 号
邮　　编：100021
E - mail：pmph @ pmph.com
购书热线：010-59787592　010-59787584　010-65264830
印　　刷：三河市宏达印刷有限公司（胜利）
经　　销：新华书店
开　　本：787 × 1092　1/16　印张：28　插页：4
字　　数：681 千字
版　　次：2018 年 6 月第 1 版　2018 年 11 月第 1 版第 2 次印刷
标准书号：ISBN 978-7-117-26702-1/R · 26703
定　　价：138.00 元

编审人员及单位

主　审

郝　伟　中南大学湘雅二医院

主　编

李红政　中国人民解放军第三〇三医院

雷美英　中国人民解放军第三〇三医院

副主编

苏琴基　中国人民解放军第三〇三医院（现广西医科大学第二附属医院）

赵立琼　中国人民解放军第三〇三医院

许春杏　中国人民解放军第三〇三医院

编　者（以姓氏笔画排序）

马宏丽　中国人民解放军第三〇三医院

王周然　中国人民解放军第三〇三医院（现深圳市康宁医院）

王彦海　中国人民解放军第三〇三医院（现济宁市精神病防治院）

卢素洁　中国人民解放军第三〇三医院

刘　耿　中国人民解放军第三〇三医院

刘小兵　中国人民解放军第三〇三医院 191 临床部

阳　睿　中国人民解放军第三〇三医院

李　易　中国人民解放军第三〇三医院

李　霞　中国人民解放军第三〇三医院

李大创　中国人民解放军第三〇三医院

李杰锋　中国人民解放军第三〇三医院

宋　妍　南宁市第五人民医院

张　玲　南宁市第五人民医院

张　涛　中国人民解放军第三〇三医院

罗若芸　中国人民解放军第三〇三医院

罗维肖　中国人民解放军第三〇三医院 191 临床部

周宏奎　中国人民解放军第三〇三医院

赵晓瑾　中国人民解放军第三〇三医院（现三峡大学附属仁和医院）

胡　静　中国人民解放军第三〇三医院 191 临床部

徐　曙　中国人民解放军第三〇三医院 191 临床部

黄品德　中国人民解放军第三〇三医院

温　健　中国人民解放军第三〇三医院

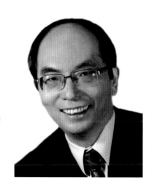

　　郝　伟　教授,博士生导师。中南大学湘雅二医院精神卫生研究所副所长,联合国国际麻醉品管理局第一副主席,世界卫生组织(World Health Organization, WHO)药物与酒精专家顾问委员会委员,WHO成瘾行为与健康合作中心主任,中国药物滥用防治协会(一级协会)会长,全国统编五年制教材《精神病学》第4~8版主编。曾两次在WHO工作。获国家科技进步二等奖(名次第二)1项。

李红政　主任医师,硕导。解放军第三〇三医院心理卫生科主任、全军心理卫生指导中心负责人,精神病与精神卫生学博士,应用心理学博士后。现为全军心理学专业委员会副主任委员、中国社会心理学会军事心理学专业委员会副主任委员、广西心理卫生协会副理事长。主要研究领域为心理选拔与分类、精神障碍筛查、心理行为问题风险评估与安全管理。获军队科技进步一（合作）、三等奖共 2 项,获广西科技进步三等奖 1 项;在国内外发表研究论文 119 篇;主编、副主编专著 5 部。先后被原总政治部、原广州军区表彰为全军优秀地方大学生干部、优秀科技干部。立三等功 3 次,2 次享受军队优秀专业技术人才岗位津贴。

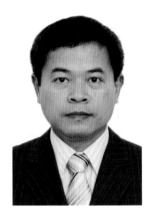

雷美英　解放军第三〇三医院心理卫生科副主任医师。1992 年毕业于原湖南医科大学精神病与精神卫生系,先后在解放军第 191 医院精神科、第四军医大学西京医院精神科、解放军第三〇三医院心理卫生科、驻香港部队医院从事精神卫生工作 26 年。现为广西心理卫生协会理事、广西精神疾病残疾评定及慢病评审专家。发表研究论文 59 篇,主编、副主编专著 4 部,获军队科技进步三等奖、广西科技进步三等奖共 2 项。

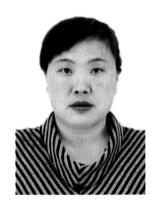

精神科常被人们误解为仅仅是"用抗精神病药治疗疯子"的十分简单的医疗科室,事实上这完全是误解。由于人是一个身心合一的整体,在精神科常常会碰到许多疑难的问题,包括以下三方面:精神病人可以得各种不同的躯体疾病,而精神病人常常不会诉述自己的不适,如果精神科大夫没有其他科室疾病的基础知识,则常会延误对躯体疾病的治疗;各种躯体病有可能出现不同的精神症状,从轻度的情绪障碍到严重的精神错乱,必须给予相应的精神科治疗;各个躯体器官在没有明显病损的情况下,可出现严重的症状,诸如心脏神经症、胃神经症等。综上所述,对精神科医生而言,没有多余的知识,只有不够的学问。

本书选了近七年收集整理的 100 多个不同的病案,介绍了不同原因所致的精神疾病,既有常见的精神分裂症,也有多种躯体病所致的精神症状,还有合并躯体疾病的精神病案,是一本很好的精神科临床读物。

李雪荣
于湖南长沙中南大学湘雅二医院
2017.10.30

序 二

在临床精神医学领域，对一些疑难危重精神障碍患者，尤其是器质性精神障碍和精神障碍伴发严重躯体疾病患者，部分精神科医生在其联络会诊、跨学科诊疗、安全管理以及预后评估等工作方面都有不少困惑。特别是对基层医务人员而言，往往缺乏综合医院其他科室的技术支撑，如何早期识别、及时转诊和最大程度规避诊疗风险都可能是大难题。

李红政主任医师及其团队近十多年来一直在三级甲等综合医院从事临床精神医学工作，接触到了不少器质性精神障碍和精神障碍伴发严重躯体疾病的患者。为总结经验，经过六年多的不懈坚持，成功编写了《综合医院精神障碍诊疗——疑难危重案例解析》。该书所涉学科领域较多，案例解析重点从精神障碍临床角度出发，涉及精神心理、神经系统、风湿免疫系统、内分泌系统、传染性疾病、遗传性疾病等学科病种，其中不乏临床中罕见、危重、易误诊及漏诊的案例，值得借鉴。

书中翔实记录了每一案例病情的变化、诊治、转归的过程，总结了疾病的临床表现，并查阅大量文献、书籍，介绍了相关疾病的诊疗新进展、新观点，尤其是精神障碍的症状表现及临床处理，展现了精神障碍疾病的诊断新思路，是临床不可多得的经验交流。本书专家点评入木三分，用语严谨而不乏风趣，图文并茂，是一本值得临床大夫阅读、参考的好书。

翻阅本书，能感受到该团队对患者的尊重、对生命的敬畏和对职业的热爱，更为年轻人对精神医学的专业执着感到欣慰。"临病若能三思，用药终无一失"，愿本书的出版能为更多的医生拓开临床思路，使更多患者从中获益。

杨玲玲　左成业

2017 年 12 月

　　救治精神障碍患者要有深厚的临床功底,更需要多学科技术支撑。但现实工作中却常常事与愿违,尤其是在精神卫生服务需求更大的基层医院,精神科医护人员内外科基础相对不足、内外科医生精神障碍处置经验欠缺、精神障碍诊疗多学科联络会诊渠道机制不畅等等,都在很大程度上影响了精神障碍的早期识别、患者的风险评估和安全管理,给精神障碍患者的诊疗护理、临床与社会康复等工作带来了不少弊端,也免不了会给医护人员带来从业困惑和职业风险,甚至包括人身威胁。

　　十多年前,我有机会在综合性三甲医院组建了新的精神科。两年时间不到,急危重症综合救治工作在精神科展现得淋漓尽致,患者剖腹自残、自挖眼睛、跳楼断腿、撕脱阴茎皮肤、吞食铁钉、上吊自杀未遂的,只要是伴有严重躯体疾病或损伤,经多学科联合诊疗,躯体疾病缓解后都被要求转入精神科病房,这有些让人害怕。更有甚者,初期表现为精神异常的狂犬病患者在住院期间出现伤人行为,或入院前慢性鼠药中毒患者出院时全身黏膜出血,或慢性酒精中毒患者谵妄状态时突发大面积脑出血,这些情况更让人恐惧,但这都被我们碰上了。2008年,一位患者因"焦虑紧张伴少动"曾经四次住院,其中两次住神经内科病房均考虑为"神经症?"而又二次转入心理科病房,并做了头部和脊髓MRI检查未发现异常。最后一次住心理科期间,患者基本躺在床上,即使外出也要求坐轮椅,说是没有力气。出于医生的责任感和职业敏感性,本书主编雷美英医师多次为其检诊,发现患者有不恒定的胸部皮肤浅感觉缺失或腹壁反射减弱体征,后经科室大查房,初步认定患者存在脑或脊髓病变的可能性。为明确诊断,作为科室主任,我亲自陪同患者做核磁共振检查,遗憾的是,常规检查还是未发现问题,但我坚持自己的临床感觉,再次诚恳地和患者商量,建议第三次做脊髓MRI并加强。患者及家属采纳了我的建议,于是,我忐忑不安地陪伴着患者家属在检查室外等来了第三次检查结果"全脊髓脱髓鞘病变"。结果一明确,我没有兴奋放松感,倒是深吸一口气,感觉似乎是老天爷救了患者,更是救了我这个科主任。之后的三年中,这类事情经常发生,多次让我们胆战心惊。于是,从2011年3月开始,我们团队决定做好一件事——写一本综合医院精神科的疑难危重案例集,以供大家分享。做一个决定容易,让一个团队坚持七年收集案例写一本书并不容易。为整理案例,写作小组成员往往要在工作之余抽出大量时间加班,或克服种种困难完成任务,也正是有了这些编写人员的辛勤劳动,才最终有了这本书的诞生。

　　本书共收集103个典型疑难危重案例,绝大多数是我们亲自诊疗、护理过的患者,他们或是住院患者、或是门诊患者、或是联络会诊患者,只有极少数案例遴选于其他医院,但均为真实、典型的临床案例。全书分五章:第一章为脑器质性精神障碍,包括脑血管病、颅内感

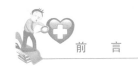

染、脑肿瘤、脑变性疾病、癫痫、脑外伤等所致精神障碍；第二章为躯体疾病所致精神障碍，包括艾滋病、狂犬病、梅毒、甲亢、席汉氏综合征、胰岛素瘤、系统性红斑狼疮、血栓性血小板减少性紫癜等所致的精神障碍；第三章为精神活性物质等所致精神障碍，包括酒精中毒、酒精滥用以及氯胺酮、感冒药、多巴丝肼、糖皮质激素等所致的精神障碍；第四章为精神障碍合并躯体疾病，包括精神障碍合并姜虫病、带状疱疹、糖尿病、脑积水、严重压疮、重度营养不良等；第五章为少见、易误诊、高危或与用药有关的精神障碍，包括病理性偷窃、误诊为癔病的胰腺癌、寄生虫妄想症、Kleine-Levin综合征、精神障碍患者外伤性脂肪液化、儿童氯氮平集体中毒、复方甘草酸苷注射液所致假性醛固酮增多症等。每个案例均按照病历摘要、分析讨论、经验总结、专家点评四个部分进行写作，部分案例配有图片，保证每个案例既有客观资料的呈现，又有编者个人的临床分析和经验总结，尤其是专家点评部分更是画龙点睛、突出重点。

本书适用于临床医学生、精神科医护人员、急诊和内外科工作人员参考使用，也可用于住院医师规范化培训、专业型医学研究生案例教学，还可以作为《部队军医实用技术丛书——心理卫生工作手册》的配套用书或部队军医专业培训的辅助教材。

曾经以为做精神科医生特别简单，现在觉得要种好这一亩三分地也很难。作为医学生，回顾成长的艰辛和曲折，我们懂得了感恩和尊重，尤其是对我们的老师，无论他们年老体迈，还是已经老去；作为精神科医生，面对患者家人的痛楚和无奈，我们深知自己的职业责任，特别是面对患者，不管他们患病时误解我们，还是康复后感谢我们；作为学科带头人，目睹年轻同事们的专业执着和默默奉献，我逐渐明白了自己肩上的责任，深知他们需要正确引领，需要成长机会和平台。

感谢母校中南大学湘雅二医院精神卫生研究所老师们的鼓励与支持，尤其要感谢郝伟教授在百忙之中为本书进行审核并作指导，感谢老前辈杨玲玲教授、左成业教授、李雪荣教授为本书作序并提出修改建议，感谢谭立文教授、王小平教授对本书的写作过程出谋划策；感谢空军军医大学苗丹民教授在写作、出版过程中的具体指导；也要感谢编委会所有成员的辛勤劳动和无私奉献，特别感谢解放军第三〇三医院内分泌科程时武博士、妇产科龙海红主任，以及精神科覃梅、赵敏、王骞、研究生赵倩南等同志对编写工作的帮助。此外，作为全军心理卫生应用性重点建设项目的研究成果之一，本书出版得到了人民卫生出版社的大力支持，在此一并致谢！

由于编者们的水平有限，对部分案例资料的采集、理解、分析以及经验总结会有错误或者不妥，望专家、同道和读者们指正！

李红政

2018 年 5 月 12 日

目 录

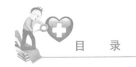

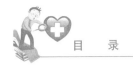

第一章

脑器质性精神障碍

1. 健忘多疑的老太太——阿尔茨海默病

作　者：阳睿
关键词：阿尔茨海默病，血管性痴呆，脑梗死

一、病例资料

患者，女性，76岁，因"缓起记忆减退、言行异常6年余，右侧偏瘫3年，发热1周"于2008年9月3日入院，家属提供病史。

现病史：患者2002年初被人骗去数万元，心情不好，逐渐出现不愿与人接触，少语、少动。家人发现患者记忆力逐渐减退，丢三落四，不认识回家的路，不记得说过的事，经常找不到东西，不记得如何做饭等。曾在外院住院治疗，行头颅CT检查，未见明显异常，诊断为"老年痴呆症"，经治疗症状稍改善。出院后自行停止治疗，病情控制不佳，逐渐出现记不起别人姓名，不认识自己的亲人，不知道吃饭、喝水、睡觉，日常生活均需别人督促、照顾，并且敏感多疑，怀疑家人对她不好；看电视节目时认为有人在骂她。情绪不稳定，爱发脾气，乱骂人，有时打人，有冲动、毁物行为，曾砸坏电视机。2005年患者出现血压高、右侧肢体偏瘫、不能自由行走，在外院住院治疗，诊断"脑梗死"，此后终日卧床，生活需要别人照顾。2006年逐渐出现言语表述含糊不清，不能说完整的句子，只能说些简单词语。入院前一周发现患者烦躁，不配合家人照顾，只能发出简单的"嗯嗯啊啊"声。进食速度慢，吞咽困难，食量减少，不愿喝水。发热，最高体温38.7℃，伴咳嗽、咳痰。病后患者进食差，睡眠一般，常有便秘，需使用开塞露才能解大便。无抽搐、昏迷。

既往史：2005年因偏瘫在外院诊断"脑梗死、高血压"，具体诊治不详。

个人史：小学文化，从事个人小商品工作。丈夫于20年前去世。

家族史无特殊。

体格检查：体温 37.6℃，脉搏 84 次 / 分，呼吸 15 次 / 分，血压 140/80mmHg。头颅五官无畸形，双肺呼吸音粗，双下肺可闻及散在干湿啰音。心、腹查体未见异常。左臀部有一约 3cm×3cm 的皮肤破损。四肢肌张力正常，肌力检查不配合，双下肢膝反射减弱，双上肢腱反射正常，病理征未引出。

精神状况检查：定向力检查不合作。患者不说话，不回应别人，自主活动少，检查不配合，情绪不稳定，有冲动、毁物行为，情感反应欠协调，自知力缺乏。

辅助检查：①血常规：白细胞计数 $11.9×10^9$/L↑，正常参考值（3.5~9.5）$×10^9$/L，嗜酸性粒细胞百分比 91.8%↑（正常参考值 40%~75%）。②胸部 X 线：左下肺感染，治疗后复查；心影增大，请结合临床；胸主动脉硬化。③心电图：窦性心律；S-T、T 改变；左心室高电压；P-R 间期稍缩短；心前导联呈逆钟向转位。④头颅磁共振：脑干、左侧基底节区腔隙性脑梗死；皮层下动脉硬化性脑病；老年性脑萎缩；右侧乳突异常信号灶，考虑乳突炎。⑤韦氏记忆商数 40，韦氏智力测试患者不能配合。大小便常规、肝肾功能、电解质、甲状腺功能未见明显异常。

入院诊断：阿尔茨海默病；脑干、左侧基底节区腔隙性脑梗死；皮层下动脉硬化性脑病；老年性脑萎缩；左下肺感染；胸主动脉硬化；压疮。

给予改善脑循环、营养脑细胞、抗感染、营养支持等对症治疗。患者入院后卧床，近记忆力差，常常生气，拍打陪护，认为陪护不给她吃饭，欺负她。要求多，但当家人满足其要求时，患者又大发脾气，认为家人故意气她，砸坏或乱扔东西。考虑患者目前以记忆力障碍为主，幻觉妄想等精神病性症状不明显，故未使用抗精神病药物，治疗以营养脑细胞、改善记忆力、改善脑循环等对症治疗为主。住院治疗 20 天，症状改善不明显，家属要求出院。

随访：出院后半年患者病情逐渐加重，两年后去世。

二、讨论

阿尔茨海默病（Alzheimer disease，AD），又称老年性痴呆，是一种中枢神经系统变性疾病，起病隐袭，病程呈慢性进行性，是老年期痴呆最常见的一种类型。主要表现为渐进性记忆障碍、认知功能障碍、人格改变及语言障碍等神经精神症状，严重影响社交、职业与生活功能。该病预后不良，部分患者病情进展较快，最终常因营养不良、压疮、肺炎等并发症或因心肺衰竭死亡。

目前为止，AD 的病因及发病机制尚未阐明，一般认为 AD 是复杂的异质性疾病，多种因素可能参与致病，如遗传因素、神经递质、免疫因素和环境因素等。特征性病理改变为 β 淀粉样蛋白沉积形成的细胞外老年斑和 tau 蛋白过度磷酸化形成的神经细胞内神经元纤维缠结，以及神经元丢失伴胶质细胞增生等。近年来的流行病学及病理学研究表明，AD 与血管因素有关联。尸检证明，60%~90% 的 AD 患者合并多种脑血管病变。可导致心脑血管病的危险因素（高血压、糖尿病、高血脂、吸烟等）亦被认为是 AD 的危险因素，血管因素不仅会造成血管性痴呆（VD），也可能参与 AD 的病理生理机制，增加 AD 的患病风险。另有研究表明血管因素在 AD 发生和进展中具有潜在促进作用，从而导致 AD 恶化，其作用机制可能与脑局部血流量的降低等因素有关。

临床表现包括认知症状:记忆力障碍,为其核心症状;视空间和定向障碍,为 AD 的早期症状之一,如迷失方向,时间定向差等;言语障碍,如刻板啰嗦、不得要领的表达方式,甚至出现失认等;智力障碍,包括既往的知识和经验及形成新概念的能力等。

　　以往研究者们一直关注痴呆的认知功能,忽略了痴呆的精神症状。实际上,正是痴呆的这些精神症状决定了患者及照料者的生活质量,也构成了照料者的主要应激来源,也是患者被收入住院或住院陪护的最常见原因。1996 年世界老年精神病学组织将痴呆的精神症状统一称为"痴呆行为和精神症状"(behavioral and psychological symptoms of dementia,BPSD)。

　　AD 的精神障碍可分为认知和非认知功能两大类,但临床上很难区别。1996 年 Cumming TL 等提出下列分类:认知功能缺损:记忆、语言、视空间领域技能、执行功能;神经精神性障碍:激越、焦虑、抑郁、情绪不稳定、幻觉、妄想、心境恶劣、淡漠、孤独、退缩;行为障碍:漫游、激惹、对抗、重复、拾垃圾;功能缺陷:日常生活功能丧失、日常工具性应用活动功能丧失;原始神经病学的症状:大小便失禁、四肢僵直、自主活动丧失;睡眠节律改变;性功能改变;食欲缺乏。Burgio 等研究指出,痴呆患者 BPSD 的总发生率为 70%~90%。AD 与 VD 都伴有不同程度的行为和精神症状,有研究显示,AD 组患者偏执和妄想、行为紊乱、攻击行为、焦虑和恐惧等发生率均明显高于 VD 组,VD 患者情感障碍较为明显。

　　AD 的辅助检查包括心理学检查如阿尔茨海默病评定量表,该量表主要评定与 AD 相关所有最重要的症状的严重程度。实验室检查包括 EEG、CT、MRI、SPECT 等。ICD-10 中有关 AD 的诊断如下:①存在痴呆;②潜隐起病,缓慢衰退,通常难以指明起病时间,但他人可突然发现其症状,疾病进展过程中可出现一个相对稳定阶段;③无临床依据或特殊检查结果能够提示精神障碍是其他引起痴呆的全身疾病或脑部疾病所致;④缺乏突然卒中样发作,在早期无局灶性神经系统损害的体征,如轻瘫、感觉丧失、视野缺损及共济失调。

　　AD 患者后期可出现脑梗死,故需重点和 VD 相鉴别。鉴别如下:前者起病隐渐,缓慢发展,后者起病较急,常有高血压病史,呈波动或缓慢恶化;前者早期出现近记忆力障碍,后者早期出现神经衰弱综合征;前者出现精神症状主要表现为全面性痴呆,自知力缺乏,往往有人格改变及情感淡漠后欣快,后者一般自知力较好,人格改变不明显,情感脆弱;前者早期多无局限性体征,后者可出现局灶性症状和体征,如病理反射或偏瘫等;后者 CT 提示多发梗死、腔隙或软化灶等。

　　本病病因不明,目前尚无特效疗法。其治疗主要包括:药物治疗、心理或社会行为治疗。药物治疗旨在改善缺损的促认知药物及针对 BPSD 的药物治疗,药物治疗 BPSD 必须遵守以下原则:①治疗必须遵循"靶症状"。以最小有效剂量进行治疗;②根据病情变化动态调整药物剂量;③起始剂量宜小,剂量调整幅度宜小,剂量调整间隔时间宜长;④需警惕药物不良反应及药物之间相互作用。具体药物:①促智药物,胆碱酯酶抑制剂在一定程度上改善患者的精神行为问题。②抗精神病药物,包括经典抗精神病药物及非经典抗精神病药物,常用氟哌啶醇、奋乃静、硫利达嗪、利培酮、奥氮平、喹硫平等药物;使用抗抑郁药可改善抑郁症状,如氟西汀等 SSRI 类新型抗抑郁药物;心境稳定剂可用于有明显的攻击或激越现象的患者;抗焦虑药物或苯二氮䓬类可用于焦虑或失眠患者。

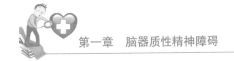

三、经验总结

本案例有两点需引起重视。

第一，本例患者70岁时开始出现社会功能的下降，后出现渐进性记忆障碍、认知功能障碍，病程进展缓慢，当时头颅CT等检查并未发现有明显脑血管性病变，故外院诊断"老年性痴呆"。随着病情进展，患者认知功能进一步下降，并出现精神行为症状，有人格改变及冲动行为。73岁时发生脑梗死，此时需与血管性痴呆相鉴别。

第二，患者后期出现脑梗死，进一步损害认知功能，在一定程度上加重了AD的进展。患者因脑梗死后右侧肢体偏瘫，需长期卧床，易出现压疮、坠积性肺炎、肠梗阻等并发症，最终死亡。

专家点评

阿尔茨海默病所致痴呆、脑血管病性痴呆、慢性酒精中毒性痴呆是临床上常见的痴呆种类。对中老年患者，早期发现神经衰弱样症状、人格改变、情感淡漠、欣快、情感脆弱等临床表现，有利于痴呆的早期识别。

参考文献

[1] 田金州. 血管性痴呆. 北京：人民卫生出版社，2003.

[2] 李晨虎，李春波，吴文源. 脑血管病变与阿尔茨海默病关系的研究进展. 中华精神科杂志，2004，37（2）：121-123.

[3] 乔晋，陆文慧，秦星. 心脑血管病危险因素和阿尔茨海默病关系研究进展. 中华脑血管病杂志：电子版，2014，（2）：40-45.

[4] Cummings TL, Diaz C, Levy M, et al. Behavioral syndromes in neurodegenerative disease: Frequency and significance. Seminar in Neuropsychiaty, 1996,（1）：241-247.

[5] Burgio L. Interventions for the behavioral complications of Alzheimer's disease: behavioral approaches. International Psychogeriatrics, 1996, 8 Suppl 1（8 Suppl 1）：45.

[6] 杜俊秋，杨清泉，孙晖等. 老年性阿尔茨海默病与血管性痴呆患者的行为和精神症状的比较. 脑与神经疾病杂志，2016，24（3）：172-174.

[7] 沈渔邨. 精神病学. 第5版. 北京：人民卫生出版社，2009.

[8] 贾建平，王荫华. 中国痴呆与认知障碍诊治指南（五）：痴呆治疗. 中华医学杂志，2011，91（14）：940-944.

2. 痴呆的幕后真凶——血管性痴呆伴嗜铬细胞瘤

作　者：张玲　宋妍
关键词：血管性痴呆，嗜铬细胞瘤，继发性高血压，精神障碍

一、病例资料

患者男性，70岁，高中文化，退休工人。因"记忆力减退，躯体不适6年伴言行异常8个月"于2017年6月24日入精神科，患者女儿介绍病史。

现病史：患者2011年7月出现记忆力下降，偶有出门忘记带手机、钥匙，买东西忘记找零钱等。当时能料理家务，家人不以为意。做事主动性下降，情绪低落。称"全身不舒服"，自诉有头晕、头痛、四肢无力、腹部不适感等。睡眠差，躺在床上难以入睡。病后到当地某医院诊治，具体诊断不详，口服"阿普唑仑、氟哌噻吨美利曲辛片"等，睡眠稍有改善，但仍反复诉头晕、头痛等。对平常感兴趣的事情也提不起精神，户外活动减少。2013年11月9日至11月23日，患者因"头晕乏力、走路不稳"到某医院神经内科住院治疗，诊断"慢性脑供血不足；高血压病2级（极高危组）；高同型半胱氨酸血症；高脂血症"，经改善循环、营养脑神经、降压等治疗后病情好转出院。2014年患者被送到南宁市某养老院生活，期间仍情绪低落，周身不适、头晕，在某医院门诊服用"舍曲林、酒石酸唑吡坦、奥氮平、阿普唑仑"等治疗，病情有好转。2016年10月8日至2016年11月3日，患者因"双下肢乏力"再次在当地医院住院治疗，诊断"后循环缺血；抑郁症；高血压病3级（极高危组）；高同型半胱氨酸血症；心律失常"，予降压、抗抑郁、改善循环后病情好转出院。近8个月以来，患者记忆力下降加重，健忘，经常找不到自己刚刚收起的物品。不愿和他人沟通交流，反复说自己的东西被别人偷了，称有人用万能钥匙开他的储物柜拿走他的东西，养老院里有许多人想害他，称有无线电和激光影响及监视他等。时有听到耳边有声音议论他，多是难听的话，但又看不到人，声音白天、晚上都出现。有的声音说"他有癌症，会传染给别人"，还有声音说"我们不要理他，不要靠近他"，患者因此情绪激动，和他们对骂。夜眠差，拿着衣架反复敲打地板，影响周围人的生活。护理人员发现患者有时在小区散步时找不到回养老院的路。家属为求进一步诊治入住某院，门诊拟诊"血管性痴呆；高血压病；高同型半胱氨酸血症"收入院。此次发病以来，患者无畏寒、高热、抽搐、食欲减退、体重下降，夜眠差，二便正常。

既往史：患高血压病10年余，目前使用硝苯地平降压治疗，血压控制不稳定。有缺血性

脑卒中、双膝关节炎病史。否认肝炎、结核、伤寒等传染病史。无昏迷及抽搐史。无输血史、外伤、手术史。无精神活性物质依赖史。无药物过敏史。否认性病史。

个人史：排行第一，生长发育史无异常。适龄上学，高中文化，学习成绩一般，高中毕业参加工作，为普通工人，工作表现好。无长期毒物、化学物品或重金属接触史。有30年吸烟史，已戒烟10多年，无饮酒史。平素性格内向安静，否认有冶游史。

家族史：父亲、母亲已过世，无精神病家族史，否认有家族遗传病史及传染病史。

体格检查：体温36.3℃，脉搏90次/分，呼吸19次/分，血压145/95mmHg。步态缓慢，双耳听力下降，左耳明显。双肺呼吸音清，未闻及干、湿性啰音。心率90次/分，心音有力，心律齐，心界无扩大，各瓣膜听诊区未闻及病理性杂音。腹平软，无压痛、反跳痛，肝脾肋下未及，未触及包块。肠鸣音正常。双下肢无水肿，右侧上肢腱反射活跃，肌力、肌张力正常，生理反射存在，病理反射未引出，脑膜刺激征阴性。

精神状况检查：意识清晰，接触被动、合作，无主动语言，讲话内容简短。面部表情变化少，动作略显迟缓，对时间、地点及人物的定向力完好，自我定向如姓名、年龄等辨认正确。记忆力减退，不记得早晨吃过什么食物。计算力下降，100连续减7的测验不能正确进行。存在幻听及被害妄想，未查出有错觉和感知觉综合障碍。生活部分能自理，自知力缺失。

入院诊断：血管性痴呆；高血压病；高同型半胱氨酸血症；2型糖尿病。

辅助检查：①血、尿常规：血常规提示大致正常；尿常规正常。②血糖：入院随机血糖12.4mmol/L，入院后连续监测空腹血糖波动在7.9~8.4mmol/L（正常值参考范围：3.89~6.1mmol/L），餐后2小时：12.3~13.9mmol/L↑（正常值参考范围：≤7.8mmol/L）。③心电图提示窦性心律，肢体导联低电压。④血同型半胱氨酸：28μmol/L↑（正常值参考范围：5~15μmol/L），叶酸测定：2.55ng/ml↓（正常值参考范围：4.5~27.2ng/ml），维生素B$_{12}$：199.6Pg/ml（正常值参考范围：180~914Pg/ml）。⑤颅脑CT（2016年10月）右侧基底节、两侧放射冠、两侧额顶叶深部白质多发腔隙性脑梗死灶；脑白质慢性缺血改变；老年脑改变。颅脑CT检查（2017年6月）：右侧基底节区腔隙性脑梗死；脑萎缩，两侧筛窦炎症。⑥简易智力状态检查量表（MMSE）：22（参考范围：21~26轻度认知功能障碍，10~20中度认知功能障碍，0~9重度认知功能障碍）。

诊疗过程：入院第2天，患者小便时突发头痛、头晕，大汗淋漓，血压波动明显，发作时测量血压值为210/105mmHg，心率上升至142次/分，发作数分钟后缓解。上级医生查房，考虑到患者长期服用降压药血压控制不稳，此次出现阵发性高血压同时伴有"头痛、心悸、出汗"等症状可能为嗜铬细胞瘤释放大量儿茶酚胺入血，作用于肾上腺能受体，出现高血压的症状和体征，故不能完全排除继发性高血压的可能，遂申请泌尿外科会诊。经泌尿外科会诊后，查血浆去甲肾上腺素、血浆肾上腺素，结果回报：血浆去甲肾上腺素2579pg/ml↑（正常值参考范围：100~475pg/ml），血浆肾上腺素375pg/ml↑（正常值参考范围：30~95pg/ml）。腹部CT检查：右肾上腺后肢见一类椭圆形软组织肿块影，密度均匀，边界规整清晰，大小约为29mm×22mm×14mm，平均CT值约为37HU，周围未见淋巴结肿大影，考虑右肾上腺嗜铬细胞瘤（图1），请结合临床；脂肪肝；左肾结石或血管壁钙化。

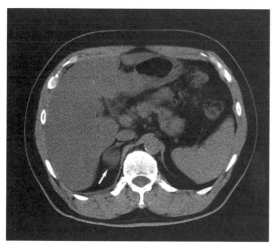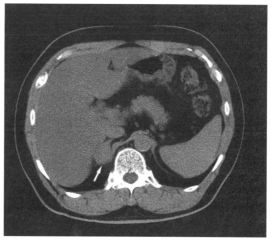

图 1　嗜铬细胞瘤

精神科住院期间,予厄贝沙坦片 150mg,2 次 / 日降压治疗,由于嗜铬细胞瘤对血压的影响,患者血压波动 130~160/90~110mmHg,予二甲双胍片 250mg,2 次 / 日降血糖治疗,盐酸多奈哌齐 5mg,1 次 / 日改善认知功能,阿普唑仑片 0.4mg,1 次 / 晚辅助睡眠,氯氮平口腔崩解片 175mg 1 次 / 日改善精神症状。患者精神行为症状控制后,逐步减少抗精神病药物剂量直到停用。患者精神科住院 42 天,经药物对症治疗及认知康复训练、生物反馈治疗等综合治疗措施后,患者病情好转,精神症状消失,能主动关心自身健康,对生活事件的应对能力有提升,食欲好、睡眠好。随后转至泌尿外科行嗜铬细胞瘤切除术,术后病理检查肿瘤组织为良性嗜铬细胞瘤。经手术治疗后患者血压稳定,予好转出院。

最后诊断:血管性痴呆;嗜铬细胞;继发性高血压病;高同型半胱氨酸血症;2 型糖尿病。

随访:2016 年 9 月随访,患者经手术切除嗜铬细胞瘤后血压恢复正常,精神症状消失,食欲尚可,睡眠好,日常生活能力一般,认知功能无改善。

二、讨论

嗜铬细胞瘤是肾上腺髓质、交感神经节及其他嗜铬组织持续或间断地释放大量儿茶酚胺,引起持续性或阵发性高血压并导致多个器官功能及代谢紊乱的一种内分泌疾病。除分泌肾上腺素及去甲肾上腺素外,嗜铬细胞瘤也可分泌其他激素,引起多种内分泌功能失调。嗜铬细胞瘤临床表现复杂多变且个体差异较大,主要是由于嗜铬细胞瘤阵发性或持续性释放大量儿茶酚胺于血,作用于肾上腺能受体,出现以心血管症状为主的症状和体征,典型的症状为高血压伴头痛、心悸、震颤、高血糖、多汗等。

嗜铬细胞瘤约占高血压患者的 0.1~0.6%,嗜铬细胞瘤所致高血压为继发性高血压,主要是由于瘤体分泌大量儿茶酚胺所致,其通过激活血管平滑肌上的 α 受体,引起血管平滑肌收缩,导致血压增高;此外,还能激活 β 受体,延长心脏收缩时间及加大收缩力度,使心输出量增加,同时使抗利尿激素、肾素、血管紧张素醛固酮分泌增加,致阵发性高血压或持续性高血压阵发性加剧。嗜铬细胞瘤典型的心血管系统表现为血压不稳定,常表现为血压突然升高,伴剧烈头痛、全身大汗淋漓,心悸、心动过速等。随着病程进展,一般常用的降压药效果不佳。患者因长期高血压导致严重的心、脑、肾损害或因突发严重高血压而导致危象,危及生命。当血压骤升时也容易破裂出血,因此嗜铬细胞瘤可合并脑血管意外。本例患者入院第二天小便时突发头痛、头晕,大汗淋漓,血压波动明显,发作时血压210/105mmHg,心率142次/分,发作数分钟后缓解,是嗜铬细胞瘤继发性高血压的典型临床表现。

脑缺血缺氧是血管性痴呆的主要病因。高血压促进血管性痴呆发生的主要病理损伤是导致血管的动脉硬化,脑血管病变引起脑组织血液供应障碍,导致脑功能衰退。脑血管在血液压力和血流的机械刺激下导致血管内皮断裂、平滑肌细胞脂质透明变性和纤维样坏死。长期高血压导致的脑白质损害可以导致认知功能减退。研究显示高血压与血管性痴呆发病危险性增高显著相关,是血管性痴呆的潜在危险因素。海马是学习记忆的重要结构,并且对脑缺血缺氧极其敏感,脑缺血缺氧极易导致海马神经元凋亡,从而使学习记忆能力下降。痴呆的发生与血管病变的性质和部位有关,严格控制血压是阻止血管性痴呆发展的关键措施。

除心血管系统表现外,嗜铬细胞瘤患者还可出现代谢紊乱,如基础代谢率增高、糖代谢紊乱、脂代谢紊乱、电解质紊乱以及消化系统、泌尿系统、血液系统等多系统的临床表现。由于不同患者嗜铬细胞瘤分泌儿茶酚胺的种类和方式不同,不同种类儿茶酚胺对不同受体的影响亦不同,因此临床表现多样,容易误诊、漏诊。嗜铬细胞瘤发作期也可表现为抽搐、意识丧失、尿便失禁,脑电图可表现为痫样放电,常误诊为癫痫或脑炎。另外,异位嗜铬细胞瘤位于肾上腺外,临床较为少见,临床上对异位嗜铬细胞瘤认识不足也易误诊、漏诊。

三、经验总结

患者为70岁老年男性,既往有高血压病史,血压控制不良,存在明确的记忆减退,以近记忆减退为突出症状,同时计算力、理解力均有显著下降,存在社会性退缩等行为异常,严重影响患者的社会功能,符合痴呆的诊断标准。CT检查提示脑部多发腔隙性脑梗死灶,脑白质慢性缺血改变等,且无临床依据或检查结果提示精神障碍由其他可引起痴呆的躯体性疾病或脑疾病所致,由此诊断"血管性痴呆"。但是,本案例的病因分析并非到此为止,而是对血管损伤的可能原因进行了进一步探讨。总结案例诊疗经验,以下几点需要我们予以重视。

第一,纵观病史,患者曾因头晕、头痛、乏力反复于医院就诊,这些症状极大可能是嗜铬细胞瘤引起。然而临床医生以常见病、多发病来解释临床表现,认为血压波动与用药不规律、情绪波动及休息不足等因素有关,未追究高血压的原因,将高血压作为病因诊断,至血压波动一直未引起重视。原发性高血压患者经医生系统治疗大多数血压控制良好,对难治性高血压患者,应该考虑到有其他因素影响血压波动,还应针对可能的发病原因积极评估,进行有效的干预。

第二,在本次患者住院期间,由于嗜铬细胞瘤释放大量儿茶酚胺入血,作用于肾上腺能受体,出现阵发性血压升高及头痛、头晕,大汗淋漓等表现。此次发作的临床表现与高血压危象症状极为相似,容易相互混淆导致真正的病因被掩盖。在临床工作中,血压波动明显,阵发性血压增高伴有心动过速、头痛、出汗等症状,对一般降压药无反应及高血压伴有高代谢表现和糖代谢异常等患者要考虑嗜铬细胞瘤的可能。

第三,患者此次因出现凭空闻声、疑人害等精神症状入住精神科病房,既往有报道称嗜铬细胞瘤也可引发精神症状,所以该患者的精神症状为血管性痴呆出现的幻觉妄想抑或是嗜铬细胞瘤导致的精神症状也值得思考。

第四,高同型半胱氨酸血症是多种疾病的危险因子,特别是冠状动脉粥样硬化、老年性痴呆、卒中、静脉栓塞等心脑血管疾病。

专家点评

对于发作性血压升高,同时伴剧烈头痛、心悸、心动过速等表现的精神障碍患者,如常规降压药治疗效果不明显,且伴神经系统损害时,应高度警惕嗜铬细胞瘤的可能性。

参考文献

[1] Chen H, Sippel RSO'Dorisio MS, Vinik AI, et al. The north american neuroendocrine tumor society consensus guideline for the diagnosis and management of neuroendocrine tumors: pheochromocytoma, paraganglioma, and medullary thyroid cancer. Pancreas, 2010, 39(6): 775-783.

[2] O'Rourke MF, Safar ME. Relationship Between Aortic Stiffening and Microvascular Disease in Brain and Kidney Cause and Logic of Therapy. Hypertension, 2005, 46(1): 200.

[3] Nagai M, Hoshide S, Kario K. Hypertension and dementia. American journal of hypertension, 2010, 23(2): 116-124.

[4] Sharp SI, Aarsland D, Day S, et al. Hypertension is a potential risk factor for vascular dementia: systematic review. International Journal of Geriatric Psychiatry, 2011, 26(7): 661-669.

[5] 高凤超,陈翔,田新英. 血管性痴呆危险因素及发病机制的研究进展. 医学综述, 2014, 20(6): 1068-1071.

[6] 吴永红,李鹏飞,田录芳. 初诊为脑炎的嗜铬细胞瘤一例报告. 天津医药, 2011, 39(10): 968-969.

[7] 陈贵兵,李荣,夏绍友. 以抽搐为首发表现的多发性嗜铬细胞瘤误诊为癫痫临床报告并文献复习. 临床误诊误治, 2015, (2): 53-55.

[8] 翟秀芝,张吉柱,董兰. 以精神障碍为首发症状的嗜铬细胞瘤1例. 精神医学杂志, 2001, 14(2): 101.

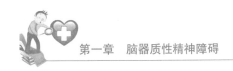

3.白天不懂夜的黑——多发腔隙性脑梗死所致精神障碍

作　者:阳睿

关键词:腔隙性脑梗死,精神障碍,器质性精神障碍

一、病例资料

患者陆某,男性,68 岁,因"失眠、言行异常 10 天,乏力 1 天"于 2013 年 1 月 29 日入院。患者儿子代诉病史。

现病史:患者于 2013 年 1 月 19 日无明显诱因出现入睡困难,半夜经常无故大声喊叫,曾无故开门喊救命。胡言乱语,说自己看到有鬼在房子里,要害他;说儿子请了一帮人包围他,家里人都虐待他,不理他的死活了;自己像一只弃猫,扬言要出去流浪、乞讨等。多次向家人表示自己不想活了,要去死。行为反常,不愿进食进水,说食品要拿去检验后才能吃。自言自语、自哭自笑,有时闭着眼睛大声发表言论,像是在大会上做报告。有时冲动摔东西,偶有打人,主要是打妻子。晚上病情明显,白天较轻。入院前一天患者出现双脚发软,走路无力。曾在当地人民医院就诊,行头颅 CT 检查未见异常。家人因难于管理送其到某院精神科就诊,门诊拟诊"器质性精神障碍? 急性而短暂的精神病性障碍?"收住院。患者此次病后睡眠、饮食差,二便正常,无高热、惊厥、昏迷。

既往史:有 20 余年"高血压"病史,不规律服用降压药,近半年停药,血压控制不佳。5 年前因患"青光眼"行手术治疗,目前无明显不适。

个人史:家庭和谐,夫妻感情一般,子女比较懂事、孝顺。病前性格急躁。曾有几十年饮酒史,每晚饮自酿米酒一碗,大约 250g。现已戒酒数年,无手抖、站立不稳等表现。无其他不良嗜好。

家族史无特殊。

体格检查:体温 36℃,脉搏 92 次 / 分,呼吸 20 次 / 分,血压 156/90mmHg,身高 170cm,体重 63kg。神志清楚,营养一般。头颅五官无畸形,心、肺、腹检查未见明显异常。脑神经检查未见异常,左侧肢体肌力、肌张力正常,右下肢肌力 V⁻级,肌张力稍高,腱反射对称正常,锥体束征阴性。

精神状况检查:神清,定向准,接触欠合作,注意力欠集中,有时需反复提醒,有时问东言西。对病史部分不能回忆，称家人乱讲的，如否认自己喊过救命等。可引出幻听、幻视，诉晚上有时听到屋外有人说话声，具体内容记不清了，看见有长发女鬼在自己床头。引出关系妄想，看到别人说话，总是怀疑别人都在议论自己。引出被害妄想，患者说有一个团的军人来害他。记忆力减退，近半年经常忘记东西放在哪里，曾经发生过出门后不知道怎么回家。理解力、判断力、计算力及一般常识与其经历相符。情绪不稳定，有摔东西、打人行为，有消极言语，动不动就说家人要抛弃自己，自己要流浪去，要"自生自灭"，尚未见具体行为。意志活动可，日常生活能自理。否认自己精神异常，对家人安排自己住院反感，自知力缺乏。

辅助检查： 三大常规、肝肾功能、电解质、甲状腺功能、梅毒螺旋体特异性抗体、HIV 抗体初筛、肿瘤相关抗原等检查均未见异常。心电图：窦性心律，完全性右束支传导阻滞。心脏彩超、腹部 B 超、胸部 X 片无特殊。脑电图：轻度异常脑电图。

入院诊断： 器质性精神障碍？急性而短暂的精神病性障碍？高血压病。

诊疗过程： 入院当晚，患者找不到自己的床铺，在病区内喊叫、吵闹，说要出去打鬼，说外面有人叫自己，定向不准，说陪护自己的不是儿子，而是坏人；这儿不是医院，是地狱。因患者兴奋躁动，难于管理，临时肌内注射氟哌啶醇注射液 5mg 及氯硝西泮注射液 1mg 后安静入睡，次日晨起后对前晚发生的事情不能完全回忆。

入院第 2 天，上级医生查房，总结分析病例特征如下：①患者 68 岁，年龄较大，起病急，病程短，首次出现幻听、幻视、妄想、情感不协调、行为改变等多种症状，伴定向、记忆、人格、意识的改变，病情夜重昼轻，提示脑器质性病变的可能；②患者主诉乏力，体格检查有神经系统阳性体征；③既往有高血压病史 20 年，目前血压控制不佳，加之曾经饮酒，提示脑血管意外风险大。虽然外院查头颅 CT 无异常，但不能说明目前一定没有病变风险。征求家属同意，进一步头颅 MRI：右侧小脑、双侧半卵圆中心、基底节、额顶叶皮层下多发腔隙性脑梗死、缺血灶；脑白质疏松症；老年性脑萎缩。依据 ICD-10 精神与行为障碍分类诊断标准，符合"脑损害所致精神障碍"的诊断。进一步请神经内科、心血管内科及眼科联络会诊，予积极治疗原发病，同时予利培酮抗精神病治疗，辅以心理护理及健康教育。治疗 1 周后患者血压控制可，精神症状逐渐改善，情绪较前稳定，定向力准确。但仍记忆力差，经常丢三落四。患者住院 10 天后出院。

最后诊断： 脑器质性精神障碍；多发腔隙性脑梗死；高血压病；脑白质疏松症；老年性脑萎缩。

随访： 患者出院后定期在精神科、神经内科、心血管内科门诊复诊，坚持每天口服利培酮 1~2mg 抗精神病治疗 2 年，连续口服替米沙坦控制血压、阿司匹林抗凝等对症处理。2016 年 6 月份门诊复查头颅 MRI，提示病灶大体同前。当时体查无明显神经系统阳性体征，精神症状控制好，情绪平稳，能够适当做工，但工作能力有所下降。

二、讨论

脑梗死又称缺血性脑卒中，为较为常见的脑血管病变，其中腔隙性脑梗死是长期高血压引起脑深部白质及脑干穿通动脉病变和闭塞，导致缺血性微梗死，缺血、坏死和液化脑组织由吞噬细胞移走而形成腔隙。腔隙性梗死约占脑梗死的 20%，由于病变很小，常位于脑相对

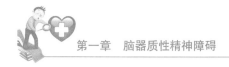

静区,许多病例临床上不能确认。

脑卒中所致精神障碍的机制可能有以下几点:脑卒中后局部脑组织血液循环出现障碍,脑组织缺血、缺氧,继而出现脑组织变性坏死,从而出现神经功能失调,表现出各种精神症状。也可能是脑卒中后某些神经递质如去甲肾上腺素、5-羟色胺的通路受阻产生脑功能失调,出现相应的精神障碍。

此外,我们可以从神经解剖学角度探讨本例患者出现精神障碍的机制。本案例患者主要病灶集中在额顶叶皮层下、基底节、双侧半卵圆中心,并出现了脑白质疏松症。边缘系统、额叶皮质是高级精神活动中枢,其生理功能与人类的情感活动息息相关,这些区域的病变必然导致情感、运动及感觉活动的紊乱;基底节区位于丘脑附近,并广泛接受来自颞叶、前额叶和顶叶等皮层的纤维投射,再由丘脑向运动前区皮层发出传出纤维,若丘脑向边缘系统的纤维投射中断,患者可表现为痴呆等精神症状,因此基底节区的腔隙性脑梗死也可以造成精神障碍;脑白质疏松是指分布于大脑皮质下白质、脑室周围及半卵圆中心的散在或弥漫性的病灶,尤其是半卵圆中心集中了与学习、认知和记忆有关的大量神经元及纤维,故半卵圆中心发生脑白质疏松症,可使白质与皮质间的联系纤维中断,导致认知功能损害。

发生脑梗死后神经、精神症状往往同时存在。腔隙性梗死多发生于40~60岁或以上的中老年人,男性多于女性,常伴高血压。起病常较突然,多为急性发病,部分为渐进性或亚急性起病,白天活动状态中发病较多。可出现局灶性神经系统症状体征,如构音困难、吞咽困难、中枢性面瘫、程度不同的偏瘫、失语或失认、尿失禁等。也可表现为严重的精神障碍、痴呆、假性延髓麻痹、双侧锥体束征、类帕金森综合征、尿便失禁等症状体征。精神障碍可发生于脑卒中的各个时期,与脑血管病的病期和发病部位有关,可表现为脑衰弱综合征、分裂样精神病性症状、抑郁状态、痴呆等。脑衰弱综合征一般进展较缓慢,病程波动,常因卒中导致病情急性加剧,最终发展为痴呆。

脑梗死的辅助检查包括CT、MRI、脑电图等,尤其是MRI检查,可早期发现较小的腔隙性病灶,还可对病灶准确定位,是最有效的检查手段。

总结腔隙性脑梗死的主要临床特征对疾病诊断具有重要价值。腔隙性脑梗死多由高血压动脉硬化引起,呈急性或亚急性起病;多无意识障碍;腰穿脑脊液无红细胞;临床表现都不严重,较常表现为纯感觉性卒中、纯运动性轻偏瘫、共济失调性轻偏瘫、构音障碍、手笨拙综合征或感觉运动卒中等;可CT检查明确诊断。

本病尚无特效疗法,治疗原则与其他缺血性卒中相同,有效控制高血压病及各种脑动脉硬化可减少腔隙性卒中的发病风险。应用抗血小板聚集药如阿司匹林、氯吡格雷等发生严重并发症的风险较低,有可能通过抑制血小板聚集减少复发。血液黏稠度高的患者可扩溶治疗,急性期可予扩血管药物,钙离子拮抗剂尼莫地平、氟桂利嗪等可减少血管痉挛,改善脑血液循环、降低腔隙性梗死的复发率。某些神经细胞活化剂可影响能量代谢,保护受损细胞,促进脑细胞功能恢复。要尽量控制吸烟、糖尿病和高脂血症等可干预危险因素,防止多发性脑梗死的发生。有研究指出,加强针对高血压的预防和治疗,不但能减少卒中发作,还能进一步预防脑血管病所致的精神障碍。

对于脑梗死所致精神障碍,原则上在治疗原发病的基础上辅以适当精神病药物治疗。精神障碍因脑卒中而起,也随着脑组织缺血、缺氧、脑水肿的改善而好转。精神药物一般从小剂量开始逐渐加量,直至症状控制,维持一段时间后逐渐减量至停用。有研究指出,在常规治疗基础上采用利培酮治疗脑梗死并发精神障碍效果显著。同时应积极鼓励患者接受康复治疗,加强心理治疗、社会支持也有利于患者躯体和精神障碍同步康复。

三、经验总结

本案例有两点需要引起我们重视。

第一,该患者因精神障碍就诊,在当地医院行头颅 CT 检查未见明显异常,比较容易误诊为功能性精神病。但仔细问诊及追问病史发现,患者 60 多岁首次起病,幻觉、妄想生动鲜明,晚上加重。重要的是,有记忆力下降及右下肢肌力减退,且有长期高血压病史,均提示患者可能存在脑部病变,需进一步完善头颅影像学检查。

第二,患者血压控制不佳,为脑梗死危险因素。所以只有在积极防治老年原发病基础上,才能防治多发性脑梗死的发生。目前高血压病、糖尿病与高脂血症是导致老年动脉硬化的三大要素,因此我们需要做好二级预防,从而进一步预防脑梗所致精神障碍的发生。

专家点评

对年龄 40 岁以上、急性起病的精神异常患者,如伴有头痛头晕、乏力、焦虑烦躁特征,要高度警惕脑部血管病变的可能性。对急性发病的临床患者,在急性期头部 CT 检查未见异常,并不意味着能完全排除脑血管病,而应加强临床观察和检查,根据情况择期复查头颅 CT 或 MRI。即使二次检查的间隔期仅为 1~2 天,有时检查也是必要的。

参考文献

[1] 王维治. 神经病学. 北京:人民卫生出版社,2006.

[2] 中华医学会精神科分会. CCMD-3 中国精神障碍分类与诊断标准. 山东科学技术出版社,2001.

[3] 张雪敏. 老年脑卒中伴精神障碍的临床特点及治疗. 海南医学,2006,17(4):70-71.

[4] 冯群燕. 卒中后精神障碍临床分析. 山西医药杂志,2010,39(18):886-887.

[5] 陈宏义,平二军. 脑梗死伴精神障碍阳性症状临床分析. 中国实用神经疾病杂志,2011,14(12):44-45.

[6] 丁业庆. 脑血管疾病患者精神障碍的临床研究. 中国实用神经疾病杂志,2007,10(1):62-63.

[7] Peter Duus,刘宗惠,徐霓霓. Duus 神经系统疾病定位诊断学:解剖、生理、临床. 北京:海洋出版社,2006.

[8] Au R,Massaro J M,Wolf P A,et al. Association of white matter hyperintensity volume with

decreased cognitive functioning: the Framingham Heart Study. Archives of Neurology, 2006, 63（2）: 246-250.

［9］李会琪, 何剑波, 张恒等. 脑出血患者认知功能障碍与脑白质疏松症相关性分析. 陕西医学杂志, 2013, 42（10）: 1366-1368.

［10］丁业庆. 脑血管疾病患者精神障碍的临床研究. 中国实用神经疾病杂志, 2007, 10（1）: 62-63.

［11］高斌, 代丽泽, 何艳琴等. 脑血管病所致精神障碍 99 例临床特点分析. 精神医学杂志, 2011, 24（2）: 141-142.

［12］王小乐. 46 例老年脑卒中伴精神障碍的临床特点及治疗体会. 现代诊断与治疗, 2014, 25（7）: 1609-1610.

［13］王新德. 各类脑血管疾病诊断要点. 中华神经科杂志, 1996,（6）: 379-380.

［14］鲍凤竹, 吉明安. 利培酮对脑梗死伴发精神障碍的疗效观察. 中国实用神经疾病杂志, 2014,（6）: 111.

4. 妈妈的谎言——多发性腔隙性脑梗死所致痴呆

作　者：阳睿

关键词：脑梗死, 血管性痴呆, 记忆下降, 虚构

一、病例资料

患者女性, 62 岁, 因"记忆下降 18 年, 加重 1 年余, 言行异常 5 个月"于 2014 年 1 月 2 日入精神科病房。患者儿子提供病史。

现病史：患者于 18 年前自觉记忆下降, 注意力不集中, 易紧张, 诉头痛, 当时未予重视。17 年前因出现一侧肢体活动困难, 当地医院诊断为"脑梗死"。后来患者睡眠欠佳, 常常记不住主管医生的名字, 忘记刚放好的物件, 并为此烦躁不安, 曾经被某医院诊断为"神经衰弱", 予"西泮"类抗焦虑药对症处理半年后稍缓解。7 年前因"脑梗死"第二次在当地医院神经内科住院, 常觉得头昏头痛, 有时出现"迷糊"情况, 比如刚刷牙后又刷牙, 吃饭不久又说买饭吃。有时遇见熟人只能笑笑打招呼, 却忘记对方姓名, 感觉尴尬。情绪不稳定, 紧张, 易生气, 有时为想不起事情而着急落泪。曾经请心理科会诊, 考虑"焦虑情绪", 予以抗焦虑药物对症处理（具体不详）。患者出院后经常忘记要做的事情, 常随身自备笔记本提醒

自己。一年后渐渐记忆有所改善，情绪稳定。2012 年底又开始记忆力下降，经常丢三落四，做饭时出错，不是忘记放盐，就是放多次盐，或是忘记关火经常煮糊饭菜。外出逛街经常上完厕所后找不到原来的路，故不敢独自走出小区，怕迷路回不来。5 个月前逐渐出现言行异常，表现为经常凭空捏造事实，找不到自己的存折、医保卡，说是儿子偷了。找不到眼镜等物品，就说是儿子拿走了，说"你要我东西干什么"。向妹妹家人要钱，说自己在妹妹那里存了钱，但实无此事。有时煮一大桌子菜，说某某今天要来家吃饭，儿子打电话询问，根本没有这回事。患者儿子叫她去买煤气灶，患者说已经把钱给店老板了，但实际未交钱。有次跟儿子聊天，问和她弟弟离婚的刘某某情况怎么样，实际上她弟弟根本没离过婚。常诉头晕，走路飘飘然。患者家属见其言行反常，存在外走失踪的风险，故就诊于精神科。门诊拟诊"器质性精神障碍？痴呆？"收入院。患者近期无高热、抽搐、昏迷及大小便失禁史，睡眠差，饮食可，体重无明显增减。

既往史：有高血压病史 20 年，平时服用硝苯地平缓释片降压，血压控制欠佳。

家族史：父母亲及爱人已去世。其姐姐有类似病史。

个人史：无毒物接触史，无不良嗜好，无食生鱼、生肉史。平时开朗、勤快，为人和善，近几年情绪有时波动，易发脾气。生育 1 子，健康。近 2 年来劳动能力下降，生活可自理。

体格检查：体温 36.5℃，脉搏 88 次 / 分，血压 170/110 mmHg，身高 157cm，体重 52kg。神志清楚，心、肺、腹查体无明显异常。四肢肌力、肌张力正常，生理反射存在，病理反射未引出。

精神状况检查：意识清晰，定向准，接触被动，注意力难以集中。未发现幻觉症状。可疑被窃妄想，因为找不到物件，便怀疑自己的东西被儿子拿走，或认为是别人进自己房间偷走了。远记忆、近记忆及瞬时记忆均受损，不能回忆儿子的生日，讲不出全部的早餐内容，刚告知她的医生名字转眼就忘。有错构、虚构，自发地叙述一些从未发生的事件，或把听来的事情当作自家发生的事情来讲述。智能下降，一般常识、理解判断、计算力、注意力均受损。情绪不稳定，常常因为"记不住"而烦躁。有外走行为，自知力部分存在。

辅助检查：三大常规、电解质、血糖、肝肾功能、甲状腺功能、心肌酶谱、乙肝五项、梅毒抗体、肿瘤相关抗原未见明显异常。①血脂四项：三酰甘油 2.38mmol/L ↑（0.22~1.70mmol/L），总胆固醇 6.36mmol/L ↑（2.33~5.60mmol/L），高密度脂蛋白胆固醇 1.37mmol/L（0.92~1.84mmol/L），低密度脂蛋白胆固醇 4.29mmol/L ↑（<3.12mmol/L）。②心电图：窦性心律，T 波改变。③头颅 MRI：可见大脑皮层下、放射冠区、基底节区、丘脑及脑干、胼胝体见多发点状或斑片状稍长 T_2 或长 T_1 长 T_2 异常信号影，部分边界不清，左侧放射冠区、双侧丘脑部分病灶内见斑点状短 T_2 信号；双侧侧脑室前后角周边髓皮质交界区见斑片状稍长 T_2 异常信号影，边界不清；左侧枕叶侧脑室后角旁见多发条片状短 T_2 信号影，周边脑实质信号增高；脑室、脑池系统扩大，脑沟、脑裂增宽，中线结构居中，脑干形态、信号未见异常。印象：脑内多发缺血灶、软化灶、出血灶并存，建议进一步 SWI 检查；脑白质疏松或缺血性脱髓鞘；脑萎缩。④脑电图：两半球基本波率为 10~12Hz 低 – 中幅杂乱无章 α 活动，顶枕区优势不明显，双侧基本对称，调节调幅差，各导联可见较多中 – 高幅 θ 波及 θ 活动、δ 波 δ 活动，部分慢波呈阵发性出现，以前头部较为明显，期间混杂较多低幅快波。视反应：α 活动部分抑制。印象：轻 ~ 中度异常脑电图，脑电地形图：慢波频带能量级增高。⑤韦氏记忆测试全量表分 12，为极重度记忆缺陷。⑥韦氏成人智力测试总智商 48，为中度智力

缺陷。

入院后请神经内科、心血管内科联络会诊,最后诊断:"血管性痴呆;多发性腔隙性脑梗死;脑内微出血;脑白质疏松;脑萎缩;高血压病;高脂血症"。按会诊意见,予奥拉西坦营养脑神经、甘露醇脱水降颅压、硝苯地平缓释片降压、尼莫地平扩张脑血管、阿司匹林抗血小板聚集及心理治疗。因未查及明确的幻觉、妄想,无使用抗精神病药物的指征。住院初期,患者的记忆力无明显改善,刚说过的话,很快就忘了,并且经常虚构一些事情,比如,晚上突然很着急地跟护士说要出院,说自己儿子得阑尾炎住院要马上手术了,实际上她儿子晚上还来给她送饭,刚刚离开,并无阑尾炎。每天数次对护士说"我儿子马上来接我出院了",每天一大早就收拾好东西准备出院,其实并无出院安排。

患者在精神科住院 21 天,记忆障碍未见明显改善。因未发现明确的幻觉、妄想,而主要表现为脑血管病后的记忆、智能障碍,建议转神经内科进一步治疗,并建议加强安全监护。但患者家属要求出院,遗憾的是,在出院当天,患者从家里外走失踪,约三天后才找回。

随访:患者出院后口服血塞通软胶囊、吡拉西坦片、阿司匹林片、硝苯地平片等治疗,未服用抗精神病药物。病情多次波动,偶有缓解,但整体趋势是记忆下降、智力减退。日常生活需要监护和帮助。

二、讨论

血管性痴呆(vascular dementia, VaD)是一组由脑血管疾病导致的认知及智能障碍,是痴呆的常见原因之一,其临床表现不仅表现为局灶性神经系统症状和体征,还可出现一系列的神经心理症状和精神行为异常。丘脑与同侧额叶和扣带回皮质联系密切,管理执行、认知、分析思维能力等,额叶或丘脑病灶导致纤维联系中断,致皮质功能抑制,产生痴呆。多发性脑梗死性痴呆(multi-infarct dementia, MID)是血管性痴呆最常见的类型,约占 39.4%,动脉粥样硬化、动脉狭窄和动脉硬化斑块不断脱落是引起反复发作的直接原因。本例患者出现过多次脑卒中事件,有痴呆表现,且头颅 MRI 提示多发性脑梗死,考虑为 MID 依据充分。

MID 的临床表现无特异性,发病后对神经系统、精神活动和生活能力的影响明显。①患者有多次缺血性脑卒中病史,可出现中枢性面舌瘫、偏瘫、偏身感觉障碍、肌张力增高、锥体束征、假性延髓麻痹、大小便失禁等。本例患者有多次脑卒中病史,既往出现过右侧肢体活动障碍,符合其临床表现。②MID 起病急,呈发作性进行性加重趋势。精神障碍与受损脑组织的部位和体积有直接关系,日常生活中表现出工作能力下降、外出迷路、不认家门、穿错衣裤,甚至生活不能自理。本例患者主要以错构、虚构为主要表现,生活自理能力明显下降。

记忆障碍是痴呆的基本特征,除此之外,诊断血管性痴呆还要把握其他临床特征,包括:急性或亚急性发病形式;脑卒中病史;波动性进行性加重病程;合并高血压、糖尿病、冠状动脉粥样硬化性心脏病和高脂血症等;Hachinski 缺血评分≥7 分;CT 及 MRI 证实脑内多发性皮质或皮质下缺血性病变。因 VaD 的临床表现与阿尔茨海默病(Alzheimer disease, AD)表现相似,故需鉴别,见表 1。

表 1 血管性痴呆（VaD）和（AD）区别

	AD	VaD
起病	隐渐	较急,常有高血压病史
病程	进行性缓慢发展	波动或阶梯恶化
早期症状	近记忆障碍	神经衰弱综合征
精神症状	全面性痴呆	以记忆障碍为主的局限性痴呆
	判断力、自知力丧失	判断力、自知力较好
	有人格改变	人格改变不明显
	淡漠或欣快	情感脆弱
神经系统	早期多无局限性体征	局限性症状或体征如病理反射、偏瘫
CT	弥漫性脑皮质萎缩	多发梗死、腔隙和软化灶
Hachinski 评分	<4	>7

关于血管性痴呆的治疗,要把握以下几个方面。①控制脑卒中的危险因素,如高血压、糖尿病、高脂血症等;②改善脑微循环,增加脑血流量,提高氧利用度;③抗血小板聚集;④促进脑代谢,增强记忆力;⑤康复训练,包括日常生活能力训练、肌肉关节活动度训练和言语障碍康复等;⑥控制精神行为异常,包括药物治疗、认知行为治疗等。药物治疗一定要针对靶症状从小剂量开始,并根据病情变化动态调整剂量。认知行为训练对错构、虚构的治疗具有积极意义,可采用日记式训练方法,嘱患者随身携带记事本记下自己的所作所为,并经常帮助患者强化对客观事实的认识,在反复训练中纠正错误的或莫须有的认知,达到矫正错构、虚构的目的。

三、经验总结

总结本案例,有三点需引起重视。

第一,本案例患者存在精神行为障碍,如捏造事实、怀疑被偷窃及行为异常等,但这些问题源于记忆障碍,在精神科症状学中称之为虚构,属于继发性的精神行为异常。精神科医生不仅要把握精神行为问题是什么,还要能够进行病理心理分析,深度剖析精神异常的心理机制。

第二,本患者以记忆下降、智能损害为主,病情呈阶梯状性恶化,这种病情变化特征与"脑梗死"密切相关。在病情的发生发展过程中,"脑梗死"症状缓解,记忆也随之改善,但随着"脑梗死"反复发作,记忆障碍进行性加重。

第三,对伴有精神病性症状的老年痴呆患者实施药物治疗要慎重。首先要对老年痴呆患者的精神症状进行评估,明确是否确实需要应用精神类药物。一定需要用药时,起始剂量和增加剂量的幅度一定要偏小,加量时速度宜缓不宜急。

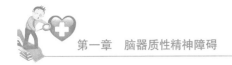

专家点评

多发性腔隙性脑梗死患者的脑血管可能出现反复发作的局灶性脑缺血,或脑缺血后短期内血管供血部分恢复,随之出现神经系统症状和体征的阶段性改变,甚至出现精神行为异常的反复发作。提示医务人员在患者神经精神症状缓解期间不能掉以轻心,更不能误解为病情已康复缓解,而是要加强观察,预测复发风险。

参考文献

[1] 王维治. 神经病学. 北京:人民卫生出版社,2006.

[2] 郭轩东,常履华. 血管性认知障碍研究进展. 医学综述,2010,16(9):1379-1381.

[3] 李梅,高维滨,杨续艳. 血管性认知障碍的研究进展. 现代中西医结合杂志,2011,20(36):4734-4736.

[4] Ingles J L, Boulton D C, Fisk J D, et al. Preclinical Vascular Cognitive Impairment and Alzheimer Disease: Neuropsychological Test Performance 5 Years Before Diagnosis. Stroke, 2007,38(4):1148-1153.

[5] 沈渔邨. 精神病学. 第5版. 北京:人民卫生出版社,2008.

[6] 靳胜春,汪凯,李晓驷. 虚构的研究进展. 中国临床心理学杂志,2005,13(4):492-494.

[7] 王亮,吴东宇,秦延京等. 1例虚构症病人的心理护理. 护理研究,2013,27(5):481.

[8] 由立波,王春雁,阎石等. 国产富马酸喹硫平与奋乃静治疗老年痴呆精神症状的对照研究. 中国老年学杂志,2009,29(21):2815-2816.

5. 脑袋要"爆炸"的男子——脑梗死所致神经症样综合征

作　者:黄品德
关键词:基底节,脑梗死,神经症样综合征,心理治疗

一、病例资料

患者,男性,56岁。因"失眠、周身不适、情绪差2年余"于2014年8月8日入某院心理科病房。患者本人介绍病史。

现病史：患者从 2012 年 4 月无明显诱因出现失眠，表现入睡困难、多梦、易醒，严重时感觉整夜均未入睡。并出现周身不适，表现头晕、头胀明显，常感心悸、胸闷、胸部、腹部烧灼感，全身游走性疼痛，严重时感觉要晕倒、"脑袋似乎要爆炸"。感觉头皮发麻，牙齿麻木，左侧肢体麻木，严重时感觉有蚂蚁在爬行。自觉左侧肢体活动不如以前灵活，容易疲劳，但能正常活动及运动。心情差，觉得活着难受，尤其是失眠严重时有自杀念头，但没有具体计划及行动。2010 年 12 月至当地人民医院住院，查头颅 CT 提示脑梗死，脑电图、心电图、血常规、肝肾功能等检查均无明显异常，诊断"脑梗死"，给予改善循环、营养脑神经等治疗，无明显效果。患者后又到多家医院神经内科就诊，曾诊断"神经衰弱综合征、焦虑状态、抑郁状态"等，先后予"米氮平、文拉法辛、多塞平"等药物治疗，具体剂量不详，效果欠佳。此后患者更加担心自己的病情，认为自己身患"绝症"或者某些未知的疾病。情感脆弱，遇到一点点小事情就容易伤心，甚至流泪。为进一步治疗到某综合医院精神科就诊，门诊拟诊"焦虑障碍？"收入心理科病房。起病后饮食、大小便无改变，无高热、抽搐、昏迷、大小便失禁现象。

既往史无特殊。

个人史：自幼性格内向，敏感，有时情绪不稳定，容易受外在事物影响。患者吸烟 20 余年，原吸烟 20 多支 / 日，病后吸烟增多，目前为 40 多支 / 日。不规律饮酒，多在接待朋友时，最多时一次饮高度白酒在 1kg 以上，偶有醉酒。否认吸食毒品史。

家族史：家族中其一舅舅及一外甥自杀身亡，具体不详。其儿子曾割脉自杀未遂。

体格检查：体温 36.6℃，脉搏 88 次 / 分，呼吸 20 次 / 分，血压 136/82mmHg。神志清楚，心、肺、腹检查未见异常。神经系统检查：双侧瞳孔等大等圆，直径 3mm，对光反射灵敏，伸舌稍偏左，余脑神经检查未见异常。左上肢肌张力稍高，余肢体肌张力正常。左上、下肢肌力 5ˉ 级，右上、下肢肌力正常。左侧肢体腱反射稍活跃，右侧正常，左侧霍夫曼征阳性。余病理征未引出。

精神状况检查：意识清晰，定向准确，接触主动、合作。倾诉欲强烈，反复诉说受失眠困扰，难入睡，多梦，易醒；有时感心悸、胸闷、胸、腹部似乎有一团火在燃烧，双下肢酸麻，奇痒难耐，以左侧肢体为重；头晕、头胀等。思维逻辑正常。未发现幻觉、妄想，思维条理清晰。自诉记忆力明显下降，但记忆、智能粗测无异常。情绪焦虑、烦躁、易怒，有抑郁情绪，愁眉苦脸，自诉得了"绝症"，活着痛苦、难受，严重时有想死的念头。求治心切，希望医生把其病治好，自知力存在。病后整天卧床，很少活动。

辅助检查：查血常规、肝肾功能、术前免疫学检查、心电图、脑电图、心脏彩超、甲状腺功能、大小便常规等无异常。脑脊液检查：压力 130mm H_2O，外观澄清、透明，常规、生化及细菌学检查均无异常。头颅 MRI 示"右侧基底节见多发小斑点状 T_1 稍长 T_2 信号影，边缘模糊；脑室形态扩大，脑沟及脑裂增宽，中线结构居中；印象：右侧基底节腔隙性脑梗死、脑萎缩"。焦虑、抑郁自评量表：有重度焦虑、抑郁症状。

最后诊断：器质性精神障碍（神经症样综合征）；右侧基底节腔隙性脑梗死；脑萎缩。请神经内科会诊，遵会诊意见予改善脑循环及营养脑神经等对症支持治疗。专科治疗予西酞普兰片、劳拉西泮片口服。因患者存在较多家庭矛盾及生活事件，予联合心理咨询、加强健康教育。综合治疗 20 天后患者焦虑、抑郁症状明显改善，睡眠好转，周身不适及左侧肢体麻木感明显好转出院。

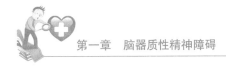

随访：患者在门诊逐渐减少劳拉西泮剂量，出院 1 个多月后停用，定期门诊心理治疗。持续使用西酞普兰片（20mg，每早 1 次）半年后停用，无特殊不适，生活工作如常。

二、讨论

神经症样综合征指多种因素导致的各种类神经症样的症状群，可见于感染、中毒、内分泌代谢和脑器质性疾病等，其症状主要表现为焦虑、抑郁、情感脆弱、强迫或者恐惧等，其症状与原发疾病相关，在《中国精神障碍分类与诊断标准第 3 版》中属于器质性精神障碍的范畴，包括焦虑综合征、情感脆弱综合征等。该病的发病机制可能是脑血管病变使脑血流量减少，脑供血不足，引起脑组织缺血、缺氧相继产生变性、坏死和弥漫性脑萎缩，导致脑内神经细胞营养障碍，产生暂时性机能失调，出现相应的各种精神异常。

本案例患者的神经症样表现可能与脑梗死部位有关。检查发现，患者的右侧基底节存在腔隙性脑梗死、脑萎缩，而基底节广泛接受来自颞叶、前额叶和顶叶等皮层的纤维投射，再由丘脑向运动前区皮层发出传出纤维，因此，基底节区又被喻为参与和决定认知功能的"物质基础"。此外，基底节还参与前额叶相关的皮质 – 纹状体 – 苍白球 – 黑质 – 丘脑 – 皮质环路系统的组成，与躯体调控、动眼调控和前额叶调控等功能有关，其受损后会出现类似额叶损伤的特点。再就是，去甲肾上腺素（NE）和 5- 羟色胺（5-HT）能神经元的轴突通过丘脑及基底节广泛分布于额叶皮质，故基底节损伤可影响该区域 NE 和 5-HT 能神经通路，使 NE 和 5-HT 等神经递质合成减少而导致焦虑、抑郁等精神障碍。因此，基底节梗死会导致认知功能损害及焦虑、抑郁症状。

临床上以精神异常为首发症状的脑梗死常常被忽略，进而导致误诊误治问题的发生，因此，早期确诊、及时治疗是帮患者解决问题的关键。在治疗方面，脑梗死早期除了溶栓、脱水降颅压外，可给予神经营养药促进脑细胞功能恢复。对精神症状，小剂量应用精神药物一般预后良好。此外，还应重视心理治疗及心理护理在康复中的作用。

三、经验总结

本例患者主要表现为情绪焦虑紧张，躯体不适主诉多，对自己躯体过度关注，伴有明显焦虑、抑郁情绪，有明确的脑梗死、脑萎缩等基础疾病，并且焦虑、抑郁问题继发于基础疾病，故诊断考虑神经症样综合征。

第一，临床上往往更多地关注脑梗死等生物学因素的不良影响，经常忽略患者存在的心理行为问题，故治疗效果不佳，甚至病情加重。本例患者存在家庭矛盾，性格内向敏感，有脑梗死、脑萎缩基础疾病。对于有性格易感素质及应激性生活事件的脑梗死患者，药物治疗的同时结合心理治疗，有利于促进患者早日康复。

第二，对于精神、心理科医生而言，患者发病是以神经症样表现为主，若未及时完善头颅 CT 或 MRI 等相关检查，很容易误诊为神经症。因此，老年患者出现神经症样表现时，要注意躯体疾病的识别，及时完善相关检查。

专家点评

　　神经症样综合征可见于感染、中毒、内分泌代谢和脑器质性损害等多种疾病,甚至是疾病的首发症状,其表现没有特异性,容易误诊为焦虑症、抑郁症、睡眠障碍等,应当引起重视。

参考文献

[1] 中华医学会精神科分会. 中国精神障碍分类与诊断标准第 3 版. 济南:山东科学技术出版社,2001.

[2] 贺东林,王湘富,宋交才. 脑血管病所致精神障碍 115 例临床分析. 现代医药卫生,2009,25(2):228.

[3] 皇甫丽,余青云,欧海宁. 脑卒中后精神障碍 126 例临床分析. 临床心身疾病杂志,2008,14(6):521-522.

[4] 芮德源,陈立杰. 临床神经解剖学(精). 北京:人民卫生出版社,2007.

[5] Salloway S, Ferris S, Kluger A, et al. Efficacy of donepezil in mild cognitive impairment. Neurology, 2004, 63(4):651-657.

[6] 龚绍麟. 抑郁症. 北京:人民卫生出版社,2003.

[7] 李世弹,程学铭. 脑血管病的流行病学. 中国神经疾病杂志,2005,11(10):50-51.

6. 真假病毒——以幻觉妄想为主要表现的病毒性脑炎

作　者:雷美英　黄品德

关键词:脑炎,癫痫,幻觉,妄想

一、病例资料

　　男性患儿,12 岁,小学六年级学生。因"精神异常 5 天,发作性意识丧失、抽搐,舌体咬伤 1 天"于 2013 年 3 月 25 日入儿科。患儿父母提供病史。

现病史：患儿5天前无明显诱因下突然出现精神异常，表现为上课时胡乱翻课本，不能专心听课，随后乱跑乱窜，扰乱课堂秩序，老师制止无效。言语较紊乱，无法与之讲道理。有时将小便解在身上。上述症状呈发作性，持续约1~2分钟，可自行缓解，过后诉手脚无力、不能自控，不能完全回忆整个过程。次日家人将患儿送到当地县医院就诊，行头颅CT检查未见异常，予药物治疗（具体不详），症状未见好转。3天前发作增多，症状加重，表现叫喊、双眼凝视前方、呼之不应，约持续数秒钟，伴有大小便失禁。间歇期神志清楚，诉头痛、四肢酸痛，脑内有声音叫他、控制他，问话对答切题。1天前出现强直阵挛发作，将舌体咬伤，致使舌前1/3脱落，在某医院行"舌体清创缝合术"后转到另一三甲医院急诊，急诊行头颅CT未见异常，脑电图为界限性改变脑电图，拟诊"癫痫？脑炎？"收入儿科住院。

体格检查：体温37.1℃，脉搏88次/分，血压110/70mmHg，体重28.5kg。张口无受限，舌体肿胀明显，舌前1/3与中1/3交界处可见缝合伤口，舌前1/3呈暗紫色，无活动性出血。双肺呼吸音清，未闻及干、湿性啰音。心率88次/分，心音有力，心律齐，各瓣膜听诊区未闻及病理性杂音。腹平软，无压痛、反跳痛，肠鸣音正常。颈软、无抵抗，四肢肌力V⁻，肌张力低、膝反射、跟腱反射未引出，病理反射未引出。

辅助检查：①脑脊液检查：澄清透明，压力190mmH₂O↑（正常参考值：80~180mmH₂O），白细胞计数6.0个/mm³（正常参考值：0~8个/mm³）；生化：蛋白（脑脊液）136mg/L↓（正常参考值：150~450mg/L），脑脊液细菌等相关检查未见异常。②血常规：白细胞计数16.2×10⁹/L↑，正常参考值：（3.5~9.7）×10⁹/L、中性粒细胞百分比82.4%↑（正常参考值：40~75%）、淋巴细胞百分比11.7%↓（正常参考值：20~50%）、血红蛋白浓度115g/L↓（正常参考值：130~175g/L）。③心肌酶：天冬氨酸氨基转移酶50U/L↑（正常参考值：5~48U/L）、肌酸激酶1052U/L↑（正常参考值：22~269U/L）。④脑电图：两半球基本波率为8–10HZ中幅α节律，以顶枕区为主，双侧基本对称，调节调幅欠佳，各导联可见较多低–中幅的θ波及θ活动，期间混杂较多低幅快波。视反应：α节律受抑制。印象：发作性广泛性快波。二便常规、肝肾功能正常。心电图、腹部B超、胸部DR、多层螺旋CT（256）头部平扫＋增强未见异常。

临床诊断：病毒性脑炎；继发性癫痫？舌体清创术后。

予更昔洛韦抗病毒治疗。患儿频繁抽搐发作，表现颈部后仰、眼球固定、瞳孔散大、对光反射迟钝，双手抓物，下肢伸直，持续约3~5秒钟，过后患者诉乏力、四肢酸痛，曾伴有尿失禁，发作间歇期幻觉、妄想明显，自述脑内有病毒对他说话，说"你去死吧，不然就强奸人，强奸人，你爸就得花药钱"等，认为有东西想控制他，想让他死等。情感协调，自知力部分存在。

因患儿精神症状明显，管理困难，存在安全风险，经精神科会诊后于入院次日转入精神科。转科后患儿仍抽搐发作频繁，期间幻觉、妄想明显。入科后请感染科、儿科、神经内科、口腔科等多学科会诊，最后考虑诊断：脑器质性精神障碍；病毒性脑炎；继发性癫痫；舌体清创术后。治疗上予抗病毒、抗炎、降颅压、糖皮质激素对症处理，同时予丙戊酸钠片渐增至0.2g，口服3/日，必要时以地西泮注射液静滴抗癫痫，利培酮片0.5mg，口服2/日控制幻觉妄想等精神症状。

患儿住院期间多次出现不自主咬舌行为，护理上，予以压舌板加医用纱布缠绕后置于其口腔，利用纱布固定于口腔处，舌体未再被咬伤。有关舌头咬伤缝合术后伤口处理：定期口腔护理,予康复新液促进表皮生长。

经上述治疗后患儿抽搐发作缓解,幻觉、妄想症状逐渐消失,舌体术口恢复好。住院14天,病情好转出院。

随访:出院后患儿继续口服丙戊酸钠片0.2g,3/日;利培酮片0.5mg,2/日维持治疗。3个月后逐渐停药,未再有精神症状和癫痫发作。但患儿反应稍迟钝,记忆力及智能较同龄人差,学习成绩不及格,日常生活可自理,可从事简单劳动,未遗留有神经系统阳性体征。

二、讨论

病毒性脑炎是常见的中枢神经系统感染性疾病,由不同的病毒引起,在免疫能力正常的人群中单纯疱疹病毒(HSV-1)、水痘带状疱疹病毒(VZV)、EB病毒(EBV)、流行性腮腺炎病毒、麻疹病毒、肠道病毒感染引起的最为常见。病毒通过三叉神经或嗅神经选择性侵犯颞叶中部、额叶底部及边缘系统,引起脑组织出血性坏死病变,导致一系列临床症状。

病毒性脑炎病因及发病机制主要涉及病理学检查及免疫学研究两个方面。本案例患儿病毒性脑炎以精神症状和癫痫发作为主,本文重点就二者进行讨论。

因病毒性脑炎是病毒直接侵犯脑组织所导致的中枢神经系统感染,以额、颞叶损害最为常见,故其继发脑损害症状常以精神症状为首发。如额叶损害可引起幻嗅、情感障碍、智能损害;枕叶损害可引起幻视;中央旁小叶损害可引起大小便失禁等。特别是出现弥漫性脑损害时,可有精神病性情感症状。另有研究指出了病毒性脑炎继发精神异常的神经生化机制,其认为是患者脑脊液中5-HT的浓度和代谢水平均降低,DA代谢水平增高。因此提示病毒性脑炎所致精神障碍可能与5-HT能和DA能的失衡有关。在各种脑炎的急性期,癫痫发作的原因是:皮质静脉或动脉的血栓形成、脑水肿、病原体的病毒和代谢产物的积聚通过有关机制影响神经细胞膜的稳定性导致癫痫发作;脑细胞的坏死、炎性细胞的浸润等病理变化能影响神经细胞的通透性和正常功能,产生异常放电而引起癫痫发作;此外治疗过程中电解质紊乱及低血糖等使患者的惊厥阈值下降,加重或诱发癫痫发作。甚至因广泛脑实质损害出现全面性癫痫发作。

精神障碍是病毒性脑炎的常见症状之一,出现率高达81%,可出现于病程的各个时期,甚至构成病毒性脑炎的主要临床相。以精神障碍为首发者更容易误诊为功能性精神疾病,有报道误诊为功能性精神障碍的约占21%。病毒性脑炎的临床特点包括以下方面。

(1)前驱症状:部分患者发病前有上呼吸道感染或者消化系统症状,如头痛、头昏、发热、恶心、呕吐、腹泻等,部分患者体温正常。

(2)精神障碍:①意识障碍:最多见,有的为首发症状,意识障碍以嗜睡、朦胧、浑浊、谵妄、错乱状态较多,随着病情的加重可有昏迷。早期可有波动性,病情加重时,意识障碍加深并呈持续状态。②精神分裂症样症状:自语、联想障碍、情绪不稳、伤人毁物等精神运动性兴奋。有些患者则出现精神活动减退,如情感淡漠、反应迟钝、懒散、言语及活动减少甚至缄默不语、拒食等,出现亚木僵或木僵状态。言语运动兴奋类似精神分裂症紧张型,有时又类似精神分裂症青春型。可出现幻觉、妄想状态,以幻听为主。也可出现不固定的关系妄想、被害妄想等类似精神分裂症妄想型。③智力障碍:轻度记忆力障碍、注意力不集中、错构、虚构甚至严重痴呆状态。此外,如果精神症状出现后不久患者突然昏迷或全身处于衰竭状态,提示预后较差。

（3）神经系统症状和体征:神经系统症状、体征也可与前驱症状同时出现,或者间隔数天后出现。运动障碍中以癫痫发作多见,相关研究指出,病毒性脑炎急性期是否出现症状性癫痫与脑组织受损的病变部位、病变严重程度及遗传易感性等有关。约有半数患者以癫痫发作起病,其中以大发作最多见,其次为局灶性发作和肌痉挛发作。甚至有些患者可有多种类型发作。此外癫痫有另一种发作形式,有研究发现以精神症状为首发和突出表现的病毒性脑炎患者中有 58% 证实为非惊厥性癫痫持续状态(nonconvulsive status epilepticus, NCSE),其描述临床表现为厌食、失语、缄默、健忘、紧张、混乱、迷糊、凝视甚至昏睡、昏迷,亦或表现持续语言、模仿言语、兴奋、激惹、恐惧、幻觉、妄想、自动症,甚至冲动行为、出逃等。国外学者也有相关描述。

本例患者开始表现为兴奋、双眼凝视前方、幻觉等症状,当时应警惕是否为非惊厥性癫痫状态。此外患者可出现瘫痪、肌张力改变、脑膜刺激征或者锥体束征。部分患者伴有自主神经功能紊乱等。若病毒性脑炎发病后第一次治疗不彻底,有潜在病毒存留,当再度复发时,精神症状、后遗症状可主要表现为人格和智能障碍等。

病毒性脑炎的辅助检查包括周围血象、脑脊液的检查、脑电图、病原学检查、基因组学诊断、影像学检查等。其中脑电图在病毒性脑炎的诊断中起重要作用,脑电图检查结果能及时客观反应脑功能即时功能,即使是脑细胞微观的改变都很敏感,有研究发现以精神症状为主要表现的病毒性脑炎患者,其脑电图异常较神经系统体征、脑脊液异常改变和头颅 CT 异常出现的早且发生率高。此外分子生物学技术、多重分析、基因芯片和微流体技术的广泛使用,也可能为未来诊断病毒性脑炎提供更简便的方法。

病毒性脑炎的诊断原则包括:①急性感染导致脑实质受损的临床征象;②脑脊液有(或无)炎性改变,无细菌或真菌感染的证据;③脑电图呈弥散(或局灶)性异常;④ CT、MRI 检查无明显占位征象,单纯疱疹病毒脑炎除外;⑤血清抗体滴度明显增高,恢复期高于急性期 4 倍以上;⑥脑脊液检出病毒抗原或特异性抗体;⑦脑组织活检发现病毒。前四项为临床诊断依据。

病毒性脑炎的治疗,早期诊断和早期治疗比较关键,主要是病因治疗辅以对症治疗。包括:①抗病毒化学疗法,比如碘苷、阿糖胞苷、阿昔洛韦、利巴韦林等。②免疫疗法:如干扰素、转移因子等。糖皮质激素可抑制炎性反应、参与免疫抑制等,目前临床应用已久,但目前意见尚未完全统一。③可予促大脑合剂如吡拉西坦、维生素 B1、维生素 B6 等促进脑功能的恢复。④积极对症治疗:对于严重高热、脑水肿者,予物理降温及脱水治疗;对于有精神症状者,因脑器质性病者对抗精神病药物敏感,需小剂量缓慢加量,体质好或青年可肌内注射药物,症状轻或恢复期者可给予心理治疗,加强护理,不予抗精神病药物治疗;病毒性脑炎合并癫痫患者通常需要长期服用抗癫痫药物,即使这样个别患者也不能很好地控制癫痫发作,严重影响了其生活质量,所以为了降低病毒性脑炎患者癫痫的发生率及再发率,临床医师应认真分析患者的临床表现、脑电图、MRI 及脑脊液等的检查结果,争取早期诊断并早期预测癫痫的发生概率,尽早应用抗病毒、抗癫痫等药物。已有研究显示,激素冲击治疗对改善脑炎后癫痫预后具有正面意义。

三、经验总结

本例患儿以癫痫发作与精神异常同时出现,多以类精神运动性发作及强直阵挛发作为主,入院后脑脊液检查结果阳性、脑电图异常,临床诊断病毒性脑炎并不困难。在治疗上予以抗病毒、抗炎、降颅压、糖皮质激素等治疗,并予少量利培酮控制精神症状,丙戊酸钠、临时地西泮注射液静滴控制癫痫发作等,治疗也具有良好的效果。

本案例有三点是不容我们忽视的。

第一,本例患儿以幻觉、妄想及行为紊乱为首发主要表现,易误诊为功能性精神病。导致误诊的原因,可能有如下方面:①病史询问及体格检查不够详细,部分精神科医生存在先入为主观点,往往因患者存在精神症状而未进行详细的病史询问及详细的体格检查即草率认定为功能性精神疾病;②患儿早期记忆力下降和智力障碍程度较轻,常被无鉴别意义症状掩盖,而呕吐、头痛、肢体无力等神经系统症状出现率较低,癫痫症状通常在精神症状出现以后才出现;③患者早期神经系统体征多为阴性,经过治疗者抗精神病类药物的使用及精神症状本身也在一定程度上影响了对该病体征的判断;④虽然研究中发现脑电图常有异常,但大多表现为轻度异常,且缺乏特异性,而且当前特异性疾病的病原学诊断尚未普及,使得临床诊断面临着很大的困难。鉴别功能性与器质性精神疾病的重点是对意识状态的判断,如患者出现意识模糊、意识混浊、大小便失禁或有不能记忆的现象,就应高度怀疑存在意识障碍的可能。此外,详细询问患者病史,完善相关检查也能够有效减少误诊。

第二,本例患儿有病毒性脑炎伴精神行为异常,属于一种介于精神科与神经科的跨学科疾病;患者因癫痫发作咬伤舌头,涉及外科术后及口腔护理;患儿12岁,尚处于童年,涉及儿科医疗护理等。因此多学科联络会诊、同心协力共同救治患儿很重要,这有助于早期准确诊断及全面正确治疗,以尽可能改善预后。

第三,对于癫痫强直阵挛发作患儿,发作时易导致咬伤、摔伤及其他意外伤害,因此要做好医疗护理应急预案。临床观察需仔细,留意先兆症状,做好患儿及陪护亲属的健康教育工作,防止发作时倒地摔伤;一旦患儿出现癫痫大发作时,临床护理人员立刻通知医生的同时,给予患儿保护,让患儿平卧,若患者张口大叫,应及时用压舌板,防止舌咬伤;抽搐时,防止患儿骨折或皮肤的破损;另外,需警惕出现癫痫持续发作,随时做好相关应急处理预案。

> **专家点评**
>
> 本患儿癫痫样发作持续时间仅几秒钟,大部分时间表现为精神问题,不仔细观察或询问病史,很难发现器质性病变的线索。对儿童精神障碍患者,其幻觉、妄想症状与成人类似症状有所不同,儿童的精神症状内容相对单调,描述也不全面,多表现为外显情绪和行为异常,应该引起临床医生重视。

参考文献

[1] Chaudhuri A, Kennedy P G E. Diagnosis and treatment of viral encephalitis. Postgraduate Medical Journal, 2002, 78 (924): 575–583.

[2] 沈渔邨. 精神医学. 第 5 版. 北京: 人民卫生出版社, 2009.

[3] 王春喻, 谭利明, 蒋波等. 病毒性脑炎患者脑脊液 5- 羟色胺、多巴胺改变及其与精神异常的关系. 中国神经精神疾病杂志, 2007, 33 (11): 675–677.

[4] Päivärinta M A, Marttila R J, Lönnberg P, et al. Decreased raphe serotonin in rabbits with experimental herpes simplex encephalitis. Neuroscience Letters, 1993, 156 (1–2): 1–4.

[5] 张瑞, 龙燕, 成玲俐. 以癫痫为主要临床表现的病毒性脑炎 32 例. 广东医学, 2004, 25 (8): 904.

[6] 彭琴玲, 胡南, 罗元芝等. 儿童病毒性脑炎急性期伴癫痫发作的视频脑电图分析. 中国小儿急救医学, 2015, 22 (9): 648–649.

[7] Pandey S, Rathore C, Michael B. Antiepileptic drugs for the primary and secondary prevention of seizures in viral encephalitis//The Cochrane Library. John Wiley and Sons, Ltd, 2012: CD010247.

[8] 张训, 张璐璐, 郑洪波等. 46 例以精神障碍为首发症状的病毒性脑炎临床特点分析. 中国康复理论与实践, 2005, 11 (6): 471–472.

[9] 陈波, 张洁, 杨理明等. 儿童病毒性脑炎急性期发生症状性癫痫的相关因素分析. 医学临床研究, 2011, 28 (11): 2127–2129.

[10] 方雅秀, 谭燕, 侯乐. 以精神症状为首发的病毒性脑炎 50 例临床分析. 西部医学, 2013, 25 (6): 871–872.

[11] Kaplan P W. Nonconvulsive status epilepticus in the emergency room. Epilepsia, 1996, 37 (7): 643–650.

[12] 罗海龙, 孟小斌. 以精神障碍为首发症状的病毒性脑炎 41 例临床特点及疗效分析. 临床和实验医学杂志, 2013, 12 (20): 1662–1663.

[13] 王淑娟, 刘英高, 于杨等. 220 例病毒性脑炎患者的脑电图分析. 山东医药, 2008, 48 (23): 76.

[14] 黄艺婧, 徐平. 病毒性脑炎诊断技术的进展. 中国神经免疫学和神经病学杂志, 2013, 20 (2): 141–142.

[15] 郭玉璞, 王维治. 神经病学. 北京: 人民卫生出版社, 2006.

[16] Saito Y, Maegaki Y, Okamoto R, et al. Acute encephalitis with refractory, repetitive partial seizures: case reports of this unusual post–encephalitic epilepsy. Brain and Development, 2007, 29 (3): 147–156.

7. 精神异常的脑炎患者——脑炎所致精神障碍误诊为精神分裂症

作　者：周宏奎　张涛

关键词：病毒性脑炎，精神障碍，精神分裂症

一、病例资料

女性患者，38 岁，因"发作性行为异常 10 年余，发作性动作异常 1 月余"于 2011 年 3 月 29 日入精神科。患者丈夫提供病史。

现病史：患者于 2001 年 10 月份在广东打工时出现失眠，某日大喊一声"啊……"后表现害怕，抓住周围人的手，当时呼之不应，5~6 分钟后缓解，缓解后基本正常，但对发作过程不能回忆，之后有多次类似发作。其丈夫将其带回当地某精神病院住院治疗，诊断"精神分裂症"，予"氯氮平"等药物治疗，具体剂量不详，住院 40 天好转出院。出院后患者生活正常，规律服药 2 年半后停药，病情一直稳定，继续在广东打工，并育有一子。2011 年元旦，患者自诉眼睛看东西时觉得所看的东西明显放大，遂自行购买"维生素、补药"，服用后缓解。同年 2 月 18 日，患者无故出现自言自语，好像与人凭空对话，讲话不符合事实，比如说有人偷她的钱、监视她等，偶有自笑。2 月 23 日患者出现动作异常，表现呼之不应、颈部后仰、两眼上翻、嘴角歪斜、四肢僵硬，持续 1 分钟左右自行缓解，发作后患者自行入睡，醒后对发作经过不能回忆，无大小便失禁及口吐白沫现象。以后每日发作 1~2 次，表现如前，且逐渐出现乏力、卧床多。3 月 27 日，患者再次到精神病院住院治疗，诊断"精神分裂症"，予"利培酮、氯氮平"等药物治疗无好转，并且四肢僵硬加重，生活不能自理，需家人喂食，进食量少，不能自行洗澡、穿衣，常将大小便解在床上。因治疗效果差，该精神病院医生建议转至某三级甲等综合医院精神科进一步治疗，门诊拟诊"器质性精神障碍？"收住院。患者病后饮食少，睡眠尚可，大、小便有时解在衣服上。伴发热，体温不详。

既往史、个人史、月经孕育史、家族史无特殊。

体格检查：体温 36.8℃，脉搏 90 次／分，呼吸 20 次／分，血压 130/78mmHg。平车送入病房，神志模糊。检查时紧闭双眼，翻开眼睑时眼球躲避检查，双侧瞳孔等大等圆，直径约 2.5mm，对光反射灵敏。能微张口，舌前 1/3 糜烂。颈抵抗明显。心脏听诊主动脉瓣区闻及

Ⅱ级舒张期杂音,肺部及腹部检查未见异常。骶尾部有一约 5.5cm×6cm 的压疮,类圆形,周围有白色分泌物渗出,中间见 2cm×3cm 的黑痂形成。四肢僵硬,肌力检查不配合,肌张力增高,生理反射存在,右侧巴宾斯基征(+)。

精神状况检查:意识模糊,稍烦躁,检查不合作,问话不答,自语乱语,未能进一步了解内心体验。情感淡漠,情感反应欠协调。自知力缺乏。社会功能严重受损,生活不能自理。

辅助检查:①血常规:白细胞计数 8.9×10⁹/L,正常参考值(3.5~9.5)×10⁹/L,中性粒细胞百分比 80.8%↑(正常参考值 40%~75%);淋巴细胞百分比 11.4%↓(正常参考值 40%~75%),中性粒细胞绝对值 7.2×10⁹/L↑,正常参考值(1.8~6.3)×10⁹/L,淋巴细胞绝对值 1.0×10⁹/L↓,正常绝对值(1.1~3.2)×10⁹/L;红细胞计数 4.02×10¹²/L,正常参考值(3.8~5.1)×10¹²/L,血红蛋白浓度 87g/L↓(正常参考值 115~150g/L),血小板计数 322×10⁹/L(正常参考值 125~350×10⁹/L)。②肝功能:丙氨酸转移酶 42U/L↑(正常参考值 7~40U/L),天冬氨酸氨基转移酶 57U/L↑(正常参考值 13~40U/L)。③电解质:钾 3.1mmol/L↓(正常参考值 3.5~5.3mmol/L)。④心脏彩超示"风湿性心脏病:主动脉瓣关闭不全"。⑤肾功能、血脂、甲状腺功能、铁蛋白定量、术前免疫、腹部 B 超、胸片、心电图未见异常。

入院诊断:器质性精神障碍?风湿性心脏病:主动脉瓣关闭不全;低钾血症;压疮;舌咬伤。

诊疗过程:考虑患者可能存在中枢神经系统病变,入院后停用所有抗精神病药物,给予补钾、维持水电解质酸碱平衡等对症支持治疗,以及加强压疮换药、口腔护理等。3月30日查脑脊液压力 150mmH₂O、蛋白 547mg/L↑(正常参考值 150~450mg/L),余未见异常;查脑电图、头颅 MRI 均未见异常。3月31日神经内科会诊诊断为"脑炎",建议转神经内科进一步治疗。按会诊意见当天转神经内科病房,予抗病毒、激素调节免疫、清除氧自由基、脑神经营养等对症治疗。住院第6天,患者意识清晰,精神症状逐渐好转,能配合检查,但出现失语、反复挤眉弄眼、努嘴、咀嚼样动作及面部抽动现象。

住院第19天,患者一般情况改善,可与人交流,言语较清晰,应答基本切题,无头晕、头痛,无挤眉弄眼、哑嘴、肢体颤抖。无幻觉、妄想等。进食正常,大小便正常。舌咬伤处及骶尾部压疮基本愈合。肌力正常,步态平稳。但仍然表情呆滞,四肢肌张力轻度增高。家人视其病情好转要求出院。

最后诊断:脑炎所致精神障碍;风湿性心脏病:主动脉瓣关闭不全;低钾血症;压疮;舌咬伤。

随访:患者出院后继续服用泼尼松,并逐渐递减停药,一直未用抗精神病药,病情逐渐恢复正常。随访3年,精神状况正常,生活工作如常人。

二、讨论

病毒性脑炎是一种常见的中枢神经系统感染性疾病,该病重症病死率高,易造成不同程度的神经系统后遗症,是严重影响世界公共卫生的主要疾病之一。引起病毒性脑炎的病毒种类较多,目前报道有 130 多种病毒可引起脑炎病变,常见有腺病毒、肠道病毒、疱疹病毒、麻疹病毒、流行性腮腺炎病毒、风疹病毒、水痘病毒、带状疱疹病毒等。

病毒性脑炎的病理改变主要包括病毒的直接损害和组织病理反应,后者是机体对病毒抗原免疫反应的结果。由于病毒种类不同，则引起各种不同的病理反应。病变性质、程度与感染的病原及机体反应直接相关。病毒侵入脑部大多引起弥漫病变，但也有较严重损害的局部病变。通常经节肢动物传播的脑炎，多为全脑的急性脑炎，如流行性乙型脑炎等。单纯疱疹病毒主要损害灰质，重要特征为坏死（常是出血性坏死），以颞、额叶最严重。进行性多灶性白质脑病的显著特点是脱髓鞘病变，一般认为神经元或胶质细胞内包涵体，是病毒感染的重要佐证。临床一般检查很难发现病毒感染的证据，病毒学、免疫学及一些特殊检查，可分离出病毒。

本病急性或亚急性起病，大多数2周内症状达高峰，呈散发形式，没有季节性。可发生于任何年龄，以青壮年多见。近年来，发病率有上升趋势，城市高于农村，男性稍多于女性。部分病例在发病前，有上呼吸道感染或消化道症状等前驱症状，如头痛、低热或中度发热，部分病例体温正常，还可有恶心、呕吐、腹泻等。临床表现主要是脑部受损征象，一般具有弥漫性脑损害的症状及体征，有的病例可有局灶性病变的临床表现。智能障碍明显且进展为痴呆。意识障碍最多见，高达90%，以嗜睡、朦胧、混浊、谵妄、错乱状态较多，随着病情的加重，可有昏迷。

神经系统症状可与前驱症状同时发生或间隔数天，或紧接着前驱症状出现。脑神经损害可见中枢性面瘫，视水肿，以及其他脑神经损害的症状。约有半数患者以癫痫发作起病，其中以大发作最多见，其次为局灶性发作和肌痉挛发作。有的患者可有多种类型发作，瘫痪以偏瘫最多见。肌张力增高有易变的特点，时隐时现，时而上肢，时而下肢。腱反射亢进，少数为腱反射减弱。病理反射的检出率达50%~80%，多为双侧性，部分患者掌颏反射和吸吮反射阳性。在疾病进展期，常出现不随意运动。部分患者出现脑膜刺激征，大多数属于轻度或中度，患者表现颈部稍有抵抗或凯尔尼格征阳性。还可有自主神经功能障碍，出汗增多是本病特征性表现之一，患者经常汗如雨下，即使在寒冬也大汗淋漓。出汗增加提示下丘脑受损，而且病情较重。其他有唾液分泌增多、颜面潮红、颜面油脂增多。国内报道大小便失禁较突出，尤以尿失禁更为常见，且为早期症状之一。临床上尿失禁常提示是病毒感染伴发的脑炎实质受损征象。有些患者由于意识障碍而不能控制大小便，但有些患者意识清晰，依然出现小便失禁，这属于排尿功能障碍。故推论其病变可能影响了旁中央小叶，少数可表现为尿潴留。

80%的患者在不同病期出现精神症状，有的可成为首发症状，有的则成为主要的临床表现，这种病例常被误诊。以精神障碍为首发症状者，常被误诊为精神病，因此正确识别脑炎的症状实为必要。精神分裂样症状可有幻觉、妄想，可表现自言自语、联想障碍、情绪不稳、伤人毁物等精神运动性兴奋，以及情感淡漠、反应迟钝、懒散、言语及活动减少甚至缄默不语、拒食等精神运动性抑制，还可有重复及刻板言语、违拗等，呈亚木僵或木僵状态，或者经过1~2天运动兴奋后进入木僵。以精神障碍为首发或主要症状的病毒性脑炎，其神经系统体征，如锥体束征或腱反射的改变，大多在精神症状之后出现，而且不一定恒定存在，体征的部位及性质亦可改变，因此，必须反复仔细地检查才能确定。有些病例在整个病程中始终都以精神症状为主，没有意识障碍及神经系统体征，确诊主要在于对器质性精神症状的重视。因此，本病的诊断应全面考虑，综合分析。早期不能确诊者，应进行随诊观察，以免延误治疗。

目前病毒性脑炎尚无确诊的金标准，当出现以下情况时常考虑病毒性脑炎存在：①病毒感染所致的脑功能障碍；②脑电图呈背景活动异常或夹杂痫样放电；③头颅影像学检查可见脑水肿或局灶性炎症损害；④脑脊液常规检查正常或异常，脑脊液分离出病毒核酸、血清病毒抗体滴度增高（尤其是恢复期比急性期高4倍以上）；⑤脑脊液检查除外细菌、真菌、支原体等感染。

大多数病毒感染都有一定的自然病程，若能度过极期及恢复期，避免并发症，就可以自愈。病毒性脑炎尚无特效治疗方法，急性期治疗重点控制高热及惊厥，减轻脑水肿，控制炎症及免疫损害，防治呼吸衰竭、循环衰竭及神经源性肺水肿，维持水电解质酸碱平衡及处理并发症等。重症还应该给予包括激素及免疫球蛋白、呼吸支持等综合治疗。恢复期及后遗症期重点在于康复治疗，比如功能锻炼、理疗等。

三、经验总结

该患者两次发作时间间隔10年，第一次发作时表现为：大喊一声"啊……"后表现害怕，抓住周围人的手，当时呼之不应，5~6分钟后缓解，缓解后基本正常，但对发作过程不能回忆。不能排除当时即有癫痫发作，是否为脑炎？因为当时未做相应检查，已无从考证，应用抗精神病药物后精神症状缓解，到底是药物的治疗作用还是疾病的自限性过程亦无从得知。时隔十年后再次出现神经、精神症状，表现为"无故出现自言自语，好像与人凭空对话，觉得有人监视她，偶有自笑"等类似精神分裂症样症状，并出现两次癫痫样发作及小便失禁，但未引起临床精神科医生的重视，未做进一步的检查，以致误诊。此外，关于护理方面，患者因大小便失禁，骶尾部长时间被尿液浸泡，又因精神异常长期约束于床，致使住院仅2天便出现压疮，增加了医疗隐患及医疗风险。

不能因为患者既往诊断精神分裂症，本次就诊就把精神异常简单判断为精神分裂症的精神症状，必须严格按照诊疗常规来进行全面、详细的病史采集和体格检查。

专家点评

脑炎所致精神障碍的临床表现与精神分裂症的表现有相似之处，易混淆。幻觉、妄想、异常行为都不是精神分裂症的特征性症状，在很多脑或躯体疾病中都可能出现。

参考文献

[1] Liu L. Fields Virology, 6th Edition. Clinical Infectious Diseases, 2014, 59（4）: 613.

[2] 郭玉璞, 王维治. 神经病学. 北京: 人民卫生出版社, 2006.

[3] 吴强, 连卓, 李艳红. 以精神障碍为首发症状的病毒性脑炎32例临床分析. 临床误诊误治, 2011, 24（6）: 36-38.

[4] Steiner I, Budka H, Chaudhuri A, et al. Viral meningoencephalitis: a review of diagnostic

methods and guidelines for management. European ournal of Neurology, 2010, 17（8）: 999-e57.

［5］郭虎,陆海英,郑帼等. 对病毒性脑炎的再认识. 中华全科医学, 2011, 9（12）: 1861-1862.

［6］陈灏珠,林果为. 实用内科学. 第 13 版. 北京:人民卫生出版社, 2009.

8. 亡灵的声音——脑炎后继发性癫痫伴精神障碍

作　者:黄品德
关键词:脑炎后遗症,继发性癫痫,精神运动性发作

一、病例资料

女性患者, 25 岁,因"发热、头痛后反复抽搐 6 年余,言行异常 4 天"于 2011 年 10 月 28 日入精神科病房。患者丈夫提供病史。

现病史:患者于 2005 年 6 月出现发热、头痛,伴呕吐、不认识人及大小便失禁。在当地某医院住院治疗,诊断"病毒性脑炎",予抗病毒、营养神经、脱水、降颅压等处理,住院约一个月后好转出院。出院后患者对自己的某些经历无法回忆,比如不记得自己就读的高中是什么学校,有时找不到自己刚放下的东西。工作能力下降,原在某电子厂做安装仪器的工作,病后无法胜任。计算能力变差,仅能帮家里做些简单家务。同年 9 月份开始,患者出现发作性四肢抽搐、口吐白沫、呼之不应、双眼上翻,持续 1~3 分钟后自行缓解,醒后诉头痛、全身乏力,对发作过程不能回忆。此后每年约发作 7~8 次,发作时常伴有大小便失禁、跌伤,曾到当地私人诊所就诊,口服"卡马西平"治疗,服药不规律,病情控制不佳,仍经常抽搐发作。2011 年 10 月 23 日 7 时许,患者抽搐发作一次,之后便一直睡觉,次日 9 时醒后便开始自语、乱语,言行异常。经常以死去的人的身份、语气说话,或者凭空跟死去的人对话,有时自哭、自笑,无故跪拜,到处乱走,经常晚上不睡觉,在家里东翻西翻。10 月 27 日离家不归,被家人找到后于 28 日将患者送至某综合医院精神科,门诊拟"脑器质性精神障碍？"收入院。患者近期无畏寒、高热,食欲差,大小便正常,体重改变不明显。

既往史、个人史、家族史未见异常。

体格检查:体温 36.2℃,脉搏 88 次 / 分,呼吸 16 次 / 分,血压 110/70mmHg。神志清楚,

心、肺、腹查体未见异常。四肢肌力、肌张力正常,生理反射存在,病理反射未引出。

精神状况检查:被家人以绳索捆住四肢、约束在轮椅上入科。仪表欠整洁,接触不合作。意识清晰,眼神迷茫,对答不切题,有时答非所问。自语、乱语,思维松弛。有言语性幻听,诉常听到爷爷、奶奶说话的声音(其爷爷、奶奶已病故多年)。有似曾相识感,认为自己对精神科很熟悉、经常来医院玩。记忆、智力下降,不能完成100-7的连续运算。情感幼稚,情感反应欠协调。行为怪异,无故哭笑,常以死去的邻居身份说话。向家人下跪,说自己没有病,要回家,自知力缺乏。

入院时辅助检查:三大常规、肝功能、肾功能、电解质、甲状腺功能等未见异常。脑脊液各项检查无异常。心电图未见异常。

入院诊断:脑器质性精神障碍? 症状性癫痫;脑炎后遗症。

入院后因行为紊乱,管理困难,入院后予氟哌啶醇 5mg 及氯硝西泮 1mg 肌内注射。当晚睡眠好,次日醒后安静合作,对答切题。对前几天发生的事情记忆不清。

10月29日辅助检查:①脑电图示"两半球基本波率为 13~17Hz 低–中幅快波节律,呈广泛性分布,双侧基本对称,调节、调幅差,各导联可见少量的 α 波及 α 活动,以顶枕区为主,较多的 θ 波及 θ 活动,以前头部明显,部分慢波呈阵发趋势;过度换气:前头部慢波增多,有时呈短阵性出现,过度换气恢复原背景;印象:轻度异常脑电图、轻度异常脑电地形图"。②头颅 MRI 示"颅内脑实质未见明显异常信号影,第五、六脑室形成,脑室、脑池系统扩大,脑沟、脑裂增宽,中线结构无偏移;印象:脑萎缩,请结合临床"。

神经内科会诊考虑:脑器质性精神障碍;脑炎后遗症;症状性癫痫。结合神经内科会诊意见,予丙戊酸镁 250mg 2 次 / 日抗癫痫、阿立哌唑 10mg 1 次 / 日抗精神病治疗。

11月7日,患者配合后行韦氏智力测验:言语智商 72、操作智商 75、总智商 72(智力等级分布参考值:平常智力 90~109,边缘智力 70~90,轻度智力缺陷 50~69,中度智力缺陷 35~49,重度智力缺陷 20~34,极重度 <20)。11 月 8 日,患者言行异常消失,未见癫痫发作。因经济困难,患者住院 11 天自动出院。

随访:出院后坚持服药,病情稳定。2012 年 2 月底自行停药。2012 年 3 月 3 日及 4 日连续两次癫痫大发作后出现精神异常,到某院精神科住院治疗,住院 7 天病情好转家属要求自动出院,此后口服丙戊酸镁 500mg/ 日,阿立哌唑 15mg/ 日。因服药不规律,病情反复,分别于 2014 年 8 月份、2015 年 6 月份、2016 年 5 月份均因癫痫发作伴发精神障碍住院,症状基本同前,均予丙戊酸镁、阿立哌唑治疗好转出院。此后规律口服丙戊酸镁 500mg/ 日,阿立哌唑 15mg/ 日。随访至 2017 年 8 月,患者病情稳定,生活能自理,可帮助家人做家务,有时可做农活,但对家人感情淡漠。

二、讨论

病毒性脑炎属中枢神经系统感染性疾病,多急性或者亚急性起病,部分患者遗留有后遗症。它影响生活质量,还会导致巨大经济负担。

部分重症病毒性脑炎患者在病后半年或一年后仍遗留某些神经、精神症状。儿童脑炎后遗症主要表现为精神发育迟缓、言语混乱、癫痫、行为怪异、局灶性运动障碍等。成人脑炎后遗症主要表现为记忆力和智力减退、性格改变、行为异常、癫痫等。

脑炎后继发性癫痫又称症状性癫痫,主要是因脑炎后神经元异常放电所致。在脑炎急性期,脑组织水肿、病原体毒素和代谢物积聚等病理改变,神经细胞膜的稳定性被破坏而导致痫性发作;脑细胞坏死、炎症细胞浸润等可改变神经细胞的通透性而导致异常放电;急性期过后,脑炎病灶内或附近的神经元出现坏死、缺失、结构紊乱及畸形增生,也可导致神经元异常放电,产生继发性癫痫。

精神运动性癫痫发作简称精神运动性发作,国际分类为复杂部分发作,在意识障碍的背景上,常有错觉、幻觉及自动症等。因多由颞叶病变引起,故又称颞叶癫痫。各年龄组均可发病。精神症状多样,可表现为:①"似曾相识"感或视旧如新感。②感知综合障碍。和别人的谈话时像是隔了一堵墙;看到的东西像蒙了一层纱;看见地面起伏不平,看到物体像被扭曲了,视物显大,视物显小。③幻觉。鲜明、生动,发作时表现惊恐、逃跑。有患儿说能看见一位白胡子老爷爷,背一个包袱,像圣诞老人,在追赶她。④情感障碍。可产生发作性的情感异常,如突然感到忧伤、愤怒、恐惧、高兴、得意、性兴奋、大祸临头、末日来临等。⑤精神运动性发作。如口咽部不自主的吸吮、咀嚼、吞咽,手擦衣服、举手空中划圈等,有时较为复杂的自动症则表现梦游、神游。如一位患者独居,早晨发现室内物品混乱,才知自己昨夜又发病了。另有一患者发病时骑摩托车环城游荡,并顺利返回住所,而自己毫无所知。⑥复合型发作。如有的突然暴发冲动,甚至产生违法行为,如伤人、毁物、自伤、杀人等。一农村老妇,邻居外出将小孩托其照看,后发现小孩被砍成几块,煮在锅里。老妇被捕后自己也莫名其妙,对事情一无所知。经查,老妇有癫痫史,脑电图异常,鉴定结论为"癫痫性病理性激情发作"。

急性期病毒性脑炎影像学检查有时无异常,但后遗症期异常逐渐明显,主要以脑萎缩为主,多为局限性萎缩或弥漫性脑萎缩,可为多个脑叶或相邻脑叶的萎缩,这些结构上的变化是造成脑炎后癫痫治疗困难的重要原因。在临床上,癫痫发作频度和精神异常的预后有关。癫痫发作次数越多,治疗效果越差,精神症状越难控制。

精神运动性发作的治疗主要以抗癫痫药物治疗为主,合并精神障碍时可使用抗精神病药,但最好小剂量单一用药。需要注意的是,某些抗精神病药物,如氯氮平、氯丙嗪等,可能会降低癫痫阈值,诱发癫痫发作,需谨慎用药。

三、经验总结

本例患者在脑炎缓解后3个月出现癫痫发作,为症状性癫痫,伴有记忆力及智能下降等认知功能损害。因服药不规律,癫痫反复发作,在一次癫痫大发作之后出现精神异常,表现为胡言乱语、无故哭笑、跪拜、乱走、离家不归等,呈不协调性精神运动性兴奋状态,缓解后对发作经过记忆不清,结合脑电图及头颅MRI的结果,提示该精神异常为精神运动性癫痫发作的症状,系脑炎后遗症的一部分。

精神异常与症状性癫痫之间存在关联。精神异常可在癫痫发作前、发作过程中或发作后出现,也可随癫痫发作停止而缓解或消失。有时癫痫发作仅仅表现为精神异常,这种精神性发作往往突然出现或突然停止,持续时间相对较短,发作过程中有定向障碍、意识范围和清晰度下降,事后不能完全回忆。对这种发作,不仔细鉴别,很容易和功能性精神障碍混淆,导致误诊误治。

　　对一些较为复杂的精神性发作,如神游症、情感暴发及癫痫性精神运动性兴奋等,因患者发作时行为无目的性,缺乏自控能力及自我保护能力,可能对自己及他人造成危险,所以,要做好安全防护预案,必要时实施保护性约束。此外,因癫痫反复发作,或因患者精神异常长期难于管理,患者家属往往长期处于严重的精神应激状态之中,需要接受心理干预和良好的社会支持。

专家点评

　　脑炎后症状性癫痫可表现为单纯的精神性发作,这种发作往往突然出现或停止,持续时间较短,发作时有时间、地点、人物定向障碍,有意识范围狭窄和清晰度下降。对复杂的精神性发作,如神游症、情感暴发及癫痫性精神运动性兴奋等,因发作时行为无目的性,缺乏自控能力及保护能力,要做好安全防护预案,必要时予保护性约束。

参考文献

[1] 吴江. 神经病学. 北京:人民卫生出版社,2006.

[2] Tiège X D, Rozenberg F, Héron B. The spectrum of herpes simplex encephalitis in children. European Journal of Paediatric Neurology Ejpn Official Journal of the European Paediatric Neurology Society, 2008, 12(2):72–81.

[3] Hokkanen L, Launes J. Neuropsychological sequelae of acute–onset sporadic viral encephalitis. Neuropsychological Rehabilitation, 2007, 17(4–5):450–477.

[4] Misra U K, Tan C T, Kalita J. Viral encephalitis and epilepsy. Epilepsia, 2008, 49(6):13–18.

[5] 李容昕. 脑炎后癫痫的早期预警和相关因素分析. 吉林大学, 2016.

[6] 沈渔邨. 精神病学. 第 5 版. 北京:人民卫生出版社,2009.

[7] 刘晓蓉,廖卫平,邹欣等. 病毒性脑炎后继发性癫痫的临床特点及药物疗效分析. 中风与神经疾病杂志, 2009, 26(4):432–435.

[8] Kanner A M. Recognition of the various expressions of anxiety, psychosis, and aggression in epilepsy. Epilepsia, 2004, 45(2):22–27.

9. 糊涂的畸胎瘤少女——抗 NMDAR 脑炎所致精神障碍

作　者：罗若芸　李霞
关键词：抗 NMDAR 脑炎，精神障碍，畸胎瘤

一、病例资料

患者女性，14 岁，初二学生。因"头痛、发热 1 周，言行异常 2 天"于 2017 年 6 月 10 日入某综合医院精神科病房。患者母亲代诉病史。

现病史：患者 1 周前诉头痛、全身肌肉酸痛，发热，当时测体温为 37.6℃。曾在当地诊所就诊，具体诊治情况不详，病情改善不明显，伴睡眠欠佳。2 天前上物理课时，患者不停地写数学题，但据其同桌说患者写的都是错误的，同时患者嘴里机械地唠叨"2 呢？3 呢？"影响同学听课。同桌劝阻不听，哭泣，老师问其原因不回答，反而发脾气，大喊大叫，扰乱课堂秩序。后来学校通知患者家属，带患者在当地医院就医，期间乱语、行为怪异、情绪不稳定，不配合输液。家属为进一步诊治送其到某医院门诊就诊，测体温 38.0℃，胸部拍片（－），行头颅 MRI 等检查时患者大声吵闹，行为紊乱，无法完成检查。经家属同意，门诊以"精神障碍查因"收入精神科。否认抽搐、意识障碍及二便失禁，否认伤人及自伤行为，否认明显情感高涨或低落的表现，否认有精神活性物质及非成瘾性物质使用史，否认颅脑外伤史。饮食较前少，睡眠差，二便基本正常，体重无明显增减。

既往史、个人史无特殊。

家族史：患者外婆、母亲、小姨均患"畸胎瘤"。其两个姑姑有癫痫病史，其中一个姑姑已去世，死因不详。

体格检查：体温 38.0℃，脉搏 100 次/分，呼吸 20 次/分，血压 110/70mmHg，身高 150cm，体重 45kg。神志清楚，双肺呼吸音粗，未闻及啰音。心、腹查体（－）。四肢肌力、肌张力正常，生理反射存在，病理反射未引出。

精神状况检查：神志清楚，接触不合作。答话随意，问东言西。可引出言语性幻听、幻视。可疑被害妄想、被洞悉感、被监视感等。情感反应不协调，哭笑无常，自言自语，不知所云。行为失控，不服从管理，喊叫。自知力缺乏。

辅助检查：①血常规：白细胞计数 16.11×10^9/L↑，正常参考值（3.5~9.5）× 10^9/L，中性

粒细胞百分比 84.5%↑（正常参考值 40%~75%）。血沉 55mm/H↑（正常参考值 <26mm/H）。肝肾功能、血糖、甲状腺功能、电解质、术前免疫 8 项均无异常；降钙素原（PCT）定量 0.14ng/ml↑（正常参考值 <0.05ng/ml）；肥达氏、外斐氏反应均无明显异常。②脑电图：两半球基本波率以低波幅快波混杂较多 0.5~5Hz 低 – 中幅不规则慢波活动为背景，可见 5~6Hz 高 – 超高幅 δ 活动频繁阵发性短 – 中程出现，提示"异常脑电图、异常脑电地形图"；胸片、心电图、头颅 CT（ – ）。

入院初步诊断：器质性精神障碍？发热待查。

诊疗过程：入院次日患者出现无意识地握拳、抠手指、反复摩擦双足跟等怪异动作，并咬伤手指，时常尖叫、恐惧，说看到非常恐怖的画面。给予临时肌内注射氟哌啶醇注射液 2.5mg 控制精神症状。监测体温为 36.9~38.5℃。予以抗炎、退热及输液等对症支持治疗。入院后第 3 天，出现全身肌肉紧绷、头后仰、握拳、持续张口状、尿床，持续时间约 3 分钟，无四肢抽搐、咬舌、口吐白沫、倒地现象。体格检查：生命征平稳，意识不清，呼之不应，双侧瞳孔等大等圆，双肺呼吸音粗，四肢肌张力升高，四肢腱反射（+），病理反射未引出。考虑患者发热、意识障碍、尿床，可能伴有癫痫样发作，不能排除中枢神经系统感染的可能，予行腰椎穿刺术。查脑脊液压力 190mmH$_2$O，白细胞计数 9/mm^3，生化、免疫及细菌检查未见明显异常。因患者不合作，未能完成头颅 MRI 检查。感染科会诊考虑"病毒性脑炎？"予抗病毒、地塞米松静脉滴注、甘露醇脱水等处理。入院第 4 天，患者意识障碍明显，定向差，不认识母亲，出现数次发作性四肢乱动，持续时间数分钟至 20 分钟不等。再次请神经内科会诊，考虑中枢性感染依据不足。入院第 5 天，患者出现意识不清、四肢抽搐、肌肉强直、尿失禁，约 1 分钟后缓解，复测脑脊液压力 120mmH$_2$O，白细胞计数 26/mm^3，红细胞计数 14/mm^3。再次请神经内科会诊，考虑"病毒性脑炎"，同意转神经内科治疗。

转科诊断：器质性精神障碍；病毒性脑炎。

转入神经内科后，患者意识不清，嗜睡状态，问之无应答。瞳孔等大等圆，对光反射灵敏。双肺可闻及湿性啰音。四肢肌力检查不配合。腱反射（++），病理征（ – ），颈稍抵抗，颏胸距 4 横指，脑膜刺激征（+）。体温：38.5~40.0℃。辅助检查：①血常规白细胞计数 14.50×10^9/L↑，正常参考值（3.5~9.5）×10^9/L，中性粒细胞百分比 82.10%↑（正常参考值 40%~75%）。肝功能：丙氨酸转移酶 144U/L↑（正常参考值 7~40U/L）。心肌酶谱：天冬氨酸氨基转移酶 175U/L↑（正常参考值 13~40U/L），乳酸脱氢酶 295U/L↑（正常参考值 114~240U/L），肌酸激酶 1151U/L↑（正常参考值 22~269U/L），α– 羟丁酸脱氢酶 242U/L↑（正常参考值 72~182U/L），肌红蛋白 166ug/L↑（正常参考值 0~70ug/L）。胃液：颜色褐色，隐血（++++）。②由于反复发热，行血培养、尿培养、病毒抗体检测，行纤支镜肺泡灌洗术，并肺泡灌液培养 + 药敏。③自身免疫性检测脑脊液抗谷氨酸受体（NMDAR）抗体 IgG（+++）。④腹部彩超：右侧附件区混合回声占位，右侧附件区见一混合回声团，大小约 4.6cm*4.3cm，边界清楚，内部以高回声为主伴少量无回声区，CDFI 示"其内未见明显血流信号"⑤头颅 MRI 未见异常。6 月 18 日胸部 CT 示：双肺散在感染病灶，6 月 28 日胸部 CT 示双肺多发感染。请妇科会诊，结合家族史、B 超所见，考虑"畸胎瘤"。

转入神经内科后患者多次出现癫痫样发作。根据临床表现及相关检查提示，确诊为：抗 NMDAR 脑炎；脑器质性精神障碍；继发性癫痫；肺炎；畸胎瘤；上消化道出血；肝功能损害。

考虑病情严重,予下病重。请营养科、心血管内科、消化内科等多科会诊,治疗上予使用足剂量免疫球蛋白和激素治疗,同时予脱水降颅压、抗病毒、抗癫痫、营养神经、吸氧等支持治疗。2017 年 7 月 8 日,因家庭经济困难,其家属要求出院。出院时体温 38.0~39.0℃,余生命征可。神志不清,呈亚木僵状态,不语少动、呼之不应、不识人、小便失禁,生活不能自理。

随访: 出院后患者继续住当地人民医院,暂未行畸胎瘤手术,余具体治疗不详。2017 年 8 月上旬电话随访,患者体温降至正常,可下床活动,被动接受简单指令,如吃饭、穿衣。可机械模仿他人讲话,吐词清晰,但不认识亲人,二便需督促,仍时有精神紊乱,如裸体、尿床。

二、讨论

抗 N- 甲基 -D- 天冬氨酸受体(anti-N-methyl-D-aspartate receptor, NMDAR)脑炎是近年发现的一种中枢神经系统自身免疫性脑炎,急性或亚急性起病,可累及海马、杏仁核及岛叶等边缘结构,是一类与 NMDAR 抗体相关的边缘叶脑炎。2007 年 Dalmau 等首次在血清和脑脊液中检测到了 NMDAR 抗体,正式提出了抗 NMDAR 脑炎的诊断,也因此受到越来越多的临床医生的关注。2010 年许春伶等报道了中国首例确诊病例。抗 NMDAR 脑炎在自身免疫性脑炎中最为常见,儿童、青年多见,女性多于男性,常发生于伴有卵巢畸胎瘤的年轻女性,该病通常急性起病,以精神异常为首发症状,呈进行性加重,如不及时诊断并给予相应的免疫治疗,其致死率高。

抗 NMDAR 脑炎一般由肿瘤、感染等引起,发病机制尚未完全阐明,目前倾向于认为该病是由于免疫介导的神经元功能失调所致。NMDA 受体是一种特殊的离子通道蛋白,主要分布在海马、杏仁核和丘脑下部等脑组织神经元上,在神经元回路的形成过程中发挥着重要作用。NMDA 受体过度刺激可导致痴呆、癫痫、脑卒中等神经精神异常,其兴奋性降低可能出现精神分裂症样症状。

抗 NMDAR 脑炎的临床表现按病程可分为 5 期:①前驱期。约 70% 有前驱症状,表现类似于上呼吸道感染症状,如有发热、头痛、恶心等表现;②神经精神症状期。表现为癫痫发作、失眠、惊恐、幻觉、语言减少或缄默等,多伴有睡眠障碍;③无反应期。对外部刺激无反应;④运动功能亢进期。主要是口面部不自主运动、肢体舞蹈样动作及手部刻板动作等;⑤恢复期。此期通常持续时间较长,可能会出现后遗症。

抗 NMDAR 脑炎患者存在明显的生理生化及影像学等方面的改变。①脑脊液和血清。抗 NMDA 受体抗体是诊断本病的重要条件,尤其是脑脊液的抗 NMDA 受体抗体更为重要。脑脊液检查其压力正常或轻度升高,白细胞数轻度升高或正常,偶可见中性粒细胞、浆细胞。脑脊液蛋白轻度升高,寡克隆区带可呈阳性,抗 NMDA 受体阳性。②头颅影像学。头颅 MRI 多无特异性,50% 患者可有头颅 MRI 长 T_1、长 T_2 信号,FLAIR 高信号,主要受累部位包括海马、大脑皮质、小脑、基底节等,少数患者可有脊髓受累。头正电子发射计算机断层显像(positron emission tomography, PET)可见双侧枕叶代谢明显减低,伴额叶与基底节代谢升高。③脑电图。多呈弥漫或者多灶的慢波,偶尔可见癫痫波,部分患者可见典型 "δ 刷(delta brush)",即慢波的基础上叠加快速 β 波,其特异性较强但敏感性差。④肿瘤学。卵巢畸胎瘤在青年女性患者中较常见,中国女性抗NMDAR脑炎患者卵巢畸胎瘤的发生率为14.3%~47.8%,在重症患者中比例较高,卵巢超声和盆腔CT有助于发现卵巢畸胎瘤,卵巢微小畸胎瘤的影像学检查可以为阴性。男性患者合并肿瘤者罕见。

Graus等(2016)提出,确诊抗NMDA受体脑炎需要符合以下3个条件。

1. 下列6项主要症状中的1项或者多项:①精神行为异常或者认知障碍;②言语障碍;③癫痫发作;④运动障碍/不自主运动;⑤意识水平下降;⑥自主神经功能障碍或者中枢性低通气。

2. 抗NMDAR抗体阳性。建议以脑脊液CBA法抗体阳性为准。若仅有血清标本可供检测,除了CBA结果阳性,还需要采用TBA与培养神经元进行IIF予以最终确认,且低滴度的血清阳性不具有确诊意义。

3. 合理地排除其他病因。但是,临床上要早期诊断抗NMDAR脑炎也并非易事,与以下疾病的鉴别诊断很重要。如:

1)精神分裂症与其他精神病性障碍。与以精神症状为首发症状的抗NMDAR脑炎鉴别较困难。精神分裂症患者,多见于青壮年,一般无类似上呼吸道感染的前驱表现,并且一般不会出现神经运动功能障碍及癫痫发作,同时脑脊液检查抗NMDAR抗体阴性,此为两者最重要的鉴别点。另外,早期自身免疫性脑炎患者可以表现为精神症状,易被误诊为急性精神病,特别容易与急性妄想阵发、旅途性精神病、急性应激障碍、癔症性精神障碍、与文化相关的精神障碍和精神活性物质所致的精神障碍相混淆。

2)癫痫。多数抗NMDAR脑炎患者并发癫痫样发作,但脑电图主要表现为持续性慢波活动,一般无痫样放电。

3)病毒性脑炎。最重要的鉴别仍是脑脊液抗体检测。此外,抗NMDAR脑炎脑脊液中浆细胞出现率较高,中性粒细胞及激活的单核吞噬细胞较少见,此现象可作为两者的重要鉴别点。

目前,治疗抗NMDAR脑炎主要包括免疫治疗和以肿瘤切除为主的联合治疗。免疫治疗包括以糖皮质激素和血浆置换的一线治疗,以及以环磷酰胺、硫唑嘌呤等为主的二线治疗。若一线治疗后患者病情无改善,可考虑二线治疗。如患者合并畸胎瘤,应及时行畸胎瘤切除术,这不但有利于病情恢复而且可以最大限度地减少病情复发。此外,加强镇静、抗癫痫、营养支持和机械通气等对症治疗也十分重要。

抗NMDAR脑炎的预后取决于多种因素,如年龄、确诊时间、病变部位、癫痫能否得到控制及治疗措施的选择、患者是否有并发症等。80%的抗NMDAR脑炎患者功能恢复良好,重症抗NMDAR脑炎患者的平均重症监护病房治疗周期为1~2个月,病死率为2.9%~9.5%,少数患者完全康复需要2年以上。另外抗NMDA受体脑炎的预后与患者起病到昏迷的时间长短有关,时间越短预后越差。

三、经验总结

抗NMDAR脑炎以头痛、发热为前驱症状,伴有幻觉、妄想、情绪改变等精神病性症状,常常在精神科首诊。本例患者入院时神经系统检查未见明显异常,但病情进展很快,发热 3 天后即出现意识障碍、癫痫样发作、尿失禁,表现出脑炎的相应症状,脑脊液检查压力上升,白细胞数上升。考虑为"病毒性脑炎"而转神经内科治疗,后脑脊液查 NMDAR 抗体阳性及腹部彩超提示畸胎瘤才得以明确诊断。本案例有以下几点需要引起我们的重视。

第一,该病早期临床表现复杂多样,致使该病确诊时间延长。疾病早期很多症状体征无特异性,难以区分。如患者的怪异动作容易与器质性病变所致的不自主运动混淆;患者精神异常、行为紊乱时可能随意小便,与神经系统病变时的尿失禁易混淆;精神症状影响下的随意作答,与意识改变下的回答不准确易混淆;抗精神病药物药源性肌张力增高,与癫痫发作时的肌强直易混淆;精神障碍患者伴发感冒,与脑炎患者所致的精神症状易混淆。对本案例,或许因为以上种种原因,在反复邀请神经内科会诊后仍不考虑脑炎,导致确诊时间明显延长。

第二,需注重反复的详细的辅助检查和病史采集。对本患者,脑脊液中查出 NMDAR 抗体阳性后才行妇科彩超检查发现畸胎瘤,然后再向患者家属追问到阳性家族史。因为患者入院后以精神症状为主要表现,当时未考虑有妇科肿瘤方面的问题。因此,对于精神科医生来说,以精神症状为首发症状,可疑脑炎患者时需注意排除是否合并畸胎瘤等肿瘤。

第三,精神科临床医生对该病的认识不足。抗 NMDA 受体脑炎是近年来才发现的一种脑炎,国内大部分医生对于该疾病没有充分的认识,造成最终确诊时间过长。此外,目前即使在仪器设备水平较完善的部分三甲医院也缺乏 NMDAR 抗体检测项目,须送外院进行检查,也使得该病不能第一时间被确诊。

专家点评

对急起精神行为异常的女性患者,如伴有头痛、感染、癫痫样发作、肌张力障碍、定向障碍等临床表现时,应尽快行血清和脑脊液抗 NMDA 受体抗体检测,并加强腹部肿瘤排查,高度警惕抗 NMDAR 脑炎的可能。

参考文献

[1] Dalmau Josep, Tüzün Erdem, Wu H, et al. Paraneoplastic anti-N-methyl-D-aspartate Receptor Encephalitis Associated with Ovarian Teratoma. Annals of Neurology, 2007, 61(1): 25-36.

[2] 许春伶,赵伟秦,李继梅等. 抗 N- 甲基 -D- 天冬氨酸受体脑炎 1 例. 中华神经科杂志, 2010, 43(11): 781-783.

[3] Titulaer Maarten-J, Mccracken Lindsey, Gabilondo Iñigo, et al. Treatment and prognostic factors for long-term outcome in patients with anti-NMDA receptor encephalitis: an observational cohort study. Lancet Neurology, 2013, 12(2): 157-165.

［4］Baltagi SA, Shoykhet M, Felmet K, et al. Neurological se-quelae of 2009 influenza A（H1N1）in children: a case series ob-served during a pandemic. Pediatr Crit care Med, 2010, 11（2）: 179–184.

［5］Waxman Elisa A, Lynch David R. N–methyl–D–aspartate Receptor Subtypes: Multiple Roles in Excitotoxicity and Neurological Disease. Neuroscientist, 2005, 11（1）: 37–49.

［6］Coyle Joseph T. Glutamate and Schizophrenia: Beyond thc Dopamine Hypothesis. Cellular and Molecular Neurobiology, 2006, 26（4）: 363–382.

［7］中华医学会神经病学分会. 中国自身免疫性脑炎诊治专家共识. 中华神经科杂志, 2017, 50（2）: 91–98.

［8］Graus F, Titulaer M J, Balu R, et al. A clinical approach to diagnosis of autoimmuneencephalitis. Lancet Neurology, 2016, 15（4）: 391–404.

［9］高丰, 张雷, 闫伟. 抗 N – 甲基 – D – 天冬氨酸受体脑炎的研究进展. 中国实验诊断学, 2016, 20（3）: 521–523.

［10］Huang X, Fan C, Wu J, et al. Clinical analysis on anti–Nmethyl–D.aspartate receptor encephalitis cases: Chinese experience. Int J Clin Exp Med, 2015, 8（10）: 18927–18935.

［11］Titulaer M J, MeCracken L, Gabilondo I, et al.Treatment and prognostic factors for long–term outcome in patients with anti–NMDA receptor encephalitis: an observational eohoa study. Lancet Neurol. 2013, 12（2）: 157–165.

［12］袁晶, 彭斌, 关鸿志等. 重症抗 N– 甲基 –D– 天冬氨酸受体脑炎 35 例免疫治疗分析. 中华医学杂志, 2016, 96（13）: 1035–1039.

10. 怪异的感冒——抗 NMDAR 脑炎所致精神障碍

作　者：胡静　罗维肖

关键词：精神病性症状, 畸胎瘤, 抗 NMDAR 脑炎

一、病例资料

患者女性, 41 岁, 个体户。因"失眠、乱语、行为反常 2 天"于 2016 年 10 月 23 日入某精神病专科医院精神科病房。患者本人及其丈夫陈述病史。

现病史：患者缘于 3 天前"感冒"，感头部昏沉不适，于当地私人诊所测体温 37.4℃，予"抗感冒药"（具体不详）口服一次。次日复测体温正常，但发现患者表情呆滞，行为反常，时有无故自笑自语，内容不清；上街买菜时，乱拿摊贩的东西扔掉。1 天前精神症状加重，整夜不眠，在儿女面前扮怪相，并用手抓饭菜吃；污言秽语，并有冲动打烂家具的行为而由家人送至某精神病院。门诊拟诊"急性精神分裂症样精神病性障碍？ 器质性精神障碍待排"收入精神科。患者起病以来无抽搐、失语和意识障碍，未发现体重明显减轻，无自杀行为，饮食稍减，二便正常。

既往史、个人史、家族史无特殊。

体格检查：体温：37.7℃，脉搏：92 次 / 分，呼吸：19 次 / 分，血压：126/74mmHg。心肺腹检查未见异常。脊柱及四肢无畸形，活动正常，四肢肌张力、肌力均正常，角膜反射、腹壁反射、肱二头肌、肱三头肌、膝及跟腱反射均正常，克氏征（－），布氏征（－），巴氏征（－）。

精神状况检查：意识清楚，步行入科，动作迟缓，对答反应慢，时有自语自笑，思维松散，内容部分切题，引出被害妄想，认为有警察跟踪，让医生不要出科室门口，智能检查欠配合。情感反应欠协调，行为动作刻板，自知力缺乏。社会功能严重受损。

辅助检查：①血常规示：白细胞计数 11.98 × 10^9/L↑，正常参考值（4.0~10.0）× 10^9/L、中性细胞比率 76.2%↑（正常参考值 40%~75%）。碱性磷酸酶：36U/L（正常参考值 30~180U/L）。血清甲状腺素测定（T_4）：172.02nmol/L↑（正常参考值 50~160nmol/L）。肾功能、血糖、电解质、AFP、CEA 等结果均未见异常。②脑电图提示：轻度异常脑电图。B 超示：右侧附件可见一混合性包块，大小 76mm × 40mm × 65mm，形态规则，边界清楚，内部回声不均匀，包块内可见多个强回声团，大小不等，最大者 28mm × 23mm，提示右侧附件混合性占位性病变，考虑畸胎瘤（图 2）。心电图、胸片、头颅 CT 等常规检查未见异常。

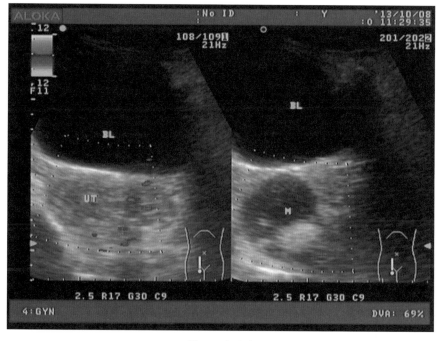

图 2　畸胎瘤

入院诊断：急性精神分裂症样精神病性障碍；右侧卵巢畸胎瘤；病毒性脑炎待排。

诊疗过程：患者入院后主诉头痛不适，行为举止怪异，生活懒散，饮食、睡眠差，治疗欠配合。监测体温波动在36.2~38.6℃之间。入院后予利培酮（2mg/次，2次/日）控制精神症状，阿普唑仑改善睡眠，以及降温、补充能量等对症治疗。入院第3天出现自主活动明显减少、肢体僵硬、动作违拗等紧张性木僵状态。查体：意识模糊，烦躁不安，大汗淋漓。体温38.6℃，脉搏100次/分，呼吸25次/分，呼吸浅快，双肺呼吸音减弱，肌张力偏高，腱反射（+），双侧病理征阴性，共济运动及感觉系统查体欠合作，布氏征及克氏征（+）。考虑中枢神经系统受累及，予行腰椎穿刺术，脑脊液结果示：压力110mmH$_2$O，白细胞3.0×10^6/L，正常参考值（0~8.0）×10^6/L，蛋白182.2mg/L（正常参考值：200~400mg/L），糖2.90mmol/L（正常参考值：2.5~4.5mmol/L），氯121.5mmol/L（正常参考值：120~130mmol/L）。涂片和培养均无细菌发现。经神经内科会诊后，考虑"病毒性脑炎"可能性大，建议转院。

出院诊断：精神障碍查因：急性精神分裂症样精神病性障碍？病毒性脑炎？

随访：患者转至某医科大学附属医院神经内科住院治疗，行脑脊液检测提示抗NMDA受体抗体阳性，MRI考虑为"右侧卵巢畸胎瘤"，诊断为"右侧卵巢畸胎瘤；抗NMDAR脑炎"。予血浆置换等治疗，住院第7天行"右侧卵巢畸胎瘤切除术"。术后病情恢复良好，精神症状消失，意识清晰，住院21天痊愈出院。

二、讨论

抗N-甲基-D-天冬氨酸（NMDA）受体脑炎是自身免疫性脑炎主要类型，病程进展迅速，以精神异常、痛性发作、睡眠障碍、幻觉和短时记忆丧失为主要表现。Daluiau等于2007年首次在此类患者体内发现了海马和前额叶神经细胞膜的抗N-甲基-M-天冬氨酸受体（N-methyl-D-asparate re-ceptors，NMDAR）抗体，并提出了抗NMDA受体脑炎的诊断。

NMDA受体主要参与调节突触传递、触发突触重塑以及学习记忆等，其功能障碍与精神行为异常、药物成瘾、神经退行性变等有关，NMDA受体过度激活可导致细胞内钙离子超载，导致神经元死亡。在卵巢畸胎瘤中发现含有抗NMDA受体亚单位的神经组织，该组织可产生抗体释放到血清和脑脊液中，与海马和前额叶神经细胞膜表面的NMDA受体结合，这种NMDA受体的异位表达破坏了机体的免疫耐受，引起抗NMDA受体脑炎。

抗NMDA受体脑炎属于自身免疫性脑炎，有一定的可逆性，临床的典型表现主要有精神分裂症样症状、意识障碍、通气不足及自主神经紊乱。多见于年轻女性（91%），男性相对少见。患者中约59%伴有肿瘤，其中大部分为卵巢畸胎瘤，少数为纵隔畸胎瘤、睾丸畸胎瘤、小细胞肺癌和神经母细胞瘤。

抗NMDA受体脑炎临床表现一般分为五个不同时期。

（1）前驱期：通常有发热、头痛、乏力等非特异的病毒感染类似前驱症状，5天左右开始出现精神行为的异常。

（2）精神症状期：可出现情感障碍如冷漠、抑郁、孤独感或恐惧感，认知功能的下降如忘记如何使用手机或记忆力减退等，以及类似精神分裂症的表现包括思维障碍、强迫症、幻觉、妄想、意识障碍、人格行为的改变等,逐渐出现痴呆症状。经过2周左右达到精神症状的顶峰后绝大多数患者会相继进入强直期。

（3）强直期：表现为沉默寡言、运动不能、对语言命令无反应,痉挛性肌张力障碍,有时出现模仿行为,表现为紧张性木僵状态。

（4）运动过渡期：一般首先表现为口舌肌运动障碍,如反复舔舌头、咀嚼动作,逐渐发展为不自主的口-面-肢体运动障碍,如持续张闭口动作、强迫性紧咬牙齿、不停做鬼脸、间断的眼球偏离、肌阵挛发作、上肢舞蹈样动作等。随后出现中枢性通气不足,表现为呼吸浅快、急速,往往是致死的主要原因,一旦患者度过运动过渡期就基本会痊愈。

急性期脑脊液及血清检测到抗NMDA受体抗体,为该病的特异性检查项目。伴肿瘤者抗体滴度较无肿瘤者为高,症状严重程度也与抗体滴度相关。一般症状改善后,患者脑脊液和血清抗体滴度呈平行降低,而症状未改善者将持续增高。头部影像学检查表现可无异常,亦可随病情的发展在大脑皮层、皮层下、边缘系统、基底节、小脑、脑干等处出现异常信号改变。有研究指出,抗NMDA受体脑炎患者脑电图可发现"delta刷",即在delta波（频率多在1~3Hz）顶部重叠一些20~30Hz的beta波,好像一把刷子。

根据Graus与Dalmau标准（2016年）,确诊抗NMDAR脑炎需要符合以下3个条件：（1）下列6项主要症状中的1项或者多项：①精神行为异常或者认知障碍；②言语障碍；③癫痫发作；④运动障碍／不自主运动；⑤意识水平下降；⑥自主神经功能障碍或者中枢性低通气。（2）抗NMDAR抗体阳性：建议以脑脊液CBA法抗体阳性为准。若仅有血清标本可供检测,除了CBA结果阳性。还需要采用TBA与培养神经元进行IIF予以最终确认,且低滴度的血清阳性（1∶10）不具有确诊意义。（3）合理地排除其他病因。

抗NMDA受体脑炎的治疗方法主要有肿瘤切除、免疫治疗和重症监护,重点以处理并发症为主,包括糖皮质激素、血浆置换、静脉注射免疫球蛋白、利妥昔单使用等。抗精神病药物有可能加重精神症状和异常运动,建议慎用。此外,在预后方面,较早行肿瘤切除的患者比未行肿瘤切除者获益大。

三、经验总结

抗NMDA受体脑炎发病初期可出现明显精神症状,如焦虑、激惹、怪异行为、妄想或偏执、幻听等,常首次就诊在精神科。本例患者早期主要表现为头痛、发热、言语混乱、无故自笑、行为怪异、冲动等,早期神经系统检查未见明显阳性症状,随着病程进展,出现意识障碍、呼吸困难和亚木僵状态,呈现出类似脑炎的一般症状,行脑脊液检查发现抗NMDA受体阳性,结合MRI提示"右侧卵巢畸胎瘤",最终明确诊断。该患者的临床症状与紧张型的精神分裂症病情进展极为相似,极易误导精神科医生。本案例以下几点需引起我们的重视。

第一,纵观疾病发生、发展过程,患者无精神疾病家族史,起病前无明显精神刺激因素,其精神异常症状表现为言语混乱、表情动作怪异、被害妄想等,未引出明显幻觉。给予抗精神病药物治疗,症状无明显改善,并很快出现木僵状态,伴有呼吸困难,此时我们应回顾诊断是否明确,注意与器质性疾病相鉴别。

第二,重视体格检查及辅助检查阳性结果。本例患者辅助检查有明显的"畸胎瘤"证据,中国女性抗 NMDA 受体脑炎患者卵巢畸胎瘤的发生率为 14.3%~47.8%,但部分精神科大夫缺乏该疾病认识,易导致误诊或漏诊。

第三,该患者逐渐呈现脑炎的临床症状,虽及时行脑脊液检查,但由于国内大多数精神病专科医院缺乏抗 NMDA 受体抗体检测项目,而抗 NMDA 受体脑炎后期出现的中枢性通气不足症状,往往比普通的病毒性脑炎更加凶险,由此建议该类疾病尽早转到条件较完备的医院进一步的诊治。

专家点评

卵巢畸胎瘤的青年女性患者出现头痛、发热及精神行为异常时,需高度怀疑抗NMDA 受体脑炎,及时行脑脊液、血清抗 NMDAR 抗体检测以尽早明确诊断。

参考文献

[1] Dalmau J, Gleichman J, Hughes EG, et al. Anti-NMDA-receptor en-cephalitis: case series and analysis of the effects of antibodies. Lancet Neurol, 2008, 7(12): 1091-1098.

[2] Ha T J, Kohn A B, Bobkova Y V, et al. Molecular characterization of NMDA-like receptors in Aplysia and Lymnaea: relevance to memory mechanisms. Biological Bulletin, 2006, 210(3): 255-270.

[3] Dalmau J, Tüzün E, Wu H Y, et al. Paraneoplastic anti-N-methyl-D-aspartate receptor encephalitis associated with ovarian teratoma. Annals of Neurology, 2007, 61(1): 25-36.

[4] Ishiura H, Matsuda S, Higashihara M, et al. Response of anti-NMDA receptor encephalitis without tumor to immunotherapy including rituximab. Neurology, 2008, 71(23): 1921-1923.

[5] Iizuka T, Sakai F, Ide T, et al. Anti-NMDA receptor encephalitis in Japan: Long-term outcome without tumor removal. Neurology, 2008, 70(7): 504-511.

[6] Montenegro M A, Lizcano A, Cendes F, et al. Extreme Delta Brushes in Pediatric Anti-N-Methyl-DAspartate Receptor Encephalitis. Journal of Neurology and Neuroscience, 2015.

[7] Graus F, Titulaer M J, Balu R, et al. A clinical approach to diagnosis of autoimmune encephalitis. Lancet Neurology, 2016, 15(4): 391-404.

[8] 中华医学会神经病学分会. 中国自身免疫性脑炎诊治专家共识. 中华神经科杂志, 2017, 50(2): 91-98.

11. 险致误诊的"癔病样瘫痪"
——脊髓脱髓鞘疾病

作　者：黄品德　苏琴基
关键词：脱髓鞘疾病，自主神经功能紊乱，转换障碍

一、病例资料

女性患者，41岁，因"反复右上肢抽搐3月，乏力、小便失禁12天"于2008年5月3日由神经内科转入精神科病房。患者及其丈夫提供病史。

现病史：患者自诉2008年2月7日儿子在单位因"下肢抽搐"诊断"癔症"后被辞退，从此自己也开始出现右上肢抽搐，伴头晕、颈部及四肢发麻，每次抽搐约1分钟后能自行缓解，缓解后无其他不适。此后每日抽搐一次到数次不等，持续时间一分钟到几分钟，抽搐时意识清楚，无双眼上翻、口吐白沫、倒地、恶心、呕吐等，能够回忆整个过程。因抽搐反复发作，同年2月29日到某三甲医院内分泌科住院治疗，查头颅CT、MRI、电解质、肝肾功能、血常规及内分泌相关检查未见异常，诊断"抽搐查因：癫痫？癔症？"，经补充葡萄糖酸钙、能量支持等治疗（具体不详）后症状无改善，抽搐仍反复发作。3月7日入住某院神经内科，入院时神经系统查体未见阳性体征，脑电图正常，诊断"自主神经功能紊乱"，予口服阿普唑仑片0.8mg/晚、马普替林片75mg/日治疗一周后好转出院。4月1日患者出现左侧肢体麻木，并逐渐加重，累及右侧肢体，感觉四肢僵硬，走路不稳，4月21日出现乏力、尿频、尿急，在公园运动时因急于上厕所而不慎摔倒，致左髋部疼痛，在当地医院行髋部X光检查无明显异常，但此后便不能独立行走，需丈夫肩扛其手臂、扶其腰才能往前迈步。两天后患者再次到某院神经内科住院治疗，入科时患者神情焦虑、紧张，脑神经检查未见异常，四肢肌力、肌张力正常，生理反射存在，病理征反射未引出，左侧髋关节部位疼痛不适，诊断"自主神经功能紊乱，泌尿系感染"，治疗上给予改善循环、营养神经、抗焦虑、抗感染等治疗6天后缓解出院。4月30日患者行走困难加重，需丈夫背着或抱着，小便不能自控，时常解在身上，伴双上肢颤抖，再次到神经内科住院治疗，因考虑心理问题，5月3日在神经内科出院后转精神科门诊以"转换障碍？"收入精神科住院。患者自发病以来，睡眠差，每晚只睡2小时左右，醒后无法入睡。进食减少，体重减轻约30斤。排便困难，入精神科前5天未解大便。入院前在家冲服番泻叶一次。

既往史、个人史、家族史：2007 年 9 月份因"反流性食管炎、慢性胃炎"在某院消化科住院治疗好转。患者平时情绪易变，易受外界影响，对丈夫特别依赖。月经规律，40 岁绝经，育有 1 子。其儿子 2008 年在单位因"下肢抽搐"诊断为"癔症"后被单位辞退。

体格检查：患者由其丈夫背着着睡衣入精神科病房，仪表欠整洁，留置导尿管，尿呈清亮淡黄色。体温 36.7℃，脉搏 72 次 / 分，呼吸 19 次 / 分，血压 110/70mmHg，体重 41kg。神志清楚，双肺呼吸音清，未闻及干、湿性啰音。心率 72 次 / 分，心音有力，心律齐，各瓣膜听诊区未闻及病理性杂音。腹平软，无压痛、反跳痛，肠鸣音稍减弱，1~2 次 / 分钟。神经系统检查不配合，脑神经检查未见异常，双上肢肌力、肌张力及腱反射正常。双下肢肌张力降低，腱反射亢进，病理征均未引出。不同的医生、不同的时间检查双下肢肌力结果不一样，遵嘱能在床上平移，但不能抬离床面，但其丈夫观察患者可以翻身，有时下肢能抬离床面。感觉检查配合欠佳，检查同一部位时，患者一时说有感觉，一时又说没有感觉。

精神状况检查：意识清晰，接触被动欠合作，对医师爱理不理，说话不中肯，似乎有回避现象，对答基本切题。未发现幻觉、妄想等精神病性症状。表情较淡漠，情绪焦虑，自诉担心自身疾病，希望把病治好，担心家里没钱治病。情感反应尚协调。未见冲动、怪异行为，自知力存在。

辅助检查：①尿常规：白细胞 +++，潜血 +++。②血脂：胆固醇 6.0mmol/L↑（正常参考值为 2.33~5.60mmol/L），低密度脂蛋白胆固醇 3.5mmol/L↑（正常参考值 <3.12mmol/L）。③血常规、大便常规、肝功能、肾功能、电解质、甲状腺功能、术前免疫均正常。

入院诊断：精神行为异常查因；泌尿系感染。

诊疗过程：入院次日全科大查房，诊断意见分两派，一派认为患者有生活事件的诱因，有一定人格基础，症状时有时无，结合既往辅助检查，诊断考虑为转换障碍；一派认为患者肢体乏力、麻木伴排便障碍，考虑为神经系统器质性病变，尤其脊髓节段的病变。为进一步明确诊断，建议行腰穿测脑压及脑脊液检查、头颅及脊髓 MRI 检查，但患者家属诉曾多次检查过头颅 CT 及 MRI，故不同意检查，并签署拒绝检查的知情意向书。入院后给予阿普唑仑片及丁螺环酮抗焦虑治疗，并给予改善循环、抗感染等对症治疗。以后的住院过程中未见抽搐现象，但仍不能走路。未见乱语及行为异常，饮食正常，睡眠好。因入院前在家冲服番泻叶一次，入院次日解稀便 4~5 次，均解在身上。小便有留置尿管，尿量及颜色正常。

入院后曾进行多次详细检查，脑神经未见异常，双上肢活动正常，肌力、肌张力正常。双下肢肌力变化大且不稳定，有时见其能在床上活动，但让其遵指令运动时则不能，肌力 2 级，肌张力降低。双上肢腱反射正常，双下肢腱反射亢进，病理征均未引出。感觉检查欠配合，一会儿说有感觉，一会又说没有。后经多次细心检查及观察发现，用针刺胸 4 平面以下皮肤时患者无明显皱眉及痛苦表情，但针刺胸 4 平面以上皮肤时患者有皱眉及痛苦表情。检查者作好标示，过几个小时再重复检查，结果基本一致，考虑为胸 4 以下感觉减退。进一步检查发现患者腹壁反射、提肛反射消失。至此，确定患者存在明确的感觉异常平面，与神经分布相符，且多次检查均较固定，不符合转换障碍的感觉障碍特点，排除转换障碍的诊断。鉴于病情变化，入院第 7 天强烈要求家属同意胸髓 MRI 及脑脊液检查，并耐心细致地开导和解释，最后家属同意检查。检查结果：①脑脊液检查白细胞 9 个 /mm³、潘氏试验 ++、蛋白 1340.00mg/l↑（正常参考值为 150~450mg/l）、葡萄糖 2.3mmol/L↓（正常参考值为 2.5~5.5mmol/L）；②颈、胸椎 MRI 结果示"颈 5/6 椎间盘突出且颈椎骨质增生、颈胸髓异常信号灶考虑脱髓鞘性改变"。

精神科再次请神经内科会诊，最后诊断"颈胸髓多发性硬化"，后转神经内科予甲泼尼龙、丙种球蛋白、甘露醇等治疗，并行血浆置换、营养神经后患者症状逐渐好转出院。出院时双下肢肌力 4⁻ 级，大小便能控制，抽搐消失。

随访： 患者出院后一直在神经内科门诊随诊，病情平稳，生活工作基本正常。

二、讨论

多发性硬化（multiple sclerosis，MS）是一种以中枢神经系统白质脱髓鞘为主要病理特点的自身免疫性疾病。本病最常累及的部位为脑室周围白质、视神经、脊髓、脑干和小脑。主要临床特点为：中枢神经系统白质散在分布的多病灶与病程中呈现的缓解复发，症状和体征的空间多发性和病程时间的多发性。起病年龄多在 20~40 岁，10 岁以下和 50 岁以上患者少见，男、女患病比约为 1 : 2。

多发性硬化的确切病因及发病机制尚未阐明，目前多认为可能是遗传易感性与环境相互作用而发生的中枢神经系统自身免疫性疾病，其发病因素可能与病毒感染、自身免疫反应、遗传因素、环境因素有关。

国际通用的 MS 临床分型按病程可分为 4 型：①复发－缓解型：为最常见病程类型，80%~85% 的 MS 患者最初为本类型，疾病表现为明显的复发－缓解过程，每次发作均可基本恢复，不遗留或仅留下轻微后遗症。②继发进展型：表现为在复发－缓解阶段后，疾病复发后不再完全缓解，并遗留部分后遗症，疾病呈缓慢进行性加重的过程。约 50% RRMS 患者最终转变为复发－缓解型。③原发进展型：约 10% MS 患者起病即表现为本类型，病程持续 1 年以上，临床没有明显的复发—缓解过程，疾病呈缓慢进行性加重。④进展复发型：约 5% MS 患者表现为本类型，疾病最初呈缓慢进行性加重，即原发进展型过程，随着疾病的进展，病程中偶尔出现较明显的复发及部分缓解过程。

本病的临床表现多样，临床症状主要以肢体无力最多见，大约 50% 的患者首发症状包括一个或多个肢体无力，其次为感觉异常、眼部症状、共济失调及精神症状等，一部分患者合并膀胱功能障碍，包括尿频、尿急、尿潴留、尿失禁，常与脊髓功能障碍合并出现。精神症状出现不典型，常表现情绪冲动、焦虑；神经症状表现为肢体麻木无力、共济失调；脑神经症状以视神经损害为多见，其他神经受损可出现相应症状。因本病临床表现复杂，初次发病时无特异性症状，首次发病常不能确诊。在疾病早期或初次发病时易误诊为其他疾病。

MS 患者伴发抑郁的临床表现和原发性抑郁症的临床表现有相似之处。但是易激惹、挫败感、气馁感比自罪感、自我评价低等表现更典型。除此之外，典型的自主神经功能紊乱的症状，失眠、食欲减退和疲劳也很常见。但是 MS 患者出现的抑郁症状易被忽视且谈不上治疗。自杀是 MS 患者死亡的一个重要原因，因此，对抑郁症状的识别非常重要。

MS 患者早期可出现认知损害。随着疾病的进展，认知损害的程度加重。一般来讲，复发－缓解型比慢性进展型患者的认知损害轻。后者中原发进展型又比继发进展型患者认知损害重。最近一项研究对良性 MS 患者,即患 MS 多年但无身体残疾的患者进行调查,发现其中有 44% 的患者有认知功能损害。MS 伴发认知功能障碍主要表现为皮层下痴呆,以注意力损害、信息加工速度减慢、工作能力、表达能力和情景记忆力下降为特点,但是内隐记忆和程序记忆较少受到损害,而对有无信息编码损害仍存在争论。同时还发现有执行功能障碍,包括概念形成、抽象推理和言语流利程度等障碍。MS 诊断推荐使用 2005 年 McDonald 改版 MS 诊断标准(表2)。

表 2　2005 年 McDonald 改版 MS 诊断标准

临床表现	MS 诊断所需附加条件
至少 2 次临床发作;至少 2 个客观临床证据病灶	无
至少 2 次临床发作;1 个客观临床证据病灶	仍需空间证据,需进一步 MRI 寻找新的病灶空间证据或大于 2 个 MRI 病灶 + 脑脊液证据或不同部位再次发作
1 次临床发作;2 个以上客观临床证据病灶	仍需时间证据,需进一步 MRI 寻找新的病灶时间证据(不同时期)或新的临床发作
1 次临床发作;1 个客观临床证据病灶(单一症状表现或临床孤立综合征)	仍需时间证据,进一步 MRI 寻找新的病灶时间证据(不同时期)或新的临床发作;仍需空间证据,需进一步 MRI 寻找新的病灶空间证据或大于 2 个 MRI 病灶 + 脑脊液证据或不同部位再次发作
PPMS	疾病进展 1 年以上(回顾性或前瞻性决定)和具备以下 3 条中的 2 条:(1)脑 MRI 阳性发现(9 个 T2 病灶或 4 个以上 T2 病灶)加视觉诱发电异常;(2)脊髓 MRI 阳性发现(2 个 T2 病灶);(3)脑脊液异常发现。

2005 年 McDonald 改版 MS 诊断标准还对以下概念进行了附加说明。

1. 临床发作及复发:指炎症和脱髓鞘性病灶所致的神经系统功能障碍至少持续 24h 以上,2 次临床发作必须间隔 1 个月以上。

2. MRI 显示的空间多发:指具备以下 4 项条件中的 3 项:①出现 1 个普通钆(Gd)增强的病灶或 9 个 T_2 高信号病灶;②出现至少 1 个天幕下病灶;③出现至少 1 个近皮质病灶;④出现至少 3 个脑室周围病灶。要求病灶在横断面上的直径应该在 3mm 以上,脊髓病灶与天幕下病灶有同等价值:1 个脊髓增强病灶等同于 1 个脑增强病灶,1 个脊髓 T2 病灶可代替 1 个脑内病灶。

3. MRI 显示的时间多发:指临床发作后至少 3 个月 MRI 出现新的 Gd 增强病灶;或者临床发作后 30d 以上,与参考扫描相比出现了新的 T_2 病灶。

目前无有效的根治 MS 的措施,治疗的主要目的在于延缓急性期炎性脱髓鞘病变进展,减轻症状、尽快改善残疾程度为主,避免可能的复发因素,尽可能减少复发次数。急性期的首选治疗方案为大剂量甲泼尼龙冲击治疗,对病情严重者或对激素治疗无效者也可试用血浆置换或静脉注射大剂量免疫球蛋白（intravenous irnmunoglobulin，IVlg）治疗，但循证医学证据并不充分。干扰素 β-la 是目前唯一经中国国家食品药品监督管理局（SFDA）批准用于治疗 MS 的缓解期治疗（DMT 治疗）干扰素制剂，晚期以对症支持疗法，减轻神经功能障碍的痛苦。

国外最近有研究揭开了一种通过血液化验检测多发性硬化的新方法，通过在健康人群进行血细胞基因表达标志物筛查，发现了最终发展为多发性硬化者具有与正常人不一样的血液标志物，可能是 MS 生物标志物，可成为诊断 MS 早期遗传标志物，并能在健康成年人出现 MS 症状之前九年就能检测到。多发性硬化被认为具有遗传倾向，同胞间发病率增高，这种生物标志物检测可作为患者兄弟姐妹筛选的一种方法。通过这项新的发现，有助于了解更多关于 MS 的遗传学特征，使得患者获得早期诊断、早期干预措施和更有效治疗最终达到治愈的目的。

三、经验总结

MS 导致误诊因素是多方面的：①本病初发时无特异性症状；②患者起病前有一定的心理因素，发病症状与其儿子症状相似（患者丈夫提供病史），反复多次查头颅 CT、脑电图均无异常，易导致医生向"功能性"疾病方向考虑；③患者起病后多次症状复发缓解，症状时有时无，扑朔迷离，在缺乏必要的辅助检查（家属不同意查脊柱 MRI、CSF）下，易使医生误诊为"自主神经功能紊乱"；④患者存在一定的焦虑，神情淡漠，检查配合度不高，言谈不够中肯，与误诊有一定的关系；⑤部分医生对神经系统检查不够细致，对于患者大小便失禁这一重要症状未予重视。这一系列的因素，导致该患者诊断延误了近 3 个月，致使治疗效果受到一定的影响。

因此，应严格遵循医疗操作规范，检诊患者时应全面询问病史，详细的体格检查，包括神经系统检查，以及辅助检查是必不可少的。要重视患者所诉的每一个症状，不放过任何"蛛丝马迹"，尤其在患者出现大、小便失禁，意识模糊，摸索样动作时一定要引起重视。切不可认为既往患者已检查、家属不同意继续检查则遗漏该做的检查。如家属确实拒绝检查，应书面告知检查的必要性，并嘱家属签署"不愿检查"的书面告知书。但签署"告知书"不是工作的结束，而是以更正式的方式再次告知患者及家属，患者疾病的依据及检查的必要和重要性，以达到患者及家属理解、支持的目的。

> **专家点评**
>
> 生活事件可以是精神疾病的原因或诱因，与其相关的精神症状也可能是同时存在的躯体疾病的症状表现，此时需注意"功能性"精神疾病与躯体疾病的鉴别。精神障碍患者伴有肢体乏力、麻木、排便障碍时需警惕脊髓节段性病变。

参考文献

［1］吴江. 神经病学. 北京：人民卫生出版社，2005.

［2］Lublin F D, Reingold S C. Defining the clinical course of multiple sclerosis：results of an international survey. Neurology, 1996, 46（4）：907–911.

［3］中华医学会神经病学分会神经免疫学组. 中国多发性硬化诊断和治疗专家共识. 中华神经科杂志，2010，43（7）：516–521.

［4］陈灏珠，林果为. 实用内科学（上册）. 第 13 版. 北京：人民卫生出版社，2009.

［5］车永红，张慧君. 多发性硬化 26 例误诊分析. 实用医技杂志，2011，18（5）：541.

［6］张萍，丁素菊，管阳太. 多发性硬化患者伴发精神障碍的研究进展. 国际精神病学，2009，36（2）：103–106.

［7］Polman C H, Reingold S C, Edan G, et al. Diagnostic criteria for multiple sclerosis：2005 revisions to the "McDonald Criteria". Annals of Neurology, 2005, 58（6）：840–846.

［8］Achiron A, Grotto I, Ran B, et al. Microarray analysis identifies altered regulation of nuclear receptor family members in the pre–disease state of multiple sclerosis. Neurobiology of Disease, 2010, 38（2）：201–209.

12. 脾气暴躁的少年——首发精神异常的脱髓鞘脑病

作　者：阳睿　李大创
关键词：脱髓鞘脑病，精神障碍，首发症状

一、病例资料

患儿许某，男性，13 岁。因"乱语、疑人害己、脾气暴躁 2 月余"于 2012 年 5 月 3 日入精神科病房。患者父亲代诉病史。

现病史：患者于 2012 年 3 月 2 日晚在睡眠中从宿舍上铺跌落，当时无摔伤、无昏迷。3 天后患儿出现乱语，多疑，怀疑同学议论他、陷害他，说叔公害他等等。说有人要来抓他、打他。有时自言自语，说"我不怕你""你来啊"等。脾气暴躁，骂父母，不让父母靠近。进食不规律，经常不吃饭。曾在当地精神病院门诊诊治，具体不详，服药不规律，病情时好时坏。门诊拟诊"精神分裂症?"收住院。病后患者无高热、抽搐、昏迷及大小便失禁。饮食较前减少,睡眠差。

体格检查:体温37.0℃,脉搏90次/分,呼吸20次/分,血压130/84mmHg,身高143cm,体重35kg。发育正常,神志清楚,头颅五官无畸形,心、肺、腹检查未见明显异常。四肢肌力、肌张力正常,生理反射存在,病理反射未引出。

精神状况检查:神清,定向准,接触被动,欠合作,答话欠切题。有言语性幻听,诉总是凭空听到父亲说自己坏话,有时自言自语,无故说"我不怕你""你走"等莫名其妙的话,问其是对谁说的,患者诉是对父亲说的,实际上其父亲当时不在现场。对父亲意见很大。情绪不稳定,经常向家人发脾气。情感反应不协调,有时无故自笑。行为怪异,有冲动打人行为。无自知力。

入院诊断:精神分裂症?

辅助检查:①三大常规、甲状腺功能未见明显异常。②血生化:总胆红素26.6μmol/L↑(正常参考值3.4~20.5μmol/L)、间接胆红素19.9μmol/L↑(正常参考值3.4~13.0mol/L)、葡萄糖3.5mmol/L↓(正常参考值3.9~6.1mmol/L)、尿素氮10.2mmol/L↑(正常参考值2.5~8.2μmol/L)。③免疫学全套未见明显异常。④脑电图:两半球基本波率为10-12HZ低-中幅α节律,以顶枕区为主,双侧基本对称,调节、调幅差,各导联可见稍多低-中幅的θ波及θ活动,混杂大量低幅快波活动。视反应为α节律受抑制。过度换气时未见明显改变。印象为界线性脑电图。脑电地形图:α频段能量级降低。⑤头颅MRI:左侧半卵圆区见小斑片状异常信号影,边界欠清,T2WI呈稍高信号,T1WI呈稍低信号,余脑实质未见异常信号影,脑室、脑池系统形态、大小未见异常,脑沟、脑裂未见增宽、加深征象,中线结构居中,脑干形态、信号未见异常。影像诊断:左侧半卵圆区信号异常,建议加做DWI相进一步检查(图3)。⑥头颅弥散功能成像DWI检查:左侧半卵圆区位于额叶皮层下可见斑点状异常信号,大小约5mm×6mm,弥散值b=0图为高信号,b=1000s/mm² 弥散加权图示病灶呈略低信号,ADC图病变呈高信号提示病变弥散增高,余脑实质未见异常弥散区域。影像诊断:左半卵圆中心斑点状等T_1长T_2信号,T2FLAIR呈高信号,DWI提示局部弥散增高,建议定期随诊观察及必要时增强扫描(图4)。

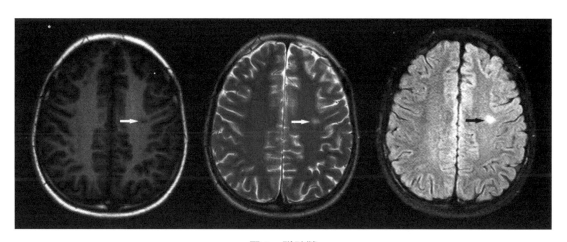

图3 脱髓鞘

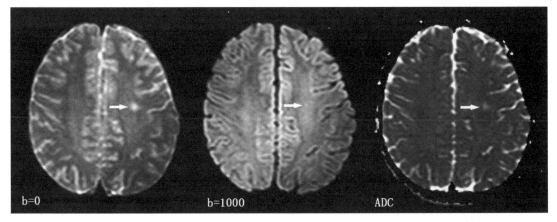

图 4 脱髓鞘 _DWI

神经内科会诊诊断考虑"脱髓鞘性脑病；脑器质性精神障碍"。根据会诊建议予抗病毒、糖皮质激素调节免疫、改善脑循环、营养脑细胞治疗。对精神症状，予利培酮（2mg，2/日）口服治疗。住院治疗 33 天，患者精神症状控制好，幻觉消失，情绪稳定，后应家属要求出院。出院时复查血糖、胆红素、尿素氮正常。

最后诊断：脑器质性精神障碍、脱髓鞘性脑病。

随访：患者出院后坚持口服利培酮 4mg/日，仍阵发性乱语、说脏话，每次持续数分钟，每天出现 1~2 次，事后家人问其怎么回事，患者不能完全回忆。后因兴奋话多、行为冲动先后于 2012 年 11 月、2013 年 8 月二次入住其他医院，复查头颅 MRI：左侧半卵圆区异常信号灶同前大致相似。入院后予口服丙戊酸镁 500~750mg/日、利培酮 2mg/日治疗，精神症状控制可，均好转出院。随访至 2016 年初，患者病情一直稳定。

二、讨论

脱髓鞘性脑病为一组中枢神经白质纤维原发性脱髓鞘，伴小血管周围炎性细胞浸润的脑部疾病，故又称炎性脱髓鞘脑病，包括急性播散性脑脊髓炎、急性出血性白质炎、多发性硬化（multiple sclerosis，MS）等。虽然上述病变流行病学、临床、病程及病理上各有其特点，但多数学者认为脱髓鞘性疾病呈一谱系表现。急性脱髓鞘性脑病是一组临床上较为常见的中枢神经系统的炎性脱髓鞘性疾病，一般由病毒感染、疫苗接种、药物、自身抗原或物理化学因素等所导致的自身免疫性疾病，其病变多在白质，病因尚不明确。

脱髓鞘脑病病灶分布散在而广泛，临床表现多样而无规律。其临床特征有：①急性或亚急性起病；②病前多有前驱感染症状；③有脑实质损害的症状和体征，常伴有不同程度的精神症状和意识障碍；④脑脊液正常或轻度异常；⑤脑电图示不同程度弥漫性或局限性慢波；⑥脑 CT、MRI 检查提示脑白质弥漫性病灶；⑦激素治疗效果较明显；⑧须排除其他原因所致的脑部损害，如急性的局灶性神经系统损害，特别是对年龄较大且伴有高血压、糖尿病、高脂血症等的脑卒中高危患者，易误诊为脑血管意外。

以精神异常为首发症状的脱髓鞘脑病临床多见。精神异常多表现为欣快、淡漠、嗜睡、反应迟钝、认知功能障碍等，这可能与大脑白质病变有关。急性起病时患者多表现为精神运动性抑制或精神运动性兴奋。大脑不同部位受损,精神异常表现有别。额叶损害可导致记忆力和注意力减退、表情呆滞、反应迟钝及智能障碍;颞叶损害则出现以情感障碍为主的精神症状,还可有错觉、幻觉、自动症等;边缘系统受损表现为情绪不稳、记忆丧失、行为怪异和智能障碍。由于以精神障碍为首发的脱髓鞘脑病早期症状无特异性,易误诊为精神分裂症、急性应激障碍、情感障碍、转换障碍等。

仅仅根据临床症状和体征还不能正确做出诊断,客观检查必不可少。MRI 不仅用于脱髓鞘脑病患者的确诊,亦可用于病程和疗效评估。对于临床症状不典型的病例,MRI、CT、脑电图和诱发电位都是诊断的重要依据。相比较 CT 而言,MRI 在定位和定性诊断方面优于CT,但定性诊断需结合临床才能确定。扩散加权成像(DWI)作为非侵袭性影像学检查新技术,可以为脱髓鞘脑病的诊断提供一定的客观依据,并且是对常规 MRI 序列非常有益的补充。病理活检是确诊脱髓鞘脑病的一个重要手段,镜下常见病变区血管周围水肿、套状炎性细胞浸润、血管周围神经纤维髓鞘脱失。

脱髓鞘脑病的诊断主要依据起病形式、前驱症状、意识障碍、神经精神症状、以及客观检测结果,对典型病例诊断一般不难。然而,在治疗方面,却面临挑战。首先,目前对脱髓鞘脑病尚无理想的治疗药物。鉴于该病的病理特征以炎性反应、脱髓鞘和变性为主,因此需要通过药物治疗发挥以下作用:①减轻炎性反应,抑制脂质过氧化,稳定溶酶体膜,减轻组织水肿;②免疫抑制作用,抑制免疫反应对大脑白质的损害,改善血脑屏障。糖皮质激素是强有力的免疫抑制剂,具有抗炎、抗病毒、抗免疫、抗休克作用,在脱髓鞘脑病的治疗中已广泛应用。对于伴有精神症状的脱髓鞘脑病,可予联合治疗,选用糖皮质激素、抗病毒药、小剂量抗精神病药物、神经营养药等。

三、经验总结

本例患者以言语性幻听、情绪不稳、行为怪异等精神异常为首发症状,体格检查无阳性发现,临床上很容易考虑功能性精神病,而忽略了器质性精神障碍的可能。患者在住院期间接受头颅 DWI 检查,发现额叶有异常信号灶,提示脑部器质性病变的可能性大。如果本案例没有进一步完善 DWI 检查,误诊不可避免。总结经验如下。

第一,精神科医生需培养定势思维,在根据临床特征和检查结果建立假设诊断、验证假设诊断的过程中,器质性精神障碍的诊断应该摆在最高诊断地位,是首先需要排除的疾病诊断。临床工作中要善于突破诊断思维的局限性,充分考虑精神异常是否是为器质性精神障碍的首发症状。

第二,要强化精神科医生体格检查的意识和专业技能。对脱髓鞘脑病伴发精神障碍的患者,其神经系统的症状和体征多出现在精神症状之后,而且不一定持续存在,对此类患者应多次详细检查。

第三,医学诊断不能过分相信主观判断,要有客观检查结果为诊断依据。本例患者早期以精神异常为主要表现,脑电图检查示"界线性脑电图"。虽然脑电图检查结果无特异性,但临床经验告诉我们,头颅 CT 或 MRI 检查必不可少。进一步头颅 MRI 检查的结果"左侧半卵圆区信号异常"就恰恰证实了这种检查的必要性。

专家点评

　　脱髓鞘脑病可能急性或亚急性起病,常伴有不同程度的精神症状,可出现幻觉、妄想、急性焦虑、行为控制能力下降等心理行为异常,甚至以精神异常为首发症状。精神科医生在建立假设诊断的过程中,首先应该考虑器质性精神障碍的可能,并以此为导向,不断寻找新证据,验证假设,形成医学诊断。

参考文献

[1] 潘殿卿. 现代临床神经病学. 北京:中国科学技术出版社, 2001.

[2] Love S. Demyelinating diseases. Journal of Clinical Pathology, 2006, 59(11): 881–888.

[3] 陈秋红,袁菲菲,杜律律. 26 例急性脱髓鞘脑病患者临床观察. 脑与神经疾病杂志, 2013, 21(1): 4–6.

[4] 龚细礼,黄立,肖波等. 脱髓鞘脑病的临床特点分析. 神经损伤与功能重建, 2008, 3(2): 88–89.

[5] 赵新华,高燕军,赵亮等. 急性炎性脱髓鞘脑病 52 例临床与影像学分析. 河北医学, 2010, 16(6): 763–764.

[6] 张绍荣,何艳,郭慧荣等. 精神障碍为首发症状的急性炎症性脱髓鞘脑病 38 例临床分析. 中国实用内科杂志, 2003, 23(7): 403–404.

[7] 徐忠祥,代义红. 脑电图及脑脊液检查在精神异常型病毒性脑炎的早期诊断价值. 中国实用神经疾病杂志, 2010, 13(4): 50–51.

[8] Tourbah A, Dormont D, Galanaud D, et al. Myelin and nuclear magnetic resonance. Revue Neurologique, 2007, 163(10): 942–949.

[9] 白人驹. 医学影像诊断学. 北京:人民卫生出版社, 2010.

[10] 李芳,王振海. 病毒性脑炎的磁共振成像和扩散加权成像表现. 中国临床研究, 2011, 24(3): 179–181.

[11] Liu B, Deng M H, Lin N, et al. Evaluation of the effects of combined endoscopic variceal ligation and splenectomy with pericardial devascularization on esophageal varices. World Journal of Gastroenterology, 2006, 12(42): 6889–6892.

[12] 王雅洁,高宝勤. 急性脱髓鞘脑病 34 例临床分析. 临床儿科杂志, 2006, 24(8): 636–637.

13. 用领带自缢的老人——额叶病变所致抑郁发作

作　者：许春杏　李大创
关键词：额叶,腔隙性梗死,抑郁发作,精神障碍

一、病例资料

患者男性,59 岁,因"记忆力下降 1 年,言行消极、多疑半年,加重 1 个月"于 2014 年 1 月 6 日入精神科病房。患者妻子提供病史。

现病史： 患者一年前开始出现记忆力下降,有时忘记自己的物品所放地点,走到菜市不记得要买什么菜,见到熟人不记得其名字。半年前逐渐出现情绪改变,无故心烦,自觉度日如年,开心不起来,终日闷闷不乐。总感觉生活没有乐趣,兴趣减退,以前喜欢和朋友一起打牌、钓鱼,现在也觉得没什么意思。行为改变,整日呆在家中,少言懒动,交往减少。敏感多疑,认为有人要害自己,要用法术控制自己,感到紧张、心悸、害怕,整日求神拜佛。食欲差,早醒。1 个月前病情加重,有时凭空听到有人喊自己的名字,讲自己的坏话。情绪低落,整日唉声叹气,觉得生无所恋,活着很痛苦,拖累家人,和妻子说"活不了了""死了算了"。曾半夜趁妻子睡觉时用领带勒颈企图自杀,所幸妻子及时发现,予以制止。曾就诊于当地精神病医院,具体诊断不详,先后予"奥氮平、盐酸文拉法辛、右佐匹克隆、阿普唑仑"等治疗,症状未见明显好转,且自杀观念加重,多次趁家人不注意用领带上吊、用刀割腕。因自杀风险大而到某综合医院精神科就诊,门诊拟诊"精神分裂症? 伴有精神病性症状的抑郁发作?"收入院。患者平时进食差,近半年体重下降约 15kg。病后否认高热、抽搐、二便失禁、摔倒史。

既往无抑郁等精神障碍史,否认糖尿病、高血压、心脏病史。个人史、家族史无特殊。

体格检查： 体温 36.5℃,脉搏 88 次 / 分,呼吸 20 次 / 分,血压 122/88mmHg。神志清楚,心、肺、腹查体无明显异常。四肢肌力、肌张力正常,生理反射存在,病理反射未引出。

精神状况检查： 意识清晰,定向准确,面容疲惫。接触被动,问多答少,语音偏低。有言语性幻听、评论性幻听及被害妄想,内容均与抑郁心境有关。情绪低落,烦躁,兴趣减退。悲观消极、自责自罪,无用感明显。认为活着就是受罪,吃饭就是种浪费,称自己"没用了""治疗有什么用、治不了了",一直想自行"了结"。近记忆下降。意志减退,不想动。自知力缺乏。

辅助检查：尿酸 461μmol/L↑（正常参考值 90~420μmol/L），总胆固醇 6.94mmol/L↑（正常参考值 2.33~5.60mmol/L），低密度脂蛋白 5.01mmol/L↑（正常参考值 <3.12mmol/L），余（－）；三大常规、甲状腺功能、术前免疫、甲胎蛋白均正常，癌胚抗原 80.572mIU/ml↑（正常值 0~76.4mIU/ml）。胸部正侧位片、心电图、心脏彩超未见异常。腹部彩超示"轻度脂肪肝；胆囊、脾脏、胰腺、双肾及双侧输尿管未见异常"。

心理测验：抑郁自评量表：86，有重度抑郁症状。焦虑自评量表：62，有中度焦虑症状。阳性症状量表：35，突出的阳性症状群为妄想。韦氏成人记忆商数 89。韦氏成人智力言语智商 105、操作智商 98，总智商为 102（智力等级分布平常智力 90~109；边缘智力 70~90；轻度智力缺陷 50~69；中度智力缺陷 35~49；重度智力缺陷 20~34；极重度 <20）。

入院诊断：伴有精神病性症状的抑郁发作？器质性精神障碍？脂肪肝；高脂血症。

诊疗过程：入院第 3 日，查脑电图示"两半球基本波率为 9~10Hz 中 – 高幅 α 节律，以顶枕区为主，双侧基本对称，调节波幅较差，各导联可见较多中 – 高幅 θ 波及 θ 活动，混杂少量 δ 波活动，部分慢波呈阵发性出现，期间混杂较多低幅快波。视反应：α 节律抑制完全。过度换气：波率变慢，慢波增多，可见少量散在性尖波发放，波及各导联。过度换气后恢复较差，印象：①脑电图：轻度异常；②脑电地形图：轻度异常。头颅 MRI 示"头颅 MRI 平扫示左侧额叶皮层下小斑片状稍长 T_2 异常信号灶，影像提示缺血灶"（图 5）。

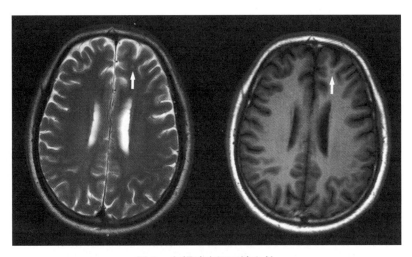

图 5　左额叶皮层下缺血灶

请神经内科会诊，考虑患者的精神症状与额叶皮层下缺血灶有关，诊断为"脑器质性精神障碍；腔隙性梗死。"遵会诊意见予阿司匹林抗血小板聚集、阿托伐他汀钙抗动脉硬化、尼莫地平扩张血管、血栓通改善脑循环、奥拉西坦营养脑神经等对症治疗。对精神症状，继续奥氮平片、奥沙西泮片、舍曲林片口服，辅以心理干预及重复经颅磁刺激治疗。患者住院 35 天，幻觉、妄想症状消失，情绪明显改善，自知力大部分恢复，以临床近愈出院。

随访：患者出院后继续服用奥氮平、舍曲林，维持服药 6 个月，有时情绪低落，但可自行调整。未发现幻觉、妄想等症状。

二、讨论

脑器质性精神障碍是指由于明确的生物性病因或某种生物相关因素的影响,脑部发生明显的形态改变所致的精神障碍。其中,脑血管病所致精神障碍是在脑血管壁病变基础上,加上血液成分或血流动力学改变,造成脑出血或缺血,导致精神障碍。该精神障碍一般进展较缓慢,病情波动,常因卒中引起病情急性加剧,代偿良好时可缓解,因此临床表现多样,但最终常发展成痴呆。临床上可表现为急性脑综合征、遗忘综合征、慢性脑综合征、器质性精神病综合征、器质性情感障碍综合征、器质性神经症综合征。额叶、颞叶或边缘系统的损害则可表现为各种精神症状,如人格改变、情绪障碍、幻觉或妄想等。

人脑额叶约占大脑皮质面积的三分之一,主要由运动皮质、前运动皮质、前额叶皮质和额叶底内侧部构成,负责对传入的信息进行加工、整合,并选择适当的情感和运动反应。因其与其他大脑皮质及皮质下有广泛联系,故与认知、情感等各种心理活动关系密切。前额叶是参与情绪调节的边缘系统的重要组成部分。近年来,有关卒中后抑郁的基础研究证实,卒中后抑郁的发生发展可能与额叶的结构和功能异常有关。

对单侧前额叶皮质损伤患者的研究发现,左右侧前额叶皮质在情绪加工上作用不同。临床上,左侧前额叶皮质的急性卒中易引起抑郁,而右侧损伤者更易表现为躁狂发作。本例患者左额叶皮层缺血,存在抑郁情绪并伴发幻觉、妄想症状。有研究显示,重性抑郁患者的脑血流量减少,代谢率下降,这种表现尤以左额区明显。也有研究发现,抑郁症患者双侧前额叶活动减低,且两侧前额叶改变呈现不对称性,左侧前额叶减低较右侧更为显著。Kazutake 等(2003)研究发现,正常人左额叶活动与正性信息加工有关,而右额叶活动与负性信息加工有关,因此,左侧额叶损伤后可能会影响正性信息加工,从而更易出现抑郁、消极等负性情绪。还有研究指出,额叶、前扣带回、杏仁核、海马旁回、海马等脑区所形成的神经环路在情绪整合过程中具有极为重要的作用,这些脑区与其他脑区存在着密切的功能连接,而这些连接的异常可能参与了抑郁症患者的情感异常和认知损害。在老年抑郁的研究方面,有文献报道,首发未用药老年抑郁症患者的皮层损害主要集中在额叶等区域,尤其是前额叶,提示首发未用药老年抑郁症患者的脑损害部位相对集中,表现为额叶与皮层下回路相关脑区的结构异常。

器质性精神病综合征、器质性情感障碍综合征、器质性神经症综合征的临床表现与相应功能性精神障碍的临床表现并无显著区别。在脑血管病所致的精神障碍中,精神障碍的发生、发展与脑血管病密切相关,头颅 CT、MRI 等影像学检查对诊断有重要意义。脑电图可有轻微异常,无特异性。

对脑血管病所致精神障碍的治疗,在治疗原发病的同时,如出现精神病性症状,小剂量应用抗精神病药物治疗有时是必须的;如出现抑郁症状,选择性 5- 羟色胺再摄取抑制剂(SSRIs)在脑卒中后抑郁的治疗中使用较多,疗效好,毒副作用少。

三、经验总结

情感障碍与额叶损害有关,其中抑郁发作可能与左额叶关系密切。本例患者有左侧额叶皮层下缺血灶,患者也存在典型的抑郁发作表现,可以认为,左侧额叶皮层下缺血与抑郁发作有关。

本例患者以抑郁为首发症状,这些症状或许在脑梗死初期就已存在,只是脑梗死程度较轻,尚未造成运动神经通路受损,没有出现典型的神经系统症状和体征,临床上主要表现为抑郁发作,因此易被误诊为抑郁症。

对老年患者,以首发情绪低落、急起情绪焦虑为主要临床表现时,不能仅仅依据临床症状诊断为抑郁症,需进一步完善头颅 CT 或 MRI 检查,明确有无脑器质性病变,以免漏诊、误诊。

专家点评

　　情感障碍与额叶损害有关,其中抑郁发作可能与左额叶关系密切。对老年患者,以首发情绪低落、急起焦虑为主要临床表现时,需进一步完善头颅 CT 或 MRI 检查。

参考文献

[1] 中华医学会精神科分会. CCMD-3 中国精神障碍分类与诊断标准. 济南:山东科学技术出版社,2001.

[2] 汤慈美. 神经病学. 北京:人民卫生出版社,2001.

[3] 张淑琴. 神经病学. 第 2 版. 北京:高等教育出版社,2003.

[4] Sackeim H A. Prefrontal cortex, emotion and mood disorders. Biological psychiatry, 1997, 42(1):216-217.

[5] 李丽,董齐. 抑郁症的脑神经结构和功能改变研究. 中国临床心理学杂志,2006,14:106-108.

[6] Ueda K, Okamoto Y, Okada G, et al. Brain activity during expectancy of emotional stimuli: an fMRI study. Neruoreport, 2003, 14(1):51-55.

[7] Zeng L L, Shen H, Liu L, et al. Identifying major depression using whole-brain functional connectivity: a multivariate pattern analysis. Brain A Journal of Neurology, 2012, 135(5):1498-1507.

[8] 寻广磊,陈晋东,赵靖平等. 首发未用药老年抑郁症患者脑 MRI 异常信号分析. 精神医学杂志,2011,24(5):321-324.

[9] 陈晋东. 老年抑郁症的临床及神经影像学研究. 中南大学,2008.

[10] 王维治. 神经病学. 北京:人民卫生出版社,2013.

14. 绿褐色美瞳眼中的幻象——肝豆状核变性所致精神障碍

> **作　者:**黄品德　苏琴基
> **关键词:**肝豆状核变性,精神障碍,K-F环

一、病例资料

女性患者,19 岁,因"凭空闻声、凭空视物、情绪不稳 5 个月"于 2009 年 3 月 6 日入精神科病房。患者本人及其父亲提供病史。

现病史:患者入院前 5 个月开始,无明显诱因下出现凭空闻声,经常无故听到"有人经过、柜子被打开"的声响,并听到有人和她讲话,但看不到人。凭空视物,诉看见鬼、菩萨及没有头或缺少某一肢体的人。情绪不稳定,有时心情很好,自觉精力充沛,话多,讲话夸大、做作,爱说大道理教育别人,认为自己很有能力,像是救世主一样的存在,但说话时明显幼稚、口齿不清;有时又闷闷不乐,认为活着没有意义,反复出现自杀行为。曾在当地精神病院自购"奋乃静片",顿服 8 片后即被送往医院抢救,脱险后患者又自行服用大量"奋乃静片"而再次抢救。曾同时吸入 3 支温度计里的水银想自杀;多次写下遗书诉"死了算了"。2 个月前外走,不知道回家,3 天前被家人找回。门诊拟诊"精神障碍查因"收入院。入院前无高热、抽搐、昏迷、大小便失禁现象。

既往史:从小体弱多病,贫血。10 年前曾无故出现乏力、尿中带血、睡眠差。曾到某医院检查并诊断为"肝硬化、肾炎",经对症治疗后乏力减轻、血尿消失、睡眠好转。平素性格内向。

家族史:其弟弟曾诊断为"肝豆状核变性",服用"青霉胺"治疗。一舅表妹患"肝癌"去世。

体格检查:体温 36.8℃,脉搏 90 次 / 分,呼吸 19 次 / 分,血压 100/70mmHg。神志清楚,流涎,构音障碍,双侧角膜可见绿褐色宽约 1.2mm 的 K-F 环。心、肺、腹检查未见异常。双上肢平举有轻微静止性震颤,肌力正常,肌张力呈齿轮样增高,腱反射亢进,病理征未引出。

精神状况检查:意识清晰,定向准确,反应迟钝,接触交谈被动、合作,问之能答,吐字欠清晰。思维松弛,有时候答非所问,对答仅部分切题。存在病理性赘述,反复讲很多与问题无关的东西。存在片断幻听及恐怖性的幻视。有被害妄想,诉"总觉得有人想害我,但不知道是谁"。存在夸大妄想,诉"我是救世主,是来拯救穷人的"。情感欣快,兴奋话多,表情丰富但与环境及心境不协调,诉"想死"。无冲动、伤人、毁物行为。有自杀念头,曾有自杀、外

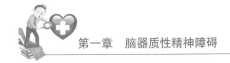

走等行为。对幻觉等症状有部分自知力。

辅助检查：①血常规、肝肾功能未见异常；②脑脊液常规、生化及细菌培养未见异常；③血清铜 0.21mg/L↓（0.7~1.55mg/L），血清铜蓝蛋白 6.0u%↓（105~223u%），尿铜 830μg/L↑（40~100μg/L）；④肝脏 B 超提示肝脏弥漫性病变；⑤脑电图：轻度异常脑电图；脑电地形图：轻 - 中度异常脑电地形图；⑥头颅 MRI 示双侧壳核对称性斑片状、片状 T1WI 稍低信号影、T2WI 稍高信号影，考虑肝豆状核变性脑部改变。

入院诊断：肝豆状核变性所致精神障碍。

治疗上予低铜饮食，口服青霉胺片（0.375g/ 次，3 次 / 日）驱铜，富马酸喹硫平片（200mg/ 次，2 次 / 日）抗精神疾病，盐酸苯海索片（2mg/ 次，2 次 / 日）改善震颤，劳拉西泮片（1mg/ 次，1 次 / 晚）改善睡眠，同时进行护肝、补充 B 族维生素等对症处理。住院治疗 15 天后出院，出院时幻觉、妄想消失，情绪稳定，睡眠好，自知力恢复。

电话回访：出院后患者治疗依从性好，坚持服用青霉胺驱铜，后因出现白细胞减少而换用葡萄糖酸锌。服用抗精神病药喹硫平片约半年。回访时情绪稳定，能正常工作、生活。

二、讨论

肝豆状核变性（hepatolenticular degeneration，HLD）又称威尔森病（Wilson's disease，WD），是一种常染色体单基因隐性遗传病。致病基因 ATP7B 定位于染色体 13q14.3，编码一种铜转运 P 型 ATP 酶。ATP7B 基因突变导致 ATP 酶功能减弱或丧失，引起体内铜蓝蛋白合成障碍，导致铜在组织内过度沉积，血清铜及铜蓝蛋白降低，尿铜排泄增多，胆道排铜减少，过量的铜在肝脏、脑、肾脏及角膜等组织沉积，引起进行性加重肝硬化、锥体外系症状、精神症状、肾损害及角膜色素（Kayser–Fleischer，K–F）环阳性等。

该病多见于 5~35 岁，是目前为数不多的既是可治性的又是致死性的遗传性疾病之一。临床表现主要有：神经系统症状体征，震颤、肌强直、言语不清、强制性哭笑等；肝脏症状及体征，表现为非特异性慢性肝病综合征，如倦怠、无力、食欲不振、肝区疼痛、肝肿大或缩小、脾肿大及脾功能亢进、黄疸、腹水、蜘蛛痣、食管静脉曲张破裂出血及肝昏迷等；精神障碍以智能减退、情绪激动或情感淡漠等较多见，部分患者有幻觉、妄想，或人格改变；眼部可出现特征性 K–F 环，是因为铜在角膜后弹力层沉积而形成，位于角膜与巩膜交界处，在角膜内表面呈绿褐色或金褐色，宽约 1.3mm，就像佩戴了时下风靡的美瞳隐形眼镜的效果，绝大多数见于双眼，有时需通过裂隙灯才可检出。肝豆状核变性起病缓慢，症状体征涉及多个系统、器官，表现复杂多样，严重程度悬殊较大，无明显特异性，常常被误诊为肝脏疾病、肾脏疾病、血液疾病等。以精神症状首发者不常见，且精神症状表现不典型，也容易被误诊为其他精神疾病。

2008 年《肝豆状核变性的诊断与治疗指南》将该病分为四型。

（1）肝型：①持续性血清转氨酶增高；②急性或慢性肝炎；③肝硬化（代偿或失代偿）；④暴发性肝功能衰竭（伴或不伴溶血性贫血）。

（2）脑型：①帕金森综合征；②运动障碍，表现为扭转痉挛、手足徐动、舞蹈症状、步态异常、共济失调等；③口 - 下颌肌张力障碍，表现为流涎、讲话困难、声音低沉、吞咽障碍等；④精神症状。

（3）其他类型：以肾损害、骨关节肌肉损害或溶血性贫血为主。

（4）混合型：以上各型的组合。

辅助检查:（1）铜代谢相关的生化检查：①血清铜蓝蛋白,正常人为 200~500mg/L,<80mg/L 是诊断肝豆状核变性的有力证据。血清铜蓝蛋白 >200mg/L 的患者可见于妊娠期或接受雌激素治疗或同时患有类风湿性关节炎等；②24h 尿铜,正常 <100ug；③肝铜量,正常 <40~55ug/g（肝干重）。

（2）血尿常规：肝豆状核变性患者有肝硬化伴脾功能亢进时其血常规可出现血小板、白细胞和（或）红细胞减少；尿常规镜下可见血尿、微量蛋白尿等。

（3）肝脏检查：可有血清转氨酶、胆红素升高和（或）白蛋白降低；肝脏 B 超常显示肝实质光点增粗甚至结节状改变；肝脏早期表现为脂肪增生和炎症,以后为肝硬化改变。

（4）脑影像学检查：MRI 比 CT 特异性更高,约 85% 脑型患者、50% 肝型患者的 MRI 表现为豆状核（尤其壳核）、尾状核、中脑和脑桥、丘脑、小脑及额叶皮质 T_1 加权像低信号和 T_2 加权像高信号,或壳核和尾状核在 T_2 加权像显示高低混杂信号,还可有不同程度的脑沟增宽、脑室扩大等。豆状核病变表现为弓形向外的新月形低密度影,丘脑为类卵圆形低密度影,无占位效应。这些低密度改变,早期病理基础可能是铜沉积于血管周围引起局部缺血,致使神经元树突和神经节细胞变性,脱髓鞘改变,这种缺血性坏死是可逆的,进一步发展可出现不可逆性损伤。

（5）筛查 ATP7B 基因突变：在有先证者的情况下,可采用多态标记连锁分析对家系中其他成员进行间接基因诊断；对临床可疑但家系中无先证者的患者,应直接检测 ATP7B 基因突变进行基因诊断。

2012 年欧洲肝脏研究会肝豆状核变性的诊治指南指出,任何伴有不明原因肝脏疾病、神经系统和精神方面异常的患者都应该被考虑可能患有肝豆状核变性。可疑肝豆状核变性患者应由熟练的检查者行 K-F 环检查,但 K-F 环的缺失并不能用于排除肝豆状核变性的诊断。血清铜蓝蛋白水平降低是诊断肝豆状核变性的有力证据,若为临界水平,进一步的检查是有必要的,但血清铜蓝蛋白在正常范围内也不能排除此诊断。肝铜量超过 4μmol/g 干重可作为诊断肝豆状核变性的一个重要依据。

对肝豆状核变性患者,应尽早治疗、终身治疗并定期随访。方法主要包括:（1）药物治疗：一方面采用络合剂,能强力促进体内铜离子排出,如 D-青霉胺、二巯丙磺酸钠、二巯丁二酸钠、二巯丁二酸等；另一方面阻止肠道对外源性铜的吸收,如锌剂、四硫钼酸盐等,同时需积极对症治疗。

（2）对症治疗：①对静止性且幅度较小的震颤,首选苯海索 1mg,每日 2 次开始,渐加至 2~4mg,每日 3 次,如症状缓解不明显,可加用复方多巴类制剂；②对肌张力障碍,轻者可单用苯海索,帕金森综合征者可用复方多巴制剂,从小剂量起,渐加至有效量；③对舞蹈样动作或手足徐动症,可选用苯二氮䓬类药物,对无明显肌张力增高者也可用小量氟哌啶醇；④对精神症状,一般选用奋乃静或利培酮等,如肌张力增高者可选用氯氮平或奥氮平,对伴严重抑郁情绪的患者可用抗抑郁药。

（3）饮食治疗：避免食用含铜量高的食物,如豆类、坚果类、薯类、菠菜、茄子、南瓜、巧克力、玉米、动物肝脏、贝类、虾、蟹、牡蛎等；适当进食低铜食物,如精白米、精面、新鲜青菜、苹果、桃子、梨、鱼类、猪牛肉、鸡鸭鹅肉、牛奶等；建议高氨基酸、高蛋白饮食,能促进铜的排泄；勿用铜制的食具及用具。基因治疗及细胞移植治疗是当前的研究热点,但距离临床应用还有相当长的距离。

现有治疗措施对肝豆状核变性患者是有效的,大部分患者预后良好。要强调随访工作的重要性,确保其治疗依从性,并及时发现药物治疗的不良反应。建议患者接受门诊常规监测,定期检查全血细胞计数、尿常规、转氨酶、血清铜和铜蓝蛋白。

三、经验总结

该例患者有阳性家族史,既往有明显的肝功能受损病史,在当地对症治疗后好转,一直未诊断过"肝豆状核变性"。此次患者以精神症状为首发症状而入院治疗,主要表现为片段幻听及恐怖性幻视,伴有情绪不稳。根据临床经验,当出现恐怖性的幻视或幻嗅等症状时首先需要排除器质性精神障碍。患者未服用过抗精神病药物,但神经系统检查发现肌张力齿轮样增高、腱反射亢进、口齿不清等锥体外系体征,并且发现"角膜 K-F 环"这一关键性体征,进一步行血清铜及铜蓝蛋白检查,结合 B 超提示肝硬化,头颅 MRI 提示双侧壳核对称性斑片状、片状 T1WI 稍低信号影、T2WI 稍高信号影,从而明确了"肝豆状核变性"的诊断。

通过对该案例的诊疗,提示临床工作中体格检查要全面、细致,对临床发现的阳性体征要重视,询问病史要详细,掌握知识要全面。此外,要时刻绷紧"器质性精神障碍"诊断这根弦,临床上遇到恐怖性幻视及幻嗅等症状时首先需要排除器质性精神障碍。对于任何伴有不明原因肝脏损害、神经系统和精神方面异常、肝豆状核变性家族史的患者,都应该考虑患有肝豆状核变性的可能,避免漏诊、误诊。

专家点评

精神障碍患者伴有不明原因肝脏疾病、神经系统异常时应考虑肝豆状核变性的可能,要及时行 K-F 环、血清铜及铜蓝蛋白检查。

参考文献

[1]中华医学会神经病学分会帕金森病及运动障碍学组. 肝豆状核变性的诊断与治疗指南. 中华神经科杂志, 2008, 41(8): 566-569.

[2]陈清棠. 临床神经病学. 北京: 北京科学技术出版社, 2000.

[3]王维治. 神经病学. 北京: 人民卫生出版社, 2006.

[4]张东锋. 74 例肝豆状核变性患者临床观察及误诊分析. 中国实用神经病杂志, 2011, 14(12): 57-58.

[5]谭红艳, 刘君凤, 周坤. 肝豆状核变性的 CT 诊断. 中国医药指南, 2010, 8(15): 228-229.

[6]Zong Y N, Kong X D. Analysis and application of ATP7B gene mutations in 35 patients with hepatolenticular degeneration. Genetics and Molecular Research Gmr, 2015, 14(4): 18764-18770.

[7]张影, 孙万里. 2012 欧洲肝脏研究会肝豆状核变性(Wilson 病)的诊治指南. 中华临床

医师杂志(电子版),2012,6(19):6011-6012.

[8] 曹海霞,陈源文,范建高. 结合临床实践解读肝豆状核变性诊疗指南. 中华肝脏病杂志, 2014,22(8):570-572.

[9] Golovanova E V, Lazebnik L B, Konev Y V, et al. Wilson's Disease(Hepatolenticular Degeneration, Dystrophia Hepatocerebralis)Diagnosis, Treatment and Dispensary Observation. Guidelines Were Approved by the Xv Gastroenterological Scientific Society of Russia in 2015. Eksp Klin Gastroenterol, 2015,(7):108-111.

15. 失控的舞蹈——小舞蹈病所致精神障碍

作　者:黄品德
关键词:精神障碍,小舞蹈病,甲状腺功能亢进,转换障碍

一、病例资料

女性患者,27岁,因"兴奋话多、手舞足蹈、表情怪异伴睡眠差4天"于2011年3月31日入精神科病房。患者家属提供病史。

现病史:患者2011年3月27日与丈夫发生口角,之后兴奋话多,不停的找人说话。有时自言自语,手舞足蹈,在床上翻来滚去。有时表情怪异,做鬼脸、挤眉弄眼、吐舌头,一般持续约2小时后自行缓解。发作当晚入睡困难,易醒。3月28日上述病情加重,发作次数明显增多,每次发作持续时间越来越长,直至呈持续性,严重时吃饭也全身摇摆,饭菜撒得到处都是,走路不稳,晃来晃去,至次日凌晨5时方才入睡。11时醒后患者几乎不睡,一直持续不停地手舞足蹈,摇摆、吐舌头、扮鬼脸。3月29日至入院时仅睡半个小时。但睡眠时摇摆、吐舌头、扮鬼脸等动作消失。家人疑其精神异常,于31日(周日)送到精神科门诊就诊,拟诊"精神障碍查因:①转换障碍?②脑器质性精神障碍?③甲状腺功能亢进所致精神障碍?"收入院。发病后发热,但在家未测体温,无全身强直、昏迷、大小便失禁现象。

既往史:2010年曾诊断"甲状腺功能亢进",2011年2月行 ^{131}I 治疗。2011年3月18日辅助检查:甲状腺功能提示 TSH 0.04mIU/L↓(正常参考值:0.34~5.6mIU/L),FT$_3$:7.96pmol/L↑(正常参考值:2.58~5.44pmol/L),FT4:8.12pmol/L(正常参考值:7.46~21.1pmol/L)。

个人史:有间断口服避孕药史。

月经及婚育史:月经基本规律,偶有延迟,尚未生育。

家族史无特殊。

体格检查:体温38.5℃,脉搏110次/分,呼吸20次/分,血压120/80mmHg。神志清楚,

瞳孔对光反射灵敏,咽红,扁桃体无明显肿大、无脓点。心率 110 次 / 分,律齐,各瓣膜区听诊无杂音。肺部及腹部检查未见异常。神经系统检查:面部表情怪异,挤眉弄眼,张口吐舌,做鬼脸。余脑神经检查未见异常。深浅感觉正常,双上肢轻度震颤,四肢肌力 IV^+ 级。活动不受控制,肌张力降低,腱反射减弱。病理征未引出。步态不稳,共济失调,全身不自主摆动。

精神状况检查:意识清晰,定向准确,接触基本合作。兴奋、话多,问话对答尚能切题,但构音不清。否认幻觉、妄想。知道自己有做鬼脸、张口吐舌、摇摆等怪异行为,诉自己无法控制。检查过程中仍不停地摇摆、扭动、手舞足蹈,转移其注意力后也无法缓解。焦虑,容易兴奋,情感反应欠协调。自知力存在,知道自己有病,但是控制不了,心里着急,有求治要求。

辅助检查:①血常规:白细胞计数 $10.5 \times 10^9/L\uparrow$,正常参考值:$(3.5\~9.5) \times 10^9/L$,中性粒细胞百分比 78.5%↑(正常参考值:40%\~75%),淋巴细胞百分比 12.2%↓(正常参考值:40%\~75%)。②心肌酶:乳酸脱氢酶 328U/L↑(正常参考值:114\~240U/L),肌酸激酶 354U/L↑(正常参考值:22\~269U/L),α- 羟丁酸脱氢酶 270U/L↑(正常参考值:72\~182U/L)。③血沉:35mm/H↑(正常参考值:0\~30mm/H)。④甲状腺功能:TSH 0.04mIU/L↓(正常参考值:0.34\~5.6mIU/L),FT3:7.22pmol/L↑(正常参考值:2.58\~5.44pmol/L),FT4 正常。⑤心电图:窦性心动过速(108 次 / 分)。⑥抗"O"、类风湿因子、超敏 C 反应蛋白、C 反应蛋白、肝肾功能、传染病 9 项、头颅 MRI、心脏彩超未见异常。

入院后临时肌内注射氟哌啶醇注射液 2.5mg 以镇静,口服劳拉西泮 2mg 以改善睡眠。次日上级医师查房,怀疑小舞蹈病,完善各项检查并请神经内科、内分泌科会诊,最后诊断:小舞蹈病所致精神障碍;小舞蹈病;甲状腺功能亢进(^{131}I 治疗中)。转神经内科,予青霉素 G 400 万静脉点滴,2 次 / 日抗炎、劳拉西泮 2mg,口服 1/ 晚改善睡眠等对症治疗,1 周后患者舞蹈样动作、兴奋话多及睡眠症状明显好转。住院 14 天后痊愈出院。

随访:患者在神经内科随诊,病情稳定,无复发现象。

二、讨论

小舞蹈病又称风湿性舞蹈病或 Sydenham 舞蹈病,是与风湿病密切相关的、以不规则舞蹈样不自主动作和肌张力降低为主要表现的一种弥散性脑病,是急性风湿病的一组表现。小舞蹈病多发生在 5\~15 岁的儿童或少年,女性多于男性,常急性或者亚急性起病,约 30% 的病例在风湿热发作或多发性关节炎后 2\~3 个月发病,通常无近期咽痛或发热史。在成年人中主要见于孕妇(妊娠舞蹈病)或服用避孕药的妇女,多为小舞蹈病的复发。

目前认为小舞蹈病与 A 型 β- 溶血性链球菌感染后变态反应有关,病变主要是基底核、大脑皮层、纹状体、小脑齿状核、黑质及丘脑底部等非特异性可逆性炎性病变和神经细胞弥漫性变性。部分病例可见散在动脉炎、脑内点状出血和小灶梗死。有研究发现多巴胺受体在该病发病机制中发挥重要作用,尤其在链球菌感染后改变了多巴胺神经通路,导致了运动和神经精神症状。

小舞蹈病早期症状常不明显,有不安宁、易激动、注意力不集中、肢体动作笨拙、不协调、书写字迹歪斜、手中所持物体经常失落和步态不稳等表现,随着不自主运动的日趋明显而引起注意。临床上以四肢和面部舞蹈样动作为主要表现,常起自一侧肢体,然后波及对侧,上肢症状多较下肢重,偶也可限于一侧,上肢各关节交替伸直、屈曲和内收等翻举旋臂,下肢步态颠簸、行走摇晃、踢腿屈膝、易跌倒等动作。面肌的不自主动作明显,可见挤眉弄眼、张口吐舌等,犹如做鬼脸,伸舌很难维持,舌体不停扭动,可致构音障碍及吞咽困难。情绪紧张和讲话时症状加重,安静时减轻,睡眠时消失。其中,肌力及肌张力减退,与舞蹈样动作、共济失调构成小舞蹈病三联症。部分患者在病前或在病程中有关节炎、扁桃体炎、心脏病及血沉增快等急性风湿病的表现。有研究指出,该病可以出现语言障碍,影响语言流畅性和理解力。

小舞蹈病所致精神障碍的严重程度各不相同。多数患者有情绪不稳,容易兴奋、不安而致失眠,严重病例可有精神错乱、妄想、幻觉或躁动等,称为躁狂性舞蹈病。周围的噪音和强光刺激均可使患者的躁动和舞蹈样动作明显加重。小舞蹈病所致精神障碍的研究不多,有研究发现,小儿 Sydenham 舞蹈病中,强迫行为、注意缺陷多动障碍的发病率较高。有学者对儿童和少年强迫症的随访研究结果表明,强迫症亚型患儿在 A 族溶血性链球菌感染后,症状会加重并呈发作性,对风湿性舞蹈病的随访研究也显示,有近 3/4 的患儿在疾病过程中出现强迫症状。还有研究发现,多数小舞蹈病患者伴有情绪不稳、兴奋、忧郁、冲动、幻觉等精神改变,这可能与大脑皮层、纹状体、小脑、黑质等非特异性可逆性炎性病变损害有关。

此外,多数患者有抗"O"升高,但并非特异性。抗"O"升高不能作为小舞蹈病的确诊依据。实验室检查典型者可见外周血白细胞增加,血沉加快,C 反应蛋白增高,抗链球菌溶血素"O"滴度增加,咽拭子培养检出 A 型溶血性链球菌。29%~85% 的患者头颅 CT 可见低密度灶及水肿;头颅 MRI 显示尾状核、壳核、苍白球 T_2W 信号增强等。至于诊断,依据患者的起病年龄、舞蹈样动作、肌张力降低、肌力减退等特征,诊断并不困难。如有急性风湿病的其他表现,小舞蹈病诊断更易确定,但需与习惯性痉挛、儿童抽动秽语综合征、药物诱发的多动症和躁狂性精神病相鉴别。

总之,本案例患者临床表现、相关检验检查结果以及治疗后的效果,均与"小舞蹈病"基本吻合。但是抗"O"抗体不高,年龄偏大,扁桃体无肿大与"小舞蹈病"并非完全相符。另外,患者并非精神障碍也值得关注,有关小舞蹈病合并精神异常有待我们进一步研究。

关于治疗,有以下几点值得重视:①一般治疗:轻症患者多卧床休息,适当参加户外活动,如散步;重症者宜完全卧床休息,加强肢体的主动和被动运动,病情稳定后,鼓励患者进行床上、床旁、室内、室外的主动活动。平时应保持环境清洁安静,不受噪声干扰,尤其舞蹈发作期间,应避免声光、心理等刺激;饮食以高热量、高维生素、高蛋白质和易消化为主,有吞咽困难者予鼻饲。②病因治疗:一般建议应用青霉素肌内注射,10~14 日为一个疗程,以后可给予长效青霉素肌内注射。有人认为青霉素治疗应维持至少 5 年。不能使用青霉素者,可改用其他链球菌敏感的抗生素,如头孢类。对于儿童患者,为了预防链球菌感染,建议连续预防性每日口服青霉素,直至 20 岁左右。③对症治疗:针对舞蹈症状可选用多巴胺受体拮抗剂,如氯丙嗪、氟哌啶醇或硫必利。前两种药物易诱发锥体外系不良反应,需注意观察,一旦发生,需减少剂量。④风湿热症状明显者,可适当应用糖皮质激素。⑤康复训练:有利于患者的肌张力、肌力恢复。此外,鉴于患儿患病期间体内有抗神经元抗体,故理论上免疫治疗可能有效,血浆置换、免疫球蛋白静脉注射可缩短病程及减轻症状。

三、经验总结

该例患者为青年女性,起病前与丈夫吵架可能是发病的精神诱因,症状主要表现为兴奋话多,自言自语,手舞足蹈,在床上翻来滚去,表情怪异,做鬼脸、挤眉弄眼、吐舌头等,且症状夸张,有一定的表演性,极易误诊断为转换障碍或者其他功能性精神疾病。但是,该患者病情呈进行性加重趋势,发作呈持续性,且持续时间长,无间断地重复舞蹈样动作,不符合转换障碍临床特征。此外,患者对病情很着急,想控制发作而无能为力,这与转换障碍特征不相符。一般转换障碍发作一次后会有明显间歇期,极少连续发作持续几天时间。另一方面,从神经系统检查角度来看,本例患者肌张力降低是客观事实,支持小舞蹈病诊断,而转换障碍手舞足蹈发作时其肌张力一般不会减弱,甚至会增高。

该案例有甲状腺功能亢进病史,这也给诊断放了一颗"烟雾弹",易诊断为甲状腺功能亢进所致精神障碍。但是患者精神症状出现在 ^{131}I 治疗后和甲状腺功能好转后,并在小舞蹈病症状改善后很快好转、消失,因而考虑精神障碍与小舞蹈病之间相关性更大。

此外,本案例再次体现了仔细的体格检查对于精神/心理科医生的重要性。发现神经系统阳性体征时,需高度警惕脑器质性精神障碍的可能,应及时进一步完善检查和联络会诊。虽然小舞蹈病发病率有下降趋势,鉴于该病在早期运用抗生素后预后良好,因此,内科医生及精神专科医生需熟悉掌握该病的诊疗。

护理上,舞蹈病发作期间,由于患者不自主的舞蹈样动作,易致患者受伤,应让患者卧床休息,床要柔软平整,设护栏并包软布,防止坠床。指导患者经常锻炼身体,改善居处环境,避免在阴冷、潮湿的地方生活,注意饮食的卫生,防止链球菌感染。如已发生急性咽炎、扁桃体炎、中耳炎、淋巴结炎等可能是链球菌感染性疾病,应积极、彻底地接受治疗。

专家点评

诊断癔病或转换障碍须谨慎! 精神障碍患者伴肌力及肌张力减退、舞蹈样动作、共济失调时,需警惕小舞蹈病的可能。

参考文献

[1] 陈灏珠. 实用内科学. 第 13 版. 北京:人民卫生出版社,2009.

[2] Weiner S G, Normandin P A. Sydenham chorea:a case report and review of the literature. Pediatric Emergency Care, 2007, 23(1):20-24.

[3] Cunningham M W, Cox C J. Autoimmunity against dopamine receptors in neuropsychiatric and movement disorders:a review of Sydenham chorea and beyond. Acta Physiologica, 2016, 216 (1):90-100.

[4] Harsányi E, Moreira J, Kummer A, et al. Language Impairment in Adolescents With Sydenham Chorea. Pediatric Neurology, 2015, 53(5):412-416.

[5] Insel T R. Toward a neuroanatomy of obsessive-compulsive disorder. Archives of General Psychiatry, 1992, 49(9):739-744.

[6] 王维治. 神经病学. 北京:人民卫生出版社,2006.

[7] 汪丽静,汪群,龚庆辉等. 小舞蹈症临床 40 例治疗体会. 中国现代药物应用,2013,7 (4):47-48.

16. 颤抖的手躁动的心——帕金森病所致精神障碍

作　者：阳睿　苏琴基

关键词：帕金森病，精神障碍

一、病例资料

男性患者，78 岁，因"反复言行异常 1 年半，加重 2 天"于 2013 年 1 月 6 日入精神科病房。患者儿子及女儿提供病史。

现病史：患者约于 1993 年出现手抖、动作缓慢，曾诊断为"帕金森病"。一直服用多巴丝肼片（0.125g/ 次，3 次 / 日），治疗初期症状控制可，近两年症状控制欠佳。2011 年 7 月，患者逐渐出现言行异常，主要表现晚上不睡觉、大声吵闹、喊叫、自语乱语，在家东摸西摸，反复把冰箱门打开又关上。白天安静，无乱语。日常生活能自理。上述症状大约一个月出现2~3 次，能自然缓解，一直未予特殊治疗。2012 年病情较稳定，言行异常很少出现。2013 年1 月 4 日患者突然出现自语、乱语，大声喊叫，说看到神、鬼，说有人害自己，情绪显紧张、害怕，行为怪异，有时躺在地上不动，双手乱抓，问其不答，伴食欲差，不肯进食。家属为进一步诊治，于 2013 年 1 月 5 日 23：00 时至某院急诊科就诊。查血常规：白细胞 11.9×10^9/L↑，中性粒细胞 77.5%↑，余正常。生化示随机血糖 8.2mmol/L↑，余未见异常。心电图：窦性心动过速，左心室肥大，ST-T 段轻微异常。头颅 CT 示：脑白质变性，老年性脑萎缩。请精神科会诊后，于同年 1 月 6 日 2：00 时拟"精神障碍查因"收入院。入院前食欲欠佳，睡眠不好。二便正常。体重改变不明显。无高热、昏迷、抽搐、呕吐等。

既往史：2003 年患中耳炎，治疗好转，但听力下降。2008 年发现前列腺癌，已行手术治疗；个人史、家族史无特殊。

体格检查：体温 36.2℃，呼吸 20 次 / 分，脉搏 90 次 / 分，血压 140/90mmHg。神清，心音低钝，心律齐，未闻及病理性杂音。双肺呼吸音粗，未闻及干湿性啰音。腹平软，肠鸣音正常。阴囊正中处有一长约 4cm 的手术瘢痕，已结痂。双手静止性震颤，四肢肌力正常，肌张力稍高，腱反射亢进，病理反射未引出。

精神状况检查：神清，烦躁不安，接触交谈被动、不合作，问话少答，有时答非所问，自语、乱语，偶有大声喊叫，思维散漫，东一句西一句，未能进一步了解内心体验，引出幻视、被害妄想。情感淡漠，有时显紧张、害怕，情感反应不协调，记忆力、智力粗测不配合。意志活动减退，无冲动、伤人、自伤等，无自知力。

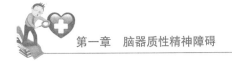

入院诊断: 器质性精神障碍;帕金森病;老年性脑萎缩。

辅助检查: ①血常规:白细胞计数 $12.5 \times 10^9/L\uparrow$、中性粒细胞百分比 88.9%。②生化全套:葡萄糖 $8.9mmol/L\uparrow$、胆碱酯酶 $2.6KU/L\downarrow$、谷酰转肽酶 $83U/L\uparrow$、肌酸激酶 $449U/L\uparrow$、α-羟丁酸脱氢酶 $187U/L\uparrow$、肌红蛋白 $179ng/ml\uparrow$、尿素氮 8.7mmol/L。③凝血四项:纤维蛋白原 $4.47g/L\uparrow$、余无特殊。④心脏彩超:心脏各房室大小正常;左室壁增厚;老年性主动脉瓣退行性改变。⑤胸部 CT 示双肺纹理增粗、紊乱、模糊,请结合临床;右肺上叶陈旧性病灶;双侧胸膜增厚伴钙化;主动脉、冠状动脉硬化。

诊疗过程: 因患者有 20 年帕金森病史,精神异常随帕金森病情加重而出现,且头颅 CT 提示未见明显特征性病变,故考虑精神症状与帕金森病联系密切。考虑患者年老体弱,小剂量开始用药,予口服喹硫平片 25mg/ 日,后逐渐加到 50mg 2 次 / 日,同时口服多巴丝肼片 0.375g 3 次 / 日。住院治疗 12 天后,患者精神症状稍改善,烦躁不安减轻,较前稍配合,但仍有自语、乱语、卧床多、少动。肌张力仍较高,双手震颤。考虑精神症状与帕金森病相关,抗精神病药物未加量。后再次请神经内科会诊,调整治疗方案为:喹硫平片(25mg/ 次,2 次 / 日)抗精神病,多巴丝肼 0.375g,3 次 / 日、吡贝地尔缓释片 100mg,2 次 / 日、盐酸金刚烷胺片 0.2g,2 次 / 日抗帕金森病,以及改善脑循环、营养脑细胞、联合心理干预等对症治疗。住院 28 天后患者精神症状消失,双手轻微静止性震颤,可下床走动,生活能自理,予以出院。

随访: 患者出院 2 个月后停用喹硫平,坚持服用抗帕金森病药,症状控制可,无明显言行异常,睡眠改善。

二、讨论

帕金森病(Parkinson's disease, PD)是中老年常见的中枢神经系统变性疾病,主要表现为运动迟缓、静止性震颤、肌强直和姿势步态不稳等运动症状,呈渐进性进展,至疾病晚期将严重影响患者生存质量。帕金森病的致残率较高,给患者及其家庭带来巨大的痛苦和经济负担,也为社会造成巨大的医疗支出。现在很多的研究认为抑郁、焦虑、精神病性障碍、自主神经功能失调、认知功能损害、睡眠障碍、感觉异常等非运动症状,对患者功能和生活质量影响更为明显,它可以出现在 PD 病程的各个阶段。有报道帕金森病患者抑郁障碍的发生率为 40%~50%,焦虑障碍的发生率为 3.6%~40.0%,抑郁与焦虑障碍经常共存,并可在帕金森病运动症状之前出现;未用多巴胺能药物治疗的帕金森病患者精神病性症状的发生率为 5%~10%,而应用多巴胺能药物治疗的帕金森病患者精神病性症状发生率为 10%~40%。焦虑、抑郁或幻觉、妄想等精神症状一旦持续存在,将给患者及其照料者的生活质量带来重大的影响,而且往往提示预后不良。目前研究认为帕金森病抑郁、焦虑的产生可能与皮质-基底节-丘脑神经环路功能失调及 5-羟色胺及去甲肾上腺素能神经元变性、系统功能失调有关,是一种神经系统变性所致的器质性疾病。抑郁是 PD 患者精神障碍中最常见的一种病理状态。

关于诊断,2013 年《帕金森病抑郁、焦虑及精神病性障碍的诊断标准及治疗指南》对 PD 的非运动症状的诊疗进行了详细描述。

(1)帕金森病抑郁:抑郁可以出现在帕金森病病程各期,甚至在运动症状出现前就已经出现。帕金森病抑郁程度不一,可以为重度抑郁、轻度抑郁、心境恶劣等。表现为持久的情绪低落、注意力集中困难,工作和生活兴趣丧失、睡眠障碍、冷漠、悲观、缺乏幽默感,自杀念头、焦虑、敏感。PD 患者的抑郁表现与运动障碍症状易混淆，动作迟缓、表情变化少、缺乏愉快感等表现应注意鉴别是抑郁还是运动障碍，通过仔细询问病史，特别是抑郁相关症状，如情绪不稳和自杀观念，轻生言行，对 PD 患者常规进行心理量表测量有助鉴别及早期识别。

（2）帕金森病焦虑：主要表现为广泛性焦虑、惊恐障碍和社交恐惧。其中广泛性焦虑、惊恐障碍较为常见。广泛性焦虑主要表现为过度担心，恐惧死亡或成为别人的负担，在公共场合感觉尴尬；惊恐障碍主要表现为惊恐发作，心前区不适，呼吸困难、濒死感、过度换气、手足抽搐。

（3）精神病性障碍：精神病性症状多发生于进展期帕金森病患者，常出现于诊断 10 年或更长时间后。与精神分裂症不同，帕金森病患者的精神病性症状主要表现为幻觉、错觉、妄想和存在的错误观念。帕金森病幻觉可涉及任何感觉形式，但以视幻觉最为常见，有报道帕金森病患者视幻觉占全部幻觉类型的 90% 以上。早期出现的视幻觉主要是威胁内容的视幻觉，多于白天持续存在，且与其他类型幻觉伴发。听幻觉、嗅幻觉、味幻觉通常较少出现，可以与视幻觉同时发生。其他精神病症状如妄想，偏执及谵妄，早期很少发生，但随着病程进展会变得更频繁，而且通常被认为是抗帕金森药物所导致的结果（药物引发的精神症状）。

此外，睡眠障碍也是该病常见的表现，Chaudhuri 认为间断睡眠是 PD 患者出现最早、持续最久的睡眠异常，其特点是患者每晚醒 2~5 次，并有 30%~40% 的时间处于清醒状态。造成间断睡眠的因素很多，包括病变累及中枢睡眠结构和丘脑皮质通路；PD 的运动障碍、持续震颤、肌强直（翻身困难）以及 PD 其他非运动症状（如夜尿增多、尿频尿急、不安腿综合征、梦魇、肢体疼痛、感觉异常等）。此外，抗 PD 药物的不当使用及其不良反应亦可导致间断睡眠。然而有时也表现为睡眠过度，Abbott 等认为日间睡眠过度可能是 PD 的一个标志性的亚临床症状。Chaudhuri 等对多项 PD 患者睡眠障碍的研究进行总结，结果认为主要原因是 PD 疾病本身、夜间间断睡眠和多巴胺受体激动剂、多巴胺替代药物的应用所致，约 1/2 的患者有日间不可抑制的睡意和睡眠过度，约 1/3 的患者有睡眠周期紊乱和发作性睡病，对患者的生活质量影响显著。

关于治疗，2013 年《帕金森病抑郁、焦虑及精神病性障碍的诊断标准及治疗指南》提倡治疗原则：①帕金森病抑郁焦虑患者应行抗抑郁、焦虑治疗，以改善生活质量。②帕金森病患者出现幻视、错觉等精神病性症状时，应依次考虑减量或停用苯海索、金刚烷胺、多巴胺受体激动剂或单胺氧化酶 –B 抑制剂；若症状仍无改善，则将左旋多巴逐渐减量；若采取以上措施仍有症状或锥体外系症状恶化，则宜选择疗效确切、锥体外系不良反应小的非经典抗精神病药物，并争取以最小剂量获得最佳疗效。③多巴胺替代疗法与抗精神病治疗是一对矛盾，一种症状的改善可能导致另一种症状的恶化，治疗中应遵循的原则是尽可能用最少的多巴胺能药物控制运动症状，用最低的抗精神病药物剂量控制精神病性症状。

关于药物选择，建议如下。

（1）帕金森病抑郁：抗帕金森病药普拉克索具有确切的抗帕金森病抑郁作用，可用于帕金森病抑郁治疗，改善抑郁症状，减少合并用药。SSRI 类抗抑郁药帕罗西汀和 5– 羟色胺去甲肾上腺素再摄取抑制剂（SNRI）类抗抑郁药文拉法辛对帕金森病抑郁亦有确切疗效，同样可用于帕金森病抑郁的治疗。

（2）帕金森病焦虑：帕金森病患者焦虑一般与抑郁伴发，故抗抑郁治疗可以改善患者的焦虑症状，对于中度焦虑，可以使用苯二氮䓬类药品，如劳拉西泮或地西泮。但要关注一些潜在的不良反应，如过度镇静，加重认知功能障碍，平衡障碍增加跌倒风险。

（3）精神病性障碍：氯氮平可以改善帕金森病患者视幻觉、谵妄等精神病性症状，且不加重帕金森病运动症状，推荐用于治疗帕金森病患者伴发的精神病性症状，但因副作用大，需谨慎使用，且需监测血常规，关注有无粒细胞减少。喹硫平可改善帕金森病精神病性症状，不加重锥体外系症状，也可以考虑应用于帕金森病患者的精神病性症状治疗。不推荐奥氮平用于帕金森病精神病性症状的治疗。

三、经验总结

本例患者精神症状主要表现为睡眠异常、烦躁、言行异常等非运动症状。初期主要表现为睡眠差，尤其是夜间出现大吵大闹、摸索样动作，有可能为谵妄状态。患者出现的刻板行为、烦躁、言行异常等均符合 PD 伴发的精神症状的特点。治疗上应积极治疗原发病才是根本，如果一味地增加抗精神病药物剂量，不但起不到效果，反而会增加副反应，增加患者风险。该患者经加强抗帕金森治疗基础上联合小剂量使用抗精神病药物后症状获得了明显好转。

PD 是中老年人常见的神经系统变性疾病，随着疾病的进展，药物治疗对患者运动症状改善效果欠佳。然而，PD 的非运动症状若不被充分认识和合理的护理、干预，将成为影响 PD 患者生活质量的重要原因，所以需要加强日常护理、心理干预工作。由于患者肌张力障碍，可能导致咽反射迟钝及吞咽困难，因此需要加强患者饮食护理、防止出现噎食。另外，患者运动障碍，极易导致跌倒、坠床等，因此，加强日常生活护理，防止跌伤亦很重要。

专家点评

老年 PD 患者可出现抑郁、焦虑和精神病性障碍，在积极抗帕金森治疗的同时，宜谨慎选择精神药物。使用精神药物宜从小剂量开始，缓慢加量，需同时密切监测药物不良反应。

参考文献

[1] Chaudhuri K R, Healy D G, Schapira A H. Non-motor symptoms of Parkinson's disease: diagnosis and management. Nigerian Journal of Medicine Journal of the National Association of Resident Doctors of Nigeria, 2006, 19(2): 126.

[2] Weintraub D, Comella CL, Horn S. Parkinson S disease-Part 3: Neuropsychiatric symptoms. American Journal of Managed Care, 2008, 14(2 Suppl): 59-69.

[3] Slaughter J R, Slaughter K A, Nichols D, et al. Prevalence, clinical manifestations, etiology, and treatment of depression in Parkinson's disease. Journal of Neuropsychiatry and Clinical Neurosciences, 2001, 13(2): 187.

[4] Witjas T, Kaphan E, Azulay JP, et al. Nonmotor fulctuations in Parkinson's disease: frequent

and disabling. Neurology, 2002, 59（3）: 408–413.

［5］董青, 李焰生. 帕金森病患者精神症状分布的研究. 神经疾病与精神卫生, 2004, 4（6）:
440–441.

［6］中华医学会神经病学分会神经心理学与行为神经病学组. 帕金森病抑郁、焦虑及精神病
性障碍的诊断标准及治疗指南. 中华神经科杂志, 2013, 46（1）: 56–60.

［7］Chaudhuri KR, Healy DG, Schapira AH, et al. Non–motor symptoms of Parkinson's disease:
diagnosis and management. Lancet Neurol, 2006, 5（3）: 235–245.

17. 装脑起搏器后的"高官"
——脑深部电刺激治疗后躁狂样发作

作　者: 雷美英　李红政
关键词: 帕金森病, 脑深部电刺激, 躁狂, 抑郁

一、病例资料

患者男性, 32 岁, 干部。因"四肢震颤 3 年, 脑起搏器植入术 2 个月, 兴奋话多 1 月余"
于 2008 年 12 月 5 日入精神科病房。患者家属提供病史。

现病史: 患者于 2005 年底出现行动迟缓、四肢发抖、肌肉僵硬, 在某三级甲等医院确诊
为"帕金森病", 予"美多巴、金刚烷胺"等药物治疗效果差。四肢活动不便、肌肉僵硬等现
象仍逐渐加重, 伴情绪低落、自卑。日常生活如穿衣、洗漱等均需人帮助, 无法写字, 难以用
筷子吃饭。因药物治疗效果差, 工作生活受影响严重, 于 2008 年 9 月在北京某医院行"脑
深部脑起搏器植入术", 术后联合小剂量"美多巴、金刚烷胺"治疗, 症状明显缓解。术后
1 个月, 患者出现兴奋话多, 说话滔滔不绝, 半夜给别人打电话聊天。爱吹牛, 认为自己了不
起, 自称将到总后勤部任职。乱花钱, 无明确理由花五千余元钱请二个下属在五星级酒店吃
饭, 住总统套间。行为轻率, 就餐前后在宾馆草地上匍匐前进, 引来许多人注目与围观。性
欲增强, 反复强迫妻子过性生活, 妻子不同意则对妻子打骂。爱管闲事, 曾非法穿部队制服
到宾馆抓嫖娼反而自己被抓。与同事相处情绪暴躁, 对领导不尊重。因疑为精神异常住精
神科治疗。入精神科前一个月睡眠需求明显减少, 食欲增强。大小便正常。

既往史、个人史、家族史无特殊。

体格检查: 体温 36.8℃, 脉搏 92 次 / 分, 呼吸 20 次 / 分, 血压 130/78mmHg。心、肺、腹
未见异常。四肢肌力正常, 肌张力稍高, 腱反射稍亢进。无明显震颤。生理反射存在, 病理

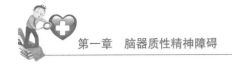

反射未引出。

精神状况检查：意识清晰，定向准确，接触主动，兴奋、话多，讲话滔滔不绝，难以打断，对答尚切题。否认幻觉。有夸大妄想，认为自己有才干、会做人、受领导赏识，准备要接任高官。情绪高涨，诉"以前都是白活了，从来不知道人生原来如此精彩"，认为自己的病全好了。情绪易激惹，顺其意则高兴，嘻嘻哈哈，稍有不顺则发怒。情感反应协调。动作增多，意志活动增强。自知力部分存在。

入院后查三大常规、肝功能、肾功能、电解质、甲状腺功能、心电图、头颅 CT、脑电图均未见异常。杨氏躁狂评定量表评分 35 分（极重度）。

入院诊断：脑深部电刺激治疗后躁狂样发作；帕金森病。

诊疗过程：入院后予碳酸锂片（0.25g/ 次，3 次 / 日）、富马酸喹硫平片（300mg/ 次，2 次 / 日）控制精神症状，予多巴丝肼片（1/2 片 / 次，3 次 / 日）、盐酸金刚烷胺片（50mg/ 次，2 次 / 日）抗帕金森病治疗。住院治疗 2 个月后患者精神症状有所控制，未引出夸大妄想，情绪高涨较前减轻。但仍较兴奋，存在易激惹现象，自知力基本恢复。杨氏躁狂评定量表评分 16 分（中度）。因患者家属要求而自动出院。

随访：患者出院一个月后再次到北京某医院就诊，调整脑起搏器刺激电量，调整电量后帕金森病症状加重，并出现抑郁症状，在籍贯地医院精神科治疗（具体情况不详）。1 年后患者突然离家出走，下落不明。

二、讨论

帕金森病（Parkinson's disease，PD）是一种常见的中老年患者神经系统退行性疾病，其病理生理改变主要有黑质多巴胺能神经元进行性退变、路易小体形成、纹状体区多巴胺递质降低、多巴胺与乙酰胆碱递质失平衡等。临床表现为震颤、肌强直、动作迟缓、姿势平衡障碍等运动症状，以及嗅觉减退、睡眠障碍、情绪低落等非运动症状，主要依靠病史、临床症状及体征对其进行诊断。

PD 的治疗方法和手段主要包括药物治疗、手术治疗、运动疗法、心理疏导及照料护理等。药物治疗为首选，且是整个治疗过程中的主要治疗手段，手术治疗则是药物治疗的一种有效补充。目前应用的治疗手段，无论是药物或手术治疗，只能改善患者的症状，并不能阻止病情的发展，更无法治愈。因此，治疗不仅要立足当前，而且需要长期管理，以达到长期获益。应坚持"剂量滴定"以避免产生急性药物不良反应，力求实现"尽可能以小剂量达到满意临床效果"的用药原则。常用药物有抗胆碱能药、金刚烷胺、复方左旋多巴（苄丝肼左旋多巴、卡比多巴左旋多巴）、DR 激动剂、MAO-B 抑制剂等。关于药物疗效，早期药物治疗显效明显，而长期治疗的疗效明显减退，或出现严重的运动波动及异动症。药物治疗对中晚期 PD 患者疗效欠佳。青年时期发生的帕金森病常常起病急，进展快，致残率高，药物治疗效果差。传统的立体定向苍白球毁损术远期疗效、手术的安全性方面不容乐观，偏瘫、构音障碍、吞咽困难等并发症发生率较高。

有幸的是，脑深部电刺激（deep barin sitmulation，DBS）已成为治疗中晚期 PD 的有效方法，这种方法在欧美国家已广泛应用，并基本取代了苍白球毁损术。DBS 的工作原理与心脏起搏器类同，它由植入脑内的刺激电极、埋在胸部皮下的脉冲发生器和皮下导线组成。脑内电极质地柔软,直径1.2mm,电极头端有4个刺激触点,供刺激选用。脉冲发生器大小为6cm×6cm×0.5cm,为整个系统的核心部分,持续发出高频脉冲电刺激,通过皮下导线传递到脑内电极,抑制不正常的脑核团放电,抑制帕金森病症状。整个刺激系统均埋在皮下,不影响日常工作和生活。可根据病情选择不同的刺激触点、频率、强度及脉宽等参数,通过体外电脑程序调节,以达到最佳刺激效果,调节时患者无明显痛苦。近年来我国北京、上海、南京多家医院都开展了DBS术治疗帕金森病,取得了良好疗效,尤其是对PD的肢体震颤、僵硬的治疗效果最为理想,对运动迟缓、步态和姿势异常的效果其次,对吞咽、语言及流口水症状效果欠佳。梁秦川等对15例PD伴有抑郁障碍的患者采用丘脑底核DBS治疗,结果表明,可明显改善PD抑郁症状,对焦虑、躯体化和阻滞等症状效果尤其显著。王乔树等对41名PD伴抑郁症状患者进行丘脑底核DBS治疗,证明丘脑底核DBS能改善PD患者的情绪,特别是抑郁状态,进而改善其生活质量。还有研究发现,以不同频率刺激相应的靶点,患者5-HT和NE会发生变化,从而改善抑郁症状。

DBS疗法治疗PD有其适应证,患者选择包括:①PD病程5年以上者;②确诊的原发性PD患者,以震颤为主,经规范药物治疗后震颤改善不理想,且震颤严重影响患者的生活质量,如患者强烈要求尽早手术以改善症状,经过评估后可放宽至病程已满3年以上;③年龄应不超过75岁,老年患者进行受益和风险的个体化评估后可放宽至80岁左右,严重震颤为主的老年患者可适当放宽年龄限制;④对复方左旋多巴曾经有良好疗效,已经进行了最佳药物治疗(足剂量,至少使用了复方左旋多巴和多巴胺受体激动剂),但目前不能有效控制症状、疗效明显下降或出现了棘手的异动症,影响生活质量者;⑤有明显的认知功能障碍、严重抑郁焦虑或精神分裂等精神类疾病、明显医学共存疾病不适宜传统手术者。

三、经验总结

DBS治疗并发症主要与手术操作、治疗靶点的选择和定位、刺激器装置等有关。本例PD患者发病早,起病急,症状重,病情进展迅速,短时间内出现社会功能受损,药物疗效差,经DBS治疗后PD症状虽然得到明显改善,但诱发躁狂样发作,而调整电量后PD症状重现,同时也出现抑郁症状,提示大脑电刺激强度可能与人的情绪有关。通过本案例,提示DBS将来或许可以用于治疗PD并抑郁的患者,从而开拓该类患者精神外科治疗的新纪元。

> **专家点评**
>
> 　　脑深部电刺激治疗对帕金森病的抑郁症状可能有效,但其作用机制目前尚不完全清楚,但应注意患者接受治疗过程中有可能出现类躁狂样表现。

参考文献

[1]贾建平.神经病学.北京:人民卫生出版社,2011.

［2］中华医学会神经病学分会帕金森病及运动障碍学组.中国帕金森病治疗指南(第三版).
药学与临床研究,2014,(4):428-433.

［3］姜秀峰,周晓平,胡小吾等.脑深部刺激治疗帕金森病.立体定向和功能性神经外科杂
志,2002,15(1):34-35.

［4］赵永波,孙伯民,李殿友等.脑深部电刺激治疗帕金森病研究.中华医学会全国第七次
神经病学学术会议汇编,2004,264-265.

［5］梁秦川,高国栋,王学廉等.丘脑底核脑深部电刺激治疗帕金森病合并抑郁障碍的长期
疗效.中华神经医学杂志,2006,5(11):1129-1131.

［6］王乔树,赵永波,孙伯民等.丘脑底核深部电刺激对帕金森病患者抑郁及焦虑的影响.
临床神经病学杂志,2005,18(3):170-172.

［7］王琦,林卫红,崔俐等.深部脑刺激缰核治疗抑郁症.中风与神经疾病杂志,2008,25
(2):242-244.

［8］中国帕金森病脑深部电刺激疗法专家组.中国帕金森病脑深部电刺激疗法专家共
识.中华神经科杂志,2012,45(7):541-543.

［9］汪业汉,陈海宁.精神外科过去、现在与未来.立体定向和功能性神经外科杂志,2008,
21(1):52-58.

18. 头痛易跌跤的精神病患者
——双侧小脑软化灶所致精神障碍

作　者:黄品德
关键词:小脑软化灶,精神障碍,小脑认知情感障碍综合征

一、病例资料

患者女性,38岁。因"头晕、头痛、步态不稳8月,凭空闻声1月余"于2011年11月26日
入住精神科病房。患者丈夫提供病史。

现病史:患者于2011年3月20日突然出现头晕,严重时感觉周围物体旋转,伴有呕吐,
呈发作性,每日10次左右。同时感头痛,呈胀痛。蹒跚步态,易跌倒。当时在某医院就诊,
查头颅CT无异常发现,颈椎X片发现生理弯曲变直,在耳鼻喉科检查未发现有相关疾病,
考虑为"颈椎病、眩晕症",予"苯海拉明、氟桂利嗪"及活血化瘀药等治疗。一周后症状明
显好转,无呕吐,无视物旋转感,有轻微的头晕、头痛,步态不稳减轻,走路时左右摇摆。此后

又多次理疗,头晕、头痛有改善,但仍有步态不稳。入院前一个月左右,患者逐渐出现凭空听到好几个人对她说话,四处寻找声音的来源,但未找到。看到周围人说话就怀疑在说自己,认为有人在外面传播她的谣言。情绪不稳定,常为小事发脾气,容易伤感,看到电视上报道的负面新闻也哭泣,认为电视上报道有关她的事情。家人见其精神异常遂带至某综合医院精神科,门诊拟诊"精神障碍查因:器质性精神障碍?"。病后无发热、抽搐、大小便失禁。

体格检查: 体温 37.0℃,脉搏 90 次/分,呼吸 20 次/分,血压 130/84mmHg。神志清楚,轮椅送入我科。颈软,头颅、五官检查无异常。心、肺、腹检查无异常。四肢关节活动好。神经系统查:脑神经(−),肌力Ⅴ级,肌张力正常,生理反射存在、对称,锥体束征(−)。双侧霍夫曼征(+)。步态摇摆,指鼻试验、跟−膝−胫试验、快速轮替试验、闭目难立试验(+)。

精神状况检查: 意识清晰,定向正常,接触基本合作。问话对答不切题,思维松弛。查及言语性幻听、关系妄想、被害妄想,说听到许多陌生人讲话,叫自己出去,周围人在议论自己,无论到哪儿,大家都不友好,要迫害自己,安全感差。记忆、智能粗测正常。情绪不稳,易激惹,情感脆弱,易哭泣。不愿意住院,自知力缺乏。

辅助检查: 入院后查血常规、血生化、甲状腺功能、传染病9项、粪便常规、尿常规、心电图、腹部B超、胸部X片均无异常发现。颈椎X片示"生理曲度变直"。脑电图示"弥漫性慢波改变"。头颅MRI增强扫描示:双侧大脑半球结构对称,脑灰白质对比正常,各脑室、脑池、脑裂及脑沟对称,大小、形态正常,中线结构居中。双侧小脑半球见斑片状、结节状长T1长T2异常信号,边界清楚,增强扫描病灶无强化;其余脑实质内未见异常信号灶、未见异常强化灶,双侧侧脑室未见明显增大,中线结构居中。脑干形态、信号未见异常。影像诊断:双侧小脑软化灶(图6)。

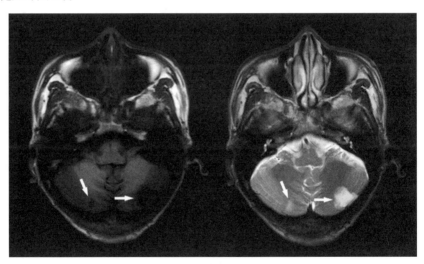

图6　小脑软化灶

请神经内、外科会诊,考虑"双侧小脑软化灶",建议予营养神经、改善脑部循环等处理。最后诊断:脑器质性精神障碍;双侧小脑软化灶。根据会诊意见,予脑蛋白水解物营养脑细胞、血栓通改善脑循环、利培酮控制精神症状。住院41天,患者精神症状部分消失,紊乱行为有所控制,情绪较前平稳,仍步态不稳。神经系统检查较入院时无明显改变。家属因个人经济原因转回当地精神病院住院治疗。出院前家属不同意复查头颅MRI。

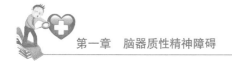

随访：出院后患者在某精神病专科医院继续住院 3 个多月，具体诊疗不详，精神症状基本消失，但步态不稳未改善，生活自理能力下降，需家人协助。半年后再次随访时失访。

二、讨论

外伤、血液循环障碍、感染等多种原因引起脑组织液化坏死，均可称之为脑软化灶。小脑病变临床主要症状为眩晕、平衡障碍、共济失调及肌张力减低。

既往研究认为小脑主要与维持躯体平衡、维持肌张力及协调运动有关，但近来研究显示，这些观点受到了极大的冲击。小脑在高级认知活动、情感及行为方面也起着重要的作用。Schmahmann 对不同部位小脑损害患者研究后认为，该类患者在执行功能（计划、抽象推理、语言、工作记忆）、视空间认知功能（视空间破坏和视空间记忆）、语言功能（重复言语、构音障碍、语法缺失、遗忘性失语）、人格、情绪、注意力等都有不同程度的损害，并将这些症状称为小脑认知情感障碍综合征（Cerebellar cognitive affective syndrome, CCAS）。

小脑特殊的颅内神经解剖结构决定了小脑病变临床表现缺乏特异性。小脑不仅与运动皮质还与颞顶叶皮质之间存在神经元连接，脊髓脑干和大脑皮质处的神经元均与小脑前叶（小叶 I–V）、小叶 Ⅷ、小叶 Ⅵ 及小脑间位核之间存在感觉运动信号的传导；大脑的边缘叶系统与小脑的蚓部和顶核之间存在相互联系。这些解剖学结构都提示，大脑对于感觉运动及认知情感的信号控制在进入小脑后，分别进入了相应的小脑局部脑叶，从而使得小脑同时参与感觉、运动、认知、情感的信号通路。

我们已知的认知、情感异常常见于大脑半球疾患，特别是联络区及边缘旁区，或皮质下区，它们相互联系。小脑影响认知功能的基础可能是大脑与小脑间广泛的纤维联系，与大脑共同完成认知及语言功能。具体机制如下：大脑传至小脑的信息，经小脑反馈后由小脑深部核团发出的纤维束传至丘脑非运动核团，之后又由其发出的纤维束传至大脑前额叶皮质及与前额叶存在密切联系的前辅助运动皮质，形成"小脑 – 丘脑 – 大脑投射"，形成完整的"大脑 – 小脑环路"。此外，大脑与小脑之间还存在交叉性功能联系障碍现象，即当小脑损害时可出现大脑相应区域的血流灌注和代谢降低以及功能障碍。小脑整合多数外来刺激，及自身产生的内反应，这些不同亚系统的小脑调节得以产生调节、运动、认知及情感、自主性行为，当小脑受损时，容易出现 CCAS。另有研究推测，小脑通过减轻神经元损害、促进内皮细胞增殖、抑制神经胶质细胞过度增生、影响 5-HT 等神经递质的释放或传导通路等途径改善认知功能。

自"小脑参与认知功能"这一理论提出后，小脑在精神疾病中发挥作用的研究也引起了人们的广泛重视。现代研究已经表明小脑与精神类疾病关系密切，包括精神分裂症、双相情感障碍、自闭症、注意缺陷多动障碍、强迫症等。神经影像学显示精神分裂症患者小脑蚓部体积缩小。Sang 等的研究显示小脑蚓部 Ⅶb 和 Ⅸ 亚区与视觉的通路有联系，当精神分裂症患者小脑蚓部区域血流量减少时，将会产生视幻觉；同样，小脑蚓部 Ⅵ、Ⅶb 和 Ⅷ 亚区与听觉通路有联系，可能参与了精神分裂症患者产生幻觉的机制。另有研究显示精神分裂症患者表现出来的认知缺陷与小脑有关，特别是小脑皮质。有研究显示，精神分裂症患者在进行表情任务时相对于正常对照组，其左侧小脑活跃性明显较低。Leggio 等的研究结果显示小脑单侧损伤后引起不同的认知功能障碍，右侧小脑损伤主要引起语言加工障碍，左侧小脑损伤主要引起视空间功能障碍。近期有研究表明，单侧或双侧小脑梗死均可使记忆、视空间、执行功能不同程度受损。左侧小脑梗死后抽象概括能力、概念形成能力受损严重；而右侧小脑梗死后记忆、认知转换、注意力受损严重。但目前尚无明确的研究结论。

许多临床研究发现小脑梗死、出血、变性、小脑肿瘤切除等小脑的急性和慢性病变皆可引起CCAS，在急性小脑疾病，尤其是两侧小脑损害时这些症状更为明显。且急性小脑损害引起的认知情感损害是暂时性的，随着小脑功能的改善而消失。CCAS不易为大多数神经、精神科医生所认识，易出现误诊。

对于小脑病变的诊断，MRI检查的准确率远远高于其他检查方法，能够安全、迅速、客观、充分地反映小脑病变，应作为小脑病变的首选检查方法。增强扫描对小脑疾病的诊断和鉴别诊断有重要作用。对于小脑病变所致精神障碍的治疗，以积极治疗原发疾病为主，当精神症状严重时，可予适量抗精神病药物对症治疗，用药时间不宜太久。

三、经验总结

该患者因精神障碍而入住精神科病房，头颅MRI检查提示"小脑软化灶"，考虑曾经可能存在小脑的出血、炎症或者梗死。本例患者出现眩晕、头痛、蹒跚步态等症状，以及指鼻试验、跟-膝-胫试验、快速轮替试验、闭目难立试验均为阳性等共济失调体征，符合小脑病变的临床表现，精神症状出现与小脑病变存在相关性，脑器质性精神障碍诊断明确。

本案例有三点不容我们忽视：

第一，本例患者既往头晕，视物旋转，呕吐，蹒跚步态，易跌倒。当时查头颅CT无异常发现，颈椎X片发现生理曲度变直，实际上不能排除小脑病变，考虑为小脑病变早期脑组织尚未液化，头颅CT检查尚不能显示病变情况，提示小脑软化灶早期诊断较困难。

第二，本例患者小脑软化病因不明。患者无发热史，入院后查血常规正常，小脑感染可能性不大，故神经内科会诊未建议查脑脊液。无头部外伤史、头部MRI增强扫描未发现血管病变，软化灶形成的原因查找较困难。但早期有头晕、头痛、呕吐，不能排除当时存在脑组织水肿、颅内高压的可能，但当时没有行头部MRI检查。因此入院后治疗上予对症治疗。

第三，临床医生要认识CCAS，认识小脑在认知及情感活动方面的作用，及时给患者查头部MRI，完善相关的检查，有利于明确病因，及时有效治疗。

专家点评

小脑对保持躯体平衡、维持肌张力及协调肢体运动具有重要作用，在高级认知活动、情感及行为方面也起着重要作用。当患者表现出头痛头晕、共济失调、构音障碍、记忆下降和情绪、注意力问题时，要考虑小脑病变的可能。

参考文献

[1] Kazemi NJ, So EL, Mosewich RK, et al. Resection of frontal encephalomalacias for intractable

epilepsy: outcome and prognostic factors. Epilepsia, 1997, 38 (6): 670–677.

[2] Shakiba A. The Role of the Cerebellum in Neurobiology of Psychiatric Disorders. Neurologic Clinics, 2014, 32 (4): 1105–1115.

[3] Schmahmann JD, Sherman JC. The cerebellar cognitive affective syndrome. Brain, 1998, 121: 561–579.

[4] Stoodley C J, Schmahmann J D. Evidence for topographic organization in the cerebellum of motor control versus cognitive and affective processing. Cortex, 2011, 46 (7): 831–844.

[5] 赵霞, 路新国, 廖建湘等. 儿童小脑认知情感障碍综合征 13 例临床分析. 中国当代儿科杂志, 2007, 9 (4): 387–389.

[6] Peterburs J, Bellebaum C, Koch B, et al. Working Memory and Verbal Fluency Deficits Following Cerebellar Lesions: Relation to Interindividual Differences in Patient Variables. Cerebellum, 2010, 9 (3): 375–383.

[7] 魏有东, 朱丹, 董为伟等. 小脑认知情感性综合征的临床分析. 重庆医科大学学报, 2010, 35 (2): 281–283.

[8] Cantalupo C, Hopkins W. The cerebellum and its contribution to complex tasks in higher primates: A comparative perspective. Cortex, 2010, 46 (7): 821–830.

[9] Hirjak D, Wolf R C, Kubera K M, et al. Neurological soft signs in recent-onset schizophrenia: Focus on the cerebellum. Progress in neuro-psychopharmacology and biological psychiatry, 2015, 60: 18–25.

[10] Soontornniyomkij B, Everall I P, Chana G, et al. Tyrosine kinase B protein expression is reduced in the cerebellum of patients with bipolar disorder. Journal of Affective Disorders, 2011, 133 (3): 646–654.

[11] Thomann P A, Roebel M, Santos V D, et al. Cerebellar substructures and neurological soft signs in first-episode schizophrenia. Psychiatry Research, 2009, 173 (2): 83–87.

[12] Li S, Qin W, Liu Y, et al. Resting-state functional connectivity of the vermal and hemispheric subregions of the cerebellum with both the cerebral cortical networks and subcortical structures. Neuroimage, 2012, 61 (4): 1213–1225.

[13] Laidi C, D'Albis M A, Wessa M, et al. Cerebellar volume in schizophrenia and bipolar I disorder with and without psychotic features. Acta Psychiatrica Scandinavica, 2015, 131 (3): 223–233.

[14] Mothersill O, Morris D W, Kelly S, et al. Altered medial prefrontal activity during dynamic face processing in schizophrenia spectrum patients. Schizophrenia Research, 2014, 157 (1–3): 225–230.

[15] Leggio M G, Tedesco A M, Chiricozzi F R, et al. Cognitive sequencing impairment in patients with focal or atrophic cerebellar damage. Brain, 2008, 131: 1332–1343.

[16] 戴淑娟, 艾青龙, 马碧等. 小脑梗死患者神经心理学和功能影像学特点. 中华神经科杂志, 2014, 47 (9): 603–609.

19. 失眠的元凶——症状性松果体囊肿伴发精神障碍

作　者：许春杏　李大创
关键词：松果体囊肿，精神障碍

一、病例资料

患者男性，52 岁，因"失眠、担心、乱语、疑人害 1 月余"于 2008 年 1 月 7 日首次入精神科病房。患者家属介绍病史。

现病史：患者于 2007 年 11 月中旬逐渐出现睡眠不好，难以入睡，胡思乱想，恐慌、紧张，整日坐卧不安，来回走动，不敢出门。莫名其妙担心，担心会下雨，担心家人安全，担心有人要害他，担心有人图谋他的钱财。有明显不安全感，认为有人在作法术害他，使其心神不宁，每晚做噩梦。有时晚上搞不清方向，称自己在军队，正在做某些事情，实际并非如此。曾于当地精神病专科医院住院 3 天，诊断为"精神分裂症"，治疗不详，睡眠质量稍好转，但睡醒后即大吵大闹，冲动打妻子。后又再次转到某省级医院精神科住院，查血生化、三大常规、头颅 CT 均未发现明显异常，初步诊断"幻觉妄想状态"。予奋乃静片、奥氮平片口服（具体剂量不详），并静滴氯丙嗪注射液（50mg/ 日）。但患者精神症状控制欠佳，住院期间几乎彻夜不眠，喊叫、踢门，称医院给他服用毒药，说有人追杀他。患者曾在输液治疗期间拔针外跑，外跑时眼神呆滞，动作僵硬，几秒钟之后便又手舞足蹈、行为紊乱。患者病后饮食差，睡眠差，二便正常。无畏寒、发热、抽搐现象。

既往身体健康，病前一直正常工作。

个人史、家族史无特殊。

体格检查：体温 36.2℃，脉搏 115 次 / 分，呼吸 20 次 / 分，血压 130/98mmHg。患者入院时静脉滴注氯丙嗪注射液，呈嗜睡状态，压眶有反应，双瞳孔等大等圆，直径 1.5mm，对光反射迟钝。心、肺、腹部检查未见异常。神经系统检查：脑神经检查不合作，颈无抵抗，四肢肌力、肌张力正常，生理反射存在，病理反射未引出。

精神状况检查：患者呈嗜睡状态，大声呼之能睁眼，接触差，回答简单，停止叫唤即又入睡，故无法洞悉其内心活动。

辅助检查：入院后当天急诊查血常规、血生化、床旁腹部 B 超、床旁心电图、胸片、脑电图均未见明显异常。

入院诊断：器质性精神障碍？精神分裂症？

诊疗过程: 入院后立即停用氯丙嗪注射液静脉滴注,未使用其他抗精神病药物。密切观察患者意识、瞳孔、生命征变化,以及行为观察治疗。

次日患者表现为自言自语,主诉头痛头昏。精神状况检查:神清,接触欠合作,答非所问,注意力不集中,对住院经过不能完全回忆。有评论性幻听,说耳根不能清净,男男女女都在评论自己,坏话多,但这些人又不露面,所以看不见。有被害妄想,说即使在医院也不安全,有人借医生之手下毒害他,有人追杀他。情感不协调,仍紧张、害怕、担心。注意力不集中,有时东张西望。记忆力检查不合作。自知力缺乏,对自身状况无正确认识,认为自己没病,住院只不过避难而已。考虑精神症状明显,予口服奥氮平片 2.5~5mg/ 日。

考虑患者起病年龄较晚,52 岁起病,病程中可能存在定向及意识障碍,有头痛头昏主诉和类癫痫样发作过程。2008 年 1 月 9 日头颅 MRI 增强检查示"松果体区见一类圆形长 T_1 长 T_2 囊性异常信号灶,边界清楚,直径约 0.9cm,邻近脑实质未见水肿,静脉注入 GD-DTPA 后未见对比强化。脑灰白质对比正常,大脑半球、小脑及脑干内未见明显异常信号灶及异常强化灶,脑室未见扩张,脑沟、裂未见增宽,中线结构居中"。影像诊断:松果体区囊性占位,考虑松果体囊肿可能性大(图 7)。

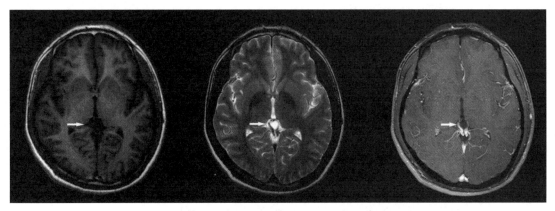

图 7　松果体囊肿

精神症状稳定后查韦氏记忆商数 59,韦氏成人智力测验言语智商 108、操作智商 97、全量表智商 103。邀请神经内科、神经外科会诊,最后诊断:器质性精神障碍;松果体占位。神经外科考虑患者有头痛伴精神症状,建议行手术治疗,但家属拒绝手术。后予小剂量奥氮平片(5mg/ 日)抗精神病对症治疗 39 天,以临床好转出院。出院时患者情绪稳定,紊乱行为明显改善,但仍有阵发性头痛。

随访: 出院后口服奥氮平片 5mg/ 日,仍有头痛、头晕,偶有恶心,精神症状有时出现。出院 3 个月后在外院手术切除病灶(具体不详),术后头痛、幻觉消失,对术前的精神症状不能完全回忆。术后病理诊断"松果体囊肿"。术后口服奥氮平片 5mg/ 日,持续 5 个月后停药。随访 5 年生活如常,跟周围人友好相处,能带养孙子,还开了个养鸡场。

二、讨论

人类松果体位于丘脑的后上方、四叠体上方的凹陷内,呈圆锥形,通过一条细柄与第三脑室相连,形似松果,颜色灰红。16 岁以后,松果体钙化,可作为 X 线诊断颅内占位病变的定位标志。

松果体为内分泌腺,是分泌褪黑激素(melatonin, mel)的主要器官。褪黑激素有镇静、催眠作用,被称为"生理性催眠剂",是人体最主要的内源性睡眠诱导剂,也是人体生物钟的重要调节剂。研究显示褪黑激素可以降低睡眠潜伏期、增加总睡眠时间、明显地减少觉醒次数、提高睡眠质量。本患者以失眠及精神症状为首要临床症状,可能与松果体囊肿导致褪黑激素分泌发生改变有关,也可能与囊肿机械压迫上丘脑和中脑有关。

松果体囊肿的发生机制不完全明了,有以下几种观点:①是一种正常变异;②因某些原始细胞未分化为神经胶质,演变为囊肿;③是第三脑室顶部闭合不全留下的囊肿;④是松果体实质发生液化而形成囊肿;⑤是在胚胎发育中内衬于原始脑室系统的神经上皮发生折叠、内卷或外翻,形成了袋状囊腔。

松果体囊肿较少见,发病年龄没有特异性,大多数没有症状。但也有少数患者出现临床症状,称为症状性松果体囊肿。其临床症状有头痛、复视、恶心呕吐、视乳头水肿、癫痫发作、上丘脑综合征、共济失调及轻度偏瘫等。根据症状形成的可能机制,临床症状可分为二类。一类是由较大的囊肿压迫周围组织,如压迫中脑导水管上口和上丘脑,而引起的功能障碍。另一类可能与内分泌功能障碍有关,多表现精神行为异常,出现幻觉、兴奋、激越,并且有的存在自杀倾向,囊肿切除后精神症状明显减轻或消失。本患者囊肿切除后精神症状虽然完全消失,但很难判断精神症状是由囊肿压迫所致,还是囊肿影响内分泌功能所致,抑或两种原因共同作用导致了精神异常。

松果体囊肿的诊断依赖于其典型的影像学特征,MRI 在确定囊性占位部位及性质方面优于 CT。在治疗原则上,有症状的松果体囊肿应手术治疗,尤其是出现梗阻性脑积水和中脑顶盖受压的症状时,可考虑手术治疗。目前常用的手术方法有二种:对无脑积水者,直接开颅手术,多采用幕下小脑上和枕下经小脑幕入路;对有脑积水者,用神经内镜经脑室切除囊肿壁,打通与第三脑室后部的连接,必要时可同时行第三脑室底造瘘术。

三、经验总结

本例患者首发症状以幻觉、妄想等精神病性症状为主,无明显呕吐、视乳头水肿等神经系统症状和体征,极易误诊为精神分裂症。在临床工作中,对年龄在 40 岁以上,首次发病的患者,尤其是可能存在定向障碍、意识障碍、类似癫痫发作或记忆改变等情况时,需特别警惕器质性精神障碍的可能。虽然本例患者在外院查头颅 CT 未发现异常,但这并不能完全排除脑部器质性病变的可能性。在确定囊性占位部位及性质方面,进一步行 MRI 检查可以很大程度上减少囊肿的误诊或漏诊。

专家点评

松果体病变往往伴发睡眠问题,临床上出现睡眠问题且伴有精神症状时要尽可能完善头部检查。对颅内松果体囊性病变,头部 CT 检查没有发现异常并不意味着无异常,必要时可进一步开展 MRI 检查。

参考文献

[1] 柏树令,应大君. 系统解剖学. 北京:人民卫生出版社,2013.

[2] Trotti LM, Bliwise DL. Treatment of the sleep disorders associated with Parkinson's disease. Neurotherapeutics, 2014, 11(1): 68–77.

[3] 高元桂,蔡幼铨,蔡祖龙等. 磁共振成像诊断学. 北京:人民卫生出版社,1993.

[4] 隋帮森,吴恩惠,陈雁冰. 磁共振诊断学. 北京:人民卫生出版社,1994.

[5] CiricilloSF, DavisRL, WilsonCB. Neuroepithelial cysts of the posterior fossa. Neurosurgery, 1990, 72(2): 302–305.

[6] 周明锐,李安,元孙亮. 症状性松果体囊肿二例报告及文献复习. 中华神经外科杂志, 2012, 28(4): 375–377.

[7] Wisoff JH, Epstein F. Surgical management of symptomatic pinealcysts. J Neurosurg, 1992, 77(6): 896–900.

[8] Carr JL. Cystic hydrops of the pineal gland. J Nervment Dis, 1994, 99: 552–572.

[9] 王学廷,石珍. 先天性松果体囊肿影像学诊断. 实用放射学杂志, 2006, 22(4): 502–503.

[10] 魏德胜,莫祖娥. 松果体先天性囊肿1例分析. 中国误诊学杂志, 2008, 8(28): 7042.

[11] Uschold T, Abla AA, Fusco D, et al. Supracerebellar infratentorial endoscopically controlled resection of pineal lesions: case series and operative technique. J NeurosurgPediatr, 2011, 8(6): 554–564.

20. 矫情的农妇——颅内肿瘤所致精神障碍

作 者:阳睿 苏琴基 李大创
关键词:脑肿瘤,精神障碍,抽搐

一、病例资料

女性患者,47岁,农民,亚急性起病。因"呕吐、肢体麻木,伴性格改变20余天,加重7天"于2013年5月16日入精神科病房。患者女儿代述病史。

现病史: 患者于2013年4月24日出现呕吐,呕吐物为胃内容物,非喷射性,每天3~4次,伴头晕、腹痛,曾在当地卫生院诊治(具体不详),效果欠佳,呕吐仍明显。4月28日出现发作性双眼直视、手足麻木、双上肢屈曲,伴紧张、脸通红,呼之不应,无口吐白沫、大小便失禁等现象,持续 2~3 分钟缓解,事后不能正确回忆。之后患者有时不认识人,反复问同一句话,如"现在几点了"。4 月 29 日上述现象又出现过 2 次。发病后家人发现其性格改变明显,不理人,少语,家人问话不答。经常诉身体这里痛那里痛,如腰痛、颈部酸胀等,要求家人给她按摩。情绪不稳定,一不高兴就说自己病得严重了,"要死了",显得很矫情。穿衣、洗澡等日常生活不能自理,需要家人协助。食欲差,进食少,经常呕吐。睡眠差。同年 5 月 7 日到某三级甲等中医院住院治疗,住院期间多次出现发作性手足麻木,继而双眼直视,双上肢屈曲,每次持续 2~3 分钟,过后不能回忆,每天 6~7 次。曾有一次将小便解在身上。近一周上述症状加重,不愿下地行走,反复诉没有力气,不愿说话,不愿睁眼,家人扶患者坐起来吃饭时就骂家人是"畜牲"。家人见其症状加重于 5 月 16 日转至某综合医院急诊科,拟"精神障碍查因"收入精神科。患者病后无高热、昏迷,无冲动、伤人、自杀、自伤行为,无明显情感高涨或低落的表现,否认有精神活性物质及非成瘾性物质使用史,否认有颅脑外伤史,饮食较前减少,睡眠差,大便基本正常,体重无明显增减。

既往史:有"慢性胃病"史,具体不详。

个人史无特殊。

体格检查:体温 37.7℃,脉搏 92 次 / 分,呼吸 20 次 / 分,血压 130/64mmHg。神志清楚,检查不合作,颈稍抵抗。心、肺、腹查体未见明显异常。四肢肌力检查不配合,不能遵嘱做动作,让其张口、伸舌、握手等动作不合作,四肢能抬离床面,能自行摸脸擦脸。肌力Ⅲ级,肌张力降低,生理反射存在,病理反射未引出。

精神状况检查:神清,定向准,接触差,不合作,闭眼。反复诉没有力气,躺在床上要家人搬动。问话少答或不答,不愿暴露内心体验。情感淡漠,情感反应不协调。自知力部分存在。

入院诊断:精神障碍待查;抽搐待查?

辅助检查:血常规:白细胞计数 7.8 × 10⁹/L,正常参考值:(3.5~9.5) × 10⁹/L,中性粒细胞百分比 77.0%↑(正常参考值:40%~75%)。肝、肾功能未见明显异常。

入院后未使用精神类药物,5 月 17 日患者出现意识模糊,烦躁,有抽搐、呕吐等症状。神经系统检查有颈抵抗感,考虑与脑部疾病有关。行腰椎穿刺脑脊液检查,穿刺成功后,见清亮脑脊液快速喷出,立即送还穿刺针芯,谨慎测脑脊液压力为 500mmH₂O↑(成人正常参考值:80~180mmH₂O),极缓慢地放出少量脑脊液送检。立即给予甘露醇 250ml 快速静滴降颅压。脑脊液检查:潘氏试验弱阳性(±),白细胞计数 3.0/mm³个(正常参考值:<10/mm³ 个),葡萄糖 1.2mmol/L↓(正常参考值:2.5~5.5mmol/L),蛋白 596mg/L↑(正常参考值:150~450mg/L),墨汁染色未找到新型隐球菌。

急请神经内科会诊后于当日转该科继续治疗。入神经内科后急查头颅 CT:左额叶皮层下可疑低密度灶,幕上脑室稍扩张(图 8)。

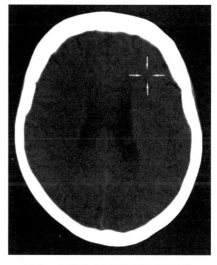

图 8 左额叶皮层下可疑低密度灶

肺部 CT:①双肺弥漫病变:肺部感染?肺转移瘤?②心包积液(图9、10)。

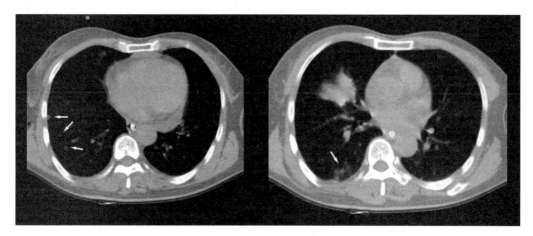

图 9 双肺弥漫病变

糖类抗原检验结果:糖类抗原(CA-125)定量 46.43IU/ml(正常参考值:<35IU/ml),糖类抗原(CA19-9)定量 381.700IU/ml(正常参考值:<35IU/ml),糖类抗原(CA-50)定量 83.060U/ml(正常参考值:<25IU/ml)。根据患者临床表现及 CT 结果,诊断考虑脑肿瘤。治疗上予甘露醇、甘油果糖等脱水降颅压,并以营养神经、清除氧自由基、维持水电解质平衡等对症支持治疗。5月18日患者出现浅昏迷,烦躁,呼吸稍促,心率快,血压不稳,由于患者病情危重,持续心电监护,未能行头颅 MRI 及肺部纤支镜检查。5月24日患者突然病情加重,血压下降至 60/30mmHg 左右,心率 110次/分,呼吸 10次/分,双侧瞳孔散大,直径

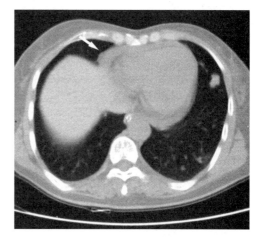

图 10 心包积液

约 7mm,对光反射消失,呈深昏迷,经抢救后患者在呼吸机支持、多巴胺维持下生命征平稳。后因经济原因,家属要求自动出院。

最后诊断:脑器质性精神障碍;颅内肿瘤;肺部转移瘤?呼吸循环衰竭;心包积液。

随访:患者出院后 1 天后死亡。

二、讨论

此案例病程短,起病较急,进展快,发病年龄晚,首发症状为癫痫样发作,之后出现精神病性表现,最后患者很快出现呼吸循环衰竭而死亡。综合整个病情发展,精神症状是脑瘤直接或间接引起的可能性较大,不考虑精神分裂症的可能。

颅内肿瘤是指生长于颅腔内的新生物,简称脑瘤。它可原发于颅内的各种组织,称为原发性颅内肿瘤。各年龄组都有发病,但以 20~40 岁者最多。也可从身体其他部位扩散而来,

称转移性或继发性颅内肿瘤。原发性脑瘤的病因尚不清楚。遗传因素很可能也参与一般脑瘤的发病。

　　脑瘤的具体临床表现形式决定于肿瘤的性质、大小、生长速度和部位。一般为缓慢起病,症状的演变以月、年计。转移性脑瘤的发展较快,病情的变化以日、周计。20% 脑瘤患者的初发症状为癫痫。长期不易控制癫痫而行颞叶切除手术者,相当一部分发现为肿瘤。最初的症状也可能为认知、情感等脑功能微细的改变或人格障碍,这些并无明确定位意义。脑功能弥漫失调症状往往不引起家属或医师的重视。常见临床表现有以下几方面。

　　(一)局灶症状。一部分患者以肿瘤所在局部神经结构的刺激或破坏症状(局灶症状)起病。随肿瘤体积的增大逐渐出现邻近神经组织受累的临床表现,至后期可发生颅内压增高症状和远隔症状。

　　1. 大脑半球

　　(1)中央区。可引起局限性单纯体感性发作或单纯运动性发作,可进而扩散为继发性全身发作,意识丧失、全身抽搐。局限性运动性发作终止后,抽搐肢体可有短暂的发作后瘫痪。

　　(2)额叶。可出现工作能力减退,人格改变,丧失主动性,理解、判断迟缓,记忆减退,不注意整洁等。表现双眼向一侧(通常向病损对侧)转动的全身性发作或无局限起始的全身性抽搐发作。可有尿失禁和步态障碍。损及左侧额下回后部时发生运动性失语。

　　(3)颞叶。可有情绪、行为、睡眠等改变及幻觉,有的类似功能性精神病。表现发作性幻嗅(钩回发作)、精神症状发作和复杂部分性发作,统称颞叶癫痫。也可表现为转动性发作或无局限起始的全身性发作。深部病变出现对侧同向上象限视野缺损。

　　(4)顶枕叶。可出现失用、空间定向及体像障碍、对侧同相偏盲。主侧受累尚可出现失语、失读、失写等交往障碍。

　　2. 蝶鞍区

　　(1)垂体腺瘤。具有内分泌活性的垂体腺瘤过多产生垂体激素,引起相应的临床症状和血液中有关激素浓度的改变。

　　(2)颅咽管瘤。多数位于鞍上,大约 15% 位于鞍内。可压迫视神经、视交叉或视束而出现各种视觉障碍。

　　3. 小脑。主要表现为肢体或躯干运动的进行性共济失调和眼球运动异常。

　　4. 桥小脑角。听神经鞘瘤为最常见。常以一侧耳鸣起病,伴进行性听力减退或眩晕。

　　5. 脑室。第三脑室的肿瘤阻塞室间孔,引起脑积水,产生颅内压增高的症状。

　　6. 脑干。脑干两侧多个脑神经先后受累,尤其以展神经、面神经和三叉神经为最常见,锥体束也可能继而出现损害。

　　7. 脑膜。可出现头痛、精神异常、脑神经麻痹、腰骶神经根炎等,有的表现癫痫发作。多数有脑膜刺激征。

　　(二)颅内压增高症状。症状的性质和程度决定于脑肿瘤的部位、生长速度和患者年龄。主要有头痛、呕吐、视乳头水肿三联征,还可引起展神经麻痹、复视、眩晕、癫痫发作、脉

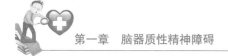
搏徐缓及血压升高等现象,严重时可出现脑疝。

颅内肿瘤最初的症状也可能为认知、情感等脑功能改变或人格障碍,这些并无明确定位意义。脑功能弥漫性失调症状往往不引起家属或医师的重视。颅内肿瘤伴发精神障碍临床上非常多见,尤以额、颞叶及胼胝体部位多见,中老年患者较年轻人更易发生。精神障碍表现形式与肿瘤发生部位有关。脑肿瘤在病程的某一阶段可表现为精神障碍,也有少数患者以精神障碍为首发症状,特别是颞叶与额叶的肿瘤,精神障碍可能是其唯一的早期症状,而神经系统体征不明显。对无端的性格改变或抗精神病药物治疗无效的精神障碍患者,应怀疑是否患有脑肿瘤,及时进行头颅 CT 或者 MRI 检查。怀疑颅内肿瘤时首选 MRI。对于颅底、脑干和小脑的病损,MRI 远优于 CT、核素造影等其他检查。

出现以下情况者均应考虑除外颅内肿瘤。①对不明原因的头痛,部分发作的癫痫,或成年后首次发作的、伴有阳性神经系统体征的全身性癫痫;②颅内压增高症;③认知功能进行性减退;④某个特定脑功能(例如说话、言语、空间定向)的进行性损害;⑤颅内某个特定解剖部位的局限性神经损害(如桥小脑角);⑥各种神经内分泌紊乱;⑦脑神经麻痹或进行性视力减退;⑧婴幼儿反复发作呕吐及头围增大;⑨肿瘤患者突然出现神经症状。应详细询问病情经过和仔细地进行全面体格检查,以找出可能存在的全身肿瘤,并初步确定颅内病损的部位,推断是否为脑瘤以及可能是哪一种脑瘤。关于颅内肿瘤伴发精神障碍,病程早期出现的精神障碍,多为肿瘤本身对脑组织的直接作用引起,在定位诊断上有意义;病程晚期出现的精神障碍,多为肿瘤直接和间接共同作用引起,在临床定位诊断上无意义。

治疗方面包括:①对症治疗。凡颅内压增高者应降颅内压治疗。癫痫发作患者采用抗癫痫药物。②手术治疗。颅内肿瘤手术摘除是最基本的治疗方法。凡生长于可以用手术摘除部位的肿瘤,均应首先考虑手术治疗。③放射治疗。用于不适合手术或不能全切除的脑瘤,有术后全脑放疗、术中放疗、肿瘤间质内放疗。④脑疝治疗。脑瘤患者病情急剧恶化,出现意识迟钝或天幕裂孔疝的迹象时,必须进行应急治疗。可给地塞米松,日剂量 30~60mg,或甲泼尼龙(甲基强的松龙),日剂量 120~200mg,每 4~6 小时一次。用以减轻脑水肿、降低颅内压。20% 甘露醇的快速静脉滴注也可暂时降低脑水肿引起的颅高压症状。对脑室系统阻塞引起的颅内高压,必要时需紧急脑室引流减压。

该例患者 47 岁起病,精神症状为首发,主要表现为性格改变、情绪不稳定、情感淡漠、日常生活能力下降,同时伴有癫痫、躯体疼痛、恶心呕吐、乏力等不容忽视的躯体症状,头颅 CT 示"左额叶皮层下可疑低密度灶",最后因呼吸循环衰竭而死亡。至此,基本上不考虑精神分裂症可能性。鉴于患者有明确的颅内肿瘤诊断依据,考虑为颅内肿瘤所致的精神异常。

三、经验总结

本例患者精神异常起病快,病程短,以精神运动性抑制为主要表现,虽伴有呕吐及癫痫发作,但由于症状不典型、检查不够仔细而被忽略。

通过本案例,总结以下经验教训。

第一,腰椎穿刺术前要严格把握适应证、禁忌证。本例患者腰穿时发现脑脊液压力高达500mmH$_2$O,极度危险。好在腰穿时上级医师在场,处理及时恰当,才未导致严重后果。本案例提示精神科医生,颅内高压为腰穿禁忌证之一,腰穿前对患者的体格检查要细致,评估要充分,流程及操作要规范。

第二,对于急性起病,且伴意识、智能及性格改变的精神障碍患者,要尽早实施头颅CT或者MRI检查。精神障碍患者合并有抽搐、剧烈头痛、吞咽困难、肌无力、尿失禁、呕吐等症状时,应将颅脑CT、MRI或脑脊液检查列为常规必检项目,做得越早越好。

专家点评

精神科临床工作中实施腰椎穿刺术的机会并不太多,很容易出现术前评估不充分、禁忌证把握不到位、穿刺技术和流程不规范、应急处置不娴熟等问题,需要引起精神科临床医生的重视。另一方面,如腰椎穿刺中发现脑脊液快速喷出,应立即将穿刺针芯送回,再慢慢谨慎地放出少量脑脊液送检,穿刺结束后必要时立即脱水降颅压以预防脑疝的形成。

参考文献

［1］陈灏珠,林果为. 实用内科学. 第13版. 北京:人民卫生出版社,2009.

［2］Lee C H, Chung C K, Chi H K. Genetic differences on intracranial versus spinal cord ependymal tumors:a meta-analysis of genetic researches. European Spine Journal, 2016, 25(12):1-10.

［3］何泽田,何其华. 脑瘤误诊为精神障碍24例临床分析. 医学理论与实践, 1999,(9):546.

［4］刘树鑫,郑佳坤. 颅内肿瘤伴发精神症状30例临床分析. 中国神经精神疾病杂志, 1996,(2):101-102.

［5］Shi ZH, Xu M, Wang YZ, et al. Post-craniotomy intracranial infection in patients with brain tumors:a retrospective analysis of 5723 consecutive patients. British journal of neurosurgery, 2017, 31(1):5-9.

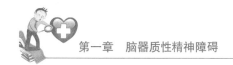

21. 失踪的女子——垂体腺瘤所致精神障碍

> 作　者：阳睿　卢素洁
> 关键词：视物模糊，精神障碍，垂体腺瘤

一、病例资料

女性患者，38 岁，离异。因"反复言行异常伴视物模糊 3 年，外走 10 个月"于 2012 年 7 月 21 日收入精神科。患者哥哥提供病史。

现病史：患者于 2009 年 6 月份无明显诱因逐渐出现睡眠欠佳，易惊醒，胆小，情绪不稳定，敏感，易紧张，有时诉头痛、眼花。2009 年 8 月份出现精神异常，表现为恐惧、害怕，多疑，疑人害己，胡言乱语，无端说有人害自己，声称有人追杀自己，家人的解释无法打消其疑虑。行为改变，有时自言自语，不知所云，或整日紧张、担心，不敢出门。伴有头晕头痛、视物模糊。2009 年 9 月份出现阵发性晕厥、倒地，有摔伤。在当地医院行头颅 CT 检查发现垂体腺瘤，入住神经外科，行微创手术治疗，具体不详。出院诊断"垂体腺瘤"。术后睡眠改善，敏感多疑等精神症状逐渐消失。2010 年在当地医院复查头颅 CT 发现脑垂体腺瘤有复发，但未治疗。当时主诉不明显，精神状态基本稳定，未出现言语行为异常，情绪稳定。2011 年 2 月份患者父亲去世后病情波动，主诉头晕头痛、视物模糊，睡眠差，有时整晚不睡，孤僻不合群，不愿与人交往，不理人，少语，有时自言自语，独自傻笑，无端猜疑别人害她，无故紧张、害怕，不敢见陌生人，不愿做工，整日待在家里。在某精神病专科医院门诊就诊半年，诊断"精神分裂症"，在家人督促下服药，药名及剂量不详，睡眠改善，但仍多疑。2011 年 9 月份患者擅自离家外出后失踪。2012 年 3 月份其家人接到外省公安局的电话：患者在外省某精神病专科医院住院，诊断精神分裂症。当时患者已住院治疗数月，治疗不详。接回家后患者表现反应迟钝，记忆下降，有时发愣，站立不语，家人督促下可做家务，但家人发现其劳动能力下降。回家后家属未继续带患者就医，也未坚持给患者服药。2012 年 5 月份患者又出现自语、乱语，说有人害自己、有人威胁自己、有人给她下毒等，脾气暴躁，行为紊乱，乱走，不知道回家，记忆力差，反复诉视物模糊等。于 2012 年 7 月 21 日送某综合医院精神科住院进一步诊疗。近来患者无高热、抽搐、昏迷及大小便失禁史，饮食较前减少，睡眠差，大小便基本正常，体重无明显增减。

既往史：平素体健，无输血史，患者外走后有无外伤史、毒物接触史等均不详。

个人史：初中文化，病前合群，能力一般，育有 1 女，病后因夫妻感情不和离异，独自生活，冶游史不详。

月经史：已停经 3 年，具体不详。家族史无特殊。

体格检查：体温 36.7℃，脉搏 88 次 / 分，呼吸 20 次 / 分，血压 94/62mmHg，身高 158cm，体重 50kg。神志清楚，双眼视力粗测下降，心、肺、腹查体无明显异常。四肢肌力、肌张力正常，生理反射存在，病理反射未引出，脑膜刺激征（−）。

精神状况检查：意识欠清晰，定向欠佳，不知道目前医院所在城市，知道自己的名字与年龄，但是讲不出出生年月，知道今天是几月几日，但上午、下午搞不清。接触不合作，回答问题多是"不知道哦！你说呢？"反复引导下可暴露部分内心活动。言谈过程中患者有些神神秘秘，讲话吞吞吐吐，有明显掩饰内心活动倾向。有时东一句西一句，思维散漫。存在幻听及被害妄想，说自己不能在陌生人面前随意说，称有人威胁自己，问之具体是什么人，患者不愿意透露。认为路上有不怀好意的人盯住自己，怀疑有人要追杀自己，到哪里都不安全，怀疑家人已被收买。记忆下降，说不出早餐进食内容，不能讲述外出流浪的经过；理解判断力稍差，不能较好理解一般常用成语，如锦上添花、画蛇添足、自相矛盾等的含义，不能较好讲述鸡与鸭的异同；能计算两位数加减法，但 100 以内连续减 7 运算慢，有多处错误，注意力欠佳，粗测智能下降。情感反应不协调，不时自笑。意志减退，生活需督促，无主动要求，未发现有冲动、伤人、毁物行为，有摸头、跺脚等怪异行为。无自知力。

辅助检查：①三大常规、肝肾功能、电解质、甲状腺功能、乙肝、梅毒、心电图、腹部 B 超未见明显异常。②性激素检查：人促黄体生成素 20.9mIU/ml（女性卵泡期 1.2~12.7mIU/ml、排卵期 15.5~90mIU/ml、黄体期 0.5~14.6mIU/ml），人促卵泡生成素 10.71mIU/ml（女性卵泡期 2.5~11.4mIU/ml、排卵期 3.3~21.7mIU/ml、黄体期 1.2~7mIU/ml），雌二醇 1441.34pg/ml（女性非孕期 30~400pg/ml），睾酮 0.53ng/ml（正常参考值 2.8~12ng/ml），催乳素 14.59ng/ml（女性正常参考值 2.41~27.36ng/ml），孕酮 0.54ng/ml（女性卵泡期 0.2~2.4ng/ml、黄体期 6.0~20.5ng/ml、绝经期 0.1~1.8ng/ml）。③头颅 MRI 检查：鞍区扩大，其内见不规则形异常信号影，边界清，大小约 1.6cm×2.0cm×2.2cm，信号欠均匀；双侧大脑、小脑半球对称，形态如常，脑实质未见异常信号影，脑室、脑池系统形态、大小未见异常，脑沟、脑裂未见增宽、加深征象，中线结构居中，脑干形态、信号未见异常。双侧蝶窦内见异常信号影填充。影像诊断：鞍区占位，建议增强检查（图 11）。④脑电图检查：两半球基本波率为低幅不规则的快波活动，呈广泛性分布，双侧基本对称，调节、调幅差，各导联可见少量 9~12Hz 低幅 α 波，不以顶 – 枕区为主，混杂较多弥漫性低 – 中幅的 θ 波及 θ 活动。视反应未见明显改变。过度换气：未见明显改变。印象：轻度异常脑电图，轻度异常脑电地形图。⑤心理测试：韦氏成人智力测试全量表智商 84，操作智商 95，言语智商 87，韦氏记忆测试 55，测试中患者不太配合，注意力不太集中。PANSS 量表阳性症状量表总分 31，突出阳性症状群为幻觉、妄想；阴性症状量表总分 31，突出阴性症状群为情感平淡、意志减退。

入院诊断：脑器质性精神障碍；鞍区占位。

诊疗过程：入院后患者表现较安静，无吵闹，但怪异行为较多，无目的地在各个病房穿梭，怪异手势，并且不太配合检查及治疗，警惕性高，不信任医护工作人员，在家属及护理人员协助下完成头颅 MRI 等多项检验检查。神经外科会诊后考虑：鞍区占位，结合患者既往病史及手术史，考虑垂体腺瘤可能性大，建议手术治疗。后与家属进行病情沟通，考虑精神症状与脑部病变相关的可能性大，单用抗精神病药物治疗效果可能不满意，建议行手术治疗原发病，但家属由于经济原因拒绝进一步手术治疗，住院 4 天后自动出院。

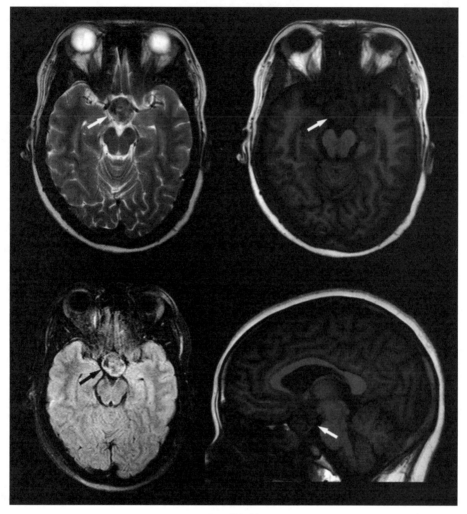

图 11 鞍区占位

最后诊断: 垂体腺瘤所致精神障碍。

随访: 出院后 2014 年 12 月电话随访,家属告知患者多次因精神症状影响而外走,2013 年外院行 HIV 确诊试验阳性,2014 年 6 月最后一次出走后未能找回,已向派出所报案。

二、讨论

垂体瘤是一组从垂体前叶和后叶及颅咽管上皮残余细胞发生的肿瘤。是一种较为常见的生长缓慢的颅内肿瘤,其发病率在颅内肿瘤中仅次于脑胶质瘤和脑膜瘤,约占 10%,但尸检发现率为 20%~30%。由于影像学及内分泌检查手段和显微外科的进展,诊断和治疗水平均有了明显提高。该病在男性略多于女性,青壮年时期居多,女性患者更易罹患泌乳素分泌型垂体腺瘤,常常会影响患者的生长发育、生育功能、学习和工作能力。

脑垂体是体内的一个重要的内分泌器官。分为腺垂体(垂体前叶)和神经垂体(垂体后叶)。垂体前叶有 5 种不同功能的腺细胞。主要分泌蛋白类激素,如生长素、催乳素、促肾上腺皮质激素和促黑色素细胞素;后者主要是储藏下丘脑产物的器官,如抗利尿激素、催产素。垂体腺瘤按激素分泌类型分为功能性垂体腺瘤(如催乳素腺瘤、生长激素腺瘤、促甲状腺激素腺瘤等)和无功能性垂体腺瘤。按肿瘤大小分为:巨大腺瘤(直径>3cm)、大腺瘤(直径1~3cm)和微腺瘤(直径<1cm)。结合影像学分类及病理学分类分为侵袭性垂体腺瘤和非侵袭性垂体腺瘤。

垂体腺瘤的临床表现与激素水平、肿瘤大小及侵袭程度有关,主要包括几大类:激素分泌异常症群、肿瘤压迫垂体周围组织的症群、垂体卒中和其他垂体前叶功能减退表现。

(1)激素分泌异常症群:如生长激素过多引起肢端肥大症;激素分泌过少症群,当无功能肿瘤增大,正常垂体组织遭受破坏时,因促性腺激素分泌减少而闭经;不育或阳痿常最早发生而多见。

(2)肿瘤压迫垂体周围组织的症群以肿瘤向鞍外扩展压迫邻近组织结构出现的压迫症状最为多见,往往为患者就医的主要原因,如:神经纤维刺激症呈持续性头痛;视神经、视交叉及视神经束压迫症,患者出现视力减退、视野缺损和眼底改变。

(3)垂体卒中:垂体腺瘤可突然发生大块性出血或梗死,从而引起突然剧烈的临床症状,为外科的紧急症。其临床表现多种多样。典型卒中表现为急性头痛、头晕、呕吐等颅压增高症状,以及视力视野改变,压迫下丘脑、脑神经引起的症状,严重者会导致死亡。

(4)其他垂体前叶功能减退表现:身材矮小和性发育不全、尿崩症、性腺功能减退等。另外,接近第三脑室的染色垂体腺瘤可引起明显的精神异常,表现为迟钝、嗜睡、无欲、记忆力减退、集中注意力困难,甚至虚构、错构,也可见幻觉、妄想。

垂体腺瘤患者常见的认知功能障碍主要表现为执行功能及记忆损害,常可合并抑郁、焦虑、行为紊乱及人格改变等诸多问题。其发生机制可能与下丘脑 – 垂体 – 靶腺轴受损致激素分泌紊乱有关,也可能与情绪异常、肿瘤占位及治疗方法等多种因素有关。

有研究报道,垂体瘤所致精神障碍有几个共同点:①发病前1~2天有发作性激越。②病程呈间断发作性,且缓解期完好。③精神障碍与月经周期有密切关系。④血清PRL检查均>100ng/ml,垂体MRI加强扫描提示垂体微腺瘤。徐贵云等对伴有精神障碍的垂体微腺瘤的临床分析中,临床表现有少语少动,反应迟钝,食欲差,焦虑心烦,多疑,易发脾气,关系妄想,被害妄想等。垂体微腺瘤所致精神障碍的精神症状多种多样,需与精神分裂症、心境障碍鉴别。与精神分裂症的区别:精神分裂症为慢性起病进行性加重的病程,一般有明显的幻觉、妄想,社会功能损害较明显;而垂体微腺瘤所致精神障碍为间断发作性病程,幻觉、妄想症状不明显,缓解期完好,对精神药物治疗效果不佳,对合并溴隐亭治疗效果好。与心境障碍区别:垂体微腺瘤所致精神障碍的情感症状,缺少心境障碍的情感的内心体验,无相应的自我评价过高或过低。

MRI是目前诊断下丘脑和垂体病变的最重要的检查方法,已广泛用于垂体腺瘤的影像评估。MRI可发现>2mm大小的病变,并且能很好的显示垂体腺瘤及周围组织结构的解剖关系,垂体腺瘤一般表现为短T_1长T_2信号。近年来通过对序列参数的优化及对射频及信号采集方式的改进,出现了如弥散加权成像(diffusion weighted imaging, DWI)、动态增强技术、弥散张量成像(diffusion tensor imaging, DTI)、功能磁共振成像(functional magnetic resonance imaging, fMRI)等很多新的应用,并成功应用于肿瘤的诊断及治疗等方面。目前MRI主要应用于提高垂体腺瘤的影像质量,判断肿瘤侵袭性,区分肿瘤与垂体组织,评估肿瘤质地等方面，从而大大地提高了诊断的准确性，以及为术前评估提供了较准确的依据。MRI 的后处理技术中三维影像重建技术能重建出鞍区病变及周围重要结构，并能虚拟演练手术；垂体腺瘤术中 MRI 及术中导航技术，能有效减少再手术的概率，增加肿瘤切除率并减少手术并发症的发生。

由于各型垂体肿瘤发生机制不同、临床表现各异，治疗选择多样。但目前大部分垂体腺瘤主要是外科手术治疗，还有药物治疗、放射治疗、基因治疗。不同的治疗方案各有利弊，应根据具体的分型及表现选择个体化治疗。随着科学及技术的不断进步，神经外科、眼科、内分泌等多学科的共同协作，多种治疗方法的联合应用等，垂体腺瘤的治疗还有更广阔的发展空间，必将取得更好的疗效。

三、经验总结

本例患者在幻觉妄想等精神症状出现时，就有视物模糊症状，故推断此时患者垂体肿瘤已压迫视神经通路，患者先有肿瘤后出现精神症状，切除肿瘤后精神症状随之好转，考虑垂体腺瘤所致精神障碍是有依据的。虽然患者 3 年前已行手术治疗，但术后肿瘤复发，出现视物模糊及闭经症状，仍考虑精神症状为垂体腺瘤临床表现的一部分。遗憾的是患者因经济原因不能行手术治疗。患者为青年女性，且以幻觉、妄想等精神症状表现为主，很容易考虑精神分裂症的诊断，但进一步询问病史发现患者伴有头痛、视物模糊、提早停经等表现，故需进一步完善相关检查及仔细询问病史等，以避免误诊的发生。避免误诊的措施包括：①询问病史要详细，女性尤其对月经史要详细了解。女性患者若有溢乳、月经改变的，须进行血清 PRL 和 MRI 检查。②详细了解病程形式，即病程是持续性还是间断性等。③仔细体格检查，看是否发现阳性体征。④了解精神症状的特点等。

专家点评

对于女性精神病患者需重视月经史及其主诉，精神异常且伴有头痛、视物模糊时需警惕患垂体腺瘤的可能。

参考文献

［1］卢刚,吴旭,黄礼明等. 神经垂体肿瘤临床影像诊断分析. 辽宁医学杂志,2007,21（5）：293-295.

［2］毛季萍. 垂体瘤的诊断和治疗进展——内分泌代谢疾病（6）. 新医学,2003,34（11）：713-714.

［3］中国垂体腺瘤协作组. 中国垂体腺瘤外科治疗专家共识. 中国医学杂志,2015,95（5）：324-329.

［4］刘云廷. 垂体腺瘤的治疗进展. 解放军医药杂志,2000,12（4）：252-254.

［5］Müssig K，Besemer B，Saur R，et al. Deteriorated executivefunctions in patients with successful surgery for pituitary adenomas compared with other chronically ill patients. Journal of the International Neuropsychological Society Jins，2011，17（2）：369–375.

［6］姚勇，柳夫义，王任直. 垂体泌乳素腺瘤研究现状. 神经疾病与精神卫生，2008，8（6）：480–483.

［7］徐贵云，黄杏梅. 垂体微腺瘤与精神障碍附 –8 例临床分析. 临床精神医学杂志，1999，9（6）：309–330.

［8］张建鹤，王守森. 垂体腺瘤的磁共振影像技术研究进展. 中华神经医学杂志，2016，15（1）：93–95.

［9］周腾渊，陈来照. 垂体腺瘤的诊疗现状及进展. 中华临床医师杂志（电子版），2016，10（8）：139–142.

［10］葛予. 以精神障碍首发的垂体微腺瘤误诊分析. 中国社区医师（医学专业），2011，13（31）：237.

22. 倔女子的真假抽搐——脑灰质异位症

作　者：李易　卢素洁
关键词：精神障碍，甲状腺功能亢进，癔症，癫痫，灰质异位

一、病例资料

患者，女性，25 岁，因"情绪不稳、多疑伴反复自杀 3 年"于 2012 年 7 月 19 日入精神科病房。患者丈夫介绍病史。

现病史：患者于 2009 年 7 月份无明显诱因下出现情绪不稳、烦躁、脾气大，经常因小事与家人争吵。有时找不到自己的东西时就说有鬼上了她的身体，说有人害她，偷她东西等。有明显自杀倾向，如吵架时多次威胁家人要跳楼自杀，均被家人制止。1 月前自服一瓶抗甲状腺药物，在当地医院抢救后脱离生命危险，期间曾行头颅 CT（–）（未见检查结果）。此次因自行服下两口"洗发水"半小时到急诊科就诊，急诊科拟"精神障碍查因"收入精神科住院。患者近一个月来饮食较前增多，睡眠差，大小便基本正常。病后一直未接受精神病专科诊疗。

既往史：近半年反复发热，最高体温 42℃。多次在外院住院治疗，曾诊断"双肺炎、盆腔炎、支原体感染、衣原体感染、甲状腺功能亢进症"，曾行"盆腔粘连松解术"。

个人史：自幼智能较常人欠佳，小时候学习成绩差，多次留级，读完小学 4 年级后便辍学

在家务农。能做一般农活，工作质量差。性格倔强，不讲道理，难以理喻，动不动就威胁家属要自杀，特别在跟丈夫争吵时，以此逼丈夫妥协。有时家人感觉其有种说不出的"迷糊"，如突然不说话、呆立不动。否认烟酒嗜好及毒品使用史。月经史不详。育1子，健康。

家族史：其父亲10多年前因"鼻咽癌"去世。

体格检查：意识清晰，体温36.6℃、脉搏90次/分、呼吸20次/分，血压110/68mmHg。轻度突眼，甲状腺Ⅱ度肿大，无触痛。心肺腹未见异常。神经系统检查未见异常。精神检查：接触被动，答话欠切题，思维松弛，对病史否认，有隐藏内心活动倾向。否认自己"自杀"，称丈夫在编故事。反复引导下可暴露一定内心活动，既往可疑被跟踪感，说自己在打工期间感觉不安全，到处有眼线，有人跟踪自己；可疑内心被揭露感，觉得自己的事情都被那些跟踪自己的人知道了，他们传来传去，讲自己的事情。目前否认幻觉、妄想等精神病性症状。粗测记忆力正常。一般常识欠佳，计算力、理解判断力偏差。情绪激动，易激惹，情感反应欠协调，行为表现幼稚。否认自己需要住院，无自知力。

入院诊断：甲状腺功能亢进所致精神障碍？

辅助检查：①甲状腺功能：FT_3 8.09pmol/L↑（正常参考值：2.63~5.7pmol/L），FT_4 16.13pmol/L（正常参考值：9.01~19.05pmol/L），TSH 0.13uIU/ml↓（正常参考值：0.35~4.94uIU/ml）。②甲状腺彩超示"弥漫性甲状腺肿大并双侧叶结节"。③脑电图提示：轻-中度异常脑电图；脑电地形图：异常脑电地形图。④三大常规、肝肾功能、电解质、免疫学常规检查（HIV、TPPA、HCV、HBV）、胸部正侧位片、腹部B超、心脏彩超均无异常。心电图：窦性心动过速（115次/分）。⑤韦氏成人智力测验：言语智商81，操作智商79，总智商78。⑥韦氏成人记忆测验：记忆商数92。

诊疗过程：入院后予甲巯咪唑片（10mg/次，2次/日）口服治疗甲状腺功能亢进、奋乃静片（4mg/次，2次/日）控制精神症状。住院期间发现患者有怪异行为，隔日发作一次，持续半小时到6小时不等。表现为频繁四肢大幅度抽动，过度换气，问之不理。每次监测生命体征、急查血糖、血气分析无特殊。发作时瞳孔等大等圆，直径3mm，对光反射灵敏。将其肢体抬高放下后患者有保护性动作。静脉推注地西泮注射液20mg后症状缓解。住院第9日复查脑电图示"中度异常脑电图：两半球基本波率为低-高幅不规则快波节律，呈广泛分布，夹杂少量9~12Hz α波活动，以顶-枕区为主，双侧基本对称，调节、调幅较差，各导联可见较多中-高幅的θ波及θ活动，偶见阵发性出现短程高幅θ活动"。住院第13日，患者与丈夫吵架后突然出现头痛、头晕，继而出现全身抽动，意识模糊，问之能简单点头、摇头回应，伴大汗、面色苍白。给予吸氧，急查血气分析：pH7.47，PCO_2 30mmHg，PO_2 78mmHg，予地西泮注射液20mg静脉推注后患者无缓解。一小时后肌内注射氟哌啶醇注射液5mg及氯硝西泮注射液1mg，患者入睡6小时后症状消失，不能完全回忆发作过程。

上级医师查房后认为，患者症状不能用甲状腺功能亢进所致精神障碍解释。进一步追问病史发现，患者入院前半月与丈夫吵架后出现上肢摇摆，有时合并下肢摇摆，同时慢慢倒地，呼之不应，持续1个多小时，能自行好转。当时无口吐白沫、双眼上翻、大小便失禁等，无跌倒、唇舌咬伤。结合脑电图异常，考虑脑部器质性病变可能，跟患者家属联系，建议进一步行头颅磁共振检查。头颅MRI+增强结果提示：双侧脑室边缘欠光滑，室管膜下见多个斑点状、小结节状等T1等T2信号影，信号与灰质相似，周围未见水肿，Gd-DTPA增强扫描病灶未见强化，符合室管膜下灰质异位改变（图12）。

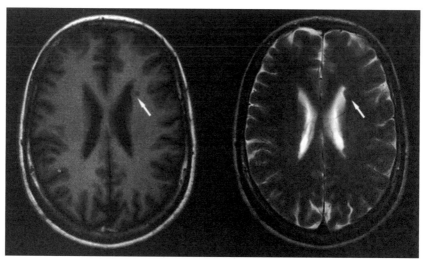

图 12　灰质异位

请神经内科会诊后，修改诊断为：器质性精神障碍；双侧室管膜下灰质异位；继发性癫痫；甲状腺功能亢进症。按神经内科会诊建议，加用丙戊酸钠片（0.2g/ 次，3 次 / 日）口服。住院 16 天后查脑电图示"轻度异常脑电图（脑电图较前慢波减少）"。住院第 25 天时，患者受刺激后再次出现过度换气、四肢抽动，肌内注射氯硝西泮注射液 1mg 无缓解。再肌内注射氟哌啶醇注射液 5mg 后患者安静，配合心理疏导及暗示治疗。但 10 多分钟后患者突然从床上坐起，吞服 1 勺洗衣粉约 15g，即予 20% 甘露醇注射液 250ml 口服并嘱大量饮水促进排泄及催吐。次日查房，患者对之前发生的事情能完全回忆，自诉被丈夫惹了，因愤怒而吃洗衣粉。8 月 10 日患者家属要求出院。出院时复查血常规、生化、甲状腺功能、心电图无异常。出院建议：①建议神经外科、神经内科进一步诊疗；②可继续少量奋乃静口服；③加强监护，防自伤、自残、自杀及攻击等危险行为。

随访：出院后一月随访，患者在家属的督促下坚持服用丙戊酸钠片（0.2g/ 次，3 次 / 日）、奋乃静片（4mg/ 次，2 次 / 日）。家属平时尽量减少对患者造成心理刺激。检测甲状腺功能正常。未发现明显凭空闻声、多疑等精神病性症状，但怪异行为时常发作。患者母亲补述：患者的病小时候就存在，经常行为怪异，比如走路时突然站立不动、发呆。吃饭时筷子掉在地上全然不知，继续保持手握筷子动作吃饭。半年后随访失联。

二、讨论

脑灰质异位症（gray matter heterotopia，GMH）指从脑室周围的生发层向脑表面皮层灰质的放射状神经元移行过程受阻后，导致神经元在皮层以外异常部位聚集，皮质下神经元不能迁移到正常部位所引起的一种皮质发育畸形疾病，可与其他先天畸形并存，如合并分裂脑畸形、多脑回畸形、巨脑回畸形、无脑回畸形、胼胝体发育不全等。这种发育障碍发生在胚胎 7~24 周左右。本病多起病于婴幼儿，常于儿童期或青春期发病。在正常新生儿的脑皮质或深层白质内也可发现孤立的异位成熟神经元。这些细胞为暂时停留，或在异位部位未遇到突触靶而死亡，因此可以不将其视为畸形。GMH 发病机制目前尚不清楚，可能与遗传因素、感染、中毒、缺血、缺氧、辐射等不良因素有关,在这些因素的诱导下,导致神经元移行障碍,从而引起灰质异位的发生。

GMH 的主要临床表现为:①迟发的难治性癫痫,抗癫痫药物疗效差;②智力障碍;③神经系统功能失调。有症状的患者几乎均在儿童期就出现癫痫。青少年起病患者智能损害与运动系统受损较少见,往往单以癫痫发作为症状。所以,对青少年中不明原因的癫痫发作,尤其是难治性癫痫,临床上应考虑本病的可能。灰质异位与癫痫之间是否为因果关系,迄今人们尚有争论。随着研究的深入,越来越多的学者认为,灰质异位可能是癫痫的原发病灶。

本病治疗的关键是对症治疗。主要是控制癫痫发作,包括药物治疗和手术治疗。对药物难治性癫痫患者,手术切除异位的灰质团,可获得良好的效果,尤单侧单发结节型,手术效果最好。单独发生的脑灰质异位的患者早期发育可正常,无任何症状出现,越接近儿童期异常逐渐出现。值得一提的是,很多新生儿脑内亦可见异位的神经元,但其很快便退化或者完成移行,在生后数月内消失,并非真正的灰质异位。

头颅 MRI 是目前最有效的检查方法,CT 扫描可以发现部分 GMH。根据 MRI 提示的病灶部位可分为 4 型:①室管膜下脑灰质异位症是临床中最常见的一种类型,90%左右的患者有癫痫出现;②皮质下脑灰质异位症,异位灰质不规则分布于白质内,发生率少于室旁结节型;③带状脑灰质异位症,异位的灰质结节位于侧脑室旁并延伸至大脑皮质呈带形,也是无脑回畸形中的一个亚型,也有文献把该型进一步分为二型,即弥漫型和脑裂畸形型;④混合型,即同一患者兼有上述类型的两种或两种以上特征。但最终确诊仍需依靠手术切除病变部位后病理组织学与免疫组化染色检查。目前发现两种不同结构:第一种结构为小而圆边界清楚地结节状,最外层有明显的无细胞区,镜下表现为分界清楚的"灰质岛";第二种结构与前者不同,显示异位灰质无明显边界,呈不规则形状,神经元散落在胶质中,结节内的细胞多是圆形的核较大而胞浆窄小的神经元。

三、经验总结

从住院观察、核实病史、形成诊断假设、验证诊断假设等临床工作过程上考虑,有四点经验感受。

第一,在诊断思维上,医生容易先入为主而误诊。一是误诊为"甲状腺功能亢进所致精神障碍"。患者有甲状腺功能亢进病史,入院检查甲状腺功能亢进,且自幼智能比同龄人差;成年后有精神障碍,主要以情绪不稳、易激惹为主,有一过性或短暂的可疑幻听、可疑被害妄想、可疑被跟踪感等精神病性症状,容易误诊。二是误诊为"功能性"精神障碍的行为紊乱。因患者入院初期在一定刺激下,如与丈夫争吵,就出现怪异行为,以四肢抽动为主要表现,且抽动时带有暗示性、表演性,未发现明显意识障碍,由此医生容易误诊为是癔病性格基础上的行为异常。

第二,患者住院过程中,行为观察和病史的核实对精神科诊断至关重要。对本案例,医生在患者住院过程中观察到了相对典型的癫痫大发作,并有意识改变,再考虑到患者的"怪异行为"呈发作性病程,推测这可能是癫痫的特殊发作形式,提出"癫痫样发作"的诊断假设。之后进一步向家属补充核实病史为诊断"癫痫样发作"提供了佐证。

第三,排除躯体疾病所致精神障碍,要有客观依据。一般而言,躯体疾病所致精神障碍患者,在其躯体疾病治愈后其精神异常也会随之消失或缓解。该患者入院初期考虑"甲状腺功能亢进所致精神障碍",但住院后期患者甲状腺功能恢复正常后其行为异常仍存在,则不能用"甲状腺功能亢进所致精神障碍"进行解释了。

第四,患者情绪激动、过度换气可能诱发真正的癫痫样发作。受精神刺激后,有些患者出现情绪激动、过度换气,既具有癔病样发作表现,又具有假性癫痫样发作特征。但对于有脑器质性损害基础的患者,情绪激动、过度换气可能诱发真正的癫痫样发作。这在临床上有时很难区分。实际上,假性癫痫发作是相对于真正的痫性发作而言的,两者的实质差异是假性发作无特征性痫性放电,且其症状具有做作性、暗示性、夸大性或富有感情色彩等特征,有反复发作的倾向,应该引起重视。

专家点评

脑灰质异位症临床少见。对儿童和青少年起病的癫痫患者,尤其是难治性癫痫患者和精神异常为主要表现的患者,均宜行脑部影像学检查,尤其是 MRI 检查,以防误诊误治。

参考文献

［1］Kobayashi E, Bagshaw A P, Grova C, et al. Grey matter heterotopia: what EEG-fMRI can tell us about epileptogenicity of neuronal migration disorders. Brain, 2006, 129（2）: 366-374.

［2］Abdel Razek AA, Kandell AY, Elsorogy LG, et al. Disorders of cortical formation: MR imaging features. AJNR, 2009, 30（1）: 4-11.

［3］周国华. 脑灰质异位症 7 例分析. 现代中西医结合杂志, 2009, 18（32）: 4000-4001.

［4］吴希如, 林庆. 小儿神经系统疾病基础与临床. 北京: 人民卫生出版社, 2000.

［5］Donkol RH, Moghazy KM, Abolenin A. Assessment of gray matter heterotopia by magnetic resonance imaging. World J Radiol, 2012, 4（3）: 90-96.

［6］Lüders H, Schuele SU. Epilepsy surgery in patients with malformations of cortical development. Curr Opin Neurol, 2006, 19（2）: 169-174.

［7］徐忠平, 谢惠芳, 刘振华等. 脑灰质异位症 6 例报告. 第一军医大学学报, 2001, 21（4）: 278.

［8］林绍鹏, 常好会, 刘晓蓉等. 灰质异位症所致癫痫的临床表现与视频脑电图特征分析. 中国全科医学, 2009, 12（12）: 2204-2223.

［9］刘斋, 任庆云, 何丽等. 脑灰质异位症的 MRI 诊断. 临床合理用药, 2013, 5（5）: 135-136.

［10］范秉林. 灰质异位症. 国际神经病学神经外科学杂志, 2007, 34（1）: 75-79.

［11］冷慧, 梁乐, 付静等. 17 例灰质异位的临床及病理观察. 大连医科大学学报, 2016, 38（2）: 139-143.

［12］王学峰, 肖波, 孙红斌. 难治性癫痫. 上海: 上海科学技术出版社, 2002.

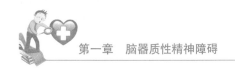

23. 六个我——癫痫所致人格解体

作　者：许春杏
关键词：癫痫，精神障碍，人格解体

一、病例资料

男性患者，33岁，因"反复四肢抽搐3年余，言行异常半个月"于2015年11月24日入精神科病房。患者自述病史，家属补充。

现病史：从2012年10月份开始，患者在夜间睡眠中发作性喊叫、四肢抽搐，伴面部肌肉抽搐、双眼上翻、牙关紧闭、口吐血性泡沫，曾咬伤舌尖及口唇，每次持续约3分钟，能自行缓解，醒后不能完全回忆。每周约发作1次。曾在当地医院诊断"癫痫"，予"德巴金"口服治疗3个月后发作次数减少，之后每月发作1~2次。一年后患者外出打工，不规律服药，病情波动，每周抽搐发作2~3次，不择时间、地点。有时突然发呆，神情茫然，手持物件落地全然不知。入院前半个月，患者常常突然无明显诱因出现情绪不稳、脾气大。经常乱语，说"这个世界变了，今天我是你儿子，明天就不是了，我不是我，我是谁，是我"。记忆力下降，刚刚发生的事情就忘记。反应迟钝。睡眠差，有时整晚睡不着，晚上重复说"我不是我，今天是，一会儿不是"。门诊拟诊"急性短暂性精神障碍？癫痫"收入精神科病房。

既往史：无颅脑外伤、脑部感染及重大手术史，否认药物过敏史。

个人史：母孕期情况不详。顺产，幼时发育好。初中文化，成绩中等。否认烟酒嗜好。余无特殊。

家族史：无特殊。

体格检查：体温37.1℃，脉搏80次/分，呼吸20次/分，血压106/80mmHg。神志清楚，心、肺、腹未见明显异常。四肢肌力、肌张力正常，生理反射存在，病理反射未引出。

精神状况检查：意识清晰，步入病室，仪表整洁，年貌相符，定向正常。接触被动，多问少答，思维迟缓，反应迟钝。否认幻觉、妄想。存在人格解体，主诉有6个自己，有好的和不好的自己，每个"我"都变来变去，轮流操控自己。有时感觉周围的世界变得模糊不清，似乎蒙上一层纱，感觉周围不真实，像在梦境里面。有时有这种思想，有时变成另外一种思想，所以感觉思维混乱。记忆下降，不能完全回忆病情经过，甚至否认自己讲过的话。情绪不稳，紧张不安，易激惹。检查过程中患者突然不动不语，眼神迷离，眼球固定，似在发呆，呼之不理，持续约 20 秒,反复提醒并轻拍患者后似乎"回过神来"。事后不能正确回忆事发过程。自感奇怪,感到自己为什么"变"了,跟以前不一样了。但不认为自己需要住院,是家人小题大做。

辅助检查:①脑电图:两半球基本波率为 9~12Hz 中高幅 α 节律,以顶 – 枕区为主,双侧基本对称,调节、调幅差,可见多量 5~7Hz 中高幅 θ 波及 θ 活动,部分慢波呈阵发性出现,前头部慢波明显且波幅偏高,期间混杂较多低幅快波。视反应:α 节律部分抑制。过度换气:波率变慢,慢波增多,阵发性活动增加,过度换气后恢复较差。印象:轻 – 中度异常脑电地形图。②三大常规、血生化、甲状腺功能、术前免疫学检查、肿瘤相关抗原未见明显异常。脑脊液常规、生化、免疫学检查未见明显异常。③胸部正侧位片、腹部彩超、心电图、头颅 MR 平扫及弥散成像检查未见明显异常。

入院诊断:癫痫所致精神障碍;癫痫。

诊疗过程:入院后请神经内科会诊,诊断为"癫痫"。按会诊建议,予患者口服丙戊酸钠 0.5g 3/ 日抗癫痫治疗,同时予口服奥氮平 2.5~10mg/ 日控制精神症状。为强化安全管理,建议家属 24 小时陪护。医护做好癫痫发作时摔倒、唇舌咬伤、癫痫持续发作的应急预案。入院第 6 天,患者出现癫痫大发作,发作后立即行脑电图、脑电地形图检查示"中度异常"。遂治疗上加用氯硝西泮 2mg/ 日口服,之后半月未见类似发作,共住院 29 天临床好转出院。出院情况:神志清楚,心肺听诊无异常。否认幻觉、妄想,人格解体症状缓解,情绪平稳,自知力恢复。韦氏记忆测试记忆商数 94。

出院诊断:癫痫所致精神障碍;癫痫。

随访:患者出院后在家人陪护下坚持到精神科、神经内科定期复诊。按医疗建议一直服用抗癫痫药,奥氮平用药一年后停服。出院后患者癫痫发作频次明显减少,未发现明显精神症状,日常生活如常,可做一般农活及家务活。

二、讨论

癫痫患者容易出现多种类型的精神问题,如情感障碍、行为及人格改变等。目前,WHO 的 ICD 疾病分类、美国的 DSM 分类以及我国的 CCMD 分类系统中,癫痫所致精神障碍已经成为器质性精神障碍中一个类别。

癫痫所致精神障碍的发生机制不明,归纳起来有以下可能:①器质性病变本身就可以导致癫痫发作或精神障碍,或癫痫发作间歇期大脑局部代谢异常或血流低灌注现象也可能是导致精神行为问题的原因;②癫痫发作,特别是强直阵挛性发作,导致大脑缺血缺氧,大脑兴奋性神经递质聚集,也会影响患者的精神行为;③大脑异常放电对正常神经环路的功能造成干扰,在临床方面会导致精神行为异常;④病耻感、孤独感等负性情绪可能是患者出现精神心理问题的原因;⑤抗癫痫药物也可能会对患者的精神行为造成影响。

虽然机制不明,但癫痫所致精神障碍的临床表现多种多样。根据病程特征,可分为三类。

1. 发作期精神障碍。包括发作性精神运动性障碍、发作性情感障碍以及短暂性精神分裂样发作等,可具体表现为知觉障碍(如视觉发作、听觉发作、嗅觉发作、味觉发作)、记忆障碍（如似曾相似感、旧事如新感）、思维障碍（如思维中断、强迫性思维）、情感障碍（如发作性恐怖、抑郁、愤怒等）、自主神经功能障碍（如头痛、头胀、流涎、恶心、呕吐、呼吸困难、出汗、面色潮红等）、自动症（如无意识无目的咀嚼、舔舌等）、非抽搐性癫痫持续状态（如简单部分性发作、复杂部分性发作以及失神发作，发作时间一般持续 30 分钟，或者短时间内频繁发作）。

2. 发作前后精神障碍。发作前精神障碍（如焦虑、紧张、易激惹、抑郁等）、发作后精神障碍（如意识模糊、定向障碍、幻觉、妄想等）。

3. 发作间隙期精神障碍。如类精神分裂样精神病，类人格解体或不真实感等。人格解体的诊断名称在不同的诊断标准中不同。在 DSM-Ⅳ-TR 中，将人格解体障碍命名为人格解体性精神障碍。而在 DSM-5 中，人格解体被重新命名，称为"人格解体 / 现实解体障碍"。一般来讲，人格解体指对自我感知或对现实感知的不真实感。对自我感知的不真实感即指狭义的人格解体。癫痫所致的人格解体多突然产生，并常伴有晕厥感和面临灾难的惶恐紧张感，患者一般不能觉察本人的精神活动或躯体的存在，丧失了一种"自我"的感觉。常见于颞叶癫痫等器质性疾病中。

有关人格解体的病因学探讨，神经生物学研究表明，感觉皮质功能失调可能引起知觉障碍或人格解体特有的似曾相识感，边缘系统受抑制可能出现情绪低落或不真实感。癫痫所致精神障碍伴人格解体的文献报道较少。Lippman 曾于 1953 年报道一病例，病例中患者感到自己有两个身体，一个身体游离于自身身体之外。1955 年，英国精神病学家 Todd 提出了爱丽丝漫游仙境综合征（Alice in wonderland syndrome, AIWS）的概念，将其描述为一组与偏头痛和癫痫密切相关的，以自我能感知的阵发性身体错觉为主要表现的综合征，并认为癫痫发作可能是出现综合征的主要原因。

病因不明，对人格解体的治疗也尚处于探讨中。5-HT 再摄取抑制剂如氟西汀、帕罗西汀和西酞普兰均已尝试治疗人格解体的自我感缺失，但无证据表明，这些药物对自我感缺失真正有效。也有文献报道大剂量奥氮平（30mg/ 日）有效治疗人格解体的个案，但其有效性尚需进一步探讨。本例患者人格解体症状明显，通过抗癫痫治疗并辅助使用抗精神病药物后人格解体症状缓解，治疗有效。但是，我们很难确定是哪种药物对治疗人格解体真正有效，抑或两种药物对人格解体治疗均有效。

三、经验总结

本例患者癫痫病史明确，精神症状主要以人格解体为主要表现。患者描述有 6 个自我，有时是好的自我，有时是不好的自我，每个自我都轮流操控自己。自己有时具有这个人的思想，有时变成另外一个人的思想。患者的类似描述很容易让医生误判为功能性精神障碍，导致误诊。

在治疗方面，鉴于患者癫痫样发作反复出现，并伴有精神障碍、记忆力下降，治疗上重点以控制癫痫发作为主。给予患者足量足疗程抗癫痫药物并适当口服抗精神病药物后，患者癫痫发作频率明显减少，人格解体症状逐渐好转。因此，对此种病例，有效控制癫痫才能有效控制包括人格解体在内的精神异常。

此外，本例患者存在病耻感，继发紧张、焦虑情绪，对出现的人格解体症状感觉很困惑，感觉找不到真正的自己,因此支持性心理治疗也至关重要。临床上适当给予患者同情、关怀、安慰、支持和鼓励,有利于康复。

专家点评

人格解体是癫痫的症状表现形式之一,甚至是癫痫发作的早期唯一表现,临床上应予重视;癫痫所致精神障碍的治疗关键是有效控制癫痫发作,对精神障碍的治疗以对症处理为原则。

参考文献

［1］沈渔邨. 精神病学. 第 5 版. 北京:人民卫生出版社,2008.

［2］American Psychiatric Association（2004）. Diagnostic and Statistical Manual of Mental Disorders DSM-Ⅳ-TR.

［3］American Psychiatric Association（2013）. Diagnotic and Statistical Manual of Mental Disorders DSM-Ⅴ.

［4］Simeon D. Depersonalization disorder:A contemporary overview. CNS Drugs,2004,18（6）:343-354.

［5］SierraM,David AS. Depersonalization:a selective impairment of selfawareness. Conscious Cogn,2011,20（1）:99-108.

［6］Lippman C W. Hallucinations of physical duality in migraine. J Nerv Ment Dis,1953,117（4）:345-350.

［7］Todd J. The syndrome of Alice in Wonderland. Canadian Medical Association Journal,1955,73（9）:701-704.

［8］Zwijnenburg P J,Wennink J M,Laman D M,et al. Alice in Wonderland syndrome:a clinical presentation of frontal lobe epilepsy. Neuropediatrics,2002,33（1）:53-55.

［9］Mula M,Pini S,Cassano GB,et al. The neurobiology and clinical significance of depersonalization in mood and anxiety disorder:a critical reappraisal. J Affect Dis,2007,99（1-3）:91-99.

［10］朱虹,贾竑晓. 奥氮平治疗人格解体 1 例. 临床精神医学杂志,2008,18（4）:285.

24. 急起失明的真相——癫痫所致精神障碍共病枕叶皮质盲

作　者：李易
关键词：脑梗死，癫痫，精神障碍，枕叶皮质盲

一、病例资料

患者男性，70岁。因"反复全身抽搐30年，性格改变5年余"于2012年9月27日再次入住精神科病房。患者女儿提供病史。

现病史： 患者于30年前某天无明显诱因下突然大叫一声，随即倒地、全身抽搐、双眼上翻、口吐白沫、神志不清、呼之不应，约1分钟左右停止抽搐，10分钟左右神志恢复，醒后诉头痛，全身无力，对发作过程不能回忆。之后患者病情反复发作，发作不分时间、地点、场合，有时伴小便失禁，有时有舌咬伤，常常摔伤。发作频次从数月一次到一日数次。在当地医院行脑电图提示有"棘慢综合波"，诊断"癫痫"，予"苯巴比妥、苯妥英钠"等药物口服后病情减轻。但因患者服药后出现走路不稳、乏力等不适，服药不规律，抽搐发作未完全控制。近10年来发作频次减少，每季度发作1~2次。2007年开始，家人发现患者逐渐出现性格改变，变得脾气暴躁、易怒。讲话无条理，一个人可以唠叨1~2小时，多赘述过去鸡毛蒜皮的琐事。若旁人与其争执时则长时间叫骂，别人躲开时，则追着别人后面骂，言语恶毒、下流。2012年6月23~28日，患者因"风湿性心脏病、心房颤动"在心内科住院治疗。住院期间患者睡眠差，脾气暴躁，乱骂人，不服从医院管理，不配合治疗，经常外走，因病房管理困难于2012年6月28日转入精神科，诊断为"癫痫所致精神障碍；风湿性心脏病"。入科后查三大常规、肝功能、肾功能、甲状腺功能、电解质、血脂、血凝四项正常；免疫（－）；腹部彩超（－）。心脏彩超提示"风湿性心脏病；左房、右房增大；二尖瓣中度狭窄，轻度反流；主动脉瓣增厚伴局部钙化，开放略受限，轻度反流；三尖瓣重度反流；左室收缩功能正常低值"。心电图示"心房率350~600次/分，心室率80次/分，心房颤动，偶发性交界性逸搏（一次），左室高电压，ST-T改变"。头颅CT示"轻度脑萎缩"。胸部CT示"右肺软组织结节，考虑炎性假瘤可能性大，建议进一步检查"，但患者家属因经济问题拒绝做胸部CT增强扫描。请神经内科等学科联络会诊，予丙戊酸钠抗癫痫，予劳拉西泮、奥沙西泮等改善睡眠，同时予护心、利尿等对症治疗。治疗一个月后患者病情稳定，能正常行走，生活自理。7月27日复查心电图示"心房颤动伴长R-R间期、T波改变"。7月29日以临床好转

出院。

出院后患者自行换药,并超量使用苯巴比妥,有时顿服 7 片,用药后出现四肢乏力,不能正常行走,2012 年 9 月 26 日再次入住神经内科。后患者不配合治疗与管理,四处乱走,自言自语,脾气大,固执,不接受劝说,发怒,次日又转入精神科,诊断同前。入住精神科后患者饮食、二便正常,睡眠差,体重无明显改变。

既往史:有风湿性心脏病、房颤病史。

个人史、家族史未见异常。

体格检查:体温 36.5℃,脉搏 68 次 / 分,呼吸 20 次 / 分,血压 140/88mmHg。意识清楚,右眼外侧巩膜片状出血。心率 88 次,心律绝对不齐,心音强弱不等,三尖瓣区闻及舒张期隆隆样杂音。双肺、腹部未见异常。四肢肌力 5⁻级,肌张力正常,生理反射存在,病理征未引出。

精神状况检查:神清,定向准确,接触主动,但对答不切题,答非所问。语音偏高,话多,讲话啰嗦,存在病理性赘述。未查及错觉、幻觉、妄想。注意力不集中。近记忆力下降。一般常识、理解判断力欠佳。情绪易激惹。自知力不全。

辅助检查:①三大常规、肝肾功能、甲状腺功能、电解质、血脂、凝血四项正常;免疫(－);腹部彩超(－);②心脏彩超提示"风湿性心脏病;二尖瓣中度狭窄;主动脉瓣轻度关闭不全;三尖瓣口轻度反流";③胸片示"右肺门旁结节;心影增大"。④心电图提示"心房颤动;偶发性交界性逸搏(一次);左室高电压;ST-T 改变"。⑤头颅 CT 示"轻度脑萎缩"。⑥胸部 CT 示"右肺下叶背段组织结节较前增大,周围肺内新生小结节,考虑周围性肺癌并右肺转移可能性大,建议进一步活检。"

入院诊断:癫痫所致精神障碍;轻度脑萎缩;风湿性心脏病;肺癌?

诊疗过程:入院后遵神经内科会诊意见,予丙戊酸钠片(0.2g/ 次,3 次 / 日)抗癫痫治疗,予劳拉西泮片(2mg/ 晚)改善睡眠。并遵心内科会诊意见,予以培哚普利片(4mg/ 晚)减轻心肌纤维化防止心室重构;予盐酸曲美他嗪片(20mg/ 次,3 次 / 日)改善心肌细胞代谢;予呋塞米片(20mg/ 早)、螺内酯片(20mg/ 早)减轻心脏负荷;予酒石酸美托洛尔片(25mg/ 次,2 次 / 日)稳定心律;等等。10 月 23 日 17 时许,患者突然出现头晕、黑蒙、胸痛、全身大汗淋漓、恶心。体格检查:血压 160/100mmHg。双侧瞳孔等大等圆,直径 3mm,双眼对光反射、调节反射存在,眼球运动正常,眼底正常,无眼震,但无光感。精神检查:意识蒙胧,问话不答,情绪激动,大喊大叫"我看不见了!"在病区里来回走动,约 3 分钟后贴着墙蹲下,双手搔爬墙壁做"打洞"状。扶患者回病房时患者有冲动咬人行为。经家属同意,为保护患者,实施保护性约束,并肌内注射氯硝西泮注射液 1mg。急请眼科、神经内科会诊。眼科会诊未发现视网膜、眼底病变。神经内科考虑"失明查因;短暂性脑缺血发作。建议进一步完善检查,并继续扩血管、改善循环、脱水护脑等处理"。急查心电图示"心房颤动,频发性室性早搏,S-T 段、T 波改变,Q-T 间期稍延长";头颅 CT 示"左侧基底节腔隙性脑梗死;脑白质变性,老年脑萎缩"。至当日 22 时,头晕、胸痛、行为异常消失,但视力仍未恢复。追问病史,患者自诉当日 17 时左右突觉失明而情绪紧张,所以在病区内走来走去并大喊大叫。后来看到墙上好像有一个黑洞发出蓝色的光芒,就蹲在墙边挖洞。被医护人员扶走的时候特别害怕就反抗咬人。次日行头颅 MRI 平扫加功能扫描示"双侧额叶、顶叶、右侧小脑可见多发斑片状、片状稍长 T_1 稍长 T_2 信号灶,右侧枕叶病灶较大,最大截面约 2.6cm×4.3cm,病灶同时累及皮层及皮层下,病变区脑沟回结构隐约可见,DWI 成像(b=1000)提示扩散受限呈高信号;双侧放射冠、半卵圆中心、基底节、小脑可见多个斑片状、斑点状略长 T_1 长 T_2 信号灶,DWI 成像(b=1000)病灶未见扩散受限,呈低或等信号;双侧脑室扩张,脑室周围髓质区见对称性片状略长 T_2 高信号影,脑沟裂轻度增宽,中线结构无偏移。印象:双侧额叶、顶叶、枕叶、右侧颞叶、右侧小脑多发性脑梗死(急性期);双侧放射冠、半卵圆中心、基底节、小脑多发性腔隙性梗死灶、软化灶;脑白质变性、老年性脑萎缩"。考虑:急性多发性脑梗死致皮层盲。再次联络会诊后转入神经内科,予 10% 甘油果糖氯化钠注射液静滴(250ml/ 次,2 次 / 日)脱水、血栓通注射液静滴(0.5g/ 日)改善循环、依达拉奉注射液静滴(30mg/ 次,2 次 / 日)改善脑梗症状等治疗。10 月 30 日,患者仍左侧视野缺损,存在视觉色差。精神症状稳定,安静合作,未见怪异言行。11 月 5 日复查头颅 MRI 示"双侧枕叶见斑片状异常信号影,边界不清,信号不均匀,T_1W_1 呈低信号为主伴少许脑回状稍高信号影,T_2W_1 呈高信号为主伴小斑片状低信号影;双侧小脑、额顶叶、半卵圆中心、左侧基底节区可见多发小斑片状稍长 T_1 稍长 T_2 信号灶,边界欠清,双侧脑室扩张,脑室周围髓质区见对称性片状略长 T_2 高信号影,脑沟裂增宽,中线结构无偏移。印象:考虑双侧枕叶脑梗死继发脑出血;双侧小脑、额顶叶、半卵圆中心、左侧基底节区多发腔隙性脑梗死、缺血灶、软化灶;脑白质变性、老年性脑萎缩"。考虑患者脑梗死病灶较前缩小,有少许继发性出血,无明显水肿及占位,停用抗血小板聚集药物。至 2012 年 11 月 13 日,患者病情进一步恢复,能辨识熟悉的人,反应稍迟钝,情绪平稳,要求出院。出院前行肺内肿物穿刺活检,提示肺癌,建议转呼吸科化疗,但患者拒绝。

最后诊断: 多发性脑梗死致皮质盲;多发性脑梗死并继发脑出血;癫痫;癫痫所致精神障碍;风湿性心脏病;肺癌。

随访: 出院后半月,患者双眼视力提高到 0.4。随访一年视力无明显下降。遵医嘱规律服用抗癫痫药、抗焦虑药等。但言语渐迟钝,注意力、记忆力差。2015 年因肺癌去世。

二、讨论

枕叶皮质盲又称中枢性盲,指双侧枕叶视皮质区暂时性或永久性、器质性或机械性破坏而完全失去视觉感觉的疾病。双侧枕叶皮质病变引起的失明有以下特点:①双眼视觉丧失;②瞳孔对光反射存在及调节反射正常;③眼底视盘正常;④眼外肌运动正常。若为一侧枕叶病变,临床上不发生皮质盲。因为一侧枕叶受损时,多表现为病变对侧的同向偏盲、视动性眼球震颤等,视力可不受影响。对皮质盲视力损害的严重程度,不同学者有不同理解。有人认为,皮质盲应该是完全失明或仅有光感水平,但也有人认为,皮质盲可以是任何水平的视力损害。

脑血管疾病、中毒等均可导致皮质盲。①椎 – 基底动脉血栓性疾病。椎 – 基底动脉称为后循环,是视觉皮质最主要的动脉血供来源,出现低灌注时,可产生短暂性缺血发作,表现为双眼一过性黑蒙,持续十余分钟或数小时后自行缓解。后循环栓塞是最常见的导致急性皮质盲的病因。②可逆性后部白质脑病。最早由 Hinchey 等 1996 年报道,其临床特征为典型的头痛、癫痫发作、意识障碍、视觉异常四联征。影像学检查可见双侧大脑后部白质异常。③代谢性中毒性脑病。肝性皮质盲是继发于严重肝病的一种皮质性失明,是代谢性中毒性脑病引起皮质盲最常见的原因。此外,一氧化碳中毒、窒息、缺血缺氧性脑病因视觉中枢血氧水平下降,可出现皮质盲。

有研究认为,癫痫后的视力下降与神经元活动过度导致功能衰竭有关,也与神经电活动超极化后的抑制、缺氧有关,还有可能与细胞损伤或二乙基溴乙酰胺的持续释放等因素有关。本例患者有长期癫痫发作史,皮质盲是否与此有关,值得思考。

鉴于临床表现的不同,可以将皮质盲分为三型。一是单纯视觉障碍,表现为视力模糊或失明,不伴其他神经系统症状和体征。二是视觉障碍伴其他大脑半球症状和体征,表现为偏瘫、偏身感觉障碍和失语等。三是视觉障碍伴幕下症状,表现为共济失调、眩晕、眼震等。

根据病因和临床表现可对皮质盲做诊断,但本病往往急性发作,需要与以下疾病鉴别诊断。一是癔病性黑矇。皮质盲视觉完全消失,无视力,常伴有神经系统局限性体征,视力难恢复,预后差。而癔病性盲多有精神创伤史,为非恒久性,症状多变,暗示治疗可获改善。二是急性球后视神经炎。脑梗死所致皮质盲往往突然双眼失明,但瞳孔无改变,眼底正常,经治疗愈后差。而球后视神经炎双眼失明较缓慢,光感消失后瞳孔散大,对光反射消失。

皮质盲的治疗主要是对因治疗,减轻脑水肿,纠正脑组织缺氧。皮质盲的预后欠佳,大部分枕叶脑梗死所致皮层盲恢复不理想。有人认为,可能由于视觉中枢破坏后继发性外侧膝状体甚至视网膜神经节细胞发生不可逆性神经元变性导致了视觉功能的永久丧失。所以,应提高对本病的认识,以预防为主。

三、经验总结

患者有多年癫痫病史,结合症状、检查结果,诊断癫痫所致精神障碍成立。因患者睡眠差、情绪激动、管理困难、存在安全风险而收入精神科住院也理由充分。在精神科住院过程中,患者突然失明、情感暴发,出现幻视、冲动咬人等精神活动异常,结合患者心房纤颤、癫痫等危险因素,考虑为风湿性心脏病、房颤血栓脱落而导致脑梗死致皮质盲引起突然失明的可能性大。

总结诊疗和管理经验,有三个特征。

第一,兴奋躁动的精神障碍患者出现急性躯体症状时,要考虑器质性疾病的可能,并根据病情变化调整治疗方案。本患者在精神科住院时突然失明,检查发现大脑大面积梗塞灶,此时精神症状已不再是患者的主要问题,应及时治疗急性多发性脑梗死。

第二,对急性多发性脑梗死,溶栓治疗要慎重。本案例患者突然失明、情感暴发时测血压为 160/100mmHg,舒张压≥100mmHg,为溶栓禁忌证,故当时未予溶栓,而是立即采取扩血管、脱水、保护脑组织等处理措施。

第三,随访发现患者情感淡漠,注意力及记忆力减退,言语迟钝,考虑为多发性脑梗死后遗症。研究发现,前额叶与丘脑背内侧核通过神经纤维形成环路,参与注意、记忆、抽象思维控制、情绪调节等精神活动。本例患者脑梗在额叶、基底节等重要部位,可以解释患者出院后遗留的神经心理功能缺陷。

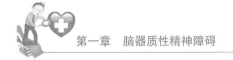

专家点评

　　精神障碍患者合并高血压、心房纤颤等脑血管病高危因素时,如突然出现失明、情感暴发、幻视、冲动等精神行为异常,需考虑皮质盲等急性脑器质性病变所致失明的可能性。精神科医师一定要警惕,不能用专科惯性诊断思维仅仅考虑癔病等"功能性"精神障碍。

参考文献

［1］惠延年,眼科学. 第6版. 北京:人民卫生出版社,2004.

［2］Levin LA. Topical diagnosis of chiasmal and retrochiasmal disorders//Miller NR, Newman NJ, Biousse V, et al. Walsh and Hoyt's Clinical Neuro-ophthalmology. 6th. Vol 1. Philadelphia:Lippincott Williams and Wjlkjns,2005:503-574.

［3］Savitz SI, Caplan LR. Vertebrobasilar disease. The New England Journal of Medicine,2005,352(25):2618-2626.

［4］Sadeh M, Goldhammer Y, Kuritsky A. Postictal blindness in adults, Journal of Neurology Neurosurgery and Psychiatry,1983,46(6):566-569.

［5］Walsh FB, Hoyt WF. Clinical neuro-opthalmology. Baltimore:The Williams and Wilkins Co.,1969:127-129.

［6］Efron R. Post-epileptic paralysis:Theoretical critique and report of a case. Brain,1961,84(3):381-394.

［7］Fiume S. Amaurosis in epilepsy. Rivista Di Neurologia,1958,28(1):43-55.

［8］Olurin O. Cortical blindness following convulsions and fever in Nigerian children. Pediatrics,1970,46(1):102-107.

［9］Joseph JM, Louis S. Transient ictal cortical blindness during middle age. A case report and review of the literature. J Neuroophthalmol,1995,15(15):39-42.

［10］王才. 枕叶皮质盲33例临床分析. 医学综述,2008,14(21):3356-3357.

［11］张红利,于丕先,贺光辉. 枕叶梗塞致皮层盲2例报告. 山东医药,2000,40(21):60.

［12］中华医学会神经病学分会. 中国急性缺血性脑卒中诊治指南2014. 中华神经科杂志,2015,48(4):246-257.

［13］Jaillard A, Naegele B, Trabuccomiguel S, et al. Hidden Dysfunctioning in Subacute Stroke. Stroke,2009,40(7):2473-2479.

25. 失语之谜——获得性癫痫性失语

作　者：李易
关键词：失语，孤独症，选择性缄默，应激障碍，癫痫

一、病例资料

患儿男性，7 岁 11 个月，小学一年级学生。因"反复出现少语 11 个月，再发少语 2 个月"于 2012 年 5 月 2 日入心理科病房。患儿母亲介绍病史。

现病史：患儿于 2011 年 6 月份被同学嘲笑后出现不爱说话，用手势表达自己的意思。上课会主动举手要求回答问题，被老师提问站起后却说不出话来。曾在某医院行听力检查无特殊发现，多次行脑电图未见异常，头颅 CT（−），建议进一步查头颅磁共振，患儿不配合，后予水合氯醛（量不详）口服，待其安静入睡后完成头颅磁共振检查，结果未见明显异常。但患儿"醒"后却"意外"地恢复至病前正常状态，可与旁人正常沟通，且此正常状态持续了约 4 个月。入院前两个月患者病情复发，早上起床时能主动表达意思，如"妈妈，我要上厕所"、"吃早餐"等，但言语简单，仅几句话后便不再说话。情绪不稳定，爱哭闹，易跟母亲发脾气，当要求不能满足或认为母亲不能理解自己时，就拍打母亲。基层医院精神科考虑为"儿童应激障碍"，建议到某三级甲等综合医院精神科治疗，门诊以"失语查因"收入心理科病房。患儿此次起病后睡眠、饮食、二便正常，无发热、头晕、晕厥、抽搐等。

既往史无特殊。患儿系第一胎，母孕期无特殊，足月顺产，幼时发育与常儿无异，平素活泼，学习成绩好。家族史无特殊。

体格检查：体温 36.8℃，脉搏 88 次 / 分，呼吸 20 次 / 分，血压 90/62mmHg，身高 125cm，体重 22kg。神志清，心、肺、腹未见异常。脑神经（−），病理征未引出，余神经系统查未见异常。

精神状况检查：意识清晰，接触被动，问话"呀呀"作答，不成句。能与父母打闹，理解力差，部分指令需多次指示后患儿方能执行。能用书写方式与医生交流。问："你的名字？"写："吴××。"问："几岁？"写："哥哥 8 岁。"问："喜欢画画吗？"写："妹妹和哥哥。"问："现在是几月份？"写："月亮。"反复引导下仍未获悉幻觉、妄想等精神病性症状。注意力、理解力、记忆力均下降。情绪不稳定，易怒，不耐烦，发脾气，有时很着急的样子，似乎很想表达但又表达不出来。自知力不全。

辅助检查：三大常规、肝肾功能、甲状腺功能、电解质、血重金属含量、听力检查、孤独

症父母评定量表未见异常。韦氏儿童智力测试无法进行。因患儿家属不同意,未行脑脊液检查。

入院诊断:失语查因:孤独症? 选择性缄默症? 应激障碍?

入院后以行为观察为主,加强心理疏导,未使用精神药物。住院过程中观察发现,患儿睡醒后可与父母正常沟通约5分钟,之后便不再说话,有时能遵指令办事。2012年5月5日脑电图示"两半球以7~9Hz低中幅复合波为主要波频,顶枕区优势不明显,呈广泛性分布,双侧基本对称,调节、调幅差,各导联可见多量低-中幅的θ波及θ活动,频繁阵发性出现短程高幅θ活动及尖波、尖-慢综合波,夹杂较多低幅快波活动"。当日在10%水合氯醛10ml口服催眠镇静下行头颅磁共振未见异常。患儿清醒后与父母正常沟通约10分钟。请神经内科会诊,并进一步追问病史,了解到患儿病后有莫名其妙"发呆""失神"表现,如突然站立不动,不说话,持续几秒,曾经因为拿碗不稳而落地摔碎,被家人责骂。会诊诊断"癫痫"。予丙戊酰胺片(0.1g/次,3次/日)口服。5月8日复查脑电图示"两半球以8~9Hz低中幅α节律,以顶枕区为主,双侧基本对称,调节、调幅差,各导联可见广泛性中-高幅的θ波及θ活动,未见明显阵发活动,夹杂较多低幅快波活动"。5月14日患儿家属要求出院门诊治疗。出院诊断"获得性癫痫性失语"。出院时患儿主动言语增加,情绪较前稳定,达临床好转出院。出院建议:神经内科进一步就诊;辅助心理疏导;加强言语功能锻炼。

随访:出院后患儿在家人督促下坚持服用丙戊酰胺片(0.1g/次,3次/日)。用药约一周后能正确回答问题,但口齿不清。一个月后患儿接受心理疏导时,家属反映患儿言语表达、日常活动、社会交往均正常,学习能力恢复。复查脑电图正常。

二、讨论

获得性癫痫性失语又称Landau-Kleffner综合征(Landau-Kleffner syndrome,LKS),是一组相对少见的与年龄相关的癫痫综合征,占儿童癫痫的0.2%。主要表现为获得性失语、脑电图(EEG)癫痫样放电和癫痫发作,可伴有精神行为异常。1957年Landau和Kleffner首先描述了一组以获得性失语和颞区癫痫放电为特征的癫痫综合征,即Landau-Kleffner syndrome。

迄今为止,LKS病因不明。有研究认为,可能为听觉加工过程障碍,可能与自身免疫、脑神经元损伤、遗传有关。有研究发现,部分LKS患者以急性、亚急性形式起病,病程有波动性,脑电图弥漫异常,ACTH与皮质醇激素治疗有效,有脱髓鞘性疾病的特征。然而Cole等人报道脑组织活检未见炎性脱髓鞘性改变。还有研究发现,大多数LKS患儿发病前发育正常,无明显家族史,除脑电图异常外,其他检查如脑脊液、头颅CT等均正常,类似于良性儿童癫痫。此外,还有报道认为,左颞叶肿瘤、脑囊虫病、脑动脉炎均可导致该综合征。

LKS好发年龄为18个月~13岁,90%为2~8岁发病,男孩患病较多,是女孩的2倍。LKS患者通常病前语言功能正常,无明显家族史。失语表现为能听见别人说话声音,但不能理解语言的意义,临床上称为"语言的听觉失认"。对别人的召唤失去反应,对于父母的指令反应茫然,家长常以不听话或疑为耳聋就诊。但听力检查并无异常,起病早期尚能用简单语言表达意思,逐渐发展为不能用语言进行交流,甚至完全不能表达,或仅能说些杂乱无章的语言,甚至出现奇特言语、命名不能、复述困难、口吃样非流利语言等。失语较固定,可加剧或缓解交替,病程不一。失语发展过程有三种类型:①突发失语,时轻时重,症状起伏不定,但最终失语可以恢复。②失语进行性发展,癫痫发作也频繁出现,脑电图示颞叶持续性放电,最终导致不可恢复的失语。③临床逐渐出现的失语,病情缓慢进展,失语有些可恢复,有些不能。70% 的 LKS 患者有癫痫发作史,癫痫发作形式包括部分运动性发作、复杂部分性发作、全身发作或不典型失神发作。大约 72% 患者有精神行为异常,表现为多动、注意力不集中、智力减退、暴躁、易激惹、破坏性行为等。也可表现为自卑、抑郁、人格障碍或其他精神紊乱症状。精神行为异常多发生在失语以后,很少以首发症状出现。本案例患儿有可疑的不典型失神发作,且伴有继发的情绪暴躁、易激惹等表现,符合 LKS 临床表现。

脑电图异常是特征性的诊断依据,是该病比较重要的辅助检查。脑电图多表现为一侧或双侧颞区有棘波、尖波或棘慢复合波,睡眠时异常放电增多,放电形式和部位经常改变,阳性率几乎 100%。临床上患儿失语,但听力检查和听觉诱发均正常,高度怀疑本病时若检查常规脑电图正常,需做 24 小时脑电图或睡眠脑电图。

诊断 LKS,要有充分依据:①病前语言功能发育正常,在一开始出现言语丧失的前后两年中,出现累及一侧或双侧颞叶的阵发性脑电图异常或癫痫发作;②非语言智力和听力正常;③表达或感受言语能力严重缺损的总病程不超过 6 个月;④不是由于其他神经系统疾病、广泛性发育障碍所致。要明确诊断 LKS,还要与耳聋、智力低下、精神心理疾病等鉴别。LKS 的失语特征为获得性听觉失认,而非听力异常,听觉诱发电位及听力检查可能正常。与各种精神心理疾病不同,LKS 的心理及行为障碍与失语密切相关,虽然存在语言交流的困难及行为异常,但仍能以其他方式接触环境。

治疗 LKS,使用抗癫痫药物很重要。即使无癫痫大发作也需要应用抗癫痫药物。氯硝西泮、丙戊酸盐有效,严重者可静脉推注地西泮。皮质类固醇激素可改善语言功能、控制癫痫发作,促进脑电图好转。免疫球蛋白可明显改善语言功能,剂量为 400~500mg/(kg·d),3~5 天为 1 个疗程。此外,对言语功能低下者,应坚持不懈地进行语言训练。

该病预后较好,多在青春期前后终止。起病年龄越小,有效治疗开始越晚,语言功能就越难恢复。但只要能够早期诊断,尽早进行有效积极治疗,丧失的言语理解力可有不同程度的恢复,半数患儿言语功能达到相应年龄的正常水平,多数无智能障碍,总体预后良好。有的患儿由于较长时间的失语,可能遗留下语言交流和学习困难及心理、行为异常,影响其成年后社会适应能力。

三、经验总结

LKS 临床少见,精神科医生易误诊为孤独症、选择性缄默、应激障碍等。延误治疗可能导致患儿长期不能适应社会,感到孤立和无助,对其心理发展造成不良影响,同时还可导致语言功能的持久损害,因此,早发现、早诊断、早治疗对患儿预后很重要。

本案例中的患儿起病似乎有一定诱因,但进一步回顾病史发现,精神刺激并不强烈,诊断应激障碍依据不足;此外,该患者既往发育正常,无明显智力缺陷,沉默不语状况与场合无关,学习和人际交往能力无异常,诊断精神发育迟滞、选择性缄默症、孤独症同样依据不足。

值得一提的是,本案例患儿两次使用水合氯醛后完成了头颅 MRI 检查,并且患儿"醒"

后竟能意外地开口说话,这很可能与水合氯醛的抗癫痫作用有关。此外,患者接受了数次 EEG 检查,仅有一次提示有典型的尖 - 慢综合波而被确诊,因此,一次 EEG 检查正常,不能完全排除 LKS,有条件时可行 24 小时 EEG 或睡眠脑电图监测。

专家点评

　　患者出现不明原因的少语、失语、言语不流畅时要进一步了解其既往言语发育和智力发展水平,警惕癫痫性失语的可能,要及时完善头部影像学和脑电图等相关检查,必要时重复检查。

参考文献

［1］Klemar U, Nevo Y, Neufeld M Y. Epidemiology of epilepsy in childhood: acohort of 440 consecutive patients. Pediatri Neurol, 1998, 18 (1): 46–50.

［2］Landau W M, Kleffner F K. Sydrome of aquired aphasia with convulsive disorder in children. 1957. Neurology, 1998, 51 (5): 1241–1249.

［3］林庆. 小儿癫痫. 郑州: 河南科学技术出版社, 2002.

［4］王丽, 肖侠明. 癫痫诊断与治疗. 北京: 人民军医出版社, 2005.

［5］Permola T, M argari L, Buttiglione M. et al. A Case of andau Kleffner syndrome secondary to inflammatory demyelinating disease. Epilepsia, 1993, 34 (3): 551–556.

［6］Paquier P F, Van Donger H R, Looner M C B. The Landau kleffner Syndrome or acquired aphasis with convulsive disorder: Long–term Follow–up of Six Children and a Review of the Recent Literature. Arch Neurol, 1992, 49 (4): 354–359.

［7］Solomon G E, Carson D, Pavlakis S. et al. Intracranial EEG Monitoring in Lan dau Kleffner syndrome associated with left temporal lobe astrocytoma. Epilepsia, 1993, 34 (3): 557–560.

［8］Enrique O, Sergio C, Fabian D. et al. Acquired epileptic aphleptic aphasia (the LandauKleffner syndrome) due to neurocysticercosis. Epilepsia, 1989, 30 (5): 569.

［9］蔡文仙, 舒志荣. Landau–Kleffner 综合征研究进展. 国外医学儿科分册, 2004, 31 (3): 149–151.

［10］王彤歌, 程建华, 马琦. 获得性癫痫性失语. 中华现代临床医学杂志, 2002, (1): 79–80.

［11］关静, 周水珍. 获得性癫痫性失语研究进展. 国际儿科学杂志, 2011, 38 (2): 127–129.

［12］李良勇, 张慧敏, 王玉等. 获得性癫痫性失语综合征的临床特点分析. 中风与神经疾病杂志, 2009, 26 (6): 712–714.

［13］Lagae L G, Silberstein J, Gillis P L, et al. Successful use of IVIG in Lan dau Kleffner syndrome. Pediatr Neurol, 1998, 18 (2): 165–168.

［14］张林妹, 周水珍, 黄海娟等. 获得性癫痫性失语合并非惊厥性癫痫持续状态 1 例. 中国实用儿科杂志, 2010, 25 (3): 233–236.

26. 爱"发呆"的笨小孩——漏诊 11 年的儿童癫痫

作　者：阳睿　卢素洁
关键词：发呆，失神发作，癫痫，精神发育迟滞

一、病例资料

女性患儿，11 岁半，小学 3 年级学生。因"阵发性发呆 9 年余，加重伴学习能力差 3 年"于 2016 年 3 月 19 日入心理科病房。患者外婆提供病史，可靠不详。

患儿于 2007 年开始出现阵发性发呆，有时数天 1 次，有时一天数次，每次 1~2 分钟，无昏迷、抽搐、双眼上翻、口吐白沫、二便失禁、摔倒等，发作时伴言语表达欠佳、吐词不清、少语。随着年龄增长，家人发现患儿较同龄儿童动作多，坐不住，注意力不集中，一直未予重视，也未就医。2013 年入小学时，患儿发呆次数增多，老师发现患儿爱发呆，严重时每 1 小时左右就出现一次，不发呆时动作多、注意力不集中、接受能力、学习成绩较差，老师疑其有智力问题，建议就医。2015 年 2 月，家属带患儿到某医院心理科住院，期间观察患儿动作多、阵发性发呆，发呆持续 1~2 分钟，发呆时问话不理。事后患儿否认发呆，诉自己不知道有发呆的情况发生。头颅 MRI 提示"右侧额叶皮层下稍长 T_2 信号，左侧内部蛛网膜囊肿"。脑电图提示"界限性脑电图"。韦氏智力测试：言语智商 43、操作智商 45、总量表分 37；测试过程中行为观察发现，患儿动作多，注意力不集中，检查欠配合。住院期间神经内科会诊，认为癫痫诊断依据不足，最后诊断"精神发育迟滞；右颞极蛛网膜囊肿；脑发育不良"。考虑患儿有多动表现，给予小剂量"氟哌啶醇、氯硝西泮"控制症状，半月后症状好转出院。出院后患儿口服氟哌啶醇 3mg/ 日、氯硝西泮 1mg/ 日，在家庭教师的辅导下，3 个月完成了小学一至三年级的功课，期间与老师沟通良好，家庭教师不认为患儿存在智能问题。2015 年下半年，患儿转学至某特殊学校三年级就读并停药，再次出现阵发性发呆，且频繁出现，以至于考试不能完成作答，严重影响成绩。有时伴乏力、双手抖动、打嗝、嗳气，并常诉头痛、上腹部疼痛、胸口难受等，每次持续 1~2 分钟，发作后感乏力、双手肌肉酸痛。家属为进一步诊治而于 2016 年 3 月 19 日再次到该院心理科住院。起病以后患者无昏迷、抽搐史，平时睡眠好，饮食、二便正常。

既往史：母孕期情况不详。早产，出生时有新生儿窒息史，产后几天脐带仍出血，有输血史。出生 1 个月后开始反复出现发作性憋气，伴口唇紫绀，每次持续约 1 分钟，自行缓解，每天发作数次，晚上多见。当时曾就医，但未明确诊断，治疗不详。半岁以后仍每天发作数次，但无紫绀出现。否认其他重大躯体疾患史。

个人史：单亲家庭，母亲常年外出打工，对之关心少，由外婆抚养。言语发育较同龄儿

晚,话少,有时吐词不清。性格较内向,玩伴少,但乖巧懂事,平时小动作多。否认过敏史,无放射物、毒物、毒品接触史。

家族史:父系情况不详,母系无类似病史。

体格检查:体温 36.2℃,脉搏 88 次 / 分,呼吸 20 次 / 分,血压 110/70mmHg,身高 157cm,体重 51kg。心、肺、腹查体无特殊。四肢肌力、肌张力正常,生理反射存在,病理反射未引出。

精神状况检查:神清,定向准确,接触交谈合作,语音适中,语量较少,吐字稍含糊,有些字发音不准,对答切题。思维条理清晰,未引出幻觉、妄想。远近记忆力尚可,计算力一般,常识、理解力及判断力与同龄人相符。情绪焦虑,担心学习,情感反应协调。无冲动、伤人、毁物及怪异行为,生活自理,可被动接受住院安排。

辅助检查:①三大常规、生化、甲状腺功能、催乳素、胸片、腹部彩超、心电图等检查未见明显异常。②脑电图"界限性脑电图:两半球基本波率为 8~10Hz 低 – 中幅 α 活动,以顶 – 枕区为主,双侧基本对称,调节、调幅较差,可见较多 5~7Hz 低 – 中幅波及活动,少量散在性低 – 中幅波,期间混杂较多低幅快波"。③头颅 MRI 检查提示:头颅形态大小如常,右颞部可见一囊状病变,大小约 1.7cm×1.9cm×1.3cm,轻度占位效应,余脑实质内未见异常信号,侧脑室不对称稍扩大,余脑室、脑池、脑裂及脑沟对称,大小、形态正常,中线结构居中。脑干形态、信号未见异常。结果:颞部囊状病变,符合蛛网膜囊肿;脑室不对称扩大(图 13)。

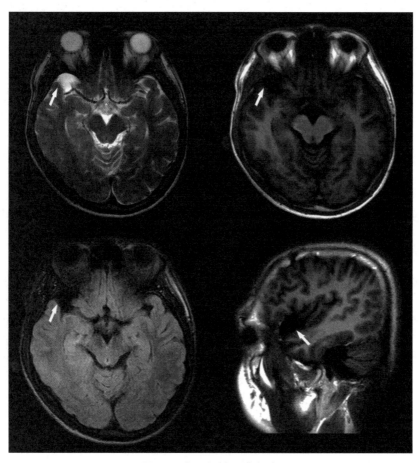

图 13　右颞部蛛网膜囊肿

入院诊断：精神发育迟滞？继发性癫痫？左颞部蛛网膜囊肿。暂未予任何药物治疗，以临床观察及心理护理为主。

　　诊疗过程：入院第 2 天早上查房过程中，患儿突然出现打嗝、嗳气，诉上腹疼痛、胸闷，之后头部逐渐下垂，左侧上肢肌肉抽搐，意识变得模糊，问话应答迟钝，逐渐问话不理，一分钟后自行缓解。询问患儿，诉只记得打嗝、疼痛，此后的情况无法回忆。

　　此后观察发现，患儿表现乖巧，自觉学习，字迹工整有序，作文条理清晰，作业答案正确，有时晨读英语，发音可。经常能观察到患儿与医务人员沟通过程中突然不语、发呆，呼之不反应，持续约 20 秒。有一次患儿行走时突然呆立不动，全身肌紧张，约几秒钟。患儿曾在接开水过程中突然发愣，水杯落地，差点被烫伤，事后询问患儿，均表示不能回忆。根据临床表现，考虑癫痫的可能性较大，予复查脑电图提示："两半球基本波率为 10~11Hz 中 – 高幅 α 活动，以顶 – 枕区为主，双侧基本对称，调节、调幅较差，可见较多中 – 高幅波及活动，部分慢波呈阵发性趋势，期间混杂较多低幅快波"。

　　根据临床表现，结合脑电图及头颅 MRI 等检查，经神经内科、儿科会诊后，最后诊断 "①继发性癫痫；②左颞部蛛网膜囊肿"。建议予丙戊酸钠缓释片抗癫痫治疗，用法 0.2g 1 次 / 早、0.4g 1 次 / 午、0.4g 1 次 / 晚。

　　鉴于患儿无明显的精神病性症状，主要临床表现为癫痫的反复发作，建议患儿转到儿科或神经内科进行专科治疗。

　　随访：患儿在某儿童医院神经内科住院，诊断不考虑 "癫痫"，5 天后出院。后来再次转至某医科大学附院医院神经内科，行 24 小时脑电图提示有 "癫痫波"，予抗癫痫等治疗后，患儿发作明显减少，未见头痛、腹痛等主诉。目前在某特殊学校上学，成绩上等。

二、讨论

　　癫痫（epilepsy）是慢性反复发作性短暂脑功能失调综合征，以脑神经元异常放电引起反复痫性发作为特征，是发作性意识丧失的常见病因。据世界卫生组织（World Health Organization, WHO）估计，全球大约有五千万癫痫患者。癫痫不是单一的疾病实体，而是一种有着不同病因基础、临床表现各异，但以反复癫痫发作为共同特征的慢性脑部疾病状态。儿童是癫痫的高发时期，18 岁以下儿童占全部癫痫患者的 60% 以上，其中 10 岁以下儿童发病率最高。由于小儿处于成长发育阶段，其癫痫在病因、临床表现、诊断、治疗、预后等方面与成人有所不同。

　　小儿癫痫的病因复杂，不同年龄阶段引起癫痫的主要病因有所不同。特发性癫痫病因不明，目前临床上倾向于由基因突变和某些先天因素所致，有明显遗传倾向。研究显示与离子通道、突触发生与修剪、神经元迁移和分化、神经递质合成与释放、膜受体及转运体的结构与功能相关基因的突变，均可导致癫痫的发生。继发性癫痫病因包括：①围产期损伤（常见）：产伤、新生儿窒息、颅内出血、缺血缺氧性脑病等；②先天性脑发育异常：胚胎发育中各种病因导致的脑穿通畸形、小头畸形、先天性脑积水、大脑皮质发育不全等；③其他如遗传代谢性疾病与变性病、各种脑瘤、中枢神经系统感染、头部外伤及头部手术后遗症、脑血管疾病等。本病例患儿为早产儿，出生时有新生儿窒息史，此可能为癫痫发病的相关影响因素。另外，头颅的 MRI 检查提示 "左颞部蛛网膜囊肿和脱髓鞘性病变"，也可能是引起癫痫的重要原因。

小儿癫痫临床表现复杂多样。以临床表现和 EEG 改变作为分类依据,将癫痫发作分为:①全面性发作,常见的包括:全面强直 – 阵挛发作、强直发作、阵挛发作、失神发作、肌阵挛发作和失张力发作。②部分性发作,包括:简单部分性发作、复杂部分性发作和继发全面性发作。

年龄或脑的成熟程度不仅影响发作的易感性,也影响发作的类型。某些癫痫发作类型和年龄发育有密切关系,特别是新生儿和婴幼儿期的发作常具有明显的年龄特征:①新生儿的发作表现特殊,有其特有的发作形式分类,如:非惊厥性呼吸暂停、新生儿良性睡眠肌阵挛、新生儿良性震颤、低钙惊厥、低血糖惊厥等;②新生儿和小婴儿没有典型失神发作,全面强直 – 阵挛发作少见;③痉挛发作主要见于 2 岁以内的婴幼儿,如低钙惊厥、低血糖惊厥、点头痉挛、非癫痫性强直样发作、婴儿早期良性阵挛、阵发性斜颈、眼球阵挛 – 肌阵挛综合征、睡眠肌阵挛;④婴幼儿缺乏很好的表达能力和反应能力,部分性发作时缺乏先兆和感觉性发作的主诉,有时不易判断意识状态;⑤有些婴幼儿的部分性发作缺少局灶性症状和体征,需依靠发作期录像、EEG 确定发作类型;⑥典型失神发作主要见于学龄前至青少年期;⑦光敏性反应和光敏性癫痫主要见于学龄期至青少年期。本病例患儿病情复杂,癫痫发作形式多样,随着生长发育不断变化,婴幼儿时期表现以缺氧紫绀为主的非惊厥性呼吸暂停,幼儿期主要表现为失语性癫痫、失神发作,儿童期主要表现为失神发作、腹型癫痫及精神运动性发作。患儿癫痫发作形式复杂多样可能与患儿脑部的多个病灶有关。

目前新的癫痫诊疗指南强调以下诊断步骤:①判断是否为癫痫;②癫痫发作的类型;③癫痫综合征的类型;④明确病因;⑤确定残障和共患疾病。通过规范的病史和体格检查、脑电图检查、神经影像学检查和其他必要的辅助检查,往往能够实现以上诊断目标。但癫痫为发作性疾病,表现形式多样,就诊时多表现正常,部分患者脑电图难以发现异常放电表现。

为增加临床诊断癫痫的可操作性,ILAE 于 2014 年发布了癫痫的临床实用性定义,提出诊断癫痫的条件是:①至少两次间隔 >24 小时的非诱发性(或反射性发作);②1 次非诱发性(或反射性发作),在未来 10 年再发风险与两次非诱发性发作再发风险相当(至少 60%);③诊断某种癫痫综合征。近年来,癫痫患者所伴随的神经功能损伤及精神行为障碍日益受到关注。判断是否存在共患病已经成为癫痫的规范化诊断的基本步骤之一。

癫痫的主要治疗方案包括药物治疗、外科治疗及神经调控治疗等。抗癫痫药物治疗是目前癫痫治疗中最主要的治疗方案,常作为首选方案。抗癫痫药物的选择因尽可能依据癫痫综合征类型或是癫痫发作类型选择药物。癫痫的最终目标不仅仅是控制发作,更重要的是提高患者的生活质量。癫痫的治疗具有疗程长和影响因素复杂等特点,儿童患者要关注治疗全过程及各年龄段生长发育状况,实施规范化与个体化治疗及管理。相当比例的患儿家属因担心药物或其他治疗所引起的不良反应而依从性差,而导致癫痫治疗失败。癫痫患儿常共患注意缺陷多动障碍、情绪障碍、睡眠障碍等多种身心障碍,早期诊断并在治疗癫痫的同时对共患病采取合理的早期干预措施,最大限度地减轻对患儿远期身心健康的不良影响。因此长期规范化的治疗和随访管理对于改善预后至关重要。

三、经验总结

本案例症状不典型，诊疗过程曲折，曾诊断为"精神发育迟滞"。但这个爱发呆、多动、成绩差的孩子经"氟哌啶醇片、氯硝西泮片"治疗后，3个月家教辅导下完成小学一至三年级的学习，停药后症状复发，24小时脑电图检查发现"癫痫波"，11年后最终确诊"癫痫"。回顾本案例，教训颇多。

第一，儿童的发呆常不引起家长重视。尤其早期发呆频次少，缺乏伴随症状，对学习、生活影响不大时，家长通常未在意。本例患儿的家长更关注孩子的多动、学习成绩差，加之患儿言语发育较同龄人晚、表达困难，病史采集困难，以至于第一次住院时神经内科会诊，考虑癫痫诊断依据不足，是诊断延误的原因之一。

第二，本例患儿癫痫形式复杂多样，临床少见，确诊困难，早期确诊更为困难。归纳该例儿童癫痫主要表现有：①慢性进展性、反复发作性病程特点。②有早产、新生儿窒息史。③不同时期发作形式有所不同。新生儿、婴儿期主要表现反复发作性呼吸困难；幼儿期逐渐开始出现发呆，上小学后频次增加；第一次住院发现患儿发呆时问话不理、不能回忆，无明显伴随症状；第二次住院前半年开始伴头痛、腹痛、上肢肌肉抽搐，发作前有预兆，发作后感乏力、肌肉酸痛。④肌内注射地西泮注射液后腹痛消失，不排除腹痛型癫痫可能。

第三，患儿学习成绩不稳定，大部分时间比较差，但患儿曾有3个月学习沟通良好、学习成绩基本能达到同龄人水平这一事实，这不符合精神发育迟滞的疾病发展过程，很有可能是患儿癫痫发作间歇期或治疗缓解期智力正常的表现。另外，患儿停抗癫痫药后出现频繁的癫痫发作影响了学习，以致老师、家长、临床医师误认为患儿存在智能问题。

专家点评

对心理行为异常的儿童青少年患者，当表现出"凝视""自笑""自语""发呆""发愣""不自主运动""肢体乏力"等表现，并且有反复发作倾向时，需警惕癫痫发作的可能。

参考文献

［1］李世绰，吴立文. 临床诊疗指南：癫痫病分册. 北京：人民卫生出版社，2007.

［2］王维治. 神经病学. 北京：人民卫生出版社，2006.

［3］丁晶，汪昕. 癫痫诊疗指南解读. 临床内科杂志，2016，33（2）：142-144.

［4］刘智胜，孙丹，秦炯. "新诊断儿童癫痫的初始单药治疗专家共识"解读. 中华儿科杂志，2015，53（10）：738-740.

［5］中华医学会儿科学分会神经学组. 儿童癫痫长程管理专家共识. 中华儿科杂志，2013，51（9）：699-703.

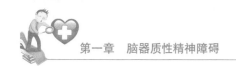

27. 受伤的脑子虚幻的世界
——脑外伤后精神障碍

> **作　者**：李易　王周然
> **关键词**：脑外伤，精神障碍，心理干预

一、病例资料

女性患者，39岁，因"脑外伤后26天，言行异常1周"2011年10月13日送入某精神科病房。患者丈夫提供病史。

现病史：患者于2011年9月17日不慎跌伤致头晕、头痛，随即出现昏迷、呕吐、四肢抽动、大小便失禁，送某院神经外科住院治疗，诊断"广泛脑挫裂伤；左侧额顶部硬膜下血肿；脑外伤性蛛网膜下腔出血；枕骨骨折；枕部头皮血肿"，予降颅压、止血、营养脑细胞等治疗3天后神志恢复，清醒后话少但对答切题。2011年10月6日开始，患者出现乱说话，起初认为自己已过世的父亲仍在世，反复说自己父亲对自己的期许，描述父亲是如何教导、夸奖、对待自己，偶有自言自语。家人劝说后2011年10月8日开始承认父亲已去世，不再说有关父亲的事情，但说自己是公司主管，刚从外地开会回来等，并喜欢反复祝福别人身体健康。有时情绪不稳定，易激惹，爱发脾气，有时举动幼稚，嘟嘴撒娇。患者近来无畏寒、发热等，饮食、二便正常，夜眠差。

既往史：无特殊。

个人史：商学硕士，在家族企业担任总经理。

家族史：无特殊。

体格检查：神志清楚，体温36.2℃、脉搏82次/分、呼吸20次/分，血压116/68mmHg。心、肺、腹检查未见异常。四肢活动好，肌力、肌张力正常，双膝腱反射减弱，余生理反射正常，病理反射未引出。

精神状况检查：意识清楚，年貌相符，接触主动合作。未引出明显幻觉及妄想。兴奋话多，滔滔不绝，思维松弛，理解力、计算力、表达能力、操作粗测欠佳。存在虚构，一会说公司近期将召开股东大会，自己必须出院回家；一会说家里人生了重病，自己是如何日以继夜照顾家庭；一会说自己昨日刚从外地出差回来，并详细描述出差过程。情感欣快，情感反应幼稚，易激惹。

辅助检查：血、尿、粪便常规、肝肾功能、甲状腺功能、免疫9项未见异常。头颅CT：

左侧额叶低密度灶,边界欠清,密度欠均匀,形态不规则,范围约 2.5cm×2.8cm,相邻脑沟变浅、消失。脑电图:轻–中度异常脑电图,各导联可见较多低–中幅 θ 波及 θ 活动、尖波,夹杂 δ 波,部分呈阵发性趋势。智力测验:言语智商、操作智商、全量表分分别是 48、59、49。记忆测验:记忆商数 60 分。腹部 B 超示:轻度脂肪肝,余未见异常。心电图正常。

入院诊断: 脑外伤所致精神障碍;脂肪肝。

诊疗过程: 入科后予丙戊酸镁缓释片(250mg/次,2次/日)、奥氮平片(7.5mg/晚)口服稳定情绪及控制精神症状,以及高压氧治疗、护肝、改善脑循环、营养脑神经、改善脑代谢等对症治疗,同时联合心理治疗及行为训练。治疗约 30 天后,患者情绪平稳,但仍有虚构,家属要求出院。

随访: 出院后患者坚持服用奥氮平、丙戊酸镁,配合心理治疗、高压氧、物理治疗等。5月后患者无虚构,但短时记忆较前下降,注意力集中稍有困难,余基本正常,基本能适应工作生活。智力测验:言语智商、操作智商、全量表分分别是 90、101、95。记忆测验:记忆商数 79 分。

二、讨论

脑外伤所致精神障碍是脑部器质性损伤常见并发症,主要诱因为心理和外伤性器质因素共同作用所导致,具有症状多样、程度严重、维持时间长等特点,常导致不可逆的人格改变和痴呆。由于脑组织的坏死、水肿,导致了颅内压的增高,从而产生一系列生化、循环和电生理的变化,这些变化均会导致精神障碍。大脑一些情感相关部位如额中回后部、颞叶、边缘系统、胼胝体等缺氧、缺血及氧自由基的损伤,也可诱发或加重精神障碍。脑组织在修复过程中神经系统过度纤维化、异构和错构也会导致精神障碍。而伤前性格、文化水平、社会关系等心理因素作用下使得脑外伤所致精神障碍临床表现丰富,其中以智力损伤为主,还包括躁狂表现、抑郁表现、神经症样改变、精神分裂表现以及人格改变等。

脑外伤所致精神障碍与下面三个因素有关:①与损伤部位及严重程度有关。脑对缺血、缺氧的耐受力极差,颅脑外伤时将导致相应部位的脑功能缺失或低下,其结果除造成神经系统症状外,也可能是导致精神障碍的解剖学基础。额叶、颞叶、顶叶、基底节的损伤与认知功能损伤有相关性。额叶损伤的患者除了有记忆障碍外还可伴有人格、情感、行为等障碍。②与患者年龄、文化程度有关。年龄越大,文化水平越低,发生精神障碍的概率越高,尤其是对遗忘的发生影响最明显。③与患者生活、工作能力有关。工作能力强、生活质量高的人心理素质较能力一般、生活质量低的人强,脑外伤精神障碍的发生程度也与生活、工作能力呈负相关。脑损伤早期的精神障碍与脑外伤的严重程度密切相关。但是据有关资料显示证明,有的患者脑损伤轻微,甚至无 MRI 可见的脑挫伤,但是由于病情不断的发展,使精神障碍较严重,由此可见两者关系并非成正向比例的发展,故不能贸然断定:脑外损伤严重,精神障碍就严重,应做全面综合的考虑。

颅脑外伤所致精神障碍治疗需做到及时发现、诊断、早期干预、中后期综合治疗。首先治疗原发病,祛除病因。营养支持疗法,促进大脑修复。根据不同类型精神障碍特点给予不

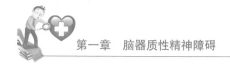

同机制精神类药品治疗。

三、经验总结

本例患者有脑外伤史,既往无精神障碍病史及精神病家族史,精神症状主要表现为记忆及智力下降、躁狂样情感障碍,CT提示左侧额叶2.5cm×2.8cm低密度灶,符合颅脑创伤所致精神障碍的诊断标准。在损害早期,根据患者受伤的部位来预测患者认知功能障碍的程度及结局,早期药物干预及认知治疗可收到较好效果。因此,颅脑外伤后出现精神障碍均应在改善脑功能、营养脑神经药物的同时,适当应用抗精神失常药物、高压氧、心理疏导等综合治疗,而不是等精神症状明显再治疗,以尽量减少精神残疾的发生。

专家点评

脑外伤常见,脑外伤所致精神障碍也时有发生,但在脑外伤急救期间一般以挽救生命为主,患者的精神心理问题往往可能被忽略,对认知功能损伤的评估也可能得不到重视,给后期的心理行为康复带来很多不便,应该引起医生的关注。

参考文献

[1] 邹义. 脑挫裂伤后精神障碍综合治疗临床观察. 中国医药指南, 2011, 9 (33): 87-88.

[2] 谭红兵, 赵海翔, 曾海军等. 脑外伤所致精神障碍相关因素分析. 中外医疗, 2011, 30 (5): 50-51.

[3] 冯正执, 刘秋华, 李亚平等. 颅脑外伤所致精神障碍40例临床分析. 广西医学, 2005, 27 (9): 1459-1460.

[4] 张洁. 颅脑损伤患者精神障碍的临床分析. 武汉大学学报 (医学版), 2003, 24 (1): 76-78.

[5] Koponen S, Taiminen T, Kurki T, et al. MRI findings and Axis I and II psychiatric disorders after traumatic brain injury: A 30-year retrospective follow-up study. Psychiatry Res, 2006, 146 (3): 263-270.

[6] 中华医学会精神科分会. 中国精神障碍分类与诊断标准. 第3版. 山东: 山东科学技术出版社, 2001.

28. 车祸一年后——脑积水所致精神障碍

作 者：黄品德
关键词：脑积水，精神障碍

一、病例资料

患者男性，43岁。因"头晕1年，走路不稳并情绪不稳8个月"于2010年3月8日入住精神科病房。患者妻子提供病史。

现病史： 患者于2009年3月出现头晕，严重时有视物旋转感，伴轻度恶心，偶有头痛，无呕吐。继而感到下腹部疼痛不适，后逐渐感胸部胀痛，放射到后背部，并出现全身游走性疼痛，有时脚痛，有时小腿痛，有时上肢疼痛。曾在当地综合医院多次就诊，各项检查均未见异常，治疗效果差。7月份开始逐渐出现双下肢乏力，走路不稳，走路时双脚的脚间距离宽，重心不稳，容易跌倒，以上下楼梯时最为明显，也因此不能工作。后出现情绪低落，原来很喜欢做的事不想做了，感觉没有动力，提不起精神，没有什么事情可以让自己高兴起来。反应较迟钝，记忆力下降，常丢三落四，经常找不到昨天自己所放的东西，找不到时则发脾气，认为是有人针对他，故意藏起来了。家人疑其有心理问题，遂带其到精神科就诊，门诊拟"精神障碍查因"收入院进一步治疗。患者起病后无畏寒、发热、抽搐等，精神、食欲、睡眠差，二便正常，体重较前减轻。

既往史： 2009年2月曾被行驶中的小轿车刮倒，致右后枕部头皮肿胀，当时感头晕，无昏迷、恶心、呕吐等不适，未曾就医，未行相关检查。车祸一天后头晕现象消失。有"乙型肝炎"病史，具体诊治不详。偶尔饮酒，每次约500~700ml 30度白酒。患者13岁时父母双亡，具体原因不详。

体格检查： 体温37.6℃，脉搏84次/分，呼吸20次/分，血压132/80mmHg。意识清楚，心、肺、腹检查未见异常。四肢肌力、肌张力正常，腱反射无明显亢进。站立时双脚脚间距较宽，行走缓慢，转身及精细动作困难，闭目难立征阳性，共济失调。双侧霍夫曼氏征阳性，余病理反射未引出。

精神状况检查： 意识清晰，接触合作，反应较慢，定向准确，思维迟缓。未发现幻觉、妄想症状。记忆、智能粗测下降，远记忆力保持，瞬时记忆力下降，不能完成100-7连续运算。情绪低落,兴趣减退,工作、生活动力下降。能够配合治疗,自知力部分存在。

入院诊断: 脑器质性精神障碍? 抑郁状态。入院后暂予盐酸马普替林片 25mg 口服 1 次 / 晚调节情绪。

辅助检查: ①HBV 表面抗原定量:331.078ng/ml↑(正常参考值:0~0.5ng/ml),HBVe 抗体定量:1.417EIU/ml↑(正常参考值:0~0.5PEIU/ml),HBV 核心抗体定量:3.859EIU/ml↑(正常参考值:0~0.9PEIU/ml)。②脑脊液检查:压力 150mmH$_2$O,澄清、透明,常规、生化、细菌学检查均无异常。③头颅 MRI 示脑室明显扩大、脑积水。④韦氏记忆测试:患者主动配合,测试中再三表示自己不行、不会做,但经鼓励后能坚持完成。在再生、触觉记忆分测验和理解记忆分测验中,患者回忆不起任何图形,鼓励后仍不能完成,全量表分 28,记忆商数低于 51。⑤韦氏智力测试:测试过程中患者主动交流,积极配合,在言语分测试上思考问题耗时较长,表现较为困惑,不能理解问题,经鼓励后能回答出一些,答案也不正确;在操作分测试时动作较缓慢,多数超时完成;言语智商 72 分,操作智商 80 分,总智商 74 分。⑥三大常规、血生化、甲状腺功能、梅毒抗体、人免疫缺陷病毒抗体、丙肝抗体均未见异常。

神经外科会诊,诊断:正常颅压性脑积水,建议行脑室 – 腹腔分流术。征得家属同意后,于 3 月 10 日转神经外科行 "脑室 – 腹腔分流术",过程顺利,于 3 月 25 日出院。

最后诊断: 脑积水所致精神障碍;正常颅压性脑积水。

随访: 术后 2 个月电话回访,患者症状明显改善,无头晕及躯体游走性疼痛,情绪稳定,记忆力较好。双下肢轻度无力,但跌倒次数较前减少。术后 5 个月电话回访,患者双下肢肌力恢复正常,步态正常。术后 1 年电话回访,患者已恢复工作。

二、讨论

正常颅压性脑积水(normal pressure hydrocephalus,NPH),好发 40 岁及以上患者,表现为脑室病理性扩张,颅内压在正常范围的交通性脑积水综合征,临床主要表现为步态不稳、痴呆、尿失禁等三主征。

NPH 常继发于颅脑外伤、蛛网膜下腔出血和脑室内出血、原发伤情、高龄、颅内感染、去骨瓣减压术和术后大脑半球间硬脑膜下积液为好发因素,是由于脑脊液分泌增多、或(和)吸收障碍或(和)循环障碍,引起脑脊液循环动力学的异常改变,使得脑脊液在脑室内或(和)颅内蛛网膜下腔异常积聚,使其部分或全部异常扩大。

NPH 还可见于动脉瘤破裂、(结核、梅毒等)慢性脑膜炎、颅脑术后、颅底 Paget 病等。也有许多病例找不到病因,称为特性正常压力脑积水,主要病理生理改变包括软脑膜和蛛网膜的增厚及纤维化、蛛网膜颗粒的炎症改变、脑室管膜的破坏、室管膜下的神经胶质增生、动脉硬化及高血压血管病变引发的脑梗死以及类似阿尔茨海默病老年斑和神经元纤维缠结等。这些病理生理改变导致了脑脊液循环障碍,致使疾病发生。另外,高血压病、糖尿病、低血清水平的高密度脂蛋白胆固醇等易引起血管病变的疾病被认为是特发正常压力脑积水的危险因素。

NPH 临床表现如下 "三主征":①行走及平衡障碍:行走障碍表现步速放缓、站立时脚步间距增宽、行走脚趾外展、步幅高度降低、步幅长度缩短、侧向行走、整体转向困难(转向大于 180°需 3 步以上完成);平衡障碍表现身体前倾、静息时身体晃动明显、后冲步态、姿势不稳加剧及后退。患者行 10 米计时步态测试阳性,需要 15 秒、20 秒甚至更多,而正常人一般 6~7 秒完成。②膀胱控制障碍:多数患者在疾病的最初阶段并非表现尿失禁,常表现为日间尿频(正常液体摄入平均 >6 次 /12h 的排尿)、尿急、夜尿次数增加(每晚 2 次以上的排尿),到了疾病后期则会出现尿失禁症状,并因行走障碍,患者前往厕所也会存在困难,增加了尿失禁的出现。尿动力学检查可表现为膀胱体积变小和高反应性神经元性膀胱。③认知功能障碍:主要表现为精神运动迟缓、精细运动速度减慢、精细运动准确性降低、注意力下降、记忆力受损、执行功能障碍、行为或人格改变。

NPH 以精神障碍首发者常表现为记忆力下降、焦虑及抑郁状态或者神经症样表现,有时表现与痴呆相似,并非所有患者均有"三主征"表现,极易导致误诊、漏诊。NPH 精神障碍出现较早,以认知障碍出现得比较早,多在数周至数月之间逐渐进展和加重,开始表现为健忘,继而出现思维、动作迟缓,主动说话少,表情淡漠,但妄想、偏执、无意义的语言及哭笑少见。随病情进展,智能障碍逐渐加重。计算力多表现迟缓和不准确,随病情发展而症状加重时,可有明显的缄默。记忆力和书写功能障碍明显,说话迟缓甚至变为耳语,从而表现为明显的痴呆状态。

随着 CT、MRI 的普及,脑积水的发现逐渐增多。头颅 CT 或 MRI 扫描是诊断该病的主要方法。头颅 CT 检查可见脑室系统扩大,部分患者脑室周围低密度影具有重要诊断价值;同时 MRI 检查在扩大的侧脑室额角周围出现间质性水肿信号,中脑导水管通畅,并可排除颅内其他占位性病变。测量脑室径与双顶间径比例,可判断脑积水的程度;其正常值 <25%,26%~40% 为轻型脑积水,41%~60% 为中型脑积水,61%~90% 为重型脑积水,90% 以上为极重型脑积水。此外,颅内压监测、脑脊液引流试验亦有一定诊断价值。

NPH 的治疗以手术为主,引流 20~30ml 的脑脊液常可改善症状,但仅持续几天。手术以脑室 - 腹腔分流术为主,但可能会出现如下并发症:分流管堵塞、颅内感染、分流不足或者过度分流等;可调压式分流管在出现分流不足或者过度分流时可在体外直接调节压力值,进行个体化调节,避免再次手术。在实施腹腔引流术进行治疗时应注意以下几点:①针对年龄较大儿童或者是成人患者,应尽量采取中压管;②依照腰穿所得的 CSF 压力高低进行合理的选择,一般情况下,CSF 压力在 140mmH₂O 以上时应采取中压管,若是不足 140mmH₂O,则采取低压管;③在手术过程中依据脑室内压力的高低对引流管进行选择,一般压力在 75~110mmH₂O 时采取高压管,压力在 40~76mmH₂O 时采取中压管,而在 10~40mmH₂O 时则应选择低压管。

三、经验总结

该患者既往有颅脑外伤史,外伤可能是该病的致病因素。患者以头晕、情绪低落、双下肢乏力、反应迟钝、思维迟缓、记忆力及智能进行性下降等为主要表现,极易误诊为抑郁症或神经症。但临床仔细检查发现,患者站立时双脚明显较宽,行走缓慢,转身及精细动作困难,共济失调,双侧霍夫曼氏征阳性等神经系统阳性体征,结合病史,符合 NPH 早期临床表现,考虑正常压力脑积水的可能,最后头颅 MRI 检查结果得以证实。

首诊于精神科的脑积水患者临床少见,精神科医生对该病的认识也相对不足,因此,当患者出现精神障碍的同时又有步态不稳等现象时,应仔细询问既往史,认真进行体格检查及神经系统检查,完善头颅 CT 或 MRI 检查,并且加强联络会诊,这样才能进一步减少漏诊及误诊。

遗憾的是,患者没有到门诊复诊,没有复查头颅 MRI,未能对脑积水程度进行术前、术后的比较。

专家点评

精神障碍患者出现记忆、智能损害,伴步态不稳、共济失调,且出现尿失禁等表现时,临床医生要考虑脑积水的可能,此时需要进一步复核病史,了解是否有外伤经历,并进行头部影像学检查。要注意的是,即使没有外伤史,也存在脑积水的可能性。

参考文献

［1］王维治. 神经病学. 1 版. 北京:人民卫生出版社, 2007.

［2］中华神经外科分会神经创伤专业组. 颅脑创伤后脑积水诊治中国专家共识. 中华神经外科杂志, 2014, 30（8）:840–843.

［3］李中振,战华,王宁等. 特发性正常压力脑积水. 中华临床医师杂志（电子版）, 2013, 7（20）:9329–9331.

［4］梁玉敏,丁圣豪,吴海波等. 国际和日本特发性正常压力脑积水指南解读. 中华神经外科杂志, 2011, 27（4）:423–427.

［5］Budson A E, Solomon P R. Normal Pressure Hydrocephalus//Memory Loss, Alzheimer's Disease and Dementia, 2016.

［6］赵希敏,刘勇,刘霞. 正常压力脑积水的临床特征和手术治疗. 中国临床神经外科杂志, 2011, 16（9）:538–540.

［7］陆业平,黄景慧,郭一新等. 脑室 – 腹腔分流治疗脑积水 60 例临床分析. 中国临床神经外科杂志, 2011, 6（3）:178–180.

［8］杨利容,索鹏,王晶等. 可调压式分流管治疗正常压力脑积水的临床应用及护理体会. 中国现代神经疾病杂志, 2012, 12（1）:78–80.

［9］吴双桂. 腹腔分流术治疗正常压力脑积水的护理体会. 中国医药指南, 2013, 11（18）:353–354.

29. 喜从悲来——器质性情感障碍

> 作　者：阳睿
> 关键词：脑梗死，抑郁，躁狂，器质性情感障碍

一、病例资料

患者男性，49岁。因"脑卒中后情绪低落与兴奋话多交替发作两年半"于2012年5月22日入精神科。患者妻子代诉病史。

现病史：2009年9月12日中午，患者突然摔倒，口角歪斜，流涎，一侧肢体活动困难，在当地人民医院神经内科住院，诊断"脑梗死"，经治疗1个月后行动自如。2009年11月份，患者逐渐出现情绪低落悲观，少言、懒动，诉记忆下降。认为自己没有用，是家庭的累赘，反复有自杀念头，并企图自杀，想撞车、跳河、跳楼。同年12月，患者就诊于当地人民医院心理科，门诊诊断"抑郁发作"，服用抗抑郁药物后病情缓解。2010年春节，患者自行停药，能够正常社交及生活。2012年3月份，患者上述症状再发，失眠、心烦，"爱忘事"，记不住钥匙放在哪儿，去银行取钱忘带银行卡，工作走神，有些"丢三落四"，有时为了记忆不好的事情而迁怒家人，跟家人发脾气。兴趣减退，称自己没有动力，不愿意做工，自我评价低，自责，认为自己无用。再次在当地医院就诊，诊断为"抑郁症"，服用氟西汀治疗后睡眠、抑郁情绪逐渐改善。但服药19天后，患者又出现失眠，每天只睡2~3小时，开始变得心情好，整天兴高采烈，兴奋话多，滔滔不绝，常常给儿女讲大道理。有时易怒，动不动就跟周围人发脾气，影响人际关系。活动多，精力充沛，整天忙个不停，觉得自己有做不完的事。命令别人做事情，如不服从就大发脾气。偶有冲动，打妻子。因家人无法管理到某医院精神科就诊，门诊拟诊"双相情感障碍（目前躁狂相）"收入病房。此次起病后患者饮食可，二便正常。否认高热、抽搐、昏迷。体重无明显增减。

既往史：有10余年的高血压病史，不规律服用降压药，近来血压不稳。

个人史：初中文化，多处打工，可养家糊口。病前人际关系好。夫妻感情好，家庭和睦。曾经爱好饮酒，常一周内有5天在喝酒，有时候喝醉，4年前出现轻微双手颤抖，3年前脑梗后戒酒至今，双手颤抖消失。否认毒品使用，否认冶游史。

家族史无特殊。

体格检查：体温36.6℃，脉搏90次/分，呼吸20次/分，血压150/100mmHg。神志清楚，营养中等。头颅五官无畸形，心、肺、腹检查未见明显异常。脑神经检查未见异常。四肢肌力、肌张力正常，生理反射存在，病理反射未引出。

精神状况检查: 神清,定向准。接触交谈主动,见谁都打招呼。否认幻觉。思维奔逸,讲话滔滔不绝,言语难以打断。存在夸大妄想,认为自己很有钱,有才气,准备就任某大企业的老总,在病区内发表演讲,说自己可以让企业上市,让员工跟着自己发财。说中国会为自己感到骄傲,自己马上年薪千万。看到办公室桌子有些陈旧,马上说自己出钱改变办公室的设备,言语难以打断。情感高涨,心情好,兴高采烈,自我评价高,有时易激惹。精力充沛,认为自己不用睡觉,觉得睡觉是浪费宝贵的时间。意志增强,活动增多,在病房主动帮助打扫卫生,指挥其他病友干活。偶有冲动行为,不安心住院。自知力部分存在,承认自己目前的状态不正常,但认为没有治疗的必要性。

辅助检查: ①血脂:三酰甘油 3.64mmol/L↑(正常参考值 0.22~1.70mmol/L),三大常规、肝功能、肾功能、电解质、甲状腺功能、催乳素、术前免疫、肿瘤相关抗原未见明显异常。②心电图、胸片均未见明显异常。③腹部 B 超:轻度脂肪肝;胆脾胰双肾超声未见异常;双侧输尿管上段未见扩张。④脑电图:两半球基本波率为 9~12Hz 低 – 中幅的 α 活动,顶 – 枕区优势不明显,调节调幅差,各导联见较多广泛性 5~7Hz 低 – 中幅 θ 波及 θ 活动,部分 θ 活动呈阵发性出现,期间混杂较多低幅快波。视反应:未见明显改变。过度换气:未见明显改变。印象:轻度异常脑电图,轻度异常脑电地形图。

入院诊断: 双相情感障碍(目前躁狂相);高血压病;轻度脂肪肝;高脂血症。

诊疗过程: 入院第 2 天,上级医师查房。患者晨起后跟家人赌气,拒绝进食早餐。陪护反映,患者记忆下降,性情改变,易激惹,如起床后明明自己忘记牙膏放在哪里,还不承认,并迁怒家人,赌气拒食。查房时患者与医务人员沟通好,主动性言语增多,自我感觉良好,自我评价高,否认记忆下降,对家人介绍的有关记忆下降解释为"做大事不拘小节"。情感高涨,活动增多。上级医师查房后认为:①患者起病年龄较晚,46 岁发病,为发作性病程;②以情绪改变为主,言语增多,情感高涨,活动增多,处于躁狂状态。但患者情感体验肤浅,记忆下降,性情改变,与典型的躁狂发作表现不符;③患者首次抑郁发作前有"脑梗死"病史,经治疗后抑郁症状缓解较彻底;④脑电图异常提示可能存在脑器质性病变;⑤患者曾经嗜酒,高血压病史 10 年,目前血压不稳,血脂高,均为脑血管意外的高风险因素。综合上述临床特征,提示患者"脑器质性病变的可能性大",完善头颅 CT:双侧基底节区、丘脑、半卵圆区多发性腔隙性脑梗死。请神经内科、心血管内科联络会诊,诊断为"多发性腔隙性脑梗死、高血压病、高脂血症、轻度脂肪肝"。

最后诊断: 综合会诊意见,根据 ICD–10 诊断标准,精神科更改诊断为"器质性情感障碍"。遵会诊意见,予血栓通改善脑循环、脑蛋白营养脑神经、阿司匹林抗血小板聚集、苯磺酸氨氯地平控制血压、尼莫地平扩张血管、阿托伐他汀钙降血脂等对症治疗。对精神异常表现,予口服碳酸锂(0.25g,2/ 日)、奥氮平(7.5mg,1/ 晚)稳定情绪。住院 28 天后以临床好转出院。出院时血压正常,无明显神经系统阳性体征,睡眠好,情绪较稳定,有时脾气大。

随访: 出院 1 个月后回访,患者自行停碳酸锂、奥氮平,情绪稳定,生活如常。1 年后第 2 次随访,患者还在坚持服用降压药,血压平稳,记忆力可,社会功能恢复良好。

二、讨论

脑血管病所致的情感障碍包括卒中后抑郁、卒中后躁狂等,临床上最多见的是卒中后抑郁（post stroke drpression PSD）。

卒中后抑郁的发病机制尚不清楚,其生物学机制方面的研究主要集中在神经递质和神经内分泌功能等的研究上。一是神经递质失调。脑内参与情感调节的 NE 能神经元和 5-HT 神经元胞体位于脑干,其轴突通过丘脑和基底节到达额叶皮质,脑部病变亦可破坏 NE 能神经元和 5-HT 神经元及其通路,导致两种递质水平降低而产生抑郁情绪;二是神经内分泌功能改变。脑卒中可引起下丘脑 – 垂体 – 肾上腺轴的激活,血浆皮质醇水平升高,皮质醇浓度异常升高,对大脑神经元及杏仁核、扣带回有损害作用,可影响情绪调节;三是可能与神经再生有关。有影像学研究发现重度抑郁症患者海马体积缩小,脑卒中后也同样存在海马体积改变现象。此外,有研究认为,家庭、社会等多因素综合作用导致卒中后生理和心理失衡而产生反应性抑郁,患者会表现出对疾病恐惧、对治疗效果缺乏信心、对经济状况担心等。

患者出现情绪障碍伴认知功能受损,与患者大脑半卵圆区、丘脑、双侧基底节区病变有关。半卵圆区是脑白质的核心,白质由此放射投向各脑回。半卵圆区的髓质有三种纤维,即投射纤维、联络纤维、联合纤维,对大脑调节功能有重要作用,因此,半卵圆区脑梗死,很可能会引起脑功能障碍。丘脑占间脑的 4/5,包含多个核团,与大脑皮层、边缘系统、网状激活系统、小脑和锥体外系等协同作用,实现对语言、记忆等功能的传递或控制,故丘脑被称之为"感觉的中继站"。基底节属于神经细胞体集中的区域,核团与脊髓、大脑皮质间存在广泛性神经联系,被喻为参与和决定认知功能的"物质基础"。有研究发现,基底神经节,尤其是左侧基底节,受损后更容易产生抑郁情绪。当然,人脑不同部位的功能既相互独立,又密切联系,某一部位的损害往往伴随多个不同认知领域的功能损害。

器质性情感障碍的治疗以治疗原发病为主。当抑郁症状明显时,可予小剂量抗抑郁药物治疗,主要包括 SSRIs、三环类抗抑郁药（tricyclic anti-depressants, TCAs）、5- 羟色胺及去甲肾上腺素再摄取抑制剂（SNRIs）等。当躁狂发作时,可予小剂量镇静及心境稳定剂。值得指出的是,对于脑卒中患者出现情感障碍时,心理治疗十分重要,不但可以改善抑郁症状,而且可以提高患者康复依从性,促进脑卒中后神经功能和日常生活能力的恢复,提高生活质量,临床上需引起重视。

三、经验总结

本案例有以下几点值得思考。

第一,患者首次抑郁发作前有明确"脑梗死"病史,抑郁发作时记忆下降,认知功能受损。那么,记忆下降和认知功能受损是脑梗死的直接后果,还是抑郁发作时的假性认知功能障碍,在本次住院初期很难确定。

第二,患者第二次抑郁发作时无明显躯体症状和神经系统体征,当地医院考虑抑郁症,经抗抑郁治疗后出现躁狂发作,容易误导精神科医生考虑双相情感障碍。当时患者出现躁狂样表现,可能与脑梗死有关,也有可能与药源性躁狂样发作有关。有研究发现,抗抑郁药可诱发轻躁狂、躁狂、心境恶劣、激越或躁狂抑郁混合状态。

第三,对脑梗死所致情感障碍的治疗,虽要控制情感障碍的相关症状,但重点在于原发病的处理。脑卒中所致的精神异常,会随着卒中症状的逐渐好转而好转,无需长期服用抗精神病药物。

专家点评

对于起病年龄大，伴有认知功能损害、人格改变的情感障碍患者，需详细了解其既往史、个人史，警惕器质性病变的可能。抗抑郁治疗过程中要严密观察病情变化，及时调整用药，防止抗抑郁药诱发躁狂样发作。

参考文献

［1］李赵梅，娄卫东，吴峰芬. 脑梗死后抑郁症临床特征及病因分析. 浙江医学，2010，32（12）：1842-1843.

［2］徐文炜，祁国阳. 精神科会诊实录. 北京：人民卫生出版社，2015.

［3］张威，丁素菊. 卒中后抑郁. 神经疾病与精神卫生，2008，8（4）：312-314.

［4］朱长庚. 神经解剖学. 北京：人民卫生出版社，2002.

［5］王新德. 神经病学. 第7卷. 神经心理学. 北京：人民军医出版社，2001.

［6］吕文明，张利莎，李斌等. 中老年缺血性脑白质病变与认知功能损害的关系. 中华脑科疾病与康复杂志：电子版，2014，（1）：21-25.

［7］Tharwani H M，Yerramsetty P，Mannelli P，et al. Recent advances in poststroke depression. Current Psychiatry Reports，2007，9（3）：225-231.

［8］Sibolt G，Curtze S，Melkas S，et al. Poststroke dementia is associated with recurrent ischaemic stroke. Journal of Neurology Neurosurgery and Psychiatry，2013，84（7）：722-726.

［9］陈俐，杨超豪，谭红愉等. 心理干预对脑卒中后抑郁治疗效果的观察. 国际神经病学神经外科学杂志，2015，42（4）：320-323.

［10］沈渔邨. 精神病学. 第5版. 北京：人民卫生出版社，2009.

30. 自幼好动的低智儿——Dandy-Walker 综合征

作　者：李易　卢素洁
关键词：癫痫，言行异常，智力障碍，Dandy-Walker 综合征

一、病例资料

患儿男性，9岁，因"好动7年，发作性发呆4年，言行异常半年"于2012年7月17日

入心理科病房。患儿母亲提供病史。

现病史：患儿 7 年前学会走路，后开始表现好动，较一般儿童多动，注意力不集中，难以长时间玩一个游戏，不听使唤，不能遵守游戏规则。不与同龄孩子玩，只与比自己小的孩子玩。5 岁开始出现发作性"发呆"，发呆时患儿中断正在进行的活动，双目凝视，眼球短暂上翻，呼之不应。有时伴前臂伸直，双拳紧握。这种发作常常突然开始，突然结束。如患儿在行走中突然呆立不动，或在说话时突然停止或减慢速度，或正在进食时食物含在嘴里无咀嚼动作等，整个过程一般持续几秒钟到 20 秒，发作时无二便失禁，事后不能回忆。2011 年 4 月，脑电图检查示"右侧顶区为主，多量尖波、棘波、尖慢复合波、棘慢复合波"，诊断"癫痫"，予口服苯巴比妥片（45mg/ 次，2 次 / 日），上述情况好转。2011 年 9 月，患儿上小学一年级，不遵守课堂纪律，不懂学习方法，读书死记硬背，不会联想。语文作业造句仅用最简单的句子，不会使用形容词描述。如用"有"造句为"我有书"；用"常常"造句为"我常常吃饭"。算术差，个位数加减法常常出错。近半年来患儿出现异常行为，不分时间、场合地把玩生殖器，不管在课堂上还是在商场里，在老师同学面前还是家人面前，只要想玩就玩，被家人训斥后哭闹。有时自言自语，说莫名其妙的话，如突然冒出一句"这里没灯"等。患儿发病以来，无头晕、头痛、呕吐、抽搐等，饮食、睡眠、二便正常。

既往史及发育史：3 岁时检查血铅浓度偏高，曾给予排铅治疗，具体欠详。父母非近亲结婚，母孕期无特殊病史及用药史。第一胎，足月顺产，Apgar 评分不详。患儿自幼发育较同龄孩子晚，22 个月才会走路，30 个月才会说话，至今说话仍不灵活，只能说简单的句子，表达简单的意思。家族史无特殊。

体格检查：体温 36.9℃、脉搏 90 次 / 分、呼吸 20 次 / 分，血压 90/64mmHg，身高 130cm，体重 46kg。神志清，心、肺、腹未见异常。脑神经检查未见异常，肌力、肌张力正常，腱反射对称正常，锥体束征阴性，指鼻试验欠准，闭目难立征（＋），轮替动作完成欠佳。

精神状况检查：意识清晰，接触欠佳，反应迟钝，作答简单，口齿欠清。未引出幻觉、妄想。注意力不集中，坐不住。粗测智力低下，理解判断、计算力、拼图均欠佳。情绪易激惹，多动，精细动作差。

入院诊断：精神发育迟滞？癫痫。

辅助检查：三大常规、肝肾功能、甲状腺功能、电解质、免疫学全套、血重金属含量未见异常。脑电图示"各导联可见较多 3.5Hz 左右高 - 超高幅尖 - 慢综合波，夹杂少量棘 - 慢综合波呈阵发性短 - 中程发放，以右侧后头部较为明显"。头颅磁共振脑功能成像示：小脑下蚓部发育欠佳、第四脑室增宽与后部蛛网膜下腔相通，幕上无明显积水扩张，双侧大脑半球结构对称，脑灰白质对比正常，脑实质内未见异常信号灶，DWI 示未见明显弥散受限信号影，余脑室、脑池、脑裂及脑沟对称，中线结构居中。影像诊断：小脑下蚓部失常伴第四脑室扩张与枕大池相通，符合 Dandy-Walker 畸形（变异型）表现（图 14）。

因患者家属不同意，未行腰穿测颅内压及脑脊液常规、生化检查。韦氏儿童智力测验语言、操作、全量表分别为 68、54、57。

最后诊断：Dandy-Walker 综合征。

遵神经内科会诊意见，建议逐步换用托吡酯片（25mg/ 次，2 次 / 日）口服抗癫痫治疗。患者家属于 2012 年 7 月 25 日要求出院门诊治疗。

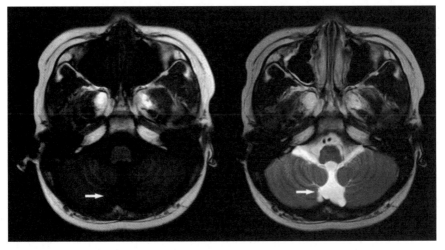

图 14 小脑发育不良

随访：出院后患儿坚持服用托吡酯片（25mg，2 次 / 日）治疗，无癫痫发作。情绪较前改善。智能障碍、多动、怪异行为无缓解。建议患儿到康复教育机构接受特殊教育，但家属仍坚持将患儿放在普通小学就读，学习一年后辍学。

二、讨论

Dandy-Walker 综合征（Dandy-Walker syndrome，DWS），又称 Dandy-Walker 囊肿或先天性第四脑室中、侧孔闭锁，是一种罕见的先天性非特异性中枢神经系统发育异常，DWS 发病率低，约为 1/30 000，死亡率约为 20%，存活者中 40%~70% 患者出现智力和神经系统功能发育障碍。DWS 最早于 1914 年由 Dandy 和 Blankfan 报道，1942 年 Taggart 和 Walker 报道了 3 例先天性第四脑室正中孔和侧孔闭锁的病例，并进一步阐明了该病系胚胎 5~12 周第四脑室渗透性损伤和小脑蚓部发育不全所致，支持 Dandy 阐明的发病机制。由于充分认识到 Dandy 和 Walker 对此病症的贡献，Benda 将其正式命名为 Dandy-Walker 综合征。

DWS 的病因及发病机制至今尚未清楚，可能是胚胎发育 5~12 周时发生第四脑室渗透性损伤和蚓部发育不全。推测是由来自菱脑顶部的斜形唇不能完全分化，来自翼板的斜形唇的神经细胞不能进行正常增殖和移行，造成小脑蚓部发育不全和下橄榄核的异位。本病属于多因子遗传性疾病，由环境和遗传共同所致。环境因素包括风疹病毒感染、巨细胞病毒感染、弓形体感染，孕母饮酒、长期服用华法林、母体糖尿病等。有研究进行连锁分析和基因定位，揭示了 DWS 的多种表型与遗传基因型之间的互相关系，如 Xq26 的 HPRT 基因内的高变短串联重复序列很可能是 DWS 伴智力迟钝、基底节病变和癫痫发作的致病基因。借助人类基因组测序数据及生物信息学分析筛选候选基因，通过对家系的突变检测和序列分析检测新的突变位点甚至克隆致病基因，可以为基因诊断和基因治疗提供理论依据。

DWS 的临床上主要表现为智力低下、各种类型癫痫发作、脑积水和颅高压症状、小脑性共济失调、其他症状如展神经麻痹等。本病患者常因运动发育迟缓伴有小脑症状，表现为走路不稳、共济失调、宽大步态等,并出现智能低下、癫痫发作等就诊于神经内科。有的患者是以脑积水症和颅内高压为主诉,表现为兴奋、头痛、呕吐、头颅扩大就诊于神经外科。极少部分是以情绪行为异常就诊于精神科,但此类精神异常多继发于患者的智能下降。本症常伴有先天性心脏病、唇腭裂、神经管畸形,也可以是某些畸形综合征的表现之一。

DWS 诊断较困难,随着头颅 CT、MRI 的普及,本病的诊断率正逐步提高。影像学上表现为 Dandy-Walker 畸形:第四脑室和后颅窝扩大;侧窦小脑幕和窦汇上移;不同程度的小脑发育障碍。多方位的 MRI 扫描能够非常清晰地显示出病变部位的细微结构,为治疗提供重要依据。因本病预后不良,通常产前若发现本病,则根据具体情况告知孕妇及家属,建议适时终止妊娠。孕期胎儿常规 B 超检查可以有效检出 Dandy-Walker 畸形。Dandy-Walker 畸形的 MRI 表现更具特征性,可以确认超声可疑诊断及完善补充、甚至更正超声诊断,为临床提供更全面可靠的影像资料,可作为确诊本病的首选方法。

鉴别诊断方面,DWS 主要和其他非交通性脑积水鉴别。①先天发育异常。包括第四脑室中孔或侧孔闭塞或第四脑室内囊肿形成。此症脑积水征象多于婴幼儿期即可出现。单从 MRI 图像上很难区分是室孔亦或囊肿闭塞,须依赖脑室造影鉴别。DWS 患者为脑室内均充盈造影剂,后者囊肿内无造影剂进入而呈充盈缺损状。②第四脑室囊虫闭塞。第四脑室囊虫多呈囊状,其与第四脑室先天囊肿形成鉴别困难。但该患者有米猪肉食用史和绦虫节片排出史,寄生虫抗体多为阳性,抗囊虫治疗后脑积水可缓解或消失。③颅后窝肿瘤。小脑半球及桥小脑角肿瘤脑积水于晚期出现。除有脑水肿表现外,尚有小脑症状和脑神经麻痹症状,第四脑室受压移位或闭塞。④其他。中脑导水管畸形或炎性粘连引起的脑积水仅见第三脑室和侧脑室扩大,而第四脑室正常。交通性脑积水脑室、基底池和蛛网膜下腔均扩大。

20% 的 DWS 患者没有症状不需要治疗,但部分 DWS 患者需要手术治疗。手术切除囊肿,主要是改善脑积水,改善颅高压症状。若颅高压症状、体征仍不能有效缓解,应行脑脊液分流术。DWS 的新生儿死亡率高,存活下来的 DWS 患儿 50% 以上有精神发育迟滞和适应能力低下。

三、经验总结

该病例因患儿家长不同意行腰椎穿刺术,颅内压不详。临床观察患儿虽无明显颅高压临床表现,但存在智力发育较差、癫痫发作、小脑发育障碍、言行异常等表现,结合头颅 MRI 结果可明确诊断。

本例患者在成长过程中已经被发现智力发育落后于同龄人,此后癫痫发作 4 年,本次就医是因为言行异常半年来就诊。临床医生很容易把患儿症状独立对待,分别诊断为"精神发育迟滞;癫痫;言行异常待查"。临床诊断要有整体的观点,不能只见树木不见森林,需综合分析,从现象中找根源。本病例给我们启示如下,面对患者的症状,临床医生需追根究源,结合相关辅助检查,积极查找相关文献资料,避免漏诊误诊,不能头痛医头脚痛医脚。养成循证医学的好习惯是每一个精神科医生的必经之路。

专家点评

Dandy-Walker 综合征是一种罕见的先天性神经系统畸形,表现为智力低下、癫痫发作、脑积水或颅高压症状、小脑性共济失调及精神行为异常等,精神科医师要提高对儿童 DWS 的认识,做到早诊断、早治疗。

参考文献

[1] 赖若沙,谢鼎华.Dandy-Walker 综合征致病基因的研究进展. 国际病理科学与临床杂志, 2010, 30(1): 65-70.

[2] 马玉焕,陈倩,时春艳等. 胎儿 Dandy-Walker 综合征 6 例分析及文献复习. 国际妇产科学杂志, 2012, 39(1): 72-74.

[3] Benda C E. The Dandy-Walker syndrome or the so-called atresia of the foramen of Magendie. Neuropathol Exp Neurol, 1954, 13(1): 14-39.

[4] 王任直主译. 尤曼斯神经外科(功能神经外科、疼痛与小儿神经外科). 第 3 卷. 北京: 人民卫生出版社, 2009.

[5] Abdel-Salam G M, Shehab M, Zaki M S. Isolated Dandy-Walker malformation associated with brain stem dysgenesis in male sibs. Brain and Development, 2006, 28(8): 529-533.

[6] 赖若沙,谢鼎华.Dandy-Walker 综合征致病基因的研究进展. 国际病理科学与临床杂志, 2010, 30(1): 65-70.

[7] 谢国强,陈晓雷,许百男. Dandy-Walker 综合征(4 例报告). 中国神经精神疾病杂志, 2012, 38(9): 540-543.

[8] 吴福根,王平之. Dandy-Walker 畸形的影像学特征. 临床神经病学杂志, 2006, 19(3): 209.

[9] 戚少飞. 儿童 Dandy-Walker 综合征的核磁共振临床诊断. 中国现代药物应用, 2011, 5(12): 27-28.

[10] 开治国,李蕾,刘信礼. 胎儿 Dandy-Walker 综合征的 MRI 研究. 临床放射学杂志, 2012, 31(8): 1153-1155.

[11] 任泉林,杨太珠,罗红等. 超声检查和 MRI 在产前诊断胎儿 Dandy-Walker 变异型中的对比研究. 中华妇幼临床医学杂志(电子版), 2015, 11(2): 55-58.

[12] 魏瑗,赵扬玉,刘朝晖. Dandy-Walker 畸形的产前诊断和围产期处理. 中国优生与遗传杂志, 2008, 16(5): 98-99.

[13] 王维治. 神经病学. 北京: 人民卫生出版社, 2006.

第二章

躯体疾病所致精神障碍

31. 人类免疫缺陷综合征职业暴露之风险
——HIV感染所致精神障碍

作　者：李杰锋　苏琴基
关键词：腹泻，发热，精神障碍，白色念珠菌病，人类免疫缺陷病毒感染

一、病例资料

患者女性，39岁，因"凭空视物、乱语2个月，加重5天"于2010年4月13日首次入住精神科。患者母亲提供病史。

现病史：患者于2010年2月中旬无明显诱因出现睡眠差，恐惧。凭空视物，称看见天花板上有血滴到自己手上，看见屋顶有滴血的人头，看见白色的"细菌"等。说被子上有细菌，还说所有东西都脏，不敢睡觉，有时因为恐惧而喊叫。胡言乱语，说自己有传染病，不让丈夫、孩子靠近自己。说村子里的人看不起自己等。有时自言自语，说"走开，走开"，有时有无目的的做凭空抓物样动作。同年4月8日上述精神异常加重，经常到处东张西望，诉见到恐怖的画面，看见许多"妖魔鬼怪"，有的附在自己身上，手舞足蹈或跺脚，说要赶跑"妖魔鬼怪"。食欲下降，腹部感觉"辣热"不适。为治疗精神异常到精神科就诊，门诊拟诊"精神障碍查因"收住院。患者病后无高热、抽搐、昏迷。进食差，体重减轻，具体不详。

既往史：患者于2009年11月出现腹痛腹泻，水样便，约10次/日，在当地卫生院就诊治疗后好转。2010年1月、2月二次出现腹痛、腹泻。2010年2月20日再次因腹泻到某院消化内科住院10天，经治疗腹泻好转后出院，出院诊断"急性肠炎"。住院期间凭空看见屋顶有滴血的人头，医生曾建议转精神科诊治，家属拒绝。

个人史：初中文化，在家务农，病前能力一般，否认烟酒不良嗜好，否认毒品使用史，否认冶游史。平时性格合群，开朗。婚后生育子女3个，患者丈夫异地打工，不否认冶游史。

家族史无特殊。

体格检查：体温36.8℃，脉搏82次/分，呼吸17次/分，血压110/70mmHg，体重40kg，身高158cm，体重指数16.0kg/m²。消瘦，贫血面容，口腔黏膜及舌面多处溃疡及散在白色斑点。双侧瞳孔等大等圆，直径3mm，对光反射灵敏。心、肺查体无明显异常。腹平软，中、下腹压痛，无反跳痛及肌紧张，未触及包块，肝脾肋下未及，肠鸣音活跃，约6~7次/分。神经系统检查未见明显异常。

精神状况检查：神清，定向好，接触交谈一般，对答切题。存在幻视，说曾在手腕上看见细菌，像米粒一样大小，白色的；看见灯里有细菌飞，白色条状，像头发丝一样，细菌在自己头上飞。存在幻触，诉在阴部看见条状白色细菌，会在内部蠕动。存在疑病观念，说周身疼痛，手麻手胀手痛，特别是腹部、腰部疼痛，怀疑自己患了"癌症"，认为病治不好了。存在可疑关系妄想，称村子的人看不起自己。否认被害妄想、被跟踪感等。记忆下降，对病史不能完全回忆，否认部分病史，如否认自己说过看见"滴血的人头"及"妖魔鬼怪"等。情绪不稳定，有明显焦虑及抑郁情绪。主诉多，说自己腹部发烫，睡觉时将腹部外露在空气中。有消极言语，希望医生给自己打一针让自己安乐死。对医生解释病情表示怀疑，仍反复诉说自己的不舒服，周身难受等。自知力不全。

门诊查血常规示"白细胞4.6×10⁹/L，中性粒细胞百分比86.4%↑（正常参考值40%~75%），淋巴细胞百分比6.5%↓（正常参考值40~75%），中性粒细胞绝对值3.6×10⁹/L，淋巴细胞绝对值0.3×10⁹/L↓（正常参考值1.1~3.2×10⁹/L），红细胞计数3.01×10¹²/L↓（正常参考值3.8~5.1×10⁹/L），血红蛋白浓度76g/L↓（正常参考值115~150g/L），红细胞比容25%↓（正常参考值35~45%）。

入院诊断：器质性精神障碍？精神分裂症？中度贫血。

入院后检查：①血常规：白细胞4.6×10⁹/L，中性粒细胞百分比79.1%↑（正常参考值40%~75%），中性粒细胞绝对值3.6×10⁹/L，淋巴细胞绝对值0.25×10⁹/L↓，正常参考值（1.1~3.2）×10⁹/L，红细胞计数2.77×10¹²/L↓正常参考值（3.8~5.1）×10⁹/L，血红蛋白浓度72g/L↓（正常参考值115~150g/L），红细胞比容23%↓（正常参考值35%~45%）。②血生化：白蛋白34g/L↓（正常参考值35~55g/L），球蛋白49g/L↑（正常参考值20~40g/L），余无特殊。③大便潜血（+）。④血泌乳素、甲状腺功能、尿常规无特殊。⑤乙肝两对半、梅毒抗体（−）。⑥胸部CT、头颅CT等检查均提示正常。⑦腹部及妇科B超示"子宫缩小；腹盆腔积液；胆囊偏大内壁增厚毛糙；门静脉稍宽"。⑧心电图"窦性心动过速，T波改变，心前导联逆钟向转位"。

入院当晚体温38.8℃。次日上级医师查房，总结病例特点如下：①39岁女性患者，丈夫异地打工，不能排除不洁性交史；②精神症状存在大量幻视、幻触，存在可疑关系妄想，记忆下降，不能完全回忆病情经过，情绪不稳，躯体不适主诉多；③消瘦，贫血面容，口腔黏膜及舌面多处溃疡及散在白色斑点，腹部压痛；④近5个月反复腹痛腹泻，有急性肠炎诊断史；⑤血常规提示贫血、淋巴细胞绝对值减少，大便潜血阳性，盆腔积液。上级医生指导进一步检查排除人类免疫缺陷综合征。同年4月15日，人免疫缺陷病毒抗体初筛阳性、HIV抗体确认检测阳性，CD4⁺T淋巴细胞计数20/ul。请感染科会诊，诊断为"获得性免疫缺陷综合征，建议转科治疗"。

最后诊断：人类免疫缺陷病毒感染所致精神障碍；获得性免疫缺陷综合征；口腔白色念珠菌病。并于 4 月 16 日转感染科。在感染科住院第四天，体温降至正常，但出现问之不应答、呕吐、进食少、全腹轻度压痛、精神差等表现，家属要求转传染病专科医院治疗而出院。

随访：患者出院后转至某市传染病专科医院，诊断为"获得性免疫缺陷综合征"，对症治疗效果差，1 个月后死亡。

二、讨论

艾滋病，即获得性免疫缺陷综合征（acquired immune deficiency syndrome，AIDS），是由人类免疫缺陷病毒（human immunodeficiency virus，HIV）感染引起的，以人体 CD4+T 淋巴细胞减少为特征的进行性免疫功能缺陷，激发各种机会感染、恶性肿瘤和中枢神经系统病变的综合性疾患，同时构成了该病的发病机制。HIV 感染者和人类免疫缺陷综合征患者是本病的唯一传染源。HIV 主要存在于感染者和患者的血液、精液、阴道分泌物、乳汁中。人群普遍易感。随着中国城市化进程不断加快，夫妻长期异地分居，增加了双方发生高危行为和感染 HIV 的风险。人类免疫缺陷综合征的潜伏期和进入体内的病毒量呈负相关。进入体内的病毒量愈多，潜伏期愈短，反之则长。通过性传播一般 8~9 年才发病，而经输血感染的则仅需 2~4 年。

根据临床表现及合并症，人类免疫缺陷综合征可分为三期。

1. 急性期。一般发生在感染 HIV 后 1~2 周，临床表现有发热、头痛、乏力、咽痛、全身不适，或脑膜脑炎或急性多发性神经炎，或颈、腋及枕部有肿大淋巴结，可并发皮疹、肝脾肿大。持续 1~2 周后缓解。部分患者有白细胞和血小板减少。

2. 无症状 HIV 感染期。常无任何症状。亦可有全身淋巴结肿大，一般只是在性伴侣发现后检查而确诊。此期持续时间一般为 6~8 年，持续的时间长短与感染病毒的数量、型别、感染途径、个体差异有关。

3. AIDS 期。此期为感染的最终阶段，临床表现可有原因不明的持续不规则低热 >1 个月、原因不明的持续全身淋巴结肿大（淋巴结直径 >1cm）、慢性腹泻 >3~5 次 / 日、3 个月内体重下降 >10%。人类免疫缺陷综合征期的临床表现无特异性，呈多样化，主要有各种合并症，如口腔、食管或支气管白色念珠菌感染，或卡氏肺孢子虫病、巨细胞病毒感染、败血症、反复发生的细菌和真菌性肺炎、皮肤黏膜或内脏的 Kaposi 肉瘤等。中青年患者可出现痴呆样表现。

诊断要点如下：①流行病学特征。感染高危因素包括有同性恋或其他婚外异性接触史、静脉药瘾者、输入未经抗 HIV 抗体检测的血液和血液制品、去过 HIV/AIDS 高危发病地区、配偶或父母有抗 HIV（＋）。②临床表现。急性期患者少，临床症状不多见，常有各种合并症，多以发热为首发症状就医。③实验室检查。抗 HIV（＋）、HIV RNA（＋）、P24 抗原（＋）三者中的一项阳性，加上临床症状即可诊断。人类免疫缺陷综合征期合并症的监测很重要。可采用涂片找菌丝或取口腔白膜作培养筛查口腔念珠菌病，取带血丝的痰涂片找抗酸杆菌筛查肺结核，用脑脊液涂片找隐球菌筛查隐球菌性脑膜炎。

有学者认为，HIV 感染及 AIDS 患者很少出现精神症状，甚至认为 HIV 感染不会以精神症状首发，但情况并非如此。HIV 病毒感染虽并不能直接感染大脑神经元，但可以通过感染巨噬细胞及小神经胶质细胞释放神经毒素、自由基和其他过量的炎症物质造成神经元的损伤，故受损害时可能会伴有精神症状。在 HIV 筛查阳性者或人类免疫缺陷综合征患者中常见的精神科综合征如下：①抑郁焦虑综合征。较为常见，如快感丧失、无价值感、自责内疚、轻生观念，以及惊恐样发作、广泛性焦虑等。其中焦虑发生率较高，很多情况下甚至被误诊为焦虑障碍。也有研究发现，HIV 感染者躯体化、焦虑、抑郁、精神病性因子分高于常模，长期严重的抑郁和焦虑负性情绪可能影响免疫功能，增加机会性感染的可能性。②幻觉妄想状态。较少见。何艳等报道了 6 例 AIDS 患者出现典型的精神症状的病例，主要表现为夸大妄想、关系妄想、行为紊乱、生活被动、懒散等，酷似精神分裂症或躁狂发作样表现。③痴呆样表现。患者最初以注意力不集中、记忆困难为主要表现，逐渐出现认知、行为、运动功能的衰退，晚期出现全面痴呆，甚至出现二便失禁、偏瘫、截瘫现象。

对 AIDS 患者，目前尚无特效治疗药物。对该病所致的精神障碍，因其严重影响患者的生活质量、治疗依从性和安全管理，精神药物治疗有时是必须的。但在使用精神药物时，应特别注意药物的相互作用。因人类免疫缺陷综合征患者除了接受抗病毒药物治疗之外，很可能因各类感染、其他躯体疾病、精神异常等需同时服用多种药物，因此，精神科用药应以低剂量为宜。

三、经验总结

本例患者最初以消化系统症状为主要表现，未能引起医患双方的重视，而当其出现精神症状难以管理时又就诊于精神科。就这二次就诊而言，均不是首诊于感染科，存在职业暴露和交叉感染的风险。从精神科工作角度看，以下三点思考值得重视。

第一，本病例患者入院时不知道自己患有人类免疫缺陷综合征，故其焦虑抑郁症状不是单纯的心理应激反应，而是躯体疾病后器质性损伤所致的情绪异常。

第二，患者出现片段的幻视症状，且以恐怖性幻视表现为主，临床上遇到这类精神障碍时需高度怀疑器质性精神障碍的可能。对于淋巴细胞绝对值明显减少的患者，应考虑 HIV 感染的可能，需做进一步相关检查，以排除人类免疫缺陷综合征。

第三，患者为农村妇女，本人否认不洁性生活史，但其丈夫在外打工期间曾有过不洁性行为，不能排除夫妻间性传染病的可能。

专家点评

对疑似人类免疫缺陷综合征的住院精神障碍患者，要加强职业暴露和交叉感染的预防管控工作。在接诊、检查、处置、护理患者的过程中，要以预防为主，加强防护。对伴有不协调性精神运动性兴奋的患者，要防止被其抓伤、咬伤。同时要防止病房患者之间因精神异常相互伤害或发生不洁性行为。

参考文献

［1］卫生部传染病标准专业委员会. 艾滋病和病毒感染诊断标准. 中国艾滋病性病，2012，18（4）：272-275.

［2］中华医学会感染病学分会艾滋病学组, Chinese Medical Association. 艾滋病诊疗指南第三版（2015 版）. 中华临床感染病杂志, 2015,（5）: 385-401.

［3］Agadjanian V, Cau B. Health Costs of Wealth Gains: Labor Migration and Perceptions of HIV/AIDS Risks in Mozambique. Social Forces, 2011, 89（4）: 1097-1117.

［4］中华医学会. 临床诊疗指南. 传染病分册. 北京: 人民卫生出版社, 2006.

［5］Doyle M E, Labbate L A. Incidence of HIV infection among patients with new-onset psychosis. Psychiatric Services, 1997, 48（2）: 237-238.

［6］沈渔邨. 精神病学. 第 5 版. 北京: 人民卫生出版社, 2008.

［7］Jr A J, Grant I, Kennedy C J, et al. Prevalence of psychiatric disorders among men infected with human immunodeficiency virus. A controlled study. Archives of General Psychiatry, 1988, 45（9）: 859-864.

［8］王跃, 韩云萍, 王娟. 云南省 38 例艾滋病住院患者心理健康调查. 中国健康心理学杂志, 2012, 20（1）: 23-24.

［9］占发先, 陈晶, 吴均林. 艾滋病感染者和患者心理健康状况分析. 中国公共卫生, 2010, 26（12）: 1481-1482.

［10］周正红, 高艳霞. 艾滋病 HIV 阳性患者心理健康状况的研究. 中国健康心理学杂志, 2014, 22（1）: 22-24.

［11］陈富淇, 李繁等. HIV 感染者 /AIDS 患者抑郁和焦虑状况分析. 皮肤病与性病, 2014, 36（2）: 110-112.

［12］何艳, 王夏红, 崔桂梅. 6 例 AIDS 伴发精神症状的临床分析. 中国神经精神疾病杂志, 2005, 31（3）: 179.

32. 转院后死亡的已婚者——人类免疫缺陷病毒感染所致精神障碍

作　者: 黄品德　刘耿
关键词: 人类免疫缺陷病毒 / 获得性免疫缺陷综合征, 精神障碍

一、病例资料

患者女性, 27 岁, 已婚。因"言行异常 28 天, 发热 14 天, 意识模糊 1 天"于 2008 年 3 月 11 日入精神科病房。患者父母提供病史。

现病史: 患者于2008年2月12日出现精神异常,表现乱语、行为异常,无故说自己的父母死了,凭空看到神仙,有行人经过门口时就说"危险,不要过"。家人烧开水,则说着火了,用冷水将火灭掉。有时不敢喝水,说水里有农药。2月18日家人送其到当地精神病院住院,诊断"分裂样精神障碍?",予口服"氯丙嗪片300mg/日、喹硫平片400mg/日"抗精神病治疗,效果不理想,仍行为怪异,用舌头舔墙壁、玩水、乱跑。2月26日患者出现发热,最高体温39.6℃,予"青霉素、地塞米松"等处理后体温下降不明显,或者有所下降后又再升高。住院期间多次查血常规发现血红蛋白由102g/L下降到85g/L,白细胞由5.7×10⁹/L下降到3.3×10⁹/L;肝功能示丙氨酸转移酶78U/L,天冬氨酸氨基转移酶81U/L;腹部B超、头颅CT、胸片等均未见异常。因当地医院治疗效果欠佳,且患者于3月11日出现意识模糊、不能进食,为进一步诊治转送到某综合医院精神科住院治疗。患病后患者饮食、睡眠较差,无抽搐、大小便失禁史,近3个月体重减轻约4千克。

既往史: 2年前发现"乙肝"。3个月前皮肤出现皮疹,伴有瘙痒、脱屑,未经特殊诊治。否认手术史、输血史。病前在广东某地手套厂打工,否认吸毒史及不洁性行为史。家族中无精神疾病或者其他疾病病史。

体格检查: 体温38.9℃,脉搏100次/分,呼吸20次/分,血压100/60mmHg,体重45kg,身高160cm。由轮椅送入病室,意识模糊、烦躁不安,呈谵妄状态,检查不配合。双瞳孔等大等圆,直径约3mm,对光反射灵敏。全身可见暗红色丘疹,伴有脱屑,以双侧大腿内侧明显。舌苔厚,上腭及舌背部可见多个黄色斑点,耳后、颌下、腋窝、腹股沟可扪及多个直径2~4cm的淋巴结,质中,活动度可。心、肺、腹检查未见异常。肌力、肌张力检查不配合,生理反射存在,病理反射未引出。

精神状况检查: 意识模糊,定向不准。烦躁,检查欠合作。胡言乱语,自语、自笑。对答不切题,思维不连贯。情感反应不协调,自知力缺乏。

入院诊断: 精神障碍查因:器质性精神障碍? 发热查因;贫血查因。入院后停用所有抗精神病药物,暂予抗炎抗病毒、护肝、维持水电解质酸碱平衡、营养支持等对症治疗。

辅助检查: ①血常规:白细胞计数4.8×10⁹/L,中性粒细胞计数3.5×10⁹/L,淋巴细胞计数0.6×10⁹/L↓,正常参考值:(1.1~3.2)×10⁹/L,血红蛋白浓度94g/L↓(正常参考值:115~150g/L),红细胞比容28%↓(正常参考值:35%~45%),红细胞平均体积70fl↓(正常参考值:80~100fl)。②肝功能:白蛋白27g/L↓(正常参考值:35~55g/L),球蛋白42g/L,白球蛋白比值0.6↓(正常参考值:1.1~1.25),丙氨酸转移酶48U/L,天冬氨酸氨基转移酶81U/L↑(正常参考值:13~40U/L),谷酰转肽酶113U/L↑(正常参考值:7~45U/L)。③传染病:乙肝表面抗原(+)、乙肝e抗原(+)、乙肝核心抗体(+);梅毒螺旋体特异性抗体阴性;人免疫缺陷病毒(HIV)抗体初筛(+)。④头颅CT:未见异常。⑤心电图:窦性心动过速(心率130次/分),T波低小。电解质、肾功能未见异常。患者家属拒绝行腰穿脑脊液检查。

住院过程中医生追问病史获悉,患者丈夫有静脉注射毒品史,具体情况其丈夫不愿意讲述。入院次日患者神志逐渐清晰,定向准确,对入院时的情况能够部分回忆。配合体格检查,神经系统检查无阳性体征。精神状况:问话能答,存在幻视、幻听,诉看到神仙,听到神仙说话,具体内容听不清楚。思维松弛。注意力涣散,记忆力、计算力粗测下降。情感平淡。自知力缺乏。韦氏记忆量表:全量表33分,常模资料量表记忆商数在51以下。韦氏智力检查:言语、操作和全量表智商分别为57、64和58。征求患者及其丈夫同意后,抽夫妻双方血液查HIV抗体,确认夫妻双方HIV抗体均为阳性。请感染科会诊后确诊为:获得性免疫缺陷综合征;人类免疫缺陷综合征脑病;人类免疫缺陷病毒感染所致精神障碍;慢性乙型病毒性肝炎。后转传染病专科医院治疗。

随访:患者转到传染病专科医院住院约2周后死亡。

二、讨论

人类免疫缺陷综合征,即人类免疫缺陷病毒/获得性免疫缺陷综合征(HIV/AIDS),是由人类免疫缺陷病毒(human immunodeficiency virus, HIV)感染所致的,以人体 $CD4^+T$ 淋巴细胞减少为特征的进行性免疫功能缺陷,继发各种机会感染、恶性肿瘤和中枢神经系统病变的综合性疾患。1981年美国报告首例AIDS患者,1985年我国发现首例AIDS患者。

HIV感染者及AIDS患者均具有传染性,主要通过性行为、体液、注射传播,包括母婴传播。在AIDS患者的血液、精液、阴道分泌物、宫颈黏液、唾液、眼泪、脑脊液、乳汁、羊水和尿液中可分离出HIV,但流行病学研究仅证明血液和精液有传播作用,乳汁也可使婴儿受感染。我国2015版《艾滋病诊疗指南》中将HIV感染的全过程分为急性期、无症状期和艾滋病期。

1. 急性期:通常发生在HIV初次感染的2~4周。HIV刺激机体引起免疫反应,起病急骤,出现发热、出汗、头痛、咽痛、恶心、厌食、全身不适、关节肌肉疼痛等症状。同时可伴有红斑样皮疹、呕吐、腹泻、全身淋巴结肿大或血小板减少。由于此期症状无特征性,且较轻微,常易误诊为感冒而被忽略。在被感染3~12周后,血清HIV抗体可呈现阳性反应,即所谓的"窗口期"。

2. 无症状期:可从急性期进入此期,或从无明显的急性期症状而直接进入此期,一般是6~8年。此期时间的长短个体差异很大,与感染病毒的数量、型别、感染途径、机体免疫状况、营养条件及生活习惯等因素有关。感染者除血清HIV抗体阳性外,可无任何症状,$CD4^+T$ 细胞计数可进行性减少,同时具有传染性。

3. 人类免疫缺陷综合征期:为感染的最终阶段,$CD4^+T$ 淋巴细胞明显下降,多 $<200/mm^3$,HIV血浆病毒载量明显升高。此期主要的临床表现为HIV感染相关症状、各种机会性感染及肿瘤。HIV相关症状:持续1个月以上的发热、盗汗、腹泻、体重减轻(>10%),持续性全身性淋巴结肿大,部分患者表现为神经精神症状,如记忆力减退、精神淡漠、性格改变、头痛、癫痫及痴呆等。

HIV/AIDS的实验室检测主要包括HIV抗体、HIV核酸、$CD4^+T$ 淋巴细胞、HIV基因型耐药检测等。HIV1/2抗体检测是HIV感染诊断的金标准,包括筛查试验和确诊试验;HIV核酸定量、CD_4^+T 淋巴细胞计数是判断疾病进展、临床用药、疗效和预后的两项重要指标。

HIV/AIDS至今无特效治疗药物,一旦感染,将终身带病毒,亦无可靠的预防疫苗。因此宣传教育就显得很重要,要使所有的人了解HIV感染的传播途径及预防措施。《临床诊疗指南–传染病学分册》指出:对急性期HIV感染者和无症状期HIV感染者,不建议用抗病毒治疗,但应积极处理治疗各种并发症。开始抗病毒治疗的指征是:①CD$_4^+$细胞计数 <0.2×10^9/L;②CD$_4^+$细胞计数(0.2~0.35)×10^9/L,但快速减少者;③不管 CD4$^+$ 细胞计数的多少,只要血浆 HIV RNA 载量 >55000 拷贝 /ml;④人类免疫缺陷综合征患者。目前最有效的治疗是高效抗反转录病毒疗法(HAART),俗称"鸡尾酒疗法",可延缓病情,减少机会性感染和肿瘤的发生,但不能完全抑制 HIV 复制和彻底治愈人类免疫缺陷综合征。国内的抗反转录病毒治疗药物有非核苷类反转录酶抑制剂(NNRTIs)、核苷类反转录酶抑制剂(NRTIs)、蛋白酶抑制剂(PIs)和整合酶抑制剂四类。

HIV 阳性者和 AIDS 患者易出现各种不同的精神障碍,可分为原发性和继发性。原发性是由于 HIV 直接侵犯中枢神经系统或 HIV 破坏免疫系统所致;继发性是由机会性感染、肿瘤、HIV 感染导致脑血管疾病和药物治疗的副作用等引起。精神异常多表现为抑郁或躁狂、焦虑、失眠、痴呆、谵妄样表现。其中人类免疫缺陷综合征脑病或 AIDS 痴呆综合征较常见,往往在 HIV 感染后期出现,但以精神症状为首发者不多见。杜福文等曾报道 23 例以神经精神症状为首发表现的人类获得性免疫缺陷综合征,以中枢神经系统感染发病最常见(18 例),其中新型隐球菌性脑膜炎 7 例,结核性脑膜炎 4 例,化脓性脑膜炎 4 例,病毒性脑炎 3 例;其次为 HIV 相关性痴呆综合征和急性脑梗死(各 2 例);HIV 相关性急性多发性神经根炎 1 例。痴呆综合征及精神病性症状多出现于人类免疫缺陷综合征的终末期,最初以注意力不集中、记忆困难为表现,逐渐出现认知、行为、运动功能的衰退,晚期出现全面性痴呆、截瘫和缄默,病情进展迅速。流行病学研究表明,约 70% 的 AIDS 病例出现神经系统的异常症状,晚期约 25% AIDS 患者发展成痴呆综合征,与非痴呆综合征患者相比,痴呆综合征患者在 6 个月内的死亡率急剧升高,是人类免疫缺陷综合征患者死亡的一个重要原因。HIV 实际上并不能感染大脑神经元,但却可以借助感染的单核细胞和淋巴细胞通过血脑屏障进入中枢神经系统,感染脑组织内的单核 / 巨噬细胞及胶质细胞,这些细胞的炎症反应释放出神经毒素及自由基,最终损伤大脑神经元,导致痴呆综合征。HIV 的中枢神经系统感染最终还会造成脑室扩大、海马萎缩、基底节体积变小和白质病变,这些改变可通过神经影像予以证实。

对于严重影响 HIV/AIDS 患者生活质量和治疗依从性的精神科综合征,精神药物治疗是必需的,也是有效的。某些抗 HIV 病毒药物如依法韦仑可导致神经精神症状,已有报道本品可引起严重精神障碍。AIDS 患者躯体疾病通常较多,且多种药物合并使用,尤其是一些对肝酶影响较大的精神药物要慎用,且注意低剂量使用。

三、经验总结

该患者 2 个月前有皮肤损害表现,但一直未就诊。后期出现不明原因、难以控制的发热,有皮肤受损、口腔黏膜病、全身多处淋巴结肿大,以及体重减轻、血红蛋白浓度进行性下降、HIV 确诊试验阳性等特点,提示患者处于获得性免疫缺陷综合征期。患者的精神症状包括三组,一组主要为幻听、幻视、妄想、行为紊乱等精神病性症状,为患者家属带其就诊的主要原因;第二组为进一步发展的行为紊乱、意识模糊症状,是转院进一步诊治的原因,考虑为谵妄状态,不排除中枢神经系统受累及,或精神科药物所致不良反应,但患者及家属不同意行脑脊液检查,未能进一步明确;第三组则是患者神志恢复后精神状况检查及心理检测发现的情感淡漠和注意力、记忆力、智力等认知功能障碍,考虑可能为 HIV 相关痴呆。

该案例提示,对顽固性发热、淋巴结肿大、消瘦且伴有精神障碍的患者,要考虑躯体疾病导致的精神障碍,要积极寻找器质性病变基础,警惕人类免疫缺陷综合征的可能。本例患者入院前已在当地精神病专科医院住院 20 余天,有明显的精神行为异常,管理困难,未确诊人类免疫缺陷综合征,存在极大的职业暴露风险。我们需要注意的是,HIV 感染所致精神症状可较躯体症状更为突出,甚至早于躯体症状出现,或者给家属带来管理上的麻烦而成为患者就诊精神科的主要原因。

专家点评

精神障碍患者出现不明原因的发热、皮肤受损、淋巴结肿大、体重减轻等症状和体征时应警惕 HIV 感染的可能性。对疑似 HIV 感染的精神障碍患者,建议医生仔细复核病史,并行 HIV 抗体筛查,以减少误诊及漏诊,减少医护人员职业暴露风险。

参考文献

[1] 中华医学会感染病学分会艾滋病学组,Chinese Medical Association. 艾滋病诊疗指南第三版(2015 版). 中华临床感染病杂志,2015,8(5):385-401.

[2] 中华医学会. 临床诊疗指南. 传染病分册. 北京:人民卫生出版社,2008.

[3] 杜福文,黄丽华,杜福亮. 以神经精神症状为首发表现的人类获得性免疫缺陷综合征 23 例临床分析. 中国实用神经疾病杂志,2009,12(18):13-15.

[4] 周勤华,姚鑫,惠斌. HIV-1Tat 蛋白与艾滋病脑病. 中国生物化学与分子生物学报,2012,28(5):399-404.

[5] Gonzálezscarano F, Martíngarcía J. The neuropathogenesis of AIDS. Nature Reviews Immunology, 2005, 5(1): 69-81.

[6] Kaul M, Zheng J, Okamoto S, et al. HIV-1 infection and AIDS: consequences for the central nervous system. Cell Death Differ, 2005, 12 Suppl 1(6): 878-892.

[7] 沈渔邨. 精神病学. 第五版. 北京:人民卫生出版社,2008.

33. 悔不该当初的放纵——梅毒所致精神障碍

作 者:阳睿
关键词:神经梅毒,麻痹性痴呆,精神障碍

一、病例资料

男性患者,53岁,因"工作能力下降2年,言行改变5月,加重2月"于2009年10月20日入精神科病房。患者妻子提供病史。

现病史:患者病前一直从事销售工作,业务水平好。2007年前被领导从销售经理岗位下调为普通业务员,后逐渐出现工作懒散,积极性差,经常心不在焉,注意力不集中,反应迟钝,记忆力减退。2009年5月,患者反复诉心情不好,话多、啰嗦,经常回忆过去的事和小时候的生活,有时表现烦躁,反复说自己以前工作做得好但领导还要打压他,等等。对单位上一些鸡毛蒜皮的小事情,细节均记得清清楚楚。但对自己是哪一年当的经理却不记得。有时做菜忘记放盐,做的菜不是咸了就是淡了。2009年8月份,上述症状加重,性格改变越发明显,脾气暴躁、多疑。经常骂单位所有的人,说别人骗他、欠他的人情。讲脏话,不许别人反驳他,曾无故冲动打妻子一次。偶有自语,内容与单位的事有关,比如说单位少了他的工资,等等。行为表现紊乱,有时半夜不睡觉,说有人要来修宽带,实际上并无此事。无故将家中两台电视机及音箱低价变卖后,又找妻子要钱去买了两台小的电视机,几天后无故将其中一台退货。经常打电话骚扰女儿,说要跟妻子离婚,已经上诉到法院了,还要与女儿断绝关系,其爱人问其为什么要离婚,回答"离婚了房子就归我了"。其妹妹及妹夫去看望他时,不准他们进自己家门,亲情淡漠。入院当日,患者无故发脾气、打人,不准妻子出门,让其坐在沙发上不准动,说要杀死妻子及其弟弟。家人因无法管理而强行送来就诊,门诊拟诊"精神障碍查因"收入精神科病房。患者病后无高热、抽搐、昏迷,大小便正常,饮食、睡眠无特殊。

个人史:患者30余年前开始饮酒,平素每日饮酒2两左右。1997年至2007年,患者从事营销、接待工作时大量饮酒,每次饮高度白酒在1斤以上,非接待应酬时不饮酒。2007年至2008年基本上不饮酒。2009年初开始饮自制的药酒,每日100ml左右,自诉不饮酒就没有力气,近5个月来患者未再饮酒。有冶游史。

既往史、家族史无特殊。

体格检查:体温36.5℃,脉搏82次/分,呼吸20次/分,血压120/72mmHg。神志清楚,头颅五官无畸形,心、肺、腹检查未见明显异常。四肢关节活动好,肌力正常,肌张力稍增高。

生理反射存在,病理反射未引出。

精神状况检查:患者手脚被家人用绷带约束在平车上入科,闭目平卧,缄默,问话不答,不语、不动,压眶无反应,翻眼睑时紧闭双目。解除约束后患者睁开双眼,表现警惕、紧张,仍不语,问话不答。情感显淡漠,情绪不稳定。有时突然冲动想打人,见到有人开门时想夺门外走。约束保护于床时则安静,不语不动。

入院诊断:慢性酒精中毒所致精神障碍?阿尔茨海默病?

入院后予临时肌内注射氟哌啶醇注射液 2.5mg 和地西泮注射液 5mg 控制精神症状,用药后患者安静入睡。

辅助检查:①血常规:白细胞计数 17.4×10^9/L↑,正常参考值:$(3.5 \sim 9.5) \times 10^9$/L,中性粒细胞百分比 83.4%↑(正常参考值:40%~75%),余正常。②血生化:乳酸脱氢酶 336U/L↑(正常参考值:114~240U/L),肌酸激酶 1961U/L↑(正常参考值:22~269U/L),肌酸激酶同工酶 43U/L↑(正常参考值:0~25U/L),α–羟丁酸脱氢酶 206U/L↑(正常参考值:72~182U/L),葡萄糖 6.1mmol/L。梅毒螺旋体特异抗体及快速血浆反应素试验均阳性(正常参考值:1:1 阴性)。③脑脊液结果:氯 115mmol/L↓(正常参考值:120~132mmol/L);潘氏试验 +(正常参考值:阴性);蛋白 1424mg/L↑(正常参考值:150~450mg/L);快速血浆反应素试验 1:32 阳性(正常参考值:阴性);人免疫缺陷病毒抗体阴性。④血沉 17mm/h↑(正常参考值:男:0~15mm/h)。⑤肝功能、肾功能、甲状腺功能、心电图、头颅 MRI 正常。

经皮肤科、神经内科会诊后诊断为神经梅毒。予注射用青霉素钠 160 万 u 加入 0.9% 氯化钠注射液 100ml 中静滴,5 次/日。上述方案持续治疗 14 天后,改为苄星青霉素 240 万 u 加入 0.9% 氯化钠注射液 8ml 肌内注射,1 次/周。患者治疗期间坚决否认家属提供的病史,不承认有不当的性生活经历。否认幻觉、妄想等症状。表现行为紊乱,经常无故翻垃圾桶、钻床底,但事后均否认,并诉自己不会做出这样的事。住院 69 天后,患者情绪基本稳定,无冲动打人及怪异行为,生活能自理,好转出院。出院时患者精神症状稳定,韦氏记忆量表评分 37,韦氏智力测验总智商 84。

最后诊断:梅毒所致精神障碍;神经梅毒(麻痹性痴呆)。

随访:患者出院后不规律服药,智力及记忆力越来越差,脾气暴躁,行为怪异,并出现蹒跚步态。因管理困难,家人将其送至当地养老院。

二、讨论

神经梅毒(neurosyphilis)是由苍白螺旋体感染人体后出现大脑、脑膜或脊髓损害的一组临床综合征。中国目前尚无神经梅毒的大型流行病学调查报告,但个案报道和数例病例分析报道日益增多,神经梅毒的发病率逐年上升。早期梅毒未经治疗或治疗不彻底者可发展成神经梅毒,多发生在感染 2~5 年以后,男性多于女性,通常认为梅毒感染后 3~18 个月侵入中枢神经系统。既往认为神经梅毒为晚期梅毒的表现,最近观点指出梅毒各个时期均可出现,一期梅毒也可出现。

神经梅毒临床表现复杂多样,不典型或无症状,各类型症状交叉重叠,极易被漏诊或误诊,误诊率可高达 80.95%,如易误诊为老年性痴呆、精神分裂症、脑梗死、病毒性脑炎、多发性神经炎、结核性脑膜炎等。早期神经梅毒通常发生在感染的最初几个月或几年内,其临床表现有脑神经功能障碍、脑膜炎、卒中、急性精神状态的改变和听觉或视觉异常等。晚期神经梅毒通常发生在感染 10~30 年后,其临床表现包括脊髓痨、麻痹性痴呆等。

目前神经梅毒临床常分为五型。

1. 无症状型:仅有脑脊液异常,未累及神经组织,通常无神经系统症状和体征。

2. 脑脊膜型:为梅毒螺旋体侵犯中枢神经系统间质组织引起的病变。表现为急性梅毒性脑膜炎,严重者可出现意识障碍、抽搐发作、精神异常和脑神经麻痹。

3. 脑膜血管型:同脑脊膜型均为梅毒螺旋体侵犯中枢神经系统间质组织引起的病变。神经系统症状缓慢或突然出现,体征与闭塞的血管有关。该型出现偏瘫、偏身感觉障碍、中枢性面舌瘫,病理征阳性等体征时,其表现与动脉粥样硬化血栓形成引起的短暂性脑缺血发作和脑卒中难以鉴别。

4. 脊髓痨:为梅毒螺旋侵犯脊神经后根和脊髓后索引起的萎缩性病变。表现为如步态不稳、平衡障碍、踩棉花样感觉及双下肢、背部出现阵发性撕裂般疼痛等,瞳孔异常在本型中最常见,约半数患者可出现阿罗瞳孔。常见的以皮层损害为主的神经梅毒可表现为痴呆、精神障碍、局灶性癫痫发作甚至癫痫持续状态。

5. 麻痹性痴呆:一般起病隐袭,潜伏期 2~30 年,为神经梅毒最常见类型。早期表现常为焦虑不安、易激动、情绪波动、人格改变等,常被忽略或误诊为焦虑抑郁等精神疾病。后逐渐出现记忆力、计算力、认知功能减退等,可伴有各种妄想和幻觉,异常的情感反应,病程晚期发生严重的痴呆。如症状继续发展,最终发展为痉挛性截瘫或去皮层状态。皮层损害伴发癫痫也较常见,麻痹性痴呆同样易合并癫痫发作,且可表现为顽固性癫痫、癫痫持续状态以及肌阵挛发作。

上述各型并非独立存在,而是神经梅毒发展的阶段,除了无症状型其余各型症状常有重叠。

神经梅毒临床表现无特征性,目前缺乏诊断"金标准"。参照美国和欧洲疾病预防控制中心(CDC)制订的神经梅毒诊断指南,诊断需结合患者病史、临床表现、体征、血清学试验、脑脊液(CSF)及影像学检查等综合分析。

脑脊液白细胞计数升高可能是唯一提示早期神经梅毒的证据。脑脊液蛋白升高可辅助诊断神经梅毒,但不能做为独立诊断依据。美国和欧洲 CDC 梅毒指南指出,IgG 指数作为神经梅毒的实验诊断依据,是一项比脑脊液蛋白更有意义的指标。用作性病检测试验指标的脑脊液 VDRL 阳性是诊断神经梅毒的有利依据,但因其敏感性不高易漏诊,故应结合脑脊液 TPPA 试验或脑脊液 FTA-ABS 试验以综合诊断。梅毒患者的脑电图改变无特异性,多数仅呈轻度异常,少数呈中到重度异常。研究发现,神经梅毒伴癫痫发作患者脑电图周期性单侧痫样放电频率较高,因此,对于原因不明的癫痫持续状态或难治性癫痫患者,特别伴有认知功能障碍和行为障碍、脑电图周期性单侧痫样放电时,需注意神经梅毒的可能。CT 和 MRI 在神经梅毒影像学检查中应用广泛,研究发现,麻痹性痴呆患者头部 MRI 表现为弥漫性脑萎缩,脑室系统对称性扩大,脑沟、脑裂增宽,以颞叶和海马多见,其次为额叶,但需注意脑萎缩并非诊断麻痹性痴呆的必要条件。

神经梅毒的治疗首选药物仍是青霉素。推荐方案:青霉素 1800 万 ~2400 万 U/d,300 万 ~400 万 U/4h,静脉滴注或持续静脉滴注,连续 10~14 日。若患者依从性好,也可考虑普鲁卡因青霉素 240 万 U,1 次 / 日,肌内注射;或丙磺舒 500mg,4 次 / 日,口服,连续 10~14 日。

可考虑在推荐方案或替代方案治疗结束后予以苄星青霉素 240 万 U，1 次 / 周，肌内注射，共 3 次。如患者出现青霉素过敏，推荐使用头孢曲松 2g，1 次 / 日，肌内注射或静脉滴注，连续 10~14 日。如患者出现认知、情绪、行为等精神障碍可使用小剂量抗精神病药物对症治疗。神经梅毒治疗后每 6 个月进行脑脊液检查，直到脑脊液细胞计数正常。脑脊液细胞计数是判断疗效的敏感指标。治疗后 6 个月脑脊液细胞计数无下降或治疗后 2 年脑脊液细胞计数和蛋白未降至完全正常，予以重复治疗。

神经梅毒预后差，需以预防为主。梅毒还是一个重要的公共卫生问题，目前人们卫生保健意识尚存在一定不足，有必要进一步加强卫生宣教。查出梅毒后不能讳疾忌医，要及时治疗以免累及中枢神经系统。

三、经验总结

本例患者既往有大量饮酒史，易考虑精神症状为饮酒所致，但仔细询问病史，患者近 5 个月未再饮酒，无酒依赖表现及戒断症状，故考虑精神症状和饮酒关系不大。患者有冶游史，起病时以认知功能下降为首发表现，之后逐渐出现情绪、人格的改变和精神病性症状，结合血清试验阳性及脑脊液检查异常，故诊断神经梅毒明确。

梅毒螺旋体可侵犯大脑皮层、基底节、小脑、脊髓等中枢神经组织，临床表现复杂多变，无特异性临床症状和体征，因此，临床上对不明原因、持续加重的痴呆、记忆下降、性格改变、伴有精神情感异常的患者，应注意询问患者及其配偶不洁性生活史、性传播疾病史及输血史，及时行梅毒血清和脑脊液检查，以便早期确诊。

> **专家点评**
>
> 神经梅毒预后差，早期防治是关键。对原因不明持续加重的痴呆、记忆下降、性格改变和精神异常的患者，应注意询问患者及其配偶不洁性生活史、性传播疾病史及输血史。

参考文献

［1］吴凡，王千秋. 神经梅毒研究进展. 国际皮肤性病学杂志，2015，41（4）：268-271.

［2］柯吴坚，杨斌. 2015 美国疾病控制中心性传播疾病（梅毒）治疗指南. 皮肤性病诊疗学杂志，2015，22（4）：343-344.

［3］Zetola NM, Engelman J, Jensen TP, et al. Syphilis in the United States：an update for clinicians with an emphasis on HIV coinfection. Mayo Clin Proc，2007，82（9）：1091-1102.

［4］Liu L L, Zheng W H, Tong M L, et al. Ischemic stroke as a primary symptom of neurosyphilis among HIV-negative emergency patients. Journal of the Neurological Sciences，2012，317（2）：35-39.

［5］Conde–SenduEdn M A, Amela–Peris R, Aladro–Benito Y, et al. Current Clinical Spectrum of Neurosyphilis in Immunocompetent Patients. European Neurology, 2004, 52(1): 29–35.

［6］Morshed MG. Current trend on syphilis diagnosis: issues and challenges. Adv Exp Med Biol, 2014, 808: 51–64.

［7］丁岩,刘平. 神经梅毒的诊治研究进展. 中国老年学杂志, 2011, 31(16): 3214–3216.

［8］French P, Gomberg M, Janier M, et al. IUSTI: 2008 European Guidelines on the Management of Syphilis. Int J STD AIDS, 2009, 20(5): 300–309.

［9］Yu Y, Wei M, Huang Y. Clinical presentation and imaging of general paresis due to neurosyphilis in patients negative for human immunodeficiency virus. J Clin Neurosci, 2010, 17(3): 308–310.

［10］温瑶,郭阳,徐锦锦等. 45 例神经梅毒的临床分析. 中风与神经疾病, 2015, 32(2): 179–180.

［11］樊尚荣,梁丽芬. 2015 年美国疾病控制中心性传播疾病诊断和治疗指南. 中国全科医学, 2015, 18(27): 3260–3263.

［12］中国疾病预防控制中心性病控制中心. 梅毒、淋病、生殖器疱疹、生殖器沙眼衣原体感染诊疗指南(2014). 中华皮肤科杂志, 2014, 47(5): 365–372.

34. 命丧犬口——狂犬病所致精神障碍

作　者:黄品德　刘耿
关键词:狂犬病,精神障碍,联络会诊

一、病例资料

患者男性,45 岁,因"发热、头痛、呼吸及吞咽困难 2 天"于 2008 年 9 月 3 日入某院呼吸科。家属提供病史。

现病史:患者于 2008 年 9 月 1 日无明显诱因出现发热,具体体温不详,感头痛,伴全身不适、乏力,并出现呼吸、吞咽困难,不能饮水、进食,饮水则呛咳、呼吸困难加重。咳嗽咳痰不明显,偶咳少量黄色黏液痰。无抽搐、昏迷、呕吐。家人于 9 月 3 日 20:40 送某院急诊科,急查头颅 CT、胸片未见异常。查血常规示:白细胞计数 10.3×10^9/L↑,中性粒细胞百分比 82.4%↑,淋巴细胞百分比 10.9%↑。血生化检查无明显异常。予抗炎、平喘等药物治疗后无减轻,经耳鼻喉科会诊无明显咽喉部病变,拟诊"呼吸困难查因"收入呼吸内科住院。

既往史无特殊。患者否认有消化系统及呼吸系统病史,并否认动物咬伤史。

个人史、家族史无特殊。

体格检查:体温38℃,脉搏108次/分,呼吸24次/分,血压160/100mmHg。神志清楚,全身无黄染,浅表淋巴结未触及肿大。咽部稍红,未见脓点,未见扁桃体肿大。两肺呼吸音粗,未闻及啰音。心音有力,律齐,未闻及病理性杂音。腹平软,肝脾肋下未触及。神经系统检查未见异常。

辅助检查:①血常规:白细胞计数10.3×10⁹/L↑,正常参考值:(3.5~9.5)×10⁹/L,中性粒细胞百分比82.4%↑(正常参考值:40%~75%)。②肝功能:直接胆红素7.6μmol/l↑(正常参考值:0~0.68μmol/L),间接胆红素14.7μmol/l↑(正常参考值:3.4~13.0μmol/L)。③心肌酶:乳酸脱氢酶245U/L↑(正常参考值:114~240U/L),肌酸激酶2608U/L↑(正常参考值:22~269U/L),肌酸激酶同工酶36U/L↑(正常参考值:0~25U/L),肌红蛋白255ug/L↑(正常参考值:0~60ug/L)。④电解质:血钾3.4mmol/L↓(正常参考值:3.5~5.3mmol/L),余正常。⑤心电图:窦性心动过速,S-T、T改变,低血钾?⑥心脏彩超:升主动脉瘤。肾功能、腹部B超正常。

诊疗过程:入院后予吸氧、抗炎、平喘等对症治疗。当晚患者呼吸困难加重,表现兴奋、恐惧不安、乱语,诉看见死去的爷爷等,并出现行为紊乱,不配合检查与治疗,不配合吸氧,自行拔掉输液针头,欲打靠近他的人。因管理困难,拟诊"精神障碍查因;呼吸困难查因"于9月4日转入精神科病房。入科后患者处于谵妄状态,时间定向障碍。流涎多,汗多,声音嘶哑。腱反射减弱,病理征及脑膜刺激征阴性。接触被动,多问少答,回答问题不切题。存在片断幻视,偶尔看到已死去的家人。情绪紧张、恐惧,尤其看到家人倒水时,表现出极度的恐惧。怕风,夜间几乎未睡。情感反应欠协调,无自知力。

追问病史时患者家属介绍,患者2个多月前屠宰一只狗时,手指被轻微抓伤,过后发现皮肤有少许渗液,伤口未做处理,现已愈合。考虑患者狂犬病的可能性大,9月5日请传染病专科医院会诊,确诊为狂犬病。确诊当日转传染病专科医院治疗。随访发现,患者转入传染病专科医院后,因高热、呼吸循环衰竭于9月7日死亡。病程共6天。

二、讨论

狂犬病是狂犬病病毒所致的人兽共患的急性传染病,属于乙类传染病。近年来,狂犬病报告死亡数一直位居我国法定报告传染病前列。1996~2008年,广西居全国狂犬病病例报告例数排名之首,排名前10位的其余9个省份依次为湖南、贵州、广东、江西、江苏、湖北、河南、四川和安徽。狂犬病多见于犬、狼、猫等食肉动物。人狂犬病多因狂犬病病毒通过破损的皮肤或黏膜侵入人体所致,患者常常有被病兽抓伤、咬伤的病史。狂犬病病死率几乎达100%,从发病到死亡,一般病程不超过6天,偶见超过10天者。

狂犬病毒对神经组织亲和力强,主要引起急性弥漫性脑脊髓炎,侵犯部位多为海马、延髓、桥脑、小脑等,常常出现烦躁不安、恐惧及冲动行为等精神症状,且多发生于疾病的兴奋期。也有狂犬病所致精神障碍的案例,患者出现定向障碍、关系妄想及被害妄想,以及不协调性精神运动性兴奋,部分患者可伴有冲动伤人行为。该病潜伏期长短不一,多在3个月内发病,也有患者潜伏期长达10年以上。患者感染后可表现为恐水、怕风、咽肌痉挛、进行性瘫痪等。典型的临床表现可分为三个阶段。一是前驱期或侵袭期,多有低热、食欲不振、恶心、头痛、倦怠、周身不适等"感冒样"症状,继而出现恐惧不安,对声、光、风、痛刺激敏感,并有喉头紧缩感,约持续 2~4 天。二是兴奋期,由于喉肌、呼吸肌痉挛,患者表现出极度的恐怖、恐水、怕风、发作性咽肌痉挛、呼吸困难、排尿困难、多汗、流涎等。此阶段大多数患者意识清楚,故会感到极度恐慌及烦躁不安,一般持续 1~2 天。三是麻痹期。患者逐渐安静,出现迟缓性瘫痪,呼吸减弱,脉搏细速,血压下降,瞳孔散大,最终因呼吸、循环衰竭而亡,此阶段约持续 6~18 小时。

诊断狂犬病,了解详细的病史特征很重要,实验室检查也同样重要。直接免疫荧光法是狂犬病诊断的金标准,可以快速、敏感、特异地检测人和动物脑组织中的病毒抗原,应用该法检测血清中特异性抗体,阳性时有助于狂犬病的诊断。此外,患者外周血白细胞总数轻至中度增多,中性粒细胞占 80% 以上。脑脊液细胞数及蛋白质可稍增多,糖和氯化物可能正常。

对疑似狂犬病毒感染者,现场处置是关键。预防措施主要包括犬的管理、人被咬伤后伤口的正确处理和及时预防注射狂犬病疫苗。狂犬病病毒不耐高温,悬液中的病毒在 56℃ 条件下 30~60 分钟即失去感染力,或在 100℃ 条件下 2 分钟也会失去感染力。当个体被狂犬、疑似狂犬或其他狂犬病毒疑似宿主咬伤、抓伤、舔舐黏膜,或者个体开放性伤口、黏膜直接接触可能含有狂犬病病毒的唾液或者组织后,即形成了狂犬病暴露。按暴露性质、严重程度和处置要求可将其分为三级。

Ⅰ级暴露。符合以下情况之一者:①接触或喂养动物;②完好的皮肤被舔;③完好的皮肤接触狂犬病动物或人狂犬病病例的分泌物或排泄物。Ⅰ级暴露无需特殊处置。

Ⅱ级暴露。符合以下情况之一者:①裸露的皮肤被轻咬;②无出血的轻微抓伤或擦伤。Ⅱ级暴露时,可肉眼仔细观察暴露处皮肤有无破损。当肉眼难以判断时,可用酒精擦拭暴露处,如有疼痛感,则表明皮肤存在破损,此时应立即处理伤口,并进行狂犬病疫苗接种。

Ⅲ级暴露。符合以下情况之一者:①单处或多处贯穿皮肤的咬伤或抓伤("贯穿"表示至少已伤及真皮层和血管,临床表现为肉眼可见出血或皮下组织);②破损皮肤被舔舐(应注意皮肤皲裂、抓挠等各种原因导致的微小皮肤破损);③黏膜被动物唾液污染(如被舔舐);④暴露于蝙蝠(当人与蝙蝠之间发生接触时应考虑进行暴露后预防,除非暴露者排除咬伤、抓伤或黏膜的暴露)。判定为该级者,应立即处理伤口,并使用狂犬病被动免疫制剂及接种狂犬病疫苗。

WHO 认为,及时、科学和彻底的暴露后预防处置能够避免狂犬病的发生。对于Ⅱ级和Ⅲ级暴露,彻底的伤口处理对于预防狂犬病发生,避免继发细菌感染具有重要意义。处置时应挤出污血,尽快用 20% 肥皂水或 0.1% 新洁尔灭反复冲洗半小时(注意二者不可合用),冲洗后用 70% 酒精擦洗及浓碘酒反复涂拭,一般不予缝合或包扎。如有抗狂犬免疫球蛋白或免疫血清,则应在伤口底部或周围行局部浸润注射。

对狂犬病预防,着重强调二点。一是要提高对犬类狂犬病防治工作重要性的认识。狂犬病已跃居我国法定传染病发病率和死亡率之首,一旦发病,无药可治。近年来狂犬病高发,关键在于犬的增加,犬免疫不到位,畜间狂犬病感染率大幅上升。必须加强狂犬病知识的宣传、普及,提高防范意识。对于被动物抓伤、咬伤者,一定要正确、及时的处理伤口,全程、规范使用狂犬疫苗和狂犬病免疫球蛋白,尽量降低狂犬病发病。二是要重视预防接种,包括疫苗接种和免疫球蛋白注射。目前国内主要采用狂犬病毒的地鼠肾细胞疫苗,有"5针法程序"和"2-1-1程序"。免疫球蛋白有马或人源性抗狂犬病毒免疫球蛋白和免疫血清,其中人抗狂犬病毒免疫球蛋白的效果最佳,对于黏膜暴露者,可将免疫球蛋白滴或涂在黏膜上。

三、经验总结

潜伏期狂犬病患者可出现感觉异常,有蚁行感等幻触表现,也可表现兴奋、恐惧不安、幻觉、情绪不稳、行为古怪等精神异常,易误诊为精神疾病。麻痹期患者出现迟缓性瘫痪时易误诊为中枢神经系统疾病。

本例患者患病初期的病史来源不一致,呼吸病科医师向患者采集病史时患者否认动物咬伤史,精神科医师向患者家属采集病史时发现了动物咬伤史,此外,该病例早期神经系统症状不典型,只是在出现兴奋躁动、言行异常转入精神科后才确认患病前二个月有本病暴露的可能性。总结经验,从精神科角度看,这类症状易被当成精神疾病症状而按精神疾病诊疗常规处理,易导致误诊,也增加了工作人员或其他住院患者狂犬病暴露的风险。因此,精神科工作人员对意识不清、传染病史不详、行为紊乱甚至有伤人行为者,尤其是患者口腔分泌物多、喉肌痉挛时诊断上应警惕狂犬病的可能。

对疑似狂犬病患者,医护人员接触、处理患者时应加强防护,规范操作规程,防止分泌物的暴露及严防锐器损伤皮肤。如发生职业暴露应及时处理,并建立职业暴露报告制度。具体可从以下几方面开展预防工作:患者在转传染病专科医院前,应为患者提供安静、隔离的住院环境,减少声、光、水、风等对患者的刺激,进行输液和吸氧护理时注意用一次性治疗巾遮挡;吸痰、鼻饲等护理操作时动作应快速准确,减少对患者的刺激;兴奋、躁动时,防止患者咬伤、抓伤他人,必要时做好约束保护;呼吸道分泌物较多时应及时清除,需警惕呼吸肌痉挛导致窒息,做好气管切开准备。此外,对患者和家属要注意做好心理疏导,稳定其情绪,必要时可进行支持性心理干预。

专家点评

医生接诊精神障碍患者,不要遗漏采集动物抓伤、咬伤史。对疑似狂犬病患者,工作人员要注意避免职业暴露。

参考文献

[1] 周航,李昱,陈瑞丰等. 狂犬病预防控制技术指南(2016 版). 中华流行病学杂志,2016,37(2):161–188.

[2] Song M,Tang Q,Wang DM,et al. Epidemiological investigations of human rabies in China.

BMC infectious diseases, 2009, 9: 210.

[3] Leung AM, Kennedy R, Levensen JL. Rabies exposure and psychosis. Psychosomatics, 2003, 44(4): 336–338.

[4] 毕银花. 1 例以精神障碍为首发症状的狂犬病患者的护理. 中国实用护理杂志, 2007, 23 (35): 52.

[5] 张东卫, 杨春, 赵兰民等. 狂犬病误诊为精神疾病 2 例分析. 中国神经精神疾病杂志, 2009, 35(10): 631.

[6] 陈灏珠, 林果为. 实用内科学. 第 13 版. 北京: 人民卫生出版社, 2009.

[7] WHO. WHO Expert Consultation on Rabies. Geneva: WHO.2013 Contract No: 982.

[8] Manning SE, Rupprecht CE, Fishbein D, et al. Human rabies prevention–United States, 2008: recommendations of the Advisory Committee on Immunization Practices. Mmwr. recommendations and Reports Morbidity and Mortality Weekly Report. recommendations and Reports/ Centers for Disease Control, 2008, 57(RR-3): 1–28.

[9] Mclean H Q. The immunological basis for immunization series: module 17: rabies. Geneva World Health Organization, 2011.

[10] Publication W. Rabies vaccines: WHO position paper–recommendations. Vaccine, 2010, 28 (44): 6142–7140.

[11] 中华医学会. 临床诊疗指南. 传染病分册. 北京: 人民卫生出版社, 2008.

35. 拔牙后也"疯狂"——感染性心内膜炎

作 者: 雷美英 赵晓瑾 李红政
关键词: 感染性心内膜炎, 并发症, 精神异常

一、病例资料

患者男性, 39 岁。因"呕吐 2 天, 急起言行异常 1 天"于 2008 年 3 月 21 日 2: 35 由急诊科收入精神科病房。患者妻子提供病史。

现病史: 患者于 2008 年 3 月 19 日晚餐时饮白酒约八两, 一小时后呕吐大量胃内容物, 非喷射性, 未见咖啡样物, 呕吐后自觉头晕, 无其他明显不适, 未就诊。3 月 20 日患者晨起后出现走路不稳、摇晃, 伴满头大汗, 食欲差, 中午只进食少量稀饭, 饭后再次呕吐。当即到附近医院门诊就诊, 检查发现有发热(具体温度不详), 拟诊"上呼吸道感染", 给予"炎琥宁、胞磷胆碱、地奥心血康胶囊"治疗(具体诊疗过程不详)。经治疗后患者发热、头晕等症状

未见明显缓解。傍晚时患者无故与妻子争吵，之后出现自语乱语，说话内容零乱、不能理解、伴自哭自笑、脾气大、乱骂人，拒进晚餐，偶有不认识家人，并有一次小便解在身上。家属于3月21日1：40送其至某三甲医院急诊科就诊。就诊时患者烦躁不安、吵闹，治疗不配合。体格检查：体温38.3℃，神志模糊，心尖部可闻及收缩期Ⅲ级吹风样杂音。予地西泮注射液10mg静脉推注后安静入睡。查心电图未见异常，拟诊"发热待查；精神障碍原因待查"收住精神科。病后患者饮食、睡眠差，大便正常。无昏迷、抽搐病史。

既往史、个人史、家族史无特殊。

体格检查：体温38℃，脉搏92次/分，呼吸20次/分，血压124/70mmHg。检查欠合作，嗜睡、少语，呼之能应，双侧瞳孔等大等圆，直径3mm，对光反射灵敏。心音有力，心率92次/分，律齐，二尖瓣区可闻及收缩期3/6级吹风样杂音。肺部、腹部检查未见明显异常。四肢肌张力正常，肌力检查不配合，生理反射存在，病理反射未引出。

精神状况检查：平车送入病室，嗜睡，时间、地点定向不准确，人物及自我定向尚准确，接触交谈被动、欠合作，问答基本切题，话少。未引出幻觉、妄想等精神病性症状，注意力欠集中，记忆力、智力因患者不合作未查。情感反应协调，自知力部分存在。

入院诊断：躯体疾病所致精神障碍？

入院后急查：①血常规：白细胞计数 $14.8 \times 10^9/L$↑（正常参考值：$3.5 \sim 9.5 \times 10^9/L$）、中性粒细胞绝对值 $12.7 \times 10^9/L$↑（正常参考值：$1.8 \sim 6.3 \times 10^9/L$）、中性粒细胞百分比85.8%↑、淋巴细胞百分比9.6%↓（正常参考值：40~75%）、淋巴细胞绝对值 $1.4 \times 10^9/L$↓（正常参考值：$1.1 \sim 3.2 \times 10^9/L$）、嗜酸性粒细胞百分比0.04%↓（正常参考值：0.4~8%）、红细胞计数 $3.41 \times 10^{12}/L$↓（正常参考值：$3.8 \sim 5.1 \times 10^9/L$）、血红蛋白浓度97g/L↓（正常参考值：115~150g/L）、红细胞比容29.4%↓（正常参考值：35~45%）；②生化：随机血糖8.7mmol/L↑（正常参考值：3.9~6.1mmol/L），电解质示钠132mmol/L↓（正常参考值：137~147mmol/L）、氯95mmol/L↓（正常参考值：99~110mmol/L）。类风湿因子阳性。肝功能、肾功能正常。予左氧氟沙星、甲硝唑抗感染，维持水电解质和酸碱平衡等对症支持治疗。入院当日未使用抗精神病药物。

住院第二天上午8时20分，上级医师查房，患者诉自2007年8月以来常有牙疼，2007年11月曾在当地诊所拔牙，后出现畏寒、发热、易疲劳、头晕，且食欲欠佳、乏力，体重下降约30斤。否认头痛、恶心、呕吐，无昏迷、抽搐。曾到当地某医院就诊，行血常规、肝肾功能、腹部B超等检查未见异常（患者家属代诉，未见病历及检查报告），具体诊疗不详。查房时体格检查：体温37.1℃，脉搏78次/分，呼吸21次/分，血压120/60mmHg。意识清晰，检查合作，口唇轻度紫绀，全身皮肤无出血点及淤斑，有杵状指，心率78次/分，律齐，二尖瓣区可闻及3/6级全收缩期吹风样杂音。肺、腹部体检未见异常。脑神经检查未见异常，四肢肌力、肌张力正常，生理反射存在，病理征未引出。精神检查：意识清晰，对答切题，定向准确，否认幻觉妄想，智能记忆正常，情绪稳定，未见怪异行为，对之前发病经过无记忆，自知力存在。根据患者心脏杂音、杵状指等体征，考虑存在心脏瓣膜病，拔牙后出现了发热、阵发性精神异常且过后不能回忆、意识障碍，初步诊断考虑可能存在"风湿性心脏病，感染性心内膜炎，脑缺血发作"等躯体疾病。急查心脏彩超示"二尖瓣前瓣瓣尖脱垂，深度3.7mm，关闭不全，间隙2.8mm。印象：左房、左室增大，右房偏大；二尖瓣脱垂并关闭不全；主动脉动度略降低；左室收缩及舒张功能正常；二尖瓣中度反流。"胸部X片示"两肺、心、膈未见异常"。

心电图示"窦性心律,提示左心室高电压"。头颅 MRI 结果正常。同时抽血行血培养、查心肌酶谱。急请心内科会诊,诊断为"风湿性心脏病,感染性心内膜炎",转心内科治疗。当日16:00 办好转科手续,正准备转科,但尚未搬动患者时,患者突然呼之不应,呼吸心跳停止,予立即心肺复苏,经抢救后心跳恢复,但自主呼吸恢复差,需呼吸机维持。持续抢救 2 天后患者仍深度昏迷,自主呼吸一直未恢复。住院第四天,患者家属放弃治疗,签字后自动出院,出院诊断为"风湿性心脏病;感染性心内膜炎;躯体疾病所致精神障碍;心跳呼吸骤停;心肺复苏术后"。3 月 25 日血培养结果示"培养出甲型溶血性链球菌"。

随访:患者出院后当天死亡。

二、讨论

感染性心内膜炎(infective endocarditis)指因细菌、真菌或其他微生物(如病毒、立克次体、衣原体,螺旋体等)直接感染而产生心瓣膜或心室壁内膜的炎症。多发于原已有病变的心脏,多见于瓣膜返流性心脏病以及先天性心脏病,如房间隔缺损、室间隔缺损和动脉导管未闭患者。其特征性病理损害为赘生物形成。感染性心内膜炎的发病机制包括三个方面:①菌血症;②心脏或大血管内膜的损伤;③病原微生物的感染。

已有文献报道,严重牙龈炎患者多次拔牙时有 72% 发生了短暂性菌血症,而无明显牙龈疾病的患者拔牙时有 32% 发生了短暂性菌血症。心脏疾病患者拔牙时可出现短暂性菌血症从而极易诱发感染性心内膜炎。

感染性心内膜炎的临床表现复杂多样且差异较大。最常见表现是发热,多伴寒战、消瘦和食欲减退等,其次为心脏杂音,其他表现有贫血、栓塞、皮肤瘀点、甲床下线状出血、Osler 小节、Janeways 节,脾肿大和血培养阳性等。原则上,发热的患者伴有感染性心内膜炎病史、心瓣膜病、先天性心血管畸形、人造瓣膜置换术后或近期曾接受可能导致菌血症的操作等,或临床上反复短期使用抗生素、不明原因反复发热的患者,应高度怀疑本病的可能,需立即作血培养、超声心动图及组织学、免疫学和分子生物学技术等检查,如兼有贫血、周围血管栓塞现象和心脏杂音出现,应考虑本病的诊断。

急性感染性心内膜炎通常由高致病菌,如金葡菌或真菌感染引发。患者起病往往突然,病程急骤凶险,伴高热、寒战,全身毒血症症状明显,易掩盖急性感染性心内膜炎的其他临床症状。由于心瓣膜和腱索的急剧损害,短期内可出现高调的心脏杂音或原有的心脏杂音性质改变,迅速发展为急性充血性心力衰竭而导致患者死亡。在受累的心内膜上,尤其是霉菌性的感染,可附着大而脆的赘生物,脱落的带菌栓子可引起多发性栓塞和转移性脓肿,包括心肌脓肿、脑脓肿和化脓性脑膜炎,若栓子来自感染的右侧心腔,则可出现肺炎、肺动脉栓塞和单个或多个肺脓肿,皮肤可有多形瘀斑和紫癜样出血性损害,少数患者可有脾肿大。

亚急性感染性心内膜炎大多数患者起病缓慢,只有非特异性隐袭症状,如全身不适、疲倦、低热及体重减轻等。少数起病以本病的并发症形式开始,如栓塞、不能解释的卒中、心瓣膜病的进行性加重、顽固性心力衰竭、肾小球肾炎和手术后出现心瓣膜杂音等。心力衰竭是本病的首要致死原因,主动脉瓣返流引起的心力衰竭可由病变累及二尖瓣造成严重的二尖瓣关闭不全而加剧,甚至演变成难治性心力衰竭,病死率可高达 97%。栓塞现象是仅次于心力衰竭的常见并发症,发生率为 15%~35%。受损瓣膜上的赘生物被内皮细胞完整覆盖一般需 6 个月,故栓塞可在发热开始后数天起至数月内发生。早期出现栓塞的大多起病急,病情凶险,全身各处动脉都可发生栓塞,最常见部位是脑、肾、脾和冠状动脉,心肌,肾和脾脏栓塞不易察觉,多于尸检中发现,而脑,肺和周围血管栓塞的表现则较明显。

关于感染性心内膜炎的诊断,Duke 大学诊断标准如下:具备两项主要标准,或一项主要标准加三项次要标准,或五项次要标准。其中主要标准有:①2 次血培养阳性且为同一感染性心内膜炎典型的致病菌;②超声心动图示心瓣膜或心流出道或支持组织、心脏人工植片上有摆动的团块影、瓣周脓肿、人工瓣部分松动或瓣周漏,新出现瓣膜反流性杂音。次要标准有:①原有基础心脏病或静脉药瘾者;②发热(体温≥38℃);③栓塞(动脉栓塞、感染性肺栓塞、菌性动脉瘤、颅内出血、结膜出血和 Janeway 病损);④免疫现象(Osler 结节、Roth 斑或类风湿因子阳性);⑤超声心动图有可疑发现;⑥血培养阳性,但非引起感染性心内膜炎的常见细菌。

治愈该病的关键是清除赘生物中的病原微生物。治疗方法主要包括抗生素治疗和手术治疗。①抗生素治疗:葡萄球菌心内膜炎宜首选耐酶青霉素,如苯唑西林或氯唑西林等联合氨基糖苷类;链球菌心内膜炎宜选万古霉素或替考拉宁联合庆大霉素;肠球菌心内膜炎对多种抗菌药物耐药,欲达到杀菌作用并减少复发时需联合用药,其中粪肠球菌对氨苄西林和青霉素敏感;需氧革兰阴性杆菌心内膜炎应选用抗假单胞菌活性的青霉素类或头孢菌素类联合抗假单胞菌氨基糖苷类,如庆大霉素或妥布霉素联合哌拉西林,或头孢他啶联合氨基糖苷类。②手术治疗:约半数感染性心内膜炎患者因存在严重并发症需手术治疗,活跃期早期手术指征是心衰、感染无法控制及预防栓塞事件。

我国首部《成人感染性心内膜炎预防、诊断和治疗专家共识》提示,预防措施主要两个环节:①预防和减少菌血症的发生,如注意口腔、牙齿和皮肤的卫生以预防继发性感染,尽量避免有创医疗检查和操作等;②器质性心脏病患者为感染性心内膜炎的高危易感人群,需积极治疗基础心脏病,对高危人群预防性应用抗生素。

据研究报道,大部分感染性心内膜炎患者会合并中枢神经系统并发症,如脑缺血性或脑出血性卒中、脑脓肿或感染性颅内动脉瘤等,其他并发症还有急性肾功能衰竭、脾脓肿、心肌心包炎等。

三、经验总结

感染性心内膜炎所致精神障碍的案例报道不多。本例患者在牙痛、拔牙之后出现发热、消瘦、乏力,并突发心跳呼吸骤停,再结合病史、症状体征及心脏彩超所见,考虑感染性心内膜炎并发症依据充分,可能并发急性心力衰竭、心脏局部结构毁损、菌血症性休克或赘生物脱落导致脑干梗死等。有研究报道,牙科操作仍然是感染性心内膜炎的主要诱因,但口腔卫生保健并未被证实为有效的预防感染性心内膜炎的手段。然而,美国心脏协会指南认为,对于有潜在心脏问题的患者,推荐所有的口腔操作程序,包括牙龈、牙根尖周围的操作、口腔黏膜贯通性损伤等都应当采取预防措施。

专家点评

　　对急性起病的精神异常患者,当合并有感染发热症状,同时伴有心脏赘生物或病理性杂音时,需考虑是否有可能为感染性心内膜炎及其并发症所致的精神异常,此时应积极进行血培养、心脏彩超、头部 CT 或 MRI 等相关检查,并提前做好因突发并发症导致的急性心衰、脑栓塞、意识障碍等的抢救预案。

参考文献

［1］Gould F K, Denning D W, Elliott T S, et al. Guidelines for the diagnosis and antibiotic treatment of endocarditis in adults: a report of the Working Party of the British Society for Antimicrobial Chemotherapy. Journal of Antimicrobial Chemotherapy, 2012, 67(2): 269–289.

［2］胡盛寿,王水云,刘迎龙等. 阜外医院心脏外科手册. 北京:人民卫生出版社,2006.

［3］张华龙,崔炜. 感染性心内膜炎的研究进展. 国际心血管病杂志,2008,35(4): 222–225.

［4］董承琅,陶寿淇. 实用心脏病学. 第 2 版. 上海:上海科学技术出版社,1978.

［5］张志霞,李琳,丁晓勇等. 拔牙后感染性心内膜炎 1 例. 心脏杂志,2007,19(3): 328–328.

［6］尚君兰,张金盈,龚建民. 拔牙伴发亚急性感染性心内膜炎的临床分析. 华西口腔医学杂志,2005,23(4): 350–351.

［7］Li J S, Sexton D J, Mick N, et al. Proposed modifications to the Duke criteria for the diagnosis of infective endocarditis. Clinical Infectious Diseases, 2000, 30(4): 633–638.

［8］中华医学会心血管病学分会. 成人感染性心内膜炎预防、诊断和治疗专家共识. 中华心血管病杂志,2014,42(10): 806–816.

［9］Tornos P, Iung B, Permanyer–Miralda G, et al. Infective endocarditis in Europe: lessons from the Euro heart survey. Heart, 2005, 91(5): 571–575.

［10］Thuny F, Beurtheret S, Mancini J, et al. The timing of surgery influences mortality and morbidity in adults with severe complicated infective endocarditis: a propensity analysis. European Heart Journal, 2011, 32(16): 2027–2033.

［11］叶津池,周庆,王东进等. 感染性心内膜炎合并中枢神经系统并发症的治疗决策及相关研究进展. 医学美学美容旬刊,2015,(4): 768–769.

［12］Heiro M, Helenius H, Makila S, et al. Infective endocarditis in a Finnish teaching hospital: a study on 326 episodes treated during 1980–2004. Heart, 2006, 92(10): 1457–1462.

［13］Winston L G, Bolger A F. Modern epidemiology, prophylaxis, and diagnosis and therapy for infective endocarditis. Curr Cardiol Rep, 2006, 8(2): 102–108.

36. 难了我的胸痛之忧——心肌桥

作　者：刘耿　苏琴基　李大创
关键词：胸痛，心肌桥，惊恐发作，心脏神经症

一、病例资料

患者男性，17岁，高中毕业。因"反复左胸痛4年余，加重伴紧张、睡眠差1月余"于2015年12月5日入心理科病房。患者本人介绍病史。

现病史：患者分别在13岁及16岁时长跑过程中突然感觉左胸部疼痛，伴呼吸困难、视物模糊，栽倒在地上，经吸氧后逐渐好转，当时查心电图未见异常（未见报告单）。之后患者未再长跑，亦无胸痛。2015年9月开始，患者在体能训练中又出现胸痛、呼吸困难，经休息后缓解。入院前1个月左右，上述症状加重，无论训练或休息、白天或晚上均有发作，有时坐着看电视也会发作，主要表现为突然感到左胸部紧缩性疼痛，感觉"心脏像被手抓住一样"，伴呼吸困难、心悸、胸闷、头晕、乏力、濒死感，偶冒汗、面色苍白，每次发作持续10~20分钟后自行缓解，每天发作3~5次。此后越来越紧张、害怕，担心再发作，出现入睡困难、易醒。曾于2015年11月19日在某医院内科住院，心脏彩超提示"左室偏大，内膜回声增强；左室前外侧乳头肌肥大；左房稍饱满；肺动脉瓣、二尖瓣、三尖瓣轻度反流"，心电图提示"窦性心动过缓并不齐（57次/分）"，心肌酶检测正常，诊断为"左胸疼痛查因：扩张性心肌病？心脏神经症？"，予止痛等对症治疗后症状仍反复发作。2015年12月5日转某三甲医院心血管内科就诊，考虑"心脏神经症"。因无明显心血管相关疾病诊断依据，经心理科门诊会诊后，拟诊"胸部疼痛查因：惊恐发作？"收入该医院心理科病房。患者起病后睡眠差，饮食、二便正常，无畏寒、发热、抽搐。

既往史、个人史、家族史无特殊。

体格检查：体温36.2℃，脉搏88次/分，呼吸19次/分，血压110/70mmHg。双肺呼吸音清，未闻及干、湿性啰音。心率88次/分，心音有力，心律齐，各瓣膜听诊区未闻及病理性杂音。腹平软，无压痛、反跳痛，肠鸣音正常。四肢肌力、肌张力正常，生理反射存在，病理反射未引出。

精神状况检查：神志清楚，定向准确，接触交谈合作，对答切题。思维逻辑清晰，未引出幻觉、妄想。记忆、智力粗测正常。情绪焦虑，紧张不安，担心症状再发，情感反应协调，自知力完整。

辅助检查：①肝功能：丙氨酸转移酶83U/L↑（正常参考值：9~50U/L）。②24小时动态心电图：窦性心律不齐，ST-T改变，心率变异性正常。③汉密尔顿焦虑量表（HAMA）评分：总分8分（可能有焦虑症状）。胸片、脑电图、头颅CT等常规检查未见异常。三大常规、电

解质、心肌酶、甲状腺功能均正常。

入院诊断：胸痛查因：惊恐发作？癔症？予米氮平片（15mg/晚）抗焦虑治疗。

诊疗过程：患者入院后多卧少动，不敢过多运动。能与他人正常交流，诉害怕胸痛等躯体不适感的发作，担心睡不着。患者朋友提供了 2015 年 11 月 19 日凌晨 1 时左右在外院住院时一次胸痛发作的视频表现：患者正常平睡于病床上，突然从床上坐起，双手紧捂左胸口，身体蜷缩，在床上左右滚动，表情痛苦，整个过程持续约 10 分钟缓解。当时患者朋友怀疑其可能是装病。入院第 10 天，患者情绪好转，睡眠改善，安静休息下无胸痛等发作。但考虑到患者疼痛发作主要发生在运动强度加大、劳累后，胸痛与运动等心肌耗氧大的诱因存在相关性，并且 24 小时动态心电图提示"心率不齐、ST-T 改变"，故不能完全排除心脏器质性病变的可能。经心内科会诊后，行冠脉多层螺旋 CT 检查，结果提示：第 1、2 对角支及第 1、2 钝缘支、左回旋支远段血管与心肌关系密切（图 15）。

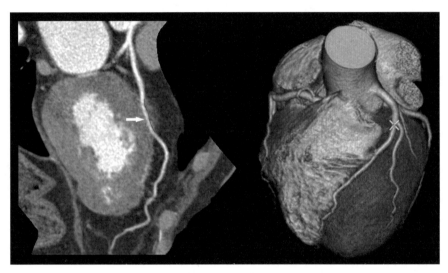

图 15　心肌桥

最后诊断：心肌桥；焦虑综合征。给予酒石酸美托洛尔片（25mg/次，2 次/日），米氮平（15mg/晚）治疗。住院 17 天，患者无胸痛、心悸、胸闷、气促等，情绪稳定，食欲、睡眠好，临床好转出院。

随访：2016 年 9 月随访，患者返回单位后能坚持服药，心理负担较大、睡不好时偶有一过性胸痛，但程度明显减轻。单位考虑其疾病情况，未再安排劳动强度大的工作。

二、讨论

冠状动脉心肌桥（myocardial bridging, MB）是一种先天性血管畸形。正常情况下冠状动脉及其分支行走于心外膜下脂肪中或心外膜深面。然而，在冠状动脉发育过程中，一段冠脉走行于心肌中，该段心肌称为心肌桥，其覆盖下的该段冠状动脉或其分支则称为壁冠状动脉。早在 1737 年，Reyman 通过解剖学首先发现了心肌桥的存在。Portmann 和 Iwig 在 1960 年时首先报道了心肌桥的影像学表现。

心肌桥在人群中的分布特点,国内外的报道差异较大。国外报道,健康人尸检的冠状动脉心肌桥检出率为5%~86%,国内为66.3%~85%,这可能与人种有关系,与性别、年龄、心脏大小无明显关系。心肌桥多出现于前、后降支,可一处也可多处,以一处居多。冠状动脉各支出现率各不相同,左冠状动脉前降支为60%、对角支为6%、左缘支为1%、左室后支为1%;右冠后降支为10%、右缘支为3%、右室前支为5%。根据走行特征,冠状动脉心肌桥分成表浅型和纵深型。表浅型主要走行于室间沟内,心肌桥朝心尖部以垂直或成锐角的方式跨过壁冠状动脉。纵深型较表浅型少见,主要走行于靠近右心室的室间隔内,心肌桥起于右室侧心尖止于室间隔,垂直、斜向或螺旋状越过壁冠状动脉。

既往心肌桥被认为是一种良性的解剖变异,但越来越多的研究表明,某些心肌桥可出现病变。有研究指出,心肌桥的机械刺激与变异性心绞痛存在相关性;且心肌桥导致心肌缺血以致心肌梗死的报道屡见不鲜,而且心肌桥切除术能减轻心绞痛,这都说明心肌桥的确与心肌缺血有关系。

心肌桥的致病机制主要与其位置和解剖结构有关。当心脏收缩时,心肌桥压迫壁冠状动脉,使其管腔进一步狭窄,心肌桥越长、越厚、心肌纤维与血管角越大,壁冠状动脉狭窄越重,其远端心肌缺血越重。表浅型心肌桥对冠状动脉压迫小,产生心肌缺血表现不明显。纵深型心肌桥厚而长,在收缩期压迫、扭曲壁冠状动脉,并可持续至舒张期,引起心肌缺血。心肌桥与壁冠状动脉之间为脂肪组织、神经组织、疏松结缔组织,二者之间的距离越小,壁冠状动脉受到的压迫也越严重,心肌缺血的表现则明显。如果心肌桥并发冠脉粥样硬化继发血栓形成或斑块脱落,即可能出现心肌梗死的临床症状及相应的心电图改变。此外,心肌桥压迫壁冠状动脉导致血流改变而损伤壁冠状动脉内皮细胞,成为动脉粥样硬化的发病基础。因此,心肌桥是导致冠脉粥样硬化的因素之一。

心肌桥临床表现多种多样,差异大。许多患者可长期无明显症状,也有不少患者有心绞痛、心律失常、急性冠状动脉综合征、心肌顿抑,甚至心源性猝死。较常见的是不典型胸痛和劳累性心绞痛,大部患者在劳累后或体力活动后发生,也有的在夜间睡眠、情绪激动时出现。心肌桥合并壁冠状动脉血管病变时,临床症状较明显,劳累、激动、运动易诱发心肌缺血症状。此外,心肌桥还可与心肌病、冠状动脉粥样硬化性心脏病、心瓣膜病、高血压病等心血管病合并存在,使其临床表现更为复杂,应注意识别。对于有心绞痛表现的患者,心绞痛发作时常伴发心率增快,血压升高,也有的表现为心动过缓,血压降低。

临床症状、心电图、心肌酶、心脏超声对心肌桥的诊断缺乏特异性。24小时动态心电图及运动平板试验阳性率较高。目前心肌桥的诊断主要依靠影像学方法,如冠状动脉造影、血管内超声、多层螺旋CT等。冠状动脉造影是最早用于诊断心肌桥的手段,也曾被认为是诊断心肌桥的金标准,可显示壁冠状动脉收缩期管腔被挤压而形成不同形状的狭窄,如线状、串珠状等,舒张期又恢复正常,该征象被称挤奶现象。Noble根据冠脉造影中壁冠状动脉"挤奶现象"的严重程度将壁冠状动脉的狭窄将其分为3级:缩窄<50%为Ⅰ级,大多无明显临床症状;缩窄在50%~70%为Ⅱ级,可产生缺血症状;缩窄>75%为Ⅲ级,可引起缺血症状及心电图改变。由于受心肌桥的厚度、长度、心肌收缩力、冠状动脉投影体位等因素的影响,冠状动脉造影存在一定的漏诊率。血管内超声是一种对于血管解剖的精准评估,所以目前也被认为是诊断心肌桥的金标准。因冠状动脉造影及血管内超声均是有创性检查,且对于硬件设施及人员要求较高,故难以作为心肌桥的常规诊断手段。多层螺旋CT对心肌桥诊断的敏感性、特异性及准确性均较高,且无创、方便,因此是目前临床上运用最为广泛的诊断心肌桥的手段,可将其作为心肌桥的初筛检查。此外,血管内乙酰胆碱测定对了解该病病理生理机制及诊断亦有帮助。

临床确诊的心肌桥患者,无论有无临床症状,都要控制冠状动脉粥样硬化性心脏病的危险因素。症状严重的患者需选择适当的治疗方法,如药物治疗、冠脉内支架置入、心肌桥切除术或冠脉松解术、冠脉搭桥术等。成功率最高的方法是外科心肌切除术,这种方法能够使冠脉免受恒定压力的压迫。目前,药物治疗为首选治疗措施,任何降低心率、心肌耗氧量、心肌收缩力的药物都可选用。β受体阻滞剂被认为是治疗心肌桥最有效的药物。非二氢吡啶类钙离子拮抗剂主要应用于β受体阻滞剂有禁忌或有冠状动脉痉挛者。同时,阿司匹林、肝素也可用于心肌桥治疗以预防血栓形成。是否应用硝酸酯类药物,目前仍存在争议。既往大部分观点认为硝酸酯类药可加重壁冠状动脉受压,使心绞痛加重,故禁忌使用。但近些年来,有观点认为,部分心肌桥合并冠状动脉粥样硬化性心脏病患者,如冠状动脉狭窄比较明显、心绞痛发作频繁,且在使用其他抗心肌缺血药物效果不理想时,可适当使用硝酸酯类药物,但应避免长期使用。

三、经验总结

在精神、心理科,这是一个很容易被误诊的病例。本例患者有胸痛、胸闷、濒死感等症状,但多次行心肌酶、心电图、心脏彩超等检查未发现充分的心脏器质性病变的客观依据,且在心内科就诊诊断为"心脏神经症"。该患者的症状与惊恐发作极为相似,而且经抗焦虑治疗后症状好转。这些信息极易误导精神科医生,而诊断为神经症。但本案例有三点是不容我们忽视的。

第一,纵观疾病发生、发展过程,胸痛与运动量、休息不足、情绪紧张关系密切,且疼痛部位固定、性质明确。该患者在运动量加大、休息不足、情绪紧张焦虑时症状加重,所表现的"心绞痛症状"不能用单纯的心理或精神疾病解释。在单纯的神经症患者中,其疼痛感常与运动无关,且转移注意力后疼痛感可减轻。

第二,在病史采集方面,了解患者真实的心理动机也有助于本病的诊断与鉴别诊断。患者表示自己一直是一个喜欢运动、跑步的人,也是自愿主动要求接受体能训练的人,除了训练时出现胸痛外,对单位工作是适应的,人际关系良好,基本可以排除心理上患病获益的可能性,可与诈病、癔症鉴别。

第三,明确症状的先后关系对疾病诊断有参考价值。患者先有胸痛等症状,然后出现焦虑情绪,情绪问题是继发于躯体症状的,因此,必须首先考虑躯体疾病的可能性。

综合以上三点,再结合24小时动态心电图提示"窦性心律不齐、ST-T改变",临床医生应该考虑到心脏器质性病变的可能性。只有考虑到了这一点,并形成了疾病诊断假设,才能促使我们进一步检查,进而再进一步验证疾病诊断假设。

专家点评

患者出现与运动相关的胸痛,或者睡眠中的胸痛,均需警惕心肌桥的可能。相比精神、心理问题,临床医生更要重视患者的躯体感受,要对可疑的躯体症状或体征"刨根问底"。

参考文献

［1］张志寿. 冠状动脉心肌桥现代诊断与治疗. 北京：金盾出版社，2010.

［2］柏树令，应大君. 系统解剖学. 北京：人民卫生出版社，2013.

［3］Duygu H. A bridge to coronary spasm：Myocardial bridging. International Journal of Cardiology，2016，214：35-36.

［4］叶新和，杨承建，徐欣. 冠状动脉心肌桥的研究进展. 心血管病学进展，2009，30（1）：179-181.

［5］陈灏珠. 实用内科学. 第 13 版. 北京：人民卫生出版社，2009.

［6］Duygu H，Zoghi M，Nalbantgil S，et al. Myocardial bridge：a bridge to atherosclerosis. Anadolu Kardiyol Derg，2007，7（1）：12-16.

［7］耿黎明，张琳，许献杰. 65 例心肌桥临床与心电图特点分析. 中华实用诊断与治疗杂志，2014，28（2）：185-187.

［8］连政，马依彤. 心肌桥诊治新进展. 医学综述，2016，22（7）：1302-1305.

［9］Noble J，Bourassa MG，Petitclerc R，et al. Myocardial bridging and milking effect of the left anterior descending coronary artery：normal variant or obstruction. Am J Cardiol，1976，37（7）：993-999.

37. 疯狂爱上男医生——甲状腺功能亢进所致精神障碍伴自杀

作　者：黄品德

关键词：甲状腺功能亢进，精神障碍，钟情妄想，自杀

一、病例资料

女性患者，29 岁，因"多食、消瘦 5 个月，情绪不稳、行为异常 2 个月"于 2010 年 7 月 1 日入精神科病房。丈夫提供病史。

现病史：患者于 2010 年 2 月出现多食，进食较前明显增多，但仍消瘦，体重下降，并时感乏力、气促、心悸，伴怕热、多汗。曾在内分泌科门诊就诊，诊断"自身免疫性甲状腺病，甲状腺功能亢进"，予"甲巯咪唑 10mg 口服 3/ 日"等药物治疗。患者服药不规律，病情控制欠

佳。2010 年 5 月,患者开始出现情绪不稳定,有时唉声叹气,情绪低沉,诉高兴不起来,感觉悲伤。有时心烦、坐立不安。有时脾气暴躁,乱发脾气,甚至打骂儿子、丈夫。夜眠差,入睡困难、易醒,醒后再入睡困难。6 月 16 日开始,反复纠缠给她看病的内分泌科门诊 A 医生,不分时间给 A 医生打电话表达爱慕之意,要求与 A 医生约会、发展男女朋友关系等,医生拒绝并反复解释劝说,患者仍纠缠不止。6 月 24 日,患者在某饭店打电话给 A 医生,再次示爱,要请他吃饭,并威胁他若不去便在饭店自杀。A 医生立即与其家属联系,家属在该饭店找到患者并带其回家。回家后患者诉心烦难受,行为消极,出现自伤自杀行为,用刀片割伤手腕,用头撞墙。家属见其精神异常,7 月 1 日带其到内分泌科门诊就诊,就诊过程中患者趁家属不注意自行跑到 6 楼楼顶扬言要跳楼,后被家属及保安劝下。因难于管理患者,家属强制将其送入精神科病房住院。患者起病后无畏寒、高热、抽搐、昏迷,大、小便正常。体重下降,具体不详。

体格检查: 体温 36.6℃,脉搏 94 次 / 分,呼吸 20 次 / 分,血压 120/70mmHg,体重 34kg,身高 1.54m,BMI=14.34kg/m^2。神志清楚,形体消瘦,轻度突眼,左腕部有 3 条长约 3~5cm 的刀割伤痕,已结痂。甲状腺 II 度肿大,质中,表面光滑,未触及结节,可随吞咽上下移动,未闻及血管杂音。心、肺、腹未见异常。四肢肌力、肌张力正常,生理反射存在,病理反射未引出。

精神状况检查: 意识清晰,定向准确,被家属强拉入科,一边哭泣,一边欲用头撞墙,接触不合作,问话少答,表现违拗、敌对,不愿深暴露内心体验。情绪低落,反复说心情不好、心烦,有消极观念,认为自己的病没得治了。想死,想割腕、跳楼,但又舍不得儿子。有冲动、自伤、自杀行为。不愿意住院,治疗不配合,反复要求出院,自知力缺损。

辅助检查: ①甲状腺功能:FT$_3$: 17.19pmol/L↑(正常参考值 2.58~5.44pmol/L),FT$_4$: 31.16pmol/L↑(正常参考值 7.46~21.1pmol/L),TSH: 0.01uIU/ml↓(正常参考值 0.35~4.94uIU/ml)。②甲状腺彩超:甲状腺弥漫性肿大。③^{131}I 摄取率: 3 小时 69.5%↑(正常参考值 5%~29%),24 小时 82.9%↑(正常参考值 18%~54%)。④三大常规、肝肾功能、血电解质、术前免疫学、头颅 CT、胸片、腹部 B 超、心电图未见异常。

入院诊断: 甲状腺功能亢进所致精神障碍;甲状腺功能亢进症。

诊疗过程: 入院后予文拉法辛抗抑郁、氯硝西泮改善睡眠与焦虑情绪、氟哌啶醇注射液镇静治疗。内分泌科会诊诊断“甲状腺功能亢进症”,建议“低碘饮食;口服甲巯咪唑片 10mg, 2/ 日;建议行放射性 ^{131}I 治疗”。按内分泌科会诊意见予甲巯咪唑片抗甲状腺功能亢进治疗,但患者及家属不同意行 ^{131}I 治疗,故未执行该治疗。

入院后观察: 患者表现欠佳,对病友有敌意,不安心住院,反复要求外出。问其原因,起初不愿意暴露内心体验,反复引导下称自己实际上想见 A 医生,想回家看儿子。有钟情妄想,执意认为 A 医生的一言一行都在暗示喜欢自己,他一直在考验自己。有关系妄想,称自己被村里人议论,并认为病友看自己眼神不对、议论自己、对自己不利。情绪不稳定,焦虑抑郁情绪明显。考虑患者存在丰富精神病性症状,先后予富马酸喹硫平、奋乃静抗精神病治疗,但精神症状控制欠佳,患者仍表现情绪低落、心烦,仍认为 A 医生喜欢自己、病房内有人说自己、担心有人迫害儿子。有时发现患者躲在卫生间内哭泣,或踢门、撞墙威胁要求外出。

住院期间复查血常规、肝肾功能、心电图未见异常。2010 年 7 月 26 日复查甲状腺功能示：FT$_3$：3.44pmol/L，FT$_4$：7.99pmol/L，TSH：0.01uIU/ml↓（正常参考值0.35~4.94uIU/ml）。

因患者难于管理，有强烈冲动、自杀行为，精神病性症状明显，药物控制欠佳，曾经多次建议联合行无抽搐电休克治疗，但家属及患者拒绝。

2010年8月15日17时30分，患者趁餐车进入病房时偷偷溜出病房，工作人员及家属外出寻找，17时40分发现患者站在5楼楼顶边缘，要求见A医生。当即启动心理危机应急预案，并予支持性心理疏导。18时30分患者被强行押下楼并回到病房。因患者存在强烈自杀观念、情绪激动，短期内予氟哌啶醇注射液、氯硝西泮注射液肌内注射控制病情。医护严密监护，每日开展心理咨询，嘱家属24小时不间断陪护。

2010年8月26日，家属认为患者病情改善，要求办理出院手续，出院前复查①甲状腺功能：FT$_3$：3.01pmol/L（正常参考值2.58~5.44pmol/L），FT$_4$：7.63pmol/L（正常参考值：7.46~21.1pmol/L），TSH：0.01uIU/ml↓（正常参考值0.35~4.94uIU/ml）。②血常规、心电图、肝功能均无异常。出院时患者低落情绪有所改善，表示"不会再干傻事"。告知家属安全风险，建议继续住院进一步控制精神症状，劝阻无效，予办理出院。

随访：出院后患者对甲状腺功能亢进用药依从性差，故意不规律服药，趁家人不注意时数次到内分泌科找A医生。出院2个月后患者在核医学门诊行^{131}I治疗，规律复诊。服^{131}I后一个多后月复查甲状腺功能正常，情绪好转，精神症状逐渐缓解。出院半年后患者能帮助家人做农活，可正常与人交往，渐停用精神科相关药物，随后外出打工。2年后随访甲状腺功能正常，异地打工，情绪平稳，精神症状无复发。

二、讨论

甲状腺毒症（thyrotoxicosis）是指血循环中甲状腺激素过多，引起以神经、循环、消化等系统兴奋性增高和代谢亢进为主要表现的一组临床综合征。其中由于甲状腺腺体本身功能亢进，合成和分泌甲状腺激素增加所导致的甲状腺毒症称为甲状腺功能亢进症（hyperthyroidism，简称甲亢）。

甲状腺功能亢进病因复杂，包括Graves病、多结节性甲状腺肿伴甲状腺功能亢进、甲状腺自主性高功能腺瘤、碘甲状腺功能亢进、垂体性甲状腺功能亢进、绒毛膜促性腺激素（hCG）相关性甲状腺功能亢进，其中以Graves病最为常见，其次为多结节性甲状腺肿。此外，甲状腺功能亢进也可伴发精神障碍。

目前，关于甲状腺功能亢进伴发精神障碍的病因和发病机制尚不十分清楚。患者为何出现精神症状有以下几种学说：①内分泌障碍说。与β肾上腺受体的感受性亢进有关。②代谢障碍和毒性物质说。甲状腺产生的毒性物质，从而引起谵妄或错乱状态。③心理因素。长期的精神紧张、抑郁、过度悲伤常为本病的诱因。④性格特征。有不少学者认为甲状腺功能亢进时的精神障碍是病前性格、心理因素和甲状腺机制亢进三者共同作用的结果。

甲状腺功能亢进的临床表现主要由循环中甲状腺激素过多引起，其症状和体征的严重程度与病史长短、激素升高的程度和患者年龄等因素相关。症状主要有易激动、烦躁失眠、心悸、乏力、怕热、多汗、消瘦、食欲亢进、大便次数增多或腹泻、女性月经稀少。可伴发周期性麻痹和近端肌肉进行性无力、萎缩，后者称为甲状腺功能亢进性肌病，以肩胛带和骨盆带肌群受累为主。Graves 病有 1% 伴发重症肌无力。少数老年患者高代谢的症状不典型，相反表现为乏力、心悸、厌食、抑郁、嗜睡、体重明显减少，称之"淡漠型甲状腺功能亢进"（apathetic hyperthyroidism），很容易和精神疾病混淆。

甲状腺功能亢进伴发精神障碍的临床表现多样，多发于 20~40 岁的青中年女性，男女之比为 1 :（4~6），起病一般较缓慢，少数可在较严重的精神刺激、外伤、感染等因素下急性发病。患者除了有甲状腺功能亢进的症状和体征外，还具有复杂多样的精神症状，包括：①神经衰弱综合征。几乎所有患者在早期或病程中都会出现失眠、性情急躁、自制力差、易激动、情绪不稳、注意力不集中、工作能力减退、敏感、虚弱无力、易疲劳、适应能力差等症状，此时易误诊为神经衰弱或焦虑症。②性格改变。表现为易激惹、冲动、攻击、情感不稳、抑郁或欣快、紧张、过敏、多疑等，有人提出，其中紧张、敏感、情感不稳是甲状腺功能亢进精神障碍的三主征。同时也常伴有性欲减退、食欲减退、睡眠障碍、月经失调等内分泌精神综合征。③躁狂或抑郁状态。部分患者可以出现情感高涨、活动过度、兴奋性增高等类似躁狂状态，间或有恐惧、焦虑、悲观、抑郁等，易与情感性精神病躁狂症相混，以青年女性多见。④幻觉妄想状态。幻听多为言语性、评论性，妄想往往为关系、被害、罪恶等内容。⑤意识障碍。以谵妄或错乱状态多见，此时常提示有甲状腺危象的可能，常伴有高热、多汗、震颤等甲状腺中毒症状。由于诊断及治疗的进步，这类严重的中毒症状已较罕见。⑥长期严重的甲状腺功能亢进患者也可出现记忆减退和智力障碍等。⑦还可出现继发行为问题：如冲动、伤人、自杀、自伤等。精神障碍的严重程度往往与甲状腺功能亢进的病情成正比，且精神障碍在整个疾病过程中易波动、反复或转变。

《中国甲状腺疾病诊治指南——甲状腺功能亢进症》指出，临床甲状腺功能亢进的诊断要点包括：①临床高代谢的症状和体征；②甲状腺体征。甲状腺肿和 / 或甲状腺结节，少数病例无甲状腺体征；③血清激素。TT_4、FT_4、TT_3、FT_3 增高，TSH 降低，一般 <0.1mIU/L。T3 型甲状腺功能亢进时仅有 TT_3、FT_3 升高。

甲状腺功能亢进的一般治疗包括注意休息，补充足够热量和营养，包括糖、蛋白质和 B 族维生素。目前，针对甲状腺功能亢进的治疗主要采用以下三种方式：①抗甲状腺药物：主要药物有甲巯咪唑（MMI）、丙基硫氧嘧啶（PTU）；②^{131}I 治疗；③甲状腺次全切除手术。

甲状腺功能亢进所致精神障碍的治疗较为困难，原因是患者在精神症状的影响下治疗不配合，依从性差。治疗上首先避免诱发意识障碍的各种因素，如受寒、感染、精神刺激，除常规予抗甲状腺的药物外，需加用小剂量抗精神病药，如奋乃静、氯丙嗪、氟哌啶醇、奥氮平等。单纯抗精神药物对甲状腺功能亢进性精神病效果欠佳。放射治疗或手术疗法需在精神症状控制后再予以考虑。^{131}I 治疗是甲状腺功能亢进所致精神障碍的良好方法，其有以下优点：①简便安全，疗效确切，治愈率高，复发率低，已确诊病例精神症状控制后用 ^{131}I 有效根治甲状腺功能亢进，可防止精神病迁延或复发。②对有精神病家族史或有明确精神刺激史的甲状腺功能亢进患者和并发轻微精神症状的甲状腺功能亢进患者，及早使用 ^{131}I 根治甲状腺功能亢进，可有效防止精神症状的出现或者加重。^{131}I 治疗需定期查甲状腺功能，以便观察是否有继发性甲减的可能。该类患者在使用抗精神病药效果欠佳，且存在安全管理风险，如自杀、自伤、冲动等危险行为时，在排除绝对禁忌证后，可考虑使用无抽搐电休克治疗。

三、经验总结

本例患者有食欲亢进而体重下降,怕热、多汗等高代谢症状,查体甲状腺Ⅱ度肿大,FT$_3$、FT$_4$增高,TSH降低,甲状腺彩超提示甲状腺弥漫性肿大,诊断甲状腺功能亢进症明确。

患者先有甲状腺功能亢进相关症状,后出现精神异常。给予规律、系统的抗甲状腺药物、抗精神病药物及调节情绪药物治疗后效果欠佳,甲状腺功能未恢复正常,精神症状仍存在,直到患者行^{131}I治疗后甲状腺功能恢复正常,精神症状随之改善并逐渐消失。出院后多次随访,甲状腺功能正常,未使用精神科相关用药情况下,病情平稳。由此可见,患者精神障碍与甲状腺功能亢进密切相关,故专科诊断甲状腺功能亢进所致精神障碍明确。同时表明甲状腺功能亢进所致精神障碍的治疗效果与甲状腺功能亢进治疗息息相关,需积极治疗原发疾病,精神症状往往随甲状腺功能亢进症状减轻而减轻。因此,对本病患者,原则上根据不同时间段内的病情特点区分治疗的轻重缓急。当由于精神症状的影响,患者不能配合甲状腺功能亢进治疗时,先接受精神病专科处理;当精神症状有所缓解,应积极治疗原发病。

值得一提的是,本病例中患者受精神症状的影响,出现对A医生"疯狂的爱"及为此而反复自杀自伤,这值得非精神科医生高度警惕。此外,本案例中的患者需加强心理安全管理,主要针对患者的冲动、伤人、自杀、自伤、逃跑行为,在治疗原发病的同时,需关注患者心理状况、情绪波动及行为改变,严防意外发生。

专家点评

甲状腺功能亢进所致精神障碍患者可能出现钟情妄想,主动纠缠医务人员,甚至出现轻佻言行,处理医患关系时值得注意。对甲状腺功能亢进所致精神障碍患者的治疗,应根据患者的病情区分轻重缓急。当精神症状突出,影响安全和治疗时,先接受精神病专科治疗;当精神症状缓解时应积极治疗原发病。

参考文献

［1］中华医学会内分泌学分会《中国甲状腺疾病诊治指南》编写组. 中国甲状腺疾病诊治指南–甲状;腺功能亢进症. 中华内科杂志, 2007, 46（10）: 876–882.

［2］De L S, Lee S Y, Braverman L E. Hyperthyroidism. Lancet, 2016, 388（10047）: 906–918.

［3］沈渔邨. 精神病学. 第5版. 北京: 人民卫生出版社, 2010.

［4］文建梅. 甲状腺功能亢进症伴精神障碍52例临床分析. 中国现代医药杂志, 2011, 13（3）: 51–52.

［5］李宝兰, 丰波. 131I治疗21例甲状腺功能亢进性精神病的临床分析. 中国药物与临床, 2010, 10（8）: 956–957.

［6］Brownlie B E, Rae A M, Walshe J W, et al. Psychoses associated with thyrotoxicosis –

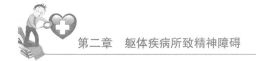
'thyrotoxic psychosis.' A report of 18 cases, with statistical analysis of incidence. European Journal of Endocrinology, 2000, 142 (5): 438–444.

38. 抬不起腿的暴躁女人——甲状腺功能亢进所致精神障碍合并低钾性周期性麻痹

作　者: 李易　赵立琼

关键词: 甲状腺功能亢进症, 精神障碍, 低血钾, 周期性麻痹

一、病例资料

患者女性, 39 岁。因"脾气大半年, 言行异常 3 个月, 不语少动 2 天"于 2012 年 9 月 25 日首次入精神科病房。患者丈夫介绍病史。

现病史: 患者于 2012 年 3 月中旬出现脾气大, 稍不顺心便激动不已, 常因一些小事骂家人, 讲话嗓门大, 人际关系显紧张, 事后有些后悔, 也能认识到自己变得易发火, 但控制不了。6 月份开始渐渐言行反常, 凭空闻声, 说听到有声音和自己说话但看不到人。有时自言自语、自笑。睡眠差, 有时半夜对着窗户谩骂, 说许多人讲自己冤枉话。多疑, 怀疑别人要害自己, 要杀自己, 怀疑丈夫和别人合伙害自己, 担心有人下毒。行为古怪, 有时恐惧地躲在窗帘后面; 有时无故外走数天, 能自行回家。进食差, 伴头晕。入院前 2 天开始躺在床上不语少动, 在当地诊所输液治疗, 具体不详, 效果不佳, 为进一步控制精神症状, 家属遂送其到某综合医院精神科住院治疗。

既往史: 有甲状腺功能亢进病史 5 年, 曾在当地医院治疗。

个人史、家族史无特殊。

体格检查: 体温 36.4℃, 脉搏 110 次 / 分, 呼吸 20 次 / 分, 血压 110/80mmHg, 身高 157cm, 体重 51kg。神志清楚, 甲状腺 Ⅱ 度肿大, 质软, 未触及肿块。心脏听诊未闻及病理性杂音, 双肺、腹部检查未见异常。四肢肌力 3 级, 肌张力低, 腱反射减弱, 病理反射未引出, 脑膜刺激征 (-)。

精神状况检查: 意识清楚, 警惕性高, 接触被动欠合作, 问话少答或不答, 未能进一步了解其内心体验。自言自语、自笑。语音低, 听不清所讲内容。情绪不稳定, 易怒, 情感反应欠协调。治疗不配合, 自知力缺乏。

入科后多卧床, 对住院环境抵触, 对医务人员及陪护的丈夫敌对。疑心重, 说食物被人做手脚了, 进食差, 有时拒食。被动, 日常生活需他人照料。

辅助检查：①血常规、肝功能、肾功能正常。②电解质：血清钾 3.0mmol/L↓（正常参考值：3.5~5.5mmol/L）。③甲状腺功能：游离三碘甲状腺原氨酸 6.13pmol/L↑（正常参考值：2.63~5.7pmol/L）、游离甲状腺素 23.15pmol/L↑（正常参考值：9.01~19.05pmol/L）、超敏促甲状腺激素 0.01uIU/ml↓（正常参考值：0.35~4.94uIU/ml）、抗人甲状腺球蛋白抗体 10.81IU/ml（正常参考值：0~150IU/ml）、抗甲状腺过氧化物酶抗体 >1000IU/ml↑（正常参考值：0~12IU/ml）、促甲状腺素受体抗体定性（＋）（正常参考值：阴性）、促甲状腺素受体抗体定量 309.37mIU/L↑（正常参考值：0~5mIU/L）。④心电图示：窦性心动过速。⑤腹部 B 超、心脏彩超、胸部拍片、头颅 CT 未见异常。⑥甲状腺彩超：甲状腺左叶大小约 6.0cm×2.1cm×1.9cm；右叶大小约 5.8cm×2.1cm×1.7cm；峡部厚约 0.46cm。甲状腺实质回声减弱、增粗、不均匀，腺体内未见光团及液性暗区。

入院诊断：甲状腺功能亢进症所致精神障碍；甲状腺功能亢进症；低钾血症。

诊疗过程：考虑到患者血钾低、进食差、乏力，且无明显冲动行为，入院后未立即予抗精神病药治疗。请内分泌科、营养科会诊，同意上述诊断。治疗上予甲巯咪唑片（15mg/ 日）口服，以及补钾、输液等对症治疗，鼻饲饮食。入院第 4 天，患者四肢肌力、肌张力正常，能够起床活动，复查血钾 3.7mmol/L。但患者自言自语、自笑等精神症状仍明显，予利培酮片口服，用法为 1mg/ 次、2 次 / 日。住院第 6 天，患者饮食恢复正常，复查电解质正常，停止补钾。住院第 9 天，发现言语性幻听、被害妄想。利培酮片加至 4mg/ 日。住院第 14 天，患者幻听较前减少，情绪平稳，无怪异行为，配合治疗。住院第 16 天，患者和丈夫激烈争吵后突然卧床不语不动。体格检查：表情紧张，面色潮红，问话不答，心率 110 次 / 分，肌力检查不配合，肌张力减弱，腱反射减弱。急查血钾：2.4mmol/L↓（正常参考值：3.5~5.5mmol/L）。再次请内分泌科、神经内科会诊，追问病史，患者近几年经常出现四肢无力现象，在当地诊所输液后能缓解，有时自行缓解，查四肢肌电图正常。

最终诊断：甲状腺功能亢进症所致精神障碍；甲状腺功能亢进症；甲状腺毒症性周期性麻痹。予静脉联合口服补钾，继续抗甲状腺及抗精神病药物治疗，辅助心理护理及健康教育。患者病情逐渐好转，共住院 32 天出院。出院时精神症状消失，肌力恢复正常。复查血钾、甲状腺功能正常。

随访：患者出院 3 月后逐步停用抗精神病药物，定期内分泌科复诊，坚持甲巯咪唑片口服。复查甲状腺功能、血钾正常。未出现精神异常和肌无力现象。

二、讨论

甲状腺毒症性周期性麻痹（thyrotoxic periodic paralysis，TPP）是甲状腺功能亢进的神经肌肉并发症，约占甲状腺功能亢进的 3%~6.8%。主要表现为上下肢及躯干可逆性软瘫发作伴随电兴奋和反射的消失，严重时所有的骨骼肌包括呼吸肌麻痹。

甲状腺功能亢进患者出现肌无力和低血钾的原因是多方面的。一是有研究表明，基因突变后改变了骨骼肌细胞膜的兴奋性，从而导致了肌无力或麻痹的发生。二是甲状腺功能亢进时过多的甲状腺素促进 Na^+-K^+-ATP 酶的活性，使 K^+ 能移到细胞内，致血清钾降低而发生周期性麻痹。三是因为甲亢时大脑皮层对下视丘的调节功能减弱，致下视丘功能紊乱发生低钾并有自主神经功能紊乱。四是由于甲状腺功能亢进时经常腹泻，消耗增多，K^+ 丢失多,如较长时间得不到治疗,必然会导致低钾。

饱食、食用高糖或饮酒、注射葡萄糖和胰岛素等致体内胰岛素升高的情况可使 Na^+–K^+– ATP 酶活性增强诱使 TPP 发作。其他原因如感染、劳累、精神紧张、受凉、剧烈运动、受伤等也会诱发 TPP。也有少数患者无明显诱因发病,且无前驱症状。肌无力可能出现在甲状腺功能亢进全身症状之前、之中或之后,多于晨起或夜间突发起病,肢体呈对称性无力甚至瘫痪,近端重于远端,下肢重于上肢,无肢体感觉异常,严重者甚至呼吸肌麻痹,处理不及时会危及生命。

诊断 TPP,以下几点值得参考:①典型周期性麻痹发作时的临床表现,反复发作性弛缓性麻痹,发生麻痹的时间不定,以四肢近端无力为主,病情轻者仅有全身乏力,重者可累及全身骨骼肌,可出现呼吸障碍。发作期腱反射减弱或消失,无感觉异常,每次发作持续数小时,个别患者可以持续数天,发作时伴血钾降低,发作间隙无其他症状。②有甲状腺功能亢进的高代谢症候群,T_3、T_4 高于正常。③补钾治疗迅速有效,甲状腺功能亢进控制后周期性麻痹多数不再复发。④需排除其他疾病如家族性低钾性周期性麻痹、低镁血症、原发性或继发性醛固酮增多症、类醛固酮增高症所致低血钾麻痹症。同时要与其他肌无力疾病相鉴别,如格林 – 巴利综合征、重症肌无力全身型等。

治疗和预防要点:①补钾方法。主张立即、持续补钾至血钾正常水平,根据症状、血清钾的反复测定来调整补钾量。②控制甲状腺功能亢进是治疗甲状腺功能亢进合并周期性麻痹的关键。仅予补钾治疗,瘫痪肢体肌力可较快恢复,但易复发。只有确诊甲状腺功能亢进并积极药物或手术治疗才能确保疗效。③低钾性周期性麻痹补钾时不能与葡萄糖或加用胰岛素混合输注,避免暴饮暴食,因以上情况均可将 K^+ 带入细胞内,降低血清钾。④甲状腺功能亢进性低钾性周期性麻痹的发生与细胞膜镁通道的改变有关,血清镁升高,负性肌力作用增强,可加重瘫痪症状。因此,治疗时应限制镁的摄入,定期监测血镁。⑤甲状腺功能亢进性低钾性周期性麻痹的心电图改变以窦性心动过速较突出,这与甲状激素对心脏的正性作用有关,低钾亦可使心脏的兴奋性增加,因此对甲状腺功能亢进性低钾性周期性麻痹伴有的心动过速可使用普奈洛尔。⑥心理治疗。TPP 与精神因素有着很严密的关系。一方面 TPP 患者由于低钾降低了患者中枢神经系统的兴奋性,导致患者恐惧、紧张、急躁与易怒等心理,重者甚至产生绝望的情绪。另一方面消极的心理状态会降低机体的免疫及防御功能,从而使病情加重。不良情绪与 TPP 互为因果,因此在积极治疗 TPP 的同时应加强心理问题的防治。⑦正确及时的健康教育。正确认识疾病的特点和防范要求,同时要控制好甲亢,家中常备补钾药物,避免酗酒、抽烟、情绪激动、过度劳累等诱发因素。

三、经验总结

本案例给我们以下经验教训及启示。

第一,精神障碍患者饮食不好时要检查血钾浓度。饮食不好的精神障碍患者,入院时要常规检查电解质。提示低血钾者,可能系饮食差、钾摄入不足所致。应予常规补钾、增加饮食,并实时监测血钾和甲状腺功能。

第二,对一般性争吵等生活事件后出现的行为改变,要考虑躯体疾病发作的可能。本患者住院过程中与丈夫争吵后再次出现不语不动,如此时片面考虑为精神症状的异常行为,或考虑吵架后的应激反应,而忽略了血钾的复查,可能会导致治疗的滞后甚至产生严重后果。

第三,伴精神障碍的甲状腺功能亢进患者出现乏力时要警惕血钾的改变。如在精神科发现精神障碍患者存在甲状腺功能亢进、反复乏力时需拓展思维,加强临床观察,考虑 TPP 的可能性。对本案例患者,医生在核实病史时发现患者既往有四肢发作性肌无力现象,结合甲状腺功能亢进病史及临床表现,考虑 TPP 有充分的理由。

第四,对伴有精神心理问题的躯体疾病患者,要通过疾病健康教育和心理干预提高治疗依从性。30% 的甲状腺功能亢进症者可治愈;30% 左右病情呈波动性进展,或转为慢性病程,或持续甲状腺功能亢进经久不愈;30% 左右虽经治疗,病情仍加重,发生各种并发症而恶化。本案例患者不能遵医嘱定期复诊,预后较差。

专家点评

对伴有幻觉、妄想等精神病性症状的甲状腺功能亢进症患者,临床上出现周期性四肢乏力、腹泻、情感淡漠时,诊断上需警惕是否为甲状腺毒症性周期性麻痹或甲状腺功能亢进病情的进一步加重,治疗、预防工作上要加强血钾监测和心理干预。

参考文献

［1］张芳,胡漪玲. 50 例低钾型周期性瘫痪临床特点分析. 中国实用神经疾病杂志,2008,11（6）:87–88.

［2］叶艳,姚渝,田浩明. 甲状腺毒症性周期性麻痹与内向整流型钾离子通道亚家族 J 成员 18 及成员 2 基因的关系. 中国全科医学,2016,19（27）:3380–3384.

［3］李云霞. 甲亢合并周期性麻痹临床诊治分析. 中国实用医药,2011,6（3）:103–104.

［4］陈亚丽,李玉芳摘. 毒性甲状腺肿并周期性麻痹患者的高胰岛素血症和 Na^+–K^+–ATP 酶活性. 国外医学内分泌学分册,1995,15（3）:156–157.

［5］姜甲军. 甲亢合并周期性麻痹 26 例临床诊治体会. 中国临床新医学,2014,（8）:732–734.

［6］Kung A W. Clinical review:Thyrotoxic periodic paralysis:a diagnostic challenge. Journal of Clinical Endocrinology and Metabolism,2006,91（7）:2490–2495.

［7］赵晓晖,顾承志,黄怀宇. 甲亢性低钾麻痹发生机制与治疗特点探讨. 南通医学院学报,2002,22（2）:166–167.

［8］杜桂华. 甲亢患者的心理护理. 大家健康旬刊,2014,（12）:294–295.

［9］王冉,吴晓飞,王伟. Garves' 病并发周期性麻痹 55 例临床特点及治疗方案选择. 中华全科医学,2013,11（10）:1515–1516.

39. 大闹急诊科的瘦男人——甲状腺功能亢进所致精神障碍

作　者：雷美英　李红政

关键词：Graves病，甲状腺功能亢进危象，自身免疫性甲状腺脑病，精神障碍

一、病例资料

患者男性，28岁，因"多食、心悸、消瘦2年，行为异常1天"于2012年6月15日入精神科病房。患者和患者母亲共述病史。

现病史：患者于2010年6月初开始出现多食，进食量较前明显增多，但身体日渐消瘦，并时感心悸，伴脾气大，曾到某院内分泌科就诊，诊断"甲状腺功能亢进"，给予"甲巯咪唑片15mg口服2/日"。因服药不规律，病情时好时坏。2012年6月14日，患者和家人吵架，情绪激动，哭泣，后出现乏力，大部分时间卧床，不愿意就医。6月15日凌晨一时许，患者多次腹泻，解黄色水样泡沫便，至入院前已解8次大便，同时出现行为异常，表现为目光呆滞，缄默不语，家人问话不答，大便后个人生活不能自理，有时脱光衣服在房间里走来走去，不吃饭。家人见其异常，曾强制送其至某三级医院急诊科就诊，但因患者治疗不配合，管理困难，被拒绝收住院。后辗转送至另一医院急诊科，当时体温40.3℃，予柴胡注射液2ml肌内注射等退热、补液对症处理。患者在输液过程中情绪激动、大喊大叫，扯掉输液针头，医护人员及家属阻拦过程中被其殴打或踢倒，不听劝阻。值班医生经与家属协商，签署知情同意书，并请示医务科同意后，于6月15日13:00时收入精神科。患者患病以来饮食差，无抽搐、昏迷、呕吐等病史。

体格检查：体温40.2℃，脉搏120次/分，呼吸28次/分，血压140/70mmHg。神志模糊，烦躁不安，呼吸急促，急性病容，消瘦，全身皮肤干燥。眼球轻度突出，甲状腺Ⅱ度肿大，质中，表面光滑，未触及结节，上叶可触及震颤，可闻及血管杂音。双肺呼吸音清，未闻及干湿啰音。心率120次/分，律齐，第一心音亢进，各瓣膜听诊区未闻及病理性杂音。腹软，肝、脾未触及，双下肢无水肿。四肢肌张力及腱反射正常，病理反射未引出，肌力及其他检查不合作。

精神状况检查：意识模糊，朦胧状态，反应差，接触交谈不合作，自语乱语，问话不答。有幻视，诉看见很多苍蝇到处飞来飞去。情绪易激惹，行为紊乱，在房间里走来走去，双手在空中乱抓，表现出摸索样动作，不配合治疗，不听劝阻，有时冲动伤人，无自伤、自杀行为，自知

力缺损。

辅助检查：①血常规：白细胞计数 11.5×10^9/L↑，正常参考值:（ 3.5~9.5 ）× 10^9/L。②生化: 钠134mmol/L↓（正常参考值: 137~147mmol/L），随机葡萄糖: 11.9mmol/L↑（正常参考值: 3.9~6.1mmol/L），尿酸454μmol/L↑（正常参考值: 90~420μmol/L）。③抗人甲状腺球蛋白抗体309.46IU/ml↑（正常参考值: 1~150IU/ml），抗甲状腺过氧化物酶抗体 >1000IU/ml↑（正常参考值: 0~12IU/ml），游离三碘甲状腺原氨酸20.20pmol/L↑（正常参考值: 2.63~5.7pmol/L）、游离甲状腺素42.78pmol/L↑（正常参考值: 9.01~19.05pmol/L），超敏促甲状腺激素 0.01uIU/ml↓（正常参考值: 0.35~4.94uIU/ml），三碘甲状腺原氨酸2.86ng/ml↑（正常参考值: 0.69~2.15ng/ml），总甲状腺素 1268.00ng/ml↑（正常参考值: 0.69~2.15ng/ml）。④血浆皮质醇494.27nmol/L(8am)、163.60nmol/L(12pm)、407.18nmol/L(4pm)↑。⑤心电图: 窦性心动过速, 心前导联逆钟向转位, P-R间期稍缩短。⑥甲状腺彩超: 弥漫性甲状腺肿, 甲状腺内血流信号较丰富, 双侧甲状腺上动脉流速增快, 双侧颈部未见肿大淋巴结。⑦脑电图: 中度异常。⑧血沉、甲状旁腺激素、脑脊液、心脏彩超、胸片、头颅MRI、腹部彩超未见异常。

入院诊断：甲状腺功能亢进所致精神障碍; 毒性弥漫性甲状腺肿（ Graves 病）; 甲状腺危象。

诊疗过程：入院后予告病重、持续心电监护、中心吸氧、维持生命征平稳、补液等处理, 同时予物理降温、肌内注射复方氨林巴比妥退热。患者烦躁不安、不配合治疗, 予保护性约束、留置导尿管, 临时肌内注射氯丙嗪25mg后患者安静入睡。后急请内分泌科会诊, 诊断考虑: 毒性弥漫性甲状腺肿（ Graves 病）; 甲状腺功能亢进危象。建议：①因患者不配合服药, 给予留置胃管, 鼻饲丙硫氧嘧啶, 首剂600mg, 继之每8小时200mg, 2天后渐减量; ②使用丙硫氧嘧啶1小时后, 予复方碘溶液首剂30滴, 继之每8小时5滴, 1天后减量, 3天后停用; ③美托洛尔首剂100mg, 继之每6小时50mg, 2天后渐减量; ④静脉滴注氢化可的松, 每6小时100mg, 3天后渐减量, 7天后停药; ⑤普奈洛尔首剂40mg, 继之每6小时20mg, 2天后渐减量; ⑥同时给予营养心肌、抑酸护胃、维持水及电解质平衡等治疗。执行内分泌科会诊意见, 鼻饲以上药物, 并视病情临时肌内注射小剂量抗精神病药物（如氟哌啶醇注射液2.5mg）控制精神症状。治疗至6月25日, 患者病情缓解, 体温恢复正常, 精神症状消失, 停用抗精神病药, 并转至内分泌科予 ^{131}I 治疗至7月26日出院。

最后诊断：甲状腺功能亢进所致精神障碍; 毒性弥漫性甲状腺肿（ Graves 病）; 甲状腺危象。

随访：患者出院1年后病情稳定, 复查甲状腺功能正常, 已停用抗甲状腺药物。出院后一直未再使用抗精神病药物。

二、讨论

本例患者甲状腺功能亢进病程两年, 急起精神异常, 虽诊断为"毒性弥漫性甲状腺肿、甲状腺功能亢进危象"但因管理困难而住精神科, 这要求精神科医务人员对甲状腺功能亢进相关疾病有较全面的了解, 尤其是本例患者为毒性弥漫性甲状腺肿和甲状腺功能亢进危象患者, 诊疗难度更大。

首先是对毒性弥漫性甲状腺肿的认识。

毒性弥漫性甲状腺肿（Graves 病）是一种自身免疫性疾病。1835 年，Graves 首次报告了该病。多数研究指出 Graves 病的病因主要是在多基因遗传基础上，未确定的外因（如精神刺激）等应激因素而诱发自体免疫反应所致。本病患者 B 淋巴细胞产生抗体，其中一些可以与甲状腺滤泡细胞上的促甲状腺激素（TSH）受体结合并使受体活化，刺激甲状腺的增长并产生过多的甲状腺激素。此时，甲状腺滤泡细胞的 TSH 受体为抗体结合的位点，抗体与其结合后，能模拟 TSH 的功能，刺激甲状腺产生过多的甲状腺激素。但是 Graves 病导致人体免疫失衡的分子机制尚不清楚，临床治疗缺少有效的免疫干预手段。最近有研究发现 DC 亚型浆细胞极化偏移引起分泌 IFN-alpha 增加，导致免疫调节细胞（Treg 细胞）发生凋亡，提示 DC 亚型浆细胞诱导的 Treg 细胞凋亡是导致 Graves 病免疫失衡的重要机制之一。

Graves 病临床主要表现为累及包括甲状腺在内的多系统的综合征群，包括：①高代谢症群：怕热、多汗，皮肤、手掌、面、颈、腋下皮肤红润多汗。②弥漫性甲状腺肿：多数患者以甲状腺肿大为主诉，呈弥漫性肿大，质地中等（病史较久或食用含碘食物较多者可坚韧），无压痛。甲状腺上下极可以触及震颤，闻及血管杂音。③特征性皮损和甲状腺肢端病：少数患者有典型对称性黏液性水肿，与皮肤自身免疫性损害有关，多见于小腿胫前下段，初起时呈暗紫红色皮损，皮肤粗厚，以后呈片状或结节状叠起，最后呈树皮状，可继发感染和色素沉着。④突眼征：一类为单纯性突眼，病因与甲状腺毒症所致的交感神经兴奋性增高有关；另一类为浸润性突眼，也称为 Graves 眼病（Graves ophthalmopathy，GO）。近年来称为 Graves 眶病（Graves orbitopathy，GO）。病因与眶周组织的自身免疫炎症反应有关。单纯性突眼包括下述表现：①轻度突眼：突眼度不超过 18mm；②Stellwag 征：瞬目减少，炯炯发亮；③上睑挛缩，睑裂增宽；④von Graefe 征：双眼向下看时，由于上眼睑不能随眼球下落，出现白色巩膜；⑤Joffroy 征：眼球向上看时，前额皮肤不能皱起；⑥Mobius 征：双眼看近物时，眼球辐辏不良。这些体征与甲状腺毒症导致的交感神经兴奋性增高有关。根据《中国甲状腺疾病诊治指南——甲状腺功能亢进症》，Graves 病的诊断标准如下：①临床甲状腺功能亢进症状和体征；②甲状腺弥漫性肿大（触诊和 B 超证实），少数病例可以无甲状腺肿大；③血清 TSH 浓度降低，甲状腺激素浓度升高；④眼球突出和其他浸润性眼征；⑤胫前黏液性水肿；⑥甲状腺 TSH 受体抗体（TRAb 或 TSAb）阳性。以上标准中，①②③项为诊断必备条件，④⑤⑥项为诊断辅助条件。临床也存在 Graves 病引起的亚临床甲状腺功能亢进。

目前尚无有效针对病因和发病机制的根治方案，对症治疗主要是控制高代谢症状，促进器官特异性自身免疫的消退。常用的治疗方法有三种：抗甲状腺药物、放射性同位素碘和手术治疗，尤其以前两者更为常用。对治疗方案的选择取决于患病的不同时期和严重程度、患者所处的特殊时期和医生的经验。

其次是对甲状腺危象的了解。

甲状腺危象表现为甲状腺功能亢进症状的急骤加重和恶化，多发生于较重甲状腺功能亢进未予治疗或治疗不充分的患者。常见诱因有感染、手术、创伤、精神刺激等。甲状腺危象的发病机制主要与血中 FT_4 增加、机体对甲状腺激素适应能力减低等因素有关。其临床表现包括：高热或过高热，体温常在 39℃以上，大汗，心动过速（140 次/分以上），烦躁、焦虑不安、恶心、呕吐、腹泻，少见片断的幻听及恐怖性的幻视、谵妄，严重患者可有心律失常，心力衰竭，休克及昏迷。甲状腺危象的诊断主要靠临床表现综合判断。甲状腺危象的死亡率为 20% 以上，常死于休克、心力衰竭，为及时抢救患者，临床提出危象前期或先兆危象的诊断。先兆危象是指：①体温在 38~39℃；②心率在 120~159 次/分，也可有心律不齐；③食欲不振，恶心，大便次数增多，多汗；④焦虑、烦躁不安，危象预感。临床高度疑似本症及有危象前兆者应按甲状腺危象处理。

治疗上首先是去除诱因。注意保证足够热量及液体补充，每日补充液体 3000~6000ml。高热者积极降温，必要时进行人工冬眠。有心力衰竭者使用洋地黄及利尿剂。优先使用丙硫氧嘧啶，因为该药可以阻断外周组织中 T_4 向具有生物活性的 T_3 转换。首剂 600mg 口服或经胃管注入，继之 200mg，每 8 小时一次；或甲巯咪唑首剂 60mg 口服，继之 20mg，每 8 小时一次。使用抗甲状腺药物 1 小时后使用碘剂，复方碘溶液（Lugol 液）5 滴，每 6 小时一次，或碘化钠 1.0g，溶于 500ml 液体中静点，第一个 24 小时可用 1~3g。糖皮质激素如地塞米松，2mg，每 6~8 小时静脉滴注一次，或氢化可的松 50~100mg，每 6~8 小时静脉滴注一次。无心力衰竭者或者心脏泵衰竭被控制后可使用普萘洛尔 20~40mg，每 6 小时一次，有心脏泵衰竭者禁用。经上述治疗有效者病情在 1~2 天内明显改善，一周内恢复，此后碘剂和糖皮质激素逐渐减量，直至停药。在上述常规治疗效果不满意时，可选用腹膜透析、血液透析或血浆置换等措施迅速降低血浆甲状腺激素浓度。一般治疗后 1~2 天内好转，1 周内恢复，故前 3 天是抢救的关键时刻，早期诊断及时治疗非常重要。

再就是对甲状腺功能亢进所致精神障碍的了解。

该病可能是由于甲状腺功能亢进相关的神经系统受损所致，称为自身免疫性甲状腺疾病相关脑病。自身免疫性甲状腺病发生神经系统损害的确切机制尚不清楚，目前公认与自身免疫相关，可能是免疫复合物沉积于血管壁导致血管炎，从而造成脑灌注不足引起。Nolte 等已经通过尸体解剖证实了此类患者血管壁的淋巴细胞浸润。自身免疫性甲状腺疾病相关脑病缺乏特异诊断标准，基于排除诊断基础上的诊断依据：①神经系统受累表现，如不能解释的肌阵挛发作、局灶神经功能缺失或精神异常等；②头颅影像学正常；③脑电图异常；④脑脊液、血清甲状腺球蛋白抗体阳性；⑤脑脊液蛋白增高；⑥对激素治疗敏感（后五项需满足 3 项以上）。诊断自身免疫性甲状腺相关脑病，还需排除颅内感染、代谢性、中毒性脑病、急性散播性脑脊髓炎等。

三、经验总结

本病例两年前已确诊甲状腺功能亢进，予甲巯咪唑治疗，但患者服药不规律，甲状腺功能亢进治疗效果一直欠佳，后自行停服抗甲状腺药物，与家人争吵情绪激动诱发甲状腺功能亢进危象的发生。具有以下临床特征：高热，腹泻，心率增快，意识蒙眬伴有精神运动性兴奋，甲状腺肿大，TT_3、TT_4 增高，TSH 降低，据此诊断：躯体疾病所致精神障碍、甲状腺危象成立。甲状腺危象较少出现（如兴奋、烦躁，意识障碍及幻觉等）精神症状。但是该患者出现幻视、谵妄、不协调性精神运动性兴奋、摸索样动作，辅助检查发现抗甲状腺球蛋白抗体升高，虽然脑脊液和头颅 MRI 正常，仍不能排除合并自身免疫性甲状腺疾病相关脑病，治疗上可运用抗甲状腺药物及激素联合治疗。本例经抗甲状腺药物后甲状腺危象得到控制，血甲状腺激素明显下降后意识逐渐清晰,精神症状缓解。提示临床医生对于高热伴精神症状、有甲状腺功能亢进病史患者,要想到甲状腺功能亢进危象及自身免疫性甲状腺脑病的可能,注意与中枢神经系统感染进行鉴别,以免漏诊和误诊。

此外,该患者既有严重的躯体疾病,又有明显的精神异常,而且精神异常严重影响到患者对治疗的依从性,影响安全管理。从医疗管理角度看,精神科收治该类患者有很多需要协调解决的问题:一是要积极地与家属沟通,取得家属支持与理解;二是不同学科之间的联络会诊对此例患者的救治至关重要;三是要向医疗管理部门汇报请示,获批后方能收入精神科病房。

专家点评

有甲状腺功能亢进病史的精神障碍患者出现高热、腹泻时,需警惕是否存在甲状腺危象;精神科收治此类患者时应权衡利弊,做好知情同意、联络会诊和请示汇报工作;在精神科控制精神症状后应及时转相关专科治疗原发病。

参考文献

[1] 沈渔邨. 精神病学. 第 5 版. 北京:人民卫生出版社, 2010.

[2] Mao C, Wang S, Xiao Y, et al. Impairment of regulatory capacity of CD4+CD25+ regulatory T cells mediated by dendritic cell polarization and hyperthyroidism in Graves' disease. Journal of Immunology, 2011, 186(8):4734-4743.

[3] 中华医学会内分泌学分会《中国甲状腺疾病诊治指南》编写组. 中国甲状腺疾病诊治指南——甲状腺功能亢进症. 中华内科杂志, 2007, 46(10):876-882.

[4] 黄卫东, 姚美芬. 甲亢危象的诊治. 中华危重症医学杂志:电子版, 2010, 3(1):1-4.

[5] Passarella B, Negro C, Nozzoli C, et al. Cerebellar subacute syndrome due to corticosteroid-responsive encephalopathy associated with autoimmune thyroiditis (also called "Hashimoto's encephalopathy"). Clinica Terapeutica, 2005, 156(1-2):13-17.

[6] 张永莉, 白小岗, 李社莉等. 以精神障碍为主要表现的甲状腺危象一例. 临床误诊误治, 2009, 22(9):77.

[7] 李磊, 郭晖. 自身免疫性甲状腺疾病相关脑病研究进展. 中华医学杂志, 2011, 91(30):2156-2158.

[8] 魏子坤. 自身免疫性甲状腺疾病相关脑病. 放射免疫学杂志, 2010, 23(2):2156-2158.

40. 给她动力——甲状腺功能减退所致精神障碍

> 作　者: 黄品德
> 关键词: 甲状腺功能减退, 精神障碍

一、病例资料

女性患者, 56 岁, 退休干部。因"反复怕冷、全身水肿 7 年, 言行异常 2 年加重 2 周"于 2011 年 5 月 16 日入精神科病房。患者女儿提供病史。

现病史: 患者于 2004 年 5 月开始逐渐出现怕冷、少汗、全身水肿, 水肿以面部、双小腿明显, 伴食欲不佳、乏力、腹胀、便秘、记忆差、嗜睡等, 偶有胸闷。当时在某医院就诊, 诊断为"甲状腺功能减退症", 口服"优甲乐"等药物治疗, 症状明显好转。因服药不规律, 上述症状反复发作。2009 年开始出现自言自语, 疑心重, 常怀疑别人在背后议论自己, 夜间担心有人进屋偷东西。情绪低落, 心情差, 不愿做家务, 不愿外出, 有想死的念头, 但没有行动。入睡困难、多梦、易醒。当时在精神科门诊诊断"甲状腺功能低下所致精神障碍", 予"奋乃静 8mg/d"及"优甲乐"口服治疗, 躯体不适及精神异常明显好转。2011 年 1 月 1 日患者自行停用所有药物, 5 月 2 日开始病情复发, 表现为怕冷、乏力、双小腿水肿; 半夜起来胡言乱语, 听不清内容, 怀疑别人入室偷窃; 情绪低落, 觉得活着没有意义, 有想死念头, 反复与家人说"不如死了好", 但无自杀行为。家人视其情绪不好, 担心会出现自杀等意外, 带其就诊后门诊拟"甲状腺功能减退所致精神障碍?"收入院治疗。患者发病后无高热、抽搐、昏迷史, 无大小便失禁。进食少, 体重无明显减轻。

既往史: 无甲状腺功能亢进症及 ^{131}I 治疗史, 无甲状腺手术史。49 岁停经, 育有一儿一女。个人史、家族史无特殊。

体格检查: 生命征平稳, 神志清楚, 全身皮肤干燥, 心肺查体未见明显异常。腹部略膨隆, 无压痛及反跳痛, 未触及包块, 移动性浊音阴性, 肠鸣音减弱。双下肢胫前非凹陷性水肿。四肢肌力 4⁻ 级, 肌张力降低, 腱反射稍减弱, 病理征未引出。

精神状况检查: 意识清晰, 定向准确, 接触被动、合作。查及言语性幻听、关系妄想、被窃妄想。表情淡漠, 情绪低落, 感觉力不从心, 做事没动力, 认为自己没用, 觉得活着没有意义, 想死, 意志减退。无冲动、自伤、自杀、伤人、毁物行为。有部分自知力, 承认上述想法不正常。

辅助检查: ①甲状腺功能: 游离三碘甲状腺原氨酸 1.92pmol/L↓（正常参考值: 2.63~

5.7pmol/L），游离甲状腺素 7.71pmol/L↓（正常参考值：9.01~19.05pmol/L），超敏促甲状腺激素 26.92uIU/ml↑（正常参考值：0.35~4.94uIU/ml）。②抗人甲状腺球蛋白抗体 378.46IU/ml↑（正常参考值：1~150IU/ml），抗甲状腺过氧化物酶抗体 37.66IU/ml↑（正常参考值：0~12IU/ml），促甲状腺素受体抗体定性阴性，促甲状腺素受体抗体定量 <5.0mIU/L。③131 碘摄取率明显降低；TRH 兴奋试验（＋）。④三大常规、肝肾功能、术前免疫、甲胎蛋白、癌胚抗原、心电图、头颅 MRI、脑电图未见异常。

诊断：甲状腺功能减退所致精神障碍；甲状腺功能减退症。按内分泌科会诊意见予优甲乐（50ug/ 早、25ug/ 晚）口服。精神科予舒必利（0.4g/d）控制精神症状。患者住院 26 天后出院，仍有少量的幻听。出院时复查甲状腺功能：游离三碘甲状腺原氨酸 3.12pmol/L（正常参考值：2.63~5.7pmol/L），游离甲状腺素 10.94pmol/L（正常参考值：9.01~19.05pmol/L），超敏促甲状腺激素 12.53uIU/ml↑（正常参考值：0.35~4.94uIU/ml）。

随访：患者出院后不规律服药，病情反复波动，多次到内分泌科住院，长期内分泌门诊复诊。有时情绪低落，短期服用"米氮平"。精神病性症状不明显，未再用抗精神病药物。

二、讨论

1. 甲状腺功能减退症

甲状腺功能减退症（hypothyroidism），简称甲减，是指甲状腺激素的合成、分泌或生物效应不足所致的全身代谢减低的一组内分泌疾病。临床甲减的患病率为 1% 左右，女性较男性多见，随年龄增加患病率上升。

该病按起病的年龄可分为以下三型：①开始于胎儿期或者出生后不久的新生儿称为呆小病（克汀病），呆小病主要表现为生长发育及智力方面的障碍；②开始于发育前儿童期者称为幼年甲状腺功能减退症，与成人甲状腺功能减退症表现基本一致，故统称甲状腺功能减退症，该症严重时均表现为黏液性水肿。③开始于成人期者称甲状腺功能减退症：成人型甲减大多由手术切除过多腺体、^{131}I 服用过量或颈部放射治疗损毁腺体等原因所致。另有原因不明者大多起病隐匿，发展较慢，初期多为无特异性的症状，如：怕冷、乏力、迟钝、食欲差等，易导致漏诊、误诊。发展期主要表现为低基础代谢率，如：疲乏、行动迟缓、怕冷、无汗、低体温，黏液性水肿，面容、皮肤苍白、肌肉松弛无力，心率减慢，血压偏低；消化系统可见便秘、腹胀、食欲减退等；精神神经系统可见感觉及反应迟钝、嗜睡、记忆减退，伴有耳鸣、头晕，可有幻觉、妄想、抑郁的表现，严重时可呈木僵、痴呆、昏迷。

详细地询问病史有助于本病的诊断，如甲状腺手术、甲状腺功能亢进 ^{131}I 治疗；Graves病、桥本甲状腺炎病史和家族史等。甲状腺功能检查可明确诊断，血清 TSH 和 TT_4、FT_4 是诊断甲减的第一线指标。原发性甲减血清 TSH 增高，TT_4、FT_4 均降低，而且 TSH 增高，TT_4、FT_4 降低的水平与病情程度相关。血清 TT_3、FT_3 早期正常，晚期减低，因为 T_3 主要来源于外周组织 T_4 的转换，所以不作为诊断原发性甲减的必备指标。亚临床甲减仅有 TSH 增高，TT_4 和 FT_4 正常。甲状腺过氧化物酶抗体、甲状腺球蛋白抗体是确定原发性甲减病因的重要指标和诊断自身免疫甲状腺炎（包括桥本甲状腺炎、萎缩性甲状腺炎）的主要指标。THR 兴奋试验可确定病变部分在下丘脑、垂体或者甲状腺。

治疗目标：临床甲减症状和体征消失，TSH、TT_4、FT_4 值维持正常范围。左甲状腺素是本病的主要替代治疗药物。2014年美国甲状腺学会《甲状腺功能减退症治疗指南》，推荐左甲状腺素是治疗甲减的首选药物，因其能有效地减轻甲减的各种症状，长期应用经验证明左甲状腺素具有副反应小、依从性好、肠道吸收好、血清半衰期长、治疗成本低等优点。

2. 甲状腺功能减退所致精神障碍

甲减所致精神障碍的机制有如下解释：①脑代谢障碍说。甲状腺素缺乏导致神经组织代谢减慢、脑代谢改变，这不仅是对脑组织的直接影响，也因心脏受累影响循环障碍，脑组织出现低氧血症所致。②脑循环障碍学说。有人认为甲减所致的精神障碍是由于脑水肿，或脑内蓄积神经纤维蛋白物质，或由动脉硬化，导致循环功能减退引起的。③甲状腺系统活性是维持正常行为和应激反应的一个重要成分，甲状腺素治疗抑郁症已有肯定的疗效，故甲状腺素低下与抑郁情绪的关系是十分密切的。据以上机制，可以说只要改善甲减就可以改善其精神症状。但在临床工作中，甲减改善后往往需联合精神药物治疗一段时间，且精神症状好转后精神药物仍需巩固相当长的时间（6月～1年不等），由此推测出甲减所致精神障碍的发病机制除了上述机制外仍有其他影响因素需要进一步研究。

甲减的精神症状并不少见，其症状表现多种多样，但精神活动的反应性、兴奋性和警觉性降低是其特点。

（1）呆小病所致的精神障碍：以智力发育低下和躯体矮小为特征。

（2）成人甲减时所致的精神障碍，即黏液水肿时的精神障碍，可表现为：①智力障碍，领悟轻度迟钝、注意力不集中、记忆力减退、思维贫乏等；②幻觉或妄想状态，常见于急性发病者，严重时可出现错觉和片段幻觉，以幻视多见，常为人和动物形象。幻听少见，可伴有猜疑和继发性妄想；③意识障碍，好发在冬季，轻者定向力丧失、嗜睡，重者昏迷，死亡率可达50%，期间有短暂的错乱状态，多见于病程较长和老年患者。

（3）老年甲减所致精神障碍。起病隐伏，发展缓慢，病程较长，即便有甲减的典型症状，如疲乏、怕冷、食欲差、表情呆滞、淡漠、反应迟钝、皮肤干燥及脱发等也可能误认为老年衰老表现，或因合并其他躯体疾病等而产生误诊和漏诊；常出现智力减退、健忘、淡漠、反应迟钝以及抑郁、冷漠等，易与脑动脉硬化、脑萎缩、老年痴呆等症状相混。

部分临床早期即表现为神经、精神症状者，容易误诊为神经症、抑郁症、精神分裂症或者脑炎、脑梗死等。

治疗上慎用抗精神病药及麻醉、催眠药，因患者对药物敏感易诱发昏迷。氯丙嗪禁用，因可能导致低体温性昏迷，对严重焦虑、抑郁患者可给予抗抑郁、抗焦虑药。少数伴有幻觉妄想者可慎用小剂量奋乃静、氟哌啶醇或奥氮平等。

三、经验总结

该患者既往诊断过"甲状腺功能低下"，因自行停药病情复发，以怕冷、乏力、食欲差、腹胀、记忆差、便秘等非特异性症状起病，进食少，伴有自言自语，疑心重，情绪低落，生活懒散等精神异常，诊断"甲状腺功能低下所致精神障碍"不难。但对于既往未诊断过甲状腺功能低下的患者则容易误诊。当成人、尤其是中老年人出现上述不典型症状时，应该警惕甲减的可能性。甲状腺功能检查尤其必要,是确诊的金标准,TSH 的升高早于 T_3、T_4 降低,TRH 兴奋试验可进一步明确病变部位。

该类患者对精神类药物非常敏感,因此早期识别和诊断非常重要,以免导致严重药物不良反应。对于该类患者的治疗,如伴有精神症状或抑郁症状,在治疗原发疾病的同时,可给予小剂量的抗精神病药或抗抑郁药对症治疗。甲状腺功能低下的患者大多需要终生服用甲状腺激素替代治疗,患者的服药依从性对于疾病的治疗起着至关重要的作用,尤其老年患者,因此,疾病健康教育、药物专人保管及家属的监督非常重要。

在护理上,需注意以下几点:①甲减易导致全身皮肤黏液性水肿、皮肤干燥,有皮肤完整性受损的危险,要加强皮肤的护理,每天用温水给患者擦洗 1 次,并涂润滑剂保护皮肤,防止皮肤干裂及感染,下肢水肿患者睡前协助其抬高下肢 10~15cm;②做好患者及家属饮食指导,由于甲减患者往往有高脂血症,要限制脂肪和富含胆固醇食物的摄入,多食海带、紫菜、蛋类、豆制品等补充适量碘;③患者存在自伤、自杀的危险,应加强安全护理,记事白板对该患者进行标注,重点巡视,厕所、走廊、角落处应仔细查看,患者外出归来护理人员严格把关,严防患者带入不利于病房管理的物品,每日晨护检查患者床单位;④建立良好护患关系,加强心理护理,减轻患者情绪问题,做好心理疏导工作。

专家点评

老年甲减所致精神异常,往往起病隐蔽,发展缓慢,且常常合并其他躯体疾病,容易导致误诊和漏诊。甲状腺功能减退伴有幻觉妄想者,可用小剂量抗精神病药,但氯丙嗪等可能导致低体温性昏迷,临床禁用。

参考文献

［1］中华医学会内分泌学分会《中国甲状腺疾病诊治指南》编写组. 甲状腺疾病诊治指南—甲状腺功能减退症. 中华内科杂志, 2007, 46（11）: 967-971.

［2］陈灏珠, 林果为. 实用内科学（上册）. 第 13 版. 北京: 人民卫生出版社, 2009.

［3］Jonklaas J, Bianco A C, Bauer A J, et al. Guidelines for the treatment of hypothyroidism. Thyroid Official Journal of the American Thyroid Association, 2014, 24（12）: 1670-1751.

［4］沈渔邨. 精神病学. 第 5 版. 北京: 人民卫生出版社, 2010.

［5］王东恩. 老年人原发性甲状腺功能减退症 44 例临床分析. 中国实用医药, 2009, 4（12）: 90-91.

41. 一次出血"疯"二年——席汉氏综合征所致精神障碍

作　者：雷美英　李红政

关键词：席汉氏综合征，垂体危象，精神障碍

一、病例资料

女性患者，32 岁，文盲，农民。因"自语，自笑，多疑 2 年"于 2008 年 7 月 15 日入精神科病房。患者丈夫介绍病史。

现病史：患者于 2006 年 4 月起无明显诱因出现精神异常，主要表现为自语乱语、自笑，伴乏力、少动；怀疑心重，感觉别人对自己不好，处处针对自己，要害自己；经常无故骂人，有时候紧张害怕，不愿出门；生活自理能力差，吃饭、洗澡等需要别人督促。患病早期其家人不曾在意，未行诊治。后来上述现象进行性加重，并出现夜眠差，半夜经常起床，将东西搬来搬去。家人于 2008 年 7 月 13 日送其到当地某精神病院住院治疗，诊断"精神分裂症"，入院当晚给予氯氮平片 50mg 口服，次日早上呼之不应，血压、体温偏低，遂转入某综合医院进一步治疗，综合医院门诊拟诊"精神障碍查因"收入院。病后无发热、抽搐、昏迷等，大小便正常，饮食差，体重减轻约 5kg。

月经及生育史：2004 年 5 月剖腹产一双胞胎，产后出血多，身体虚弱，产后无乳汁分泌，之后逐渐出现少语，怕冷，乏力，毛发脱落，产后无月经。既往史、家族史无特殊。

体格检查：T35.6℃，P60 次 / 分，R17 次 / 分，BP85/55mmHg。身体消瘦，皮肤苍白、干燥，眉毛稀少，头发稀疏，阴毛缺如，乳房萎缩。心、肺、腹体查未见明显异常。肌力检查不配合，肌张力正常，生理反射存在，病理反射未引出。

精神状况检查：呈嗜睡状态，检查不配合，问话不答或者喃喃自语，未能进一步了解其内心体验。情感平淡，情感反应欠协调，自知力缺乏。

辅助检查：①血常规：血红蛋白 75g/L↓（正常参考值 115~150g/L）。②电解质：血钠 128mmol/L↓（正常参考值 137~147mmol/L），血氯 98mmol/L↓（正常参考值 99~110mmol/L）。③性激素六项：人促卵泡生成素 0.98mIU/ml↓（正常参考值：女性：卵泡期 2.5~11.4 排卵期 3.3~21.7 黄体期 1.2~7 绝经期 18.8~132），余项正常。④甲状腺功能：促甲状腺激素 1.59mIU/L（正常参考值：0.35~5.29mIU/L），游离三碘甲状腺氨酸 1.63pmol/L↓（正常参考值：

2.63~5.7pmol/L），游离甲状腺素 3.56pmol/L↓（正常参考值：9.01~19.05pmol/L）。⑤空腹血糖 3.1mmol/L↓（正常参考值：3.9~6.1mmol/L）。⑥B 超检查：子宫径线 3cm，内膜厚度 2mm。⑦大小便常规、肝功能、肾功能、血脂、24 小时游离皮质醇、生长激素、甲状旁腺激素正常，头颅 CT、心电图、胸片、脑电图未见异常。

入院诊断：躯体疾病所致精神障碍？中度贫血；低钠低氯血症。

诊疗过程：考虑患者为躯体疾病所致精神障碍可能性大，入院初期未使用抗精神病药物，予促醒、保温、维持水电解质平衡、营养支持等对症治疗，积极完善相关检查明确病因。入院第二天患者意识清晰，生命体征平稳，反应稍迟钝，有时喃喃自语，无故骂人，接触交谈被动欠合作，回答问题基本切题。存在片断的幻听及恐怖性的幻视。有被害妄想、关系妄想，认为周围的邻居议论自己，认为有人要害自己。情感平淡，无自知力。入院第三天垂体 MRI 检查：鞍区内见脑脊液信号影充填，垂体高径 2.1mm，垂体柄居中，鞍底无下陷，注入 Gd–DTPA 后未见明显异常强化灶，视交叉走行、形态、信号未见异常；印象：空泡蝶鞍。请内分泌科、妇科会诊，诊断：席汉氏综合征。结合会诊意见，最后诊断：席汉氏综合征所致精神障碍；中度贫血；低钠低氯血症。根据会诊意见，给予激素替代治疗，口服强的松片 5~15mg/d、甲状腺素片 30~60mg/d；同时予奋乃静片 8mg/d 抗精神疾病治疗，并维持水电解质酸碱平衡、营养支持等对症处理。住院一个月后患者精神症状及躯体不适症状完全消失。

随访：患者出院后一直在内分泌科及妇科复诊。出院一个月后停用抗精神病药。出院三个月后月经恢复正常，精神症状无再发，生活、工作均能正常进行。

二、讨论

席汉氏综合征是由于各种原因导致垂体功能减退所致的一种综合征，最常见的原因是产后发生大出血。由于产后大出血，休克时间过长，大脑供血不足，导致脑垂体前叶缺血坏死，继而出现甲状腺、性腺、肾上腺功能减退。临床表现为消瘦、乏力、脱发、畏寒、闭经、乳房萎缩、性欲减退、精神障碍等，严重者可致死。实验室检查可见垂体激素、甲状腺激素、肾上腺激素、性激素水平降低；血常规检查常发现血红蛋白、红细胞减少，血细胞比容下降；血糖降低。超声检测可见子宫萎缩，卵巢变小，无卵泡发育。脑影像学检查显示脑垂体萎缩变小。颅脑 MRI 检查发现，83% 的患者虽然垂体影像可辨，但其密度显著减低，甚至在蝶鞍区显示空腔回声，出现"空泡蝶鞍"。

垂体功能减退可直接引起精神障碍，继发性的内分泌功能减退，如性腺、甲状腺、肾上腺皮质的继发性功能减退，也可导致精神障碍。席汉氏综合征所致的精神障碍发生率为 25%~40%，从分娩大出血到精神障碍的出现，一般是 7~8 年，最短 3 个月，最长 17 年，病程可持续 1~3 年。精神障碍症状表现复杂多样，可有神经症样综合征、情感障碍、精神分裂样症状等。以精神症状为首发的席汉氏综合征，易导致误诊，临床上需予以注意。要提高本病的诊断率，需做到以下几点：①详细询问月经、生育史；②认真体检，关注特有体征，如低血压、低体温、毛发脱落、虚弱、性功能丧失及贫血，皮质醇降低等；③对该病经常伴发的精神症状要有清醒认识，如幻觉、妄想、淡漠、被动、反应迟钝、木僵或亚木僵、智能下降等；④内分泌症状为垂体机能减退症状群，临床上常见多种症状混合存在。席汉氏综合征患者垂体功能减退严重时可出现多种代谢紊乱和器官功能失调，即垂体危象。常见的诱因有感染、手术、低血糖、劳累和心理因素等。垂体危象诊断标准为：符合席汉氏综合征诊断，同时合并以下一项或几项，即低血糖（血糖≤2.8mmol/L）、低体温（可低至30℃）、高热（最高40℃）、低血压（BP<90/60mmHg）、水中毒、昏迷（排除心脑血管疾病）。但随着医学技术的发展，因产后大出血所致席汉氏综合征的发生率明显降低。

席汉氏综合征所致精神障碍的治疗主要以激素替代治疗为主，经激素治疗精神症状也可得到改善。如患者意识清晰，但精神症状持续存在时，可短时间应用抗精神病药物对症处理。在应用抗精神病药物治疗时尤其要注意，由于患者对抗精神病药物非常敏感，耐受性低，极易出现严重的药物副作用，严重时可导致低血压休克、过度镇静，诱发垂体危象，甚至死亡。药物选择时可慎用小剂量地西泮或奋乃静等，禁用氯丙嗪。

席汉氏综合征的预后与垂体坏死程度、能否早期诊疗有关。若不及时治疗，闭经时间过长可能导致靶器官萎缩而影响预后。

三、经验总结

第一，席汉氏综合征的临床误诊率约为11.7%，以精神症状为首发的席汉氏综合征误诊率更高。对女性精神障碍患者，有产后大出血史者更要重视，体格检查要认真详细，对异常体征需"追根究底"。

第二，对疑为席汉氏综合征所致精神障碍的患者，要严格把握抗精神病药物治疗指征，合理选用精神药物。氯丙嗪具有末梢抗肾上腺素能作用，影响垂体前叶内分泌功能，诱发精神障碍或垂体危象，故治疗该病应避免使用氯丙嗪。

第三，席汉氏综合征电解质紊乱等问题明显，尤其容易出现低钠血症、低血糖、贫血等，精神科医生要重视激素替代治疗和支持性治疗的重要性。对严重低钠血症者，要避免快速纠正低血钠过程中可能出现的脑桥中央脱髓鞘现象。

第四，诊疗过程中要加强护理，做好抢救和安全管理预案。该患者体温、血压低，入院前使用过抗精神病药，要警惕垂体危象的发生，应做好抢救准备。患者出现意识障碍时，常昼轻夜重，并伴幻视、情绪烦躁、行为紊乱等表现，存在安全风险，此时应对患者周边的绳带、锐利器物等加强安全管理，特别是清晨、午睡时间要加强巡视。

专家点评

对有产后大出血史的精神障碍患者，出现消瘦、乏力、脱发、闭经、乳房萎缩、性欲减退等症状、体征时，临床医生应考虑席汉氏综合征所致精神障碍的可能性。在精神症状的治疗上，催眠药、镇静药和氯丙嗪等抗精神病药可能诱发垂体危象，导致生命危险，用药要谨慎。

参考文献

［1］曹泽毅. 中华妇产科学（下册）. 北京：人民卫生出版社，2003.

［2］沈渔邨. 精神病学. 北京：人民卫生出版社，2008.

［3］刘新民. 实用内分泌学. 第 2 版. 北京：人民军医出版社，1997.

［4］李云松. 席汉氏综合征 10 例误诊分析. 中外医学研究，2012,（35）：107-108.

［5］李万文，梁丽，甘景梨等. 席汉综合征误诊为精神分裂症 6 例临床分析. 临床精神医学杂志，2014,（2）：120.

［6］Delmalya S, Moutusi R. Varied presentations of Sheehan's syndrome at diagnosis: A review of 18 patients. Indian J Endocrinol Metab, 2012, 16（2）: 300-301.

［7］廖捷，肖涛. 席汉氏综合征误诊为精神分裂症一例. 赣南医学院学报，2011,31（3）：474.

［8］聂俊华，朱剑梅. 席汉氏综合征多次误诊 1 例. 中国误诊学杂志，2003,3（6）：817.

［9］胡小丽，茹英. 席汉综合征伴发精神障碍的护理. 现代实用医学，2012,24（12）：1408-1409.

42. 不听话的孩子——代谢性疾病所致精神发育迟滞

作　者：阳睿

关键词：代谢性疾病，精神发育迟滞，4- 羟基丁酸尿症

一、病例资料

患儿，男，3 岁 8 个月，因"运动、言语发育迟缓伴行为冲动 2 年余"于 2008 年 3 月 4 日入院。母亲代述病史，基本可靠。

现病史：患儿大约 1 岁开始，父母发现其发育越来越落后于同龄儿，15 个月才能有意识地叫"爸""妈"，同时开始学走路，但过程不顺畅，如今天能走十几步，而明天却又不能。1 岁半之后差距越发明显，与同龄孩子比较，生长发育较差，如手指的精细活动、身体的平衡感较差，拿不稳东西，易摔，行走中易摔跤，经常不自主地眼睛向上斜视及摇头。语言发育迟缓，3 岁多仍不能讲完整的句子，只会叫"妈妈"，或乱喊叫。很少喊爸爸。2 岁时开始，患儿冲动易怒，经常发脾气，喜砸家中物品，或藏东西，多动，能听懂大人的命令，但不听指挥，带教困难。2006 年曾在广西区内某三甲医院及北京大学第一附院就诊，当时尿氨基酸有机酸分析检查发现尿 4- 羟基丁酸显著增高，达 15.1μmol/L↑（正常参考值为 0），乳酸 6.6mmol/L↑（正常参考值 0.5~1.7mmol/L），丙酮酸 231mmol/L↑（正常参考值 0.03~0.1mmol/L），诊断为"4- 羟基丁酸尿症"，目前仍在服用"左旋肉碱"、"γ- 氨酪酸"、"维康福"等治疗。为控制患儿的多动、冲动行为，家人带患儿入住精神科病区，近来无高热、惊厥、昏迷等症状，饮食、睡眠可，二便正常。

既往史及个人史： 母孕早期时有先兆流产，住院保胎治疗 3 个月，后期有胎盘水肿。患儿为足月顺产，产时 Apgar 评分为 10 分，患儿生后有黄疸，医院予以对症处理后好转，具体不详。1 岁以前发育基本与同龄儿无太大差别。2 个月会笑，4 个月会抬头，7 个月会坐，9 个月长 4 颗门牙。2006 年外院检查发现"右颞部蛛网膜囊肿"、"G-6-PD 缺乏症"。2007 年在北京大学第一附院行"蛛网膜囊肿引流术"治疗（具体不详），后复诊病情基本稳定。父母非近亲结婚，家族史阴性。

体格检查： 体温 37℃，脉搏 94 次／分，呼吸 20 次／分，身高 90cm，体重 16Kg。神志清楚，头颅较正常同龄儿童大，头围 53cm，呈倒三角形状，心肺腹检查未见明显异常。步态蹒跚，四肢肌张力稍减低，多动，动作不协调，精细动作欠佳，指鼻试验阳性，轮替运动不配合，脑膜刺激征及病理反射征均为阴性。

精神状况检查： 神清，由于患儿语言障碍，不会说出字或词，仅偶尔叫"妈妈"一词，故无法进行有效交谈，患儿对周围事物及环境变化较敏感。患儿入院后表现注意力不集中，多动，无目的东搞西搞，不听指挥，不能延迟满足，稍不顺心便行为冲动，经常发脾气、砸东西，难以管教。

入院诊断： 代谢性疾病所致精神发育迟滞；4- 羟基丁酸尿症。

入院后查脑电图： 患儿于药物诱发睡眠中描记，各导联以低 - 高波幅 1.5-5 次／秒慢波、波率极低快波为背景脑波，呈广泛性出现，有时呈持续阵发性出现，额区波幅偏高，双侧同步、对称，以低 - 高波幅为主。印象：儿童异常脑电图。由于患儿害怕抽血，不配合护士抽血，家属不愿强制，故未能抽血进行相关化验。治疗上予少量利他林改善行为，并遵儿科会诊意见继续自备药物左旋肉碱、γ- 氨酪酸、维康福口服。并予以家庭治疗等心理干预及相关特殊训练的家庭指导。住院 23 天，家人认为冲动行为改善，自动办理出院手续。

随访： 半年及 1 年后电话随访，家人反映患儿出院后到训练班进行特殊训练，言语及运动功能较前有所改善，但实验室相关检查及影像学检查未复查。

二、讨论

4- 羟基丁酸尿症（又称琥珀酸半醛脱氢酶缺陷病）是由于琥珀酸半醛脱氢酶（succinic semialdehyde dehydrogenase，SSADH）缺陷导致的一种罕见的遗传性代谢病，是儿童 γ- 氨基丁酸（GABA）代谢疾病常见的一种，40% 的病例存在父母近亲婚配现象。1981 年由 Jakobs 首次报告，为一种罕见的常染色体隐性遗传病，自 1981 年首次报道至 2011 年全世界报道逾 450 例。

正常生理状态下，脑内主要的抑制性神经递质 GABA，在 GABA 转氨酶作用下降解成琥珀酸半醛，然后经 SSADH 催化进一步代谢形成琥珀酸进入三羧酸循环。当 SSADH 活性下降，琥珀酸半醛则通过琥珀酸半醛还原酶生成 4- 羟基丁酸（GHB），造成 GHB 在尿液、血清、脑脊液中大量蓄积。而过量的 GHB 对神经系统产生毒性作用，主要影响 GABA、多巴胺、血清素、乙酰胆碱等多个神经递质系统。目前认为 GHB 和 GABA 均参与 4- 羟基丁酸尿症的病理过程，发病机制涉及胶质细胞神经末梢的谷氨酸 - 谷氨酰胺循环的失衡。

该病多见于婴幼儿期，平均发病年龄为 11 个月。病程多为缓慢进展，仅有极少数患儿为早期、急性起病，表现为抽搐、舞蹈症、肌阵挛、视神经萎缩和张力失常等，进行性加重，在婴儿期即死亡。本病常见临床表现为：①运动发育落后；②语言功能障碍，为本病非常突出的表现；③肌张力低下；④轻度至中度智力低下；⑤惊厥，约50%患者存在癫痫表现，最常见为强直阵挛发作，其次为非典型失神发作和肌阵挛发作，脑电图可有背景活动减慢及痫样放电；⑥反射减弱或消失；⑦共济失调；⑧行为问题，如孤独症样表现，年长儿往往存在焦虑、幻觉；⑨运动过度；⑩新生儿期问题，约13%患儿存在早产、吸吮无力、呼吸困难等问题。

本病基因型和表型的关联性不强，诊断依赖特殊检查。通过尿气相色谱质谱法（Gas chromatography-Mass spectrometry, GC-MS）分析鉴定患儿尿液中的异常成分来诊断该病已经成为国际上公认的方法之一。但GHB是极不稳定的化合物，常规总离子GC/MS可能出现假阴性结果，故应进行多次尿液GC/MS分析或加用选择离子监控（SIM）质谱筛查提高诊断率。本症患儿在胎儿期时，其羊水中的羟基丁酸就有增高，目前已经有对本病进行产前诊断的研究报道，故对于有家族史的高危胎儿可以通过检测羊水细胞和绒毛膜的SSADH活性及羊水的GHB含量进行产前诊断。基因突变检测可进一步确诊。

治疗上，本病缺乏特效药物治疗，以对症及支持治疗为主。如合并癫痫发作，可根据发作类型选择抗癫痫药物治疗。氨基己酸作为一种不可逆的GABA转氨酶抑制剂，已广泛地应用于本病的治疗，可降低脑脊液中GHB，从而改善共济失调和行为异常等症状，但仅部分病例有效，少数患儿服用后可诱发癫痫，故慎用。右美沙芬通过与兴奋性氨基酸结合点相结合起到保护神经的作用，临床效果尚不明确。惊厥的治疗可选卡马西平、拉莫三嗪等，由于丙戊酸有可能抑制残余酶的活性而禁忌使用。本病多进展缓慢，或为静止性脑病，大部分患者病情随年龄增长，语言、步态有所改善，但10%患者病情进展，出现锥体外系表现，如肌张力不全、舞蹈、手足徐动、肌阵挛等。成年患者主要表现突出的语言与精神问题如焦虑、注意力不集中、视听幻觉等。

本案例患儿既往存在右颞部蛛网膜囊肿，国内外也均有报道由颅内蛛网膜囊肿引起相关的精神障碍的案例，并以额、颞叶的蛛网膜囊肿多见。何侃曾报道16例以精神症状为主征的颅内蛛网膜囊肿患者，手术前均在精神病院诊断治疗，但效果欠佳，手术后停服精神科类药物，病情稳定。黄建飞亦报道1例26岁男性，曾诊断精神分裂症，服药效果欠佳后行头颅MRI发现左颞极蛛网膜囊肿，手术治疗后精神症状消失，可见蛛网膜囊肿可引起精神障碍。但是，本患者已行蛛网膜囊肿引流术治疗，术后复诊病情稳定，可是出现的冲动行为并未随之改善，故考虑精神症状与蛛网膜囊肿关系不大。G-6-PD缺乏症是最常见的红细胞酶病，本病为X连锁不完全显性遗传疾病，可以引起新生儿高胆红素血症、蚕豆病、先天性非球形红细胞溶血性贫血和急性溶血性贫血等。一般引起精神症状罕见，故精神症状和该病关系不大。

三、经验总结

4-羟基丁酸尿症是有机酸尿症中较少见的一种，突出的特点为神经系统症状，特别是智力、运动发育落后，病程进展相对缓慢，缺乏代谢性疾病常见的代谢紊乱表现，如代谢性酸中毒、高氨血症、低血糖、心力衰竭和呕吐等。

本案例患儿以言语、运动、智力发育落后伴有行为冲动为主要症状就诊，体查有肌张力低下,共济失调等体征,EEG 检查脑电活动异常,均提示神经系统疾病,但以上表现缺乏特异性,故临床难以确诊。外院经尿液 GC-MS 检查发现大量的 GHB 等物质,才得以确定4- 羟基丁酸尿症诊断。这提示我们:对于原因不明的神经系统异常且存在精神发育迟滞、行为异常及活动过度的患儿,及时进行尿液 GC-MS 检查,有可能为发现某些少见的遗传性代谢病提供线索。

该例患儿临床特征与脑性瘫痪及脆性 X 染色体综合征相似,容易误诊。精神发育迟滞所致的精神障碍在精神心理科常见,通过本案例提示我们,在诊疗过程中除了作出精神发育迟滞的诊断外,还应积极完善检查,查找病因,警惕 4- 羟基丁酸尿症等遗传代谢性疾病所致精神发育迟滞。

专家点评

在精神科临床工作中对不明原因精神运动发育落后的患儿应尽早进行尿 GC/MS 检测。高度怀疑 4- 羟基丁酸尿症时应多次复查,避免漏诊和误诊。有条件者应行基因检测确诊。

参考文献

[1] Jakobs C, Bojasch M, Much E, et al. Urinary excretion of gamma-hydroxybutyric acid in a patient with neurological abnormalities. The probability of a new inborn error of metabolism. Clinica Chimica Acta, 1981, 111 (2): 169-178.

[2] Pearl PL, Shukla L, Theodore WH, et al. Epilepsy in succinic semialdehyde dehydrogenase de-ciency, a disorder of GABA metabolism. Brain and Development, 2011, 33 (9): 796-805.

[3] Drasbek KR, Vardya I, Delenclos M, et al. SSADH deficiency leads to elevated extracellular GABA levels and increased GABA ergic neurotransmission in the mouse cerebral cortex. Journal of Inherit Metabolic Disease, 2008, 31 (6): 662-668.

[4] 邓小鹿,尹飞,向秋莲等. 琥珀酸半醛脱氢酶缺陷病. 中国当代儿科杂志, 2011, 13 (9): 740-742.

[5] Pearl P L, Gibson K M, Cortez M A, et al. Succinics semialdehyde dehydrogenase Deficiency: lesseons from mice and men. Journal of Inherited Metabolic Disease, 2009, 32 (3): 343-352.

[6] Lee W T, Weng W S. Neuroimaging findings in children with paediatric neurotransmitter diseases. Journal of Inherited Metabolic Disease, 2009, 32 (3): 361-370.

[7] Pearl P L, Gibson K M, Cortez M A, et al. Succinic semialdehyde dehydrogenase deficiency: Lessons from mice and men. Journal of Inherited Metabolic Disease, 2009, 32 (3): 343-352.

[8] Crutchfield S R, Haas R H, Nyhan W L, et al. Succinic semialdehyde dehydrogenase deficiency: phenotype evolution in an adolescent patient at 20-year follow-up. Developmental Medicine and Child Neurology, 2008, 50 (11): 880.

［9］Gibson K M, Christensen E, Jakobs C, et al. The clinical phenotype of succinic semialdehyde dehydrogenase deficiency（4–hydroxybutyric aciduria）: case reports of 23 new patients. Pediatrics, 1997, 99（4）: 567.

［10］Chambliss K L, Hinson D D, Trettel F, et al. Two Exon–Skipping Mutations as the Molecular Basis of Succinic Semialdehyde Dehydrogenase Deficiency（4–Hydroxybutyric Aciduria）. American Journal of Human Genetics, 1998, 63（2）: 399–408.

［11］范文轩, 舒剑波, 姜淑贞等. 4羟基丁酸尿症6例临床及实验室研究. 中国实用儿科杂志, 2013, 28（9）: 695–697.

［12］Crutchfield S R, Haas R H, Nyhan W L, et al. Succinic semialdehyde dehydrogenase deficiency: phenotype evolution in an adolescent patient at 20–year follow–up. Developmental Medicine and Child Neurology, 2008, 50（11）: 880–881.

［13］何伋, 何任, 刘运振. 以精神症状为主征的颅内蛛网膜囊肿16例分析. 中华精神科杂志, 2002, 35（1）: 45.

［14］黄建飞, 谢世平. 左颞极蛛网膜囊肿所致精神障碍1例. 临床精神医学杂志, 2004, 14（6）: 343.

43. 扮鬼脸的"小"男人——低促性腺激素性性腺功能减退症伴发精神障碍

作　者: 阳睿
关键词: 低促性腺激素性性腺功能减退症, 精神障碍

一、病例资料

患者, 男性, 37岁。因"乱语、行为怪异4天"于2010年4月26日入精神科病房。患者母亲代诉病史。

现病史: 患者4天前突然出现胡言乱语, 东讲西讲, 讲一些莫名其妙的话, 有时问东答西, 旁人无法与之正常沟通。行为怪异, 无故大叫, 常作鬼脸, 嘟嘴巴, 伸舌头。有时不认识人, 不知道自己在哪里。病后无惊厥、二便失禁、昏迷等症状, 无冲动行为或消极言行。饮食、睡眠可。一周前无明显诱因下出现发热, 体温高达41.0℃, 伴轻微咳嗽, 无咳痰, 无头痛、头晕、咽痛、腹痛、腹泻、尿频、尿痛等, 在当地医院诊治, 具体不详, 次日体温下降至正常。

既往史: 十几岁时曾因发育欠佳在当地某医院就诊,考虑"性腺发育不良",具体诊治不详。

个人史: 患者自小身体发育迟缓,至今第二性征未发育。小学毕业,考试常不及格。反应能力、理解力、言语表达能力及人际交往能力较同龄人稍差。

家族史无特殊。

体格检查: 体温 37.5℃,脉搏 78 次/分,呼吸 20 次/分,血压 110/70mmHg,身高 150cm,体重 41kg。神志清楚,身材矮小,上部量 < 下部量,皮肤细白,长相女性化。头颅五官无畸形,气管居中,甲状腺未触及肿大,心、肺、腹检查未见明显异常,四肢关节活动好。第二性征未发育,声音尖细,胡须、腋毛及阴毛缺如。双侧乳房稍饱满,睾丸较小,阴茎如童年男孩,不能勃起。神经系统查:脑神经(−),肌力、肌张力正常,生理反射存在,病理反射未引出。

精神状况检查: 神志清楚,接触欠佳,问话部分作答。引出幻听及幻视,凭空看见鬼,听见许多鬼与己对话。有被害妄想,在病房内大喊大叫,称到处不安全,有人要害他。远、近记忆力未见明显异常,一般常识差,逻辑推理、理解判断力稍差,计算能力差,两位数的加减法不能运算。情绪不稳,诉感到害怕,有恐惧感,情感反应不协调,有冲动攻击迹象,未见消极言行。不安心住院,有逃跑企图,自知力缺乏。

辅助检查: ①血常规:白细胞计数 $12.4 \times 10^9/L \uparrow$,正常参考值 $(3.5~9.5) \times 10^9/L$),中性粒细胞百分比 59.0%(正常参考值 40%~75%)。②电解质:钠 128mmol/L↓(正常参考值 137~147mmol/L),氯 95mmol/L↓(正常参考值 99~110mmol/L),余项基本在正常范围值。③甲状腺功能:游离三碘甲状腺原氨酸 3.14pmol/L(正常参考值 2.63~5.7pmol/L),游离甲状腺素 7.39pmol/L(正常参考值 9.01~19.05pmol/L),超敏促甲状腺激素 5.88uIU/ml↑(正常参考值 0.35~4.94uIU/ml)。④性激素:人促黄体生成素 0.02mIU/ml↓(男性正常参考值 1.0~12.5mIU/ml),人促卵泡生成素 0.36mIU/ml↓(男性正常参考值 1.0~12.1mIU/ml),雌二醇 21.79pg/ml↓(男性正常参考值 <60pg/ml),睾酮 0.41ng/ml↓(正常参考值 2.8~12ng/ml),催乳素 26.78ng/ml↑(男性正常参考值 2.0~19.53ng/ml),孕酮 0.47ng/ml(男性正常参考值 0.1~2.0ng/ml)。⑤脑电图:中度异常脑电图,中度异常脑电地形图。⑥头颅 CT:未见明显异常。⑦胸片:两肺纹理增粗,余未见明显异常。

入院诊断: 精神发育迟滞伴发精神障碍?精神发育迟滞?性腺发育不良查因;低钠低氯血症。

诊疗过程: 入院后患者精神症状明显,行为怪异、冲动,做鬼脸,有时不配合输液,咬输液管。予氟哌啶醇注射液肌内注射、富马酸喹硫平片口服抗精神病治疗,克林霉素、利巴韦林抗感染抗病毒对症治疗。遵神经内科会诊意见,予腰穿行脑脊液检查,脑脊液生化、常规及细菌学检查均无异常,压力 180mmH$_2$O(正常参考值 80~180mmH$_2$O)。神经内科不考虑脑炎。遵内分泌科会诊建议予查血浆皮质醇 4pm 148.63nmol/L(正常参考值 55.18~248.3nmol/L),12pm 160.26nmol/L↑(正常参考值 63.4~129.6nmol/L),24 小时尿皮质醇正常。染色体核型检查:正常男性核型,46XY。垂体 MRI 扫描未见占位征象。韦氏言语智商 81、操作智商 80、全量表智商 80(平常智力 90~109,边缘智力 70~90,轻度智力缺陷 50~69,中度智力缺陷 35~49,重度智力缺陷 20~34,极重度 <20)。考虑到患者年龄 37 岁而身材矮小,男性第二性征未发育,性激素低于正常水平等,内分泌科诊断"低促性腺激素性性腺功能减退症"。

结合临床、辅助检查及会诊意见等,最后诊断:低促性腺激素性性腺功能减退症伴发精神障碍;低促性腺激素性性腺功能减退症;低钠低氯血症;上呼吸道感染。按内分泌科建议补充雄性激素甲睾酮片（10mg，口服，1/日）治疗。治疗1月患者幻听、被害妄想等精神症状逐渐消失。但患者情绪稍低落，闷闷不乐，向心理咨询师倾诉：因为自己常常被人嘲笑是个小男人，娶不到老婆，另外觉得自己没有能力，不能为家里挣钱，常常感到压力很大，想得很多，"声音"就出现了。心理咨询师及时给予疏导，并行心理咨询。住院64天患者病情明显好转稳定出院。

随访：出院后随访2年，患者未再复查性腺激素水平，亦未予促性腺激素相关治疗。断续使用抗精神病药富马酸喹硫平片，病情反复2次，均表现为幻觉妄想等精神病性症状，于当地精神病院治疗后好转。2年半后随访失去联系。

二、讨论

低促性腺激素性性腺功能减退症（hypogonadotropic hypogonadism，HH）是一种由于先天性或获得性等多种病因导致下丘脑异常，下丘脑–垂体分泌生成促性腺激素释放激素（gonadotropin releasing hormone，GnRH）和（或）垂体生成黄体生成素（LH）和（或）促卵泡刺激素（FSH）不足，阻碍正常的睾丸/卵巢分泌功能的一类疾病。男女均可发病，男性更多见，男：女发病率≈5:1。HH按病因将其分为特发性低促性腺激素性性腺功能减退症（idiopathic hypogonadotropic hypogonadism，IHH）及获得性低促性腺激素性性腺功能减退症（Acquired hypogonadotropichypogonadism，AHH）。

关于HH的发病机制，有研究发现，目前已知约20余种基因突变可导致HH，并且不断有HH新的致病基因被发现，尽管如此，目前仍有大约60%的HH患者找不到已知的基因突变，预示着日后将还会不断有HH新致病基因陆续被发现。同时发现很少一部分患者存在双基因或多基因突变，因此有学者提出新的IHH的致病机制：IHH的发生，归因于多个微效基因的共同作用。胚胎学研究表明，分泌神经元细胞起源自外胚层的嗅基板，经过鼻区、筛板及前脑三个区域，最终于发育早期移行至下丘脑，且该神经元细胞与嗅细胞共同进行迁移且遵循同一途径。如在此期发生迁移异常或发育异常，则可能导致下丘脑分泌异常和或嗅觉异常。

IHH是较常见先天性遗传性疾病，因GnRH合成、分泌或作用缺陷，或GnRH神经元迁移异常导致垂体促性腺激素即黄体生成素和卵泡刺激素分泌不足，出现以青春期发育部分或完全缺失。近年来随着分子技术的发展，部分IHH通过基因检测得到确诊，故近期有学者建议改用"先天性低促性腺激素性性腺功能减退症（congenital hypogonadotropic hypogonadism，CHH）"来命名。临床上根据患者是否伴有嗅觉障碍，分为伴有嗅觉障碍的Kallmann综合征和嗅觉正常的IHH。女性患者则表现为内、外生殖器发育不良，青春期时无乳房发育，原发性闭经，无腋毛、阴毛生长。

本病在儿童期诊断较困难，一般男性18岁、女性14岁，伴有性腺发育延迟，且找不到明确病因者，拟诊本病。本诊断的主要依据包括：①典型临床表现，性腺发育不良，第二性征缺乏或嗅觉减退，可伴先天畸形如兔唇；②血FSH、LH及性激素水平低，LH脉冲分显示无分泌脉冲或脉冲频率减弱，脉冲幅度降低；③GnRH兴奋试验反应延迟，HCG兴奋试验血睾酮或雌激素升高；④垂体MRI未见颅内器质性占位病变；⑤染色体核型正常。

有关HH直接导致精神病性症状的报道少见，但有文献报道低睾酮水平的男性患者比睾酮正常水平的男性患者更易患抑郁症。也有文献报道，IHH组和对照组相比较，在自我价值、社交自信、外形自信、体能自信及自卑水平均高于对照组,因此推测低睾酮水平的男性患者,由于性征的缺乏产生一系列心理问题。另外,DeKosky 等研究发现性激素通过抑制脑内乙酰胆碱水平,从而影响认知功能,轻度认知功能障碍患者海马和大脑皮质胆碱乙酰转移酶的活性较正常对照显著增高。国内有研究发现,认知功能的减退与雌激素、雄激素水平的下降有关,不论男女,认知功能正常组睾酮和雌二醇水平均高于轻度认知功能障碍组。患者在 18 岁之前也表现智力较同龄人稍低下,个人生活能力低下等,韦氏智力测试总量表分 80 分,提示患者为边缘智商,因此推测该患者精神症状发生可能与长期睾酮和雌二醇水平低下影响认知功能及精神发育较迟滞有关。

诊断 IHH,一般要求男性年龄超过 18 岁尚无第二性征出现和睾丸体积增大,睾酮水平低(≤3.47nmol/L)且促性腺激素(FSH 和 LH)水平低或"正常"。对 IHH 的诊断,要求充分考虑年龄、第二性征、性腺体积、激素水平和骨龄等诸多因素,使得诊断的可靠性明显增加。

治疗上,本病主要由于下丘脑 – 垂体功能障碍,使得 GnRH 和(或)Gn 缺乏,导致性腺功能低下及发育不全,而垂体其他功能正常。因此,在治疗上首要目的在于维持体内正常性激素水平,促进性腺发育,其次是促进或恢复患者的性功能和生育功能。目前主要的治疗措施为替代治疗。目前针对 HH 男性患者的治疗主要包括:①外源性补充雄激素以维持男性第二性征及性功能;②对于有生育需求的 HH 患者,可予促性腺激素释放激素或黄体生成素及卵泡刺激素替代治疗,帮助患者建立或恢复生育功能。目前对于高度怀疑 IHH 的儿童,是否需要治疗,如何治疗等问题,还没有达成共识,尚需更多的循证医学证据。但 2015 年国内 IHH 专家共识中指出,对于出现 IHH 临床表现的儿童期患者,可间断短期小剂量雄激素治疗,可使阴茎发育接近同龄人。

三、经验总结

患者以幻觉和妄想症状到精神科首诊,检查发现身材矮小,第二性征未发育,生殖器幼稚,智力稍低于同龄人,应该考虑到患者的遗传、发育问题。实验室检查发现,患者的人促黄体生成素、人促卵泡生成素、雌二醇、睾酮降低,催乳素稍高,促甲状腺激素未见明显减低,垂体 MRI、染色体核型正常,诊断特发性低促性腺激素性性腺功能减退症成立,但其精神症状是否与该病有关尚不能完全明确,更不能完全排除智力受损后出现精神异常的可能性。

专家点评

精神异常患者同时伴有身材矮小、第二性征发育不全、智力低下,或伴有性激素水平异常、生理缺陷时,应该考虑低促性腺激素性性腺功能减退症的可能。

参考文献

[1] Fraietta R,Zylberstejn DS,Esteves SC.Hypogonadotropic hypogonadism Revisited.Clinics(Sao

Paulo）. 2013, 68（Suppl1）：81–88.

［2］黄炳昆, 伍学焱. 低促性腺激素性性腺功能减退及其脉冲治疗. 中国实用内科杂志, 2013, 33（7）：516–518.

［3］茅江峰, 窦京涛, 伍学焱. 特发性低促性腺激素性性腺功能减退症诊治专家共识解读. 中国实用内科杂志, 2016, 36（3）：204–207.

［4］俞益萍. 低促性腺激素性性腺功能减退征 2 例报道. 浙江大学, 2010.

［5］杨剑虹, 兰光华. 性激素与抑郁症关系的研究进展. 浙江临床医学, 2008, 10（8）：23–26.

［6］Santoro N, Filicori M, Crowley WJ. Hypogonadotropic disorders inmen and women: diagnosis and therapy with pulsatile gonadotropinreleasing hormone. Endocrine Reviews, 1986, 7（1）：11–23.

［7］DeKosky ST, Ikonomovic MD, Styren SD, et al. Up regulation of choline acetyl transferase activity in hippocampus and frontal cortex of elder subjects with mild cognitive impairment. Ann Neurol, 2002, 51（2）：145–155.

［8］王志忠, 丁莉, 刘兰. 回族和汉族 55 岁及以上社区人群轻度认知功能障碍现况及与性激素的关系. 中国神经精神疾病杂志, 2013, 39（7）：427–430.

［9］李晨曦, 张小倩, 章秋等. 男性特发性低促性腺激素性性腺功能减退症患者心理健康状况研究. 中国全科医学, 2015,（23）：2787–2791.

［10］徐洪丽, 伍学焱. 男性低促性腺激素性性腺功能减退症替代治疗. 中国实用内科杂志, 2013, 33（7）：513–515.

44. 性欲下降的年轻女工
——肾上腺皮质功能减退症

作　者：李易

关键词：焦虑, 抑郁, 性欲下降, 色素沉着, 肾上腺皮质功能减退症

一、病例资料

女性患者, 37 岁, 工人。因"烦躁、坐立不安 8 月余, 加重伴心情差 3 个月"于 2009 年 10 月 20 日入心理科病房。患者丈夫介绍病史。

现病史：患者于 2009 年 2 月初开始无明显诱因下出现情绪不稳、紧张、烦躁、坐立不安, 无缘无故感觉不知所措, 反复自问"怎么办, 怎么办？"。经常感到头晕、呕吐、心悸、出

冷汗、手抖、乏力。上述表现呈间歇性发作，每次发作时间持续 1 小时左右，不发作时一切正常。后来逐渐出现夜眠差、入睡困难、梦多、易醒、醒后疲劳感，偶有视物模糊、欲晕倒感。曾在外院心理科门诊诊断"惊恐发作"，予"帕罗西汀 20mg/ 日"治疗后症状曾一度缓解，但效果不能持久。3 个月前上述表现加重，发作时间延长，间歇期间也表现烦躁，并出现心情差、悲观消极，常常暗自落泪，感觉活得没意思，性欲下降，有自杀念头，但无具体计划和行动。门诊以"焦虑抑郁状态"收入心理科病房住院治疗。起病以来否认高热、抽搐、昏迷史。大、小便正常。饮食欠佳，自述想吐。

既往史：平素体质一般，今年因想吐、乏力、心悸等不适到外院消化科门诊、心血管内科门诊多次就医，相关检查未发现异常。否认其他重大躯体疾病史。

月经及生育史：13 岁初潮，量稍多，偶有痛经。17 岁后月经规律，周期约 28~30 天，每次行经 3~5 天，量中等。1 年来月经不调，周期约 45~60 天，每次行经 1~2 天，量少。末次月经为 2009 年 9 月 1 日。妊娠 1 次，2001 年顺产 1 个男孩。余无特殊。

家族史、个人史无特殊。

体格检查：体温 36.5℃、脉搏 80 次 / 分、呼吸 20 次 / 分，血压 90/60mm Hg，身高 158cm，体重 43kg。消瘦，关节伸侧面摩擦部位、乳头、乳晕、外阴等处色素沉着明显，下腹中线、腰臀皱襞等部位可见异常色素沉着。余未见明显异常。

精神状况检查：神清，定向准，接触合作，答话切题，可自述病情经过。否认幻觉、妄想等精神病性症状。情绪不稳定，焦虑抑郁明显，患者坐立不安，不断搓手，烦躁，有时捶打胸部。主诉多，诉心悸、气急、乏力、想吐，言谈中总担心会发生什么不好的事情。总把事情往不好的结局想，越想越觉得无望，称有一阵阵想哭出来的冲动，甚至想"一走了之"。注意力不集中。记忆、智能粗测正常。自知力完整。

辅助检查：三大常规、肝肾功能、甲状腺功能、血脂、性激素 6 项、尿 HCG、胸部 DR、头颅 CT 未见异常。心电图：窦性心律；ST–T 改变。空腹血糖 2.6mmol/L↓（正常参考值 3.9~6.1mmol/L）；钠 112mmol/L↓（正常参考值 137~147mmol/L）；氯 89mmol/L↓（正常参考值 99~110mmol/L）；镁 1.08mmol/L↑（正常参考值 0.67~1.04mmol/L）。

入院诊断：焦虑综合征？低血糖；低钠低氯血症。予以帕罗西汀、氯硝西泮改善抑郁焦虑情绪及睡眠。低血糖、低钠低氯，初步考虑与患者饮食欠佳有关，营养科会诊，指导饮食，并给予补氯化钠、补充葡萄糖支持对症治疗。

入院后上级医师查房，总结病情特点如下：①女性患者，本专科表现以情绪变化为主，有明显的焦虑、抑郁情绪，伴有不适主诉，外院相关检查无阳性提示；②躯体检查发现异常皮肤色素沉着、血压偏低；③近 1 年月经改变，停经约 50 天，性欲下降，与年龄不符；④生化结果提示低钠血症、低氯血症，低血糖。上级医师考虑患者可能存在内分泌疾病，建议进一步完善检查，寻找低血糖、低钠低氯原因。为排除胰腺病变，查腹部 CT 未见异常。复查血钠 125mmol/L↓（正常参考值 137~147mmol/L）；氯 90mmol/L↓（正常参考值 99~110mmol/L）。两次随机血糖为 3.1mmol/L↓、2.9mmol/L↓（正常参考值 3.9~6.1mmol/L）。血皮质醇上午 8 时为 100nmol/L↓（正常参考值 442 ± 276）nmol/L，下午 4 时为 45nmol/L↓（正常参考值 221 ± 166）nmol/L，24 小时尿游离皮质醇 50nmol/24h↓（正常参考值 206.9 ± 44.1nmol/24h），促肾上腺皮质激素兴奋试验示肾上腺皮质储备功能低下。请内分泌科会诊后，最后诊断：焦虑综合征；原发性慢性肾上腺皮质功能减退症。因患者有消极念头，存在安全管理风险，故继续在心理科住院。遵会诊意见,予激素替代治疗,即上午 8 时服用氢化可的松 20mg,下午 4 时服用氢化可的松 10mg。共住院 21 天后出院。出院时焦虑、抑郁情绪明显缓解,生命征平稳,血生化检查正常。

随访: 出院 1 个月后帕罗西汀、氯硝西泮逐步减量至停用。患者一直到内分泌科复诊,坚持激素替代治疗,复查皮质醇基本正常。随访至 2012 年 2 月,患者能进厂工作,情绪一直平稳,月经情况好转。

二、讨论

慢性肾上腺皮质功能减退症可发生于各个年龄组,多种原因可致病,临床上可分为原发性和继发性两类。原发性肾上腺皮质功能减退症又称为 Addison 病,是由于自身免疫、感染等原因引起肾上腺皮质激素分泌不足所致的疾病,自身免疫损害是 Addison 病的首要病因。继发性肾上腺皮质功能减退症是因下丘脑、垂体病变等原因,影响了促肾上腺皮质激素释放激素、促肾上腺皮质激素的分泌,进而导致肾上腺皮质激素分泌减少。

慢性肾上腺皮质功能减退症的临床表现多样,个别病例以精神异常为首发症状。①全身症状。乏力、体重下降等。②胃肠功能紊乱。可有食欲不振,恶心、呕吐、腹痛或腹泻。③色素沉着。系原发性慢性肾上腺皮质功能减退早期症状之一,且几乎见于所有病例,但继发于腺垂体功能减退者常无此症状。色素沉着散见于皮肤及黏膜内。④心血管症状。低血压、头晕、眼花等,心电图可显示低电压、窦性心动过缓等。⑤性功能减退。男性多阳痿,女性可闭经。男女毛发均可减少,第二性征无异常。⑥抵抗力降低。由于皮质醇水平低下,患者对各种刺激均缺乏抵抗力,在感染、外伤、手术、精神刺激及其他应激情况下,会出现血压降低,神志模糊,严重时可出现急性肾上腺皮质功能减退性危象。⑦肌肉、神经症状。肌肉无力是主要症状之一,常由于软弱导致肌肉疲劳。⑧精神症状。包括:脑器质性病变,开始往往记忆受损,以后逐渐发展为意识模糊、谵妄和木僵;焦虑抑郁等情感症状,表现为烦躁、紧张或情绪低落、兴趣下降、缺乏主动性等;精神病性症状。表现为孤僻、易激动、违拗、缺乏判断力、幻觉、类偏执妄想、异常或紧张姿势,还可以有知觉异常,如听觉、嗅觉、触觉、味觉的敏感性增加。大部分精神症状可在疾病早期即出现,在使用糖皮质激素治疗数天后即可消失。肾上腺皮质功能减退主要表现为精神症状的病例报道甚少,Lever 等报道了一例伴发精神症状的 Addison 病,患者抗利尿激素(ADH)分泌持续增高,并认为精神症状的出现可能与 ADH 分泌增多引起水负荷过重有关。

该病的早期临床症状不典型,难以发现。下列检查有助于疾病的早期诊断:①代谢紊乱。血钠降低、血钾轻度升高、血清氯化物降低、空腹血糖降低、血钙升高。②肾上腺皮质功能测定。24 小时尿 17- 羟皮质类固醇及 17 类固醇排出量明显下降;24 小时尿游离皮质醇常低于正常;血浆皮质醇低于正常;促肾上腺皮质激素兴奋试验在完全性肾上腺皮质功能减退患者中无反应,在部分性肾上腺皮质功能减退患者中有低反应,继发性患者中有延迟反应;原发性患者血浆 ACTH 明显增高,继发性患者明显减低。③血常规检查常有正细胞正色素性贫血。④影像学检查。结核所致患者在肾上腺区 X 线及 CT 检查可发现肾上腺增大及钙化阴影,转移性病变者肾上腺增大,自身免疫引起者肾上腺不增大。部分患者头颅 MRI 提示垂体增大。

原发性肾上腺皮质功能减退症需与继发性肾上腺皮质功能减退相鉴别。继发性肾上腺皮质功能减退症患者一般无色素沉着,常有下丘脑－垂体病变,其中最具有诊断价值者为 ACTH 兴奋试验。

对肾上腺皮质功能减退症患者,治疗上应以去除病因为原则,积极治疗肾上腺结核、肾上腺转移性肿瘤、肾上腺血管病变等原发疾病,同时实行激素替代治疗,纠正代谢紊乱,积极预防感染,避免肾上腺危象发生。对伴发的精神症状,一般在使用糖皮质激素治疗后数天即可消失,必要时可使用小剂量精神药物。

三、经验总结

该患者以情绪障碍为首发表现,月经改变明显,体格检查发现异常色素沉着、血压偏低,实验室检查提示低血糖、低钠低氯、皮质醇功能异常,激素替代治疗有效,情绪问题与躯体疾病转归关系密切,临床考虑"肾上腺皮质功能减退症"依据充分。

第一,本案例患者以情绪问题为主诉就诊于心理科,外院相关检查无阳性提示,曾经被考虑"惊恐发作",易误导精神科临床医师先入为主,单纯考虑为"情绪障碍"或"躯体化障碍"。

第二,生化检查提示低血糖、低钠、低氯,临床上很容易考虑为进食欠佳、营养摄取不足引起,但结合月经改变及皮肤黏膜异常色素沉着等特征,应该考虑内分泌系统疾病。

专家点评

女性患者出现精神异常,伴月经改变、性功能下降、皮肤色素异常沉着,以及生化检查发现低血糖、低钠、低氯等特征时,需进一步完善内分泌学检查,警惕肾上腺皮质功能减退症。

参考文献

［1］孙玉安. 实用内分泌疾病代谢治疗学. 北京：人民卫生出版社, 2003.

［2］Larsen PR, Kronenberg HM, Melmed S, et al. Williams Textbook of Endocrinology. 10th ed. Arizona Saunders, 2003.

［3］刘新民. 实用内分泌学. 第 2 版, 北京：人民军医出版社, 1997.

［4］陈灏珠, 林果为. 实用内科学（上册）. 第 13 版. 北京：人民卫生出版社, 2009.

［5］Reus V I. Behavioral disturbances associated with endocrine disorders. Annual Review of Medicine, 1986, 37（37）：205–214.

［6］Lever E G, Stansfeld S A. Addison's disease, psychosis, and the syndrome of inappropriate secretion of antidiuretic hormone. Br J Psychiatry, 1983, 143：406–410.

45. 异样的"小"女子——先天性卵巢发育不全所致精神障碍

作　者：黄品德
关键词：先天性卵巢发育不全，Turner 综合征，精神障碍

一、病例资料

患者女性，25 岁，未婚，待业。因"发热、行为异常、凭空视物 5 天"于 2008 年 8 月 19 日入精神科病房。患者母亲介绍病史。

现病史：患者于 2008 年 8 月 14 日出现发热（具体体温不详），伴头痛、咽痛、轻微咳嗽，无明显咳痰，无恶心、呕吐、腹痛，家人自行给患者口服"退热散"后体温有所下降，但随即出现精神异常。表现无故外走，并将衣服、鞋子等丢掉；少语，常发呆，有时又喃喃自语、自哭、自笑；夜间有时说看见某某来了（此人已故多年），要家人去开门；睡眠差。家人曾将患者送到当地医院就诊，考虑"感冒"，予"利巴韦林、麦迪霉素"等药物治疗，体温降至基本正常，但精神症状未缓解。为进一步治疗，带其到某院精神科就诊，门诊拟诊"精神障碍查因"收入院。病后无抽搐、昏迷、大小便失禁现象。

既往史：患者 8 岁及 10 岁时曾在外院诊断"先天性发育不全"，治疗不详。

个人史：母孕期正常，足月顺产，自幼发育较同龄人差。适龄上学，学习成绩差，平时考试成绩均为 50~60 分；初中一年级后辍学在家，能帮家里买菜、做饭及洗衣服，生活能够自理。

月经史：至入院时无月经来潮。

家族史无特殊。

体格检查：体温 37.6℃，脉搏 84 次 / 分，呼吸 20 次 / 分，血压 132/80mmHg。神志清楚，身材矮小，身高 144cm。第二性征未发育，乳房未发育，阴毛、腋毛缺如，外阴呈幼稚型。颈短，右侧扁桃体Ⅱ度肿大，表面有数个脓点。心、肺、腹检查未见异常。肘外翻畸形，四肢关节活动好。肌力、肌张力正常。生理反射存在，病理反射未引出。

精神状况检查：意识清晰，定向准确，年貌不符，显幼稚，接触差、不合作。问话少答，常答"不记得了、忘了"。感知觉、思维、记忆及智能无法检查。情感反应不协调，自语、自笑，对周围事物警惕性高，如惊弓之鸟，常欲离开病区，问其原因不答，自知力缺损。

入院诊断考虑：精神障碍查因（分裂样精神病？器质性精神障碍？精神发育迟滞伴发

精神障碍？）；先天性发育不全；急性化脓性扁桃体炎。

辅助检查：①血常规：白细胞计数 $9.7 \times 10^9/L\uparrow$，正常参考值（$3.5\~9.5$）$\times 10^9/L$），中性粒细胞百分比 78%↑（正常参考值：40%\~75%），中性粒细胞绝对值 $8.3\times10^9/L\uparrow$，正常参考值（$1.8\~6.3$）$\times 10^9/L$。②脑脊液检查：压力 $155mmH_2O$，外观澄清、透明、化验常规、生化及细菌学均未见异常。③性激素六项：促黄体生成素 0.2mIU/ml↓（正常参考值：女性卵泡期：$1.2\~12.7mIU/ml$；排卵期：$15.5\~90mIU/ml$；黄体期 $0.5\~14.6mIU/ml$；绝经期：$15.6\~72mIU/ml$），促卵泡生成素 0.1mIU/ml↓（正常参考值：女性卵泡期：$2.5\~11.4mIU/ml$；排卵期：$3.3\~21.7mIU/ml$；黄体期 $1.2\~7mIU/ml$；绝经期：$18.8\~132mIU/ml$），雌二醇 8pg/ml↓（正常参考值：女性卵泡期：$30\~400pg/ml$；黄体期：$60\~150pg/ml$；孕期：$<35000pg/ml$；绝经期：$<18pg/ml$），睾酮 0.2ng/ml↓（$2.8\~12ng/ml$），催乳素 6.53ng/ml（女性 $2.41\~27.36ng/ml$），孕酮 0.13ng/ml↓（正常参考值：女性卵泡期：$0.2\~2.4ng/ml$；排卵期：$0.5\~3.6ng/ml$；黄体期：$6.0\~20.5ng/ml$；绝经期：$0.1\~1.8ng/ml$）。④脑电图：快波节律脑电图、脑电地形图快波频带功率值增高。⑤彩超盆腔：子宫未见显示，考虑为先天性未发育，双侧附件区未见卵巢影像，亦未探及包块，考虑"先天发育异常"。⑥韦氏智力测验：言语智商 82，操作智商 75，全量表智商 79。⑦染色体基因检测：45X0。⑧血生化、术前免疫学检查、二便常规、心电图、腹部 B 超、头颅 MRI 未见异常。

最后诊断：先天性卵巢发育不全所致精神障碍；先天性卵巢发育不全；急性化脓性扁桃体炎。

治疗上予阿莫西林抗炎，以及奋乃静片口服每次 4mg，每日 2 次抗精神病治疗。治疗 5 天后患者精神症状有所改善，已无外走行为；自语、自笑等怪异行为减少；体温正常，无咽痛、咳嗽，夜间睡眠好。8 月 24 日家属即以经济困难为由接患者出院。

随访：患者出院后口服奋乃静 2 个月后自行停药。2010 年 5 月复发自语、自笑等精神症状，再次到精神科门诊就诊，继续口服奋乃静。在此之后联系不上患者及家属，亦未见其再来复诊。

二、讨论

先天性卵巢发育不全又称 Turner 综合征（Turner syndrome），是一种较为常见的性染色体异常综合征。Turner 于 1938 年首先报道一例妇女有原发性闭经、性发育不全、身材矮小、颈蹼和肘外翻等表现。1959 年 Ford 描述患者染色体核型为 45X0，缺少一条 X 染色体，从而确立本病为性染色体畸变所致的遗传性疾病。最常见的染色体核型为单体型 45X0，少数患者为嵌合型，如 45X0/46XX，45X0/47XXX，45X0/46XY 等。单一的 X 染色体来自母亲，失去的 X 染色体由父亲的精母细胞性染色体不分离造成。在某些条件下，细胞中的染色体组可发生数量或结构上的改变，这一类变化称为染色体异常。大多数致突变的因素都可以引起染色体畸变。Turner 综合征表型的女性在活产女婴中约占 0.4‰，其发生率低是因为 X 单体的胚胎不易存活，约 99% 的病例发生流产。生存者的卵巢组织被条索状纤维所取代，故缺乏女性激素，导致第二性征不发育，是人类唯一能生存的单体综合征。

Turner 综合征伴发精神障碍机制目前尚未确切。有报道，因性染色体畸变常伴内分泌功能紊乱，导致性腺 - 脑下垂体 - 下丘脑系统功能失调，而出现精神异常。由于该类患者躯体发育异常对性心理发展影响，加之自卑心理及社会适应性差等因素，可能使患者出现人格扭曲，也可能是发生精神异常的原因。也有文献报道该类患者脑电图存在异常，故提示大脑成熟缺陷或轻度功能障碍可能是其伴发精神障碍的另一原因。该患者精神障碍在发病时间、症状表现等方面与患者的躯体疾病没有直接的关系，但研究表明，有先天发育障碍的患者在患躯体疾病时出现精神障碍的概率较大，躯体疾病往往是精神障碍发生的一大诱因。

Turner 综合征的患者通常身材矮小、生殖器与第二性征不发育和一组躯体的发育异常。该病患者身高一般不超过 150cm，外生殖器呈幼女型，卵巢不发育，子宫及输卵管小，卵巢呈条索状，卵母细胞和囊状卵泡常缺如。性激素分泌减少，原发性闭经，不孕。阴毛稀少，阴道黏膜薄，无分泌物，性欲低下。伴有心脏、肾脏、骨骼等畸形，如第4、5指（趾）骨短小，肘外翻、高腭弓、通贯掌、下肢水肿、肾发育畸形、主动脉弓狭窄等。可有眼睑下垂、内眦赘皮、后发际低、低位大耳、颈蹼、黑色素痣等。大部分患者智力发育正常，有时也存在不同程度的智力低下，一般言语智商较操作智商高，部分患者可能会出现精神障碍，临床表现形式多样，为分裂样症状、抑郁状态、躁狂状态，行为怪异、突然冲动等，也有的更像低智能患者的精神病性发作。本病患者通常显幼稚、温顺，容易相处。然而不同患者其临床表现也有较大差异，常与个体染色体核型及确诊年龄和后期干预治疗措施有关。

Turner 综合征常伴有代谢性疾病。有 50% 的人有甲状腺功能减退、常常有Ⅱ型糖尿病、心脏病。所以明确诊断后对每一位患者要进行全面的检查，包括血压、超声心动图等，尤其是年轻女孩。年长女孩或成年女性应做 MRI 或超声检查。

本病主要在于早期发现和及时给予激素替代治疗，治疗目的是促进身高，刺激乳房与生殖器发育，保证患儿心理健康，防治骨质疏松、高血压等各种并发症。早期确诊后，尽早使用基因重组人生长激素，可使患儿身高明显增长。若其骨龄落后明显，可合并使用司坦唑醇（康力龙），效果更好。同时定期检测甲状腺功能和骨龄发育情况，当骨龄达 12 岁以上时，可开始给予口服小剂量雌激素治疗，以促进乳房和外生殖器发育。常用的有炔雌醇或己烯雌酚或妊马雌酮，根据临床效果逐步加量。总之，治疗原则是先促进身高，骨骺愈合后再用雌激素使乳房和生殖器发育。对于出现精神症状者，对症可予小剂量抗精神病药。

早期治疗者可使身高正常。智力轻度下降或者边缘智商者，主要在生活上以引导为主，要求患者做些力所能及的事。

该类患者不可能建立生育功能。为了第二性征的发育和维持，可长期应用雌激素替代疗法。有研究指出，雌激素替代治疗可增加骨密度和高密度脂蛋白胆固醇，后者可以降低心血管事件的发生，但仍待更大量随机试验去证实。对身材矮小者，采用苯丙酸诺龙治疗，效果良好。但骨骺已愈合者，疗效差。对嵌合体含 Y 染色体者，应切除双侧性腺，以防恶变。

三、经验总结

该患者为青年女性，以首发的幻觉症状为主诉来精神科就诊，很容易诊断功能性精神病。患者发病前有发热等上呼吸道感染症状，扁桃体增大、感染，之后出现精神症状，需考虑躯体疾病所致或者散发脑炎可能，但神经系统检查、脑脊液检查未见异常，考虑脑炎的可能性不大。经过追问病史，既往有先天性发育不全、智力低下和月经未来潮等，精神症状以幻视表现为主，为非典型精神分裂症的幻听、妄想等症状表现，故需高度警惕器质性疾病导致精神障碍。后经及时完善相关检查及联络会诊，最终才得以确诊，减少了误诊及漏诊的发生。因此，作为精神科医生，医学基础需要更加扎实，临床诊断思维需要更加严谨。

专家点评

> 对智力障碍的可疑患者,临床医生要重视发育病史问诊和体格检查,尽可能查明智力低下的原因。对具有性发育障碍、智力低下、身材矮小畸形特征的女性患者,要考虑Turner 综合征的可能。

参考文献

[1] 陈灏珠,林果为. 实用内科学(上册). 第 13 版. 北京:人民卫生出版社,2009.
[2] 浅香昭雄. 精神分裂综合征与染色体异常. 精神医学,1982,21(7):88-91.
[3] 冯志颖. X 染色体异常和精神障碍 2 例报告. 中国神经精神疾病,1986,12(1):54.
[4] Fenton GW,Tennent TG,Comish KA,et al. The EEG and sex chromosome abnormalities. Brit J Psychiat,1971,119:185-190.
[5] 李红. 先天性卵巢发育不全 18 例临床分析. 山东大学,2012.
[6] Cintron D,Rodriguez-Gutierrez R,Serrano V,et al. Effect of estrogen replacement therapy on bone and cardiovascular outcomes in women with turner syndrome:a systematic review and meta-analysis. Endocrine,2017,55(2):366-375.

46. 奇怪的精神异常——POEMS 综合征

作　者:雷美英　李红政
关键词:多发性硬化,周围神经病变,浆细胞病变,精神异常,
　　　　POEMS 综合征

一、病例资料

患者男性,48 岁,因"凭空闻声,多疑,双下肢麻木伴无力半年"于 2015 年 10 月 23 日入精神科病房。患者妻子介绍病史。

现病史:患者于 2015 年 4 月中旬无明显诱因出现精神异常,主要表现为凭空听到有人讲话的声音,有时与该声音对话,受声音影响而多疑、愤怒、易激惹等,觉得别人在其脑子里

安装了某种仪器控制他。感觉双下肢麻木、无力,阴茎勃起困难。曾在某精神病院住院,诊断"精神分裂症",给予"利培酮4mg/d"治疗后精神症状好转,住院20天出院。出院后继续服用利培酮,仍觉双下肢麻木、乏力、头晕。有时乱语,脾气大,无故冲动骂人、砸东西等。家人为进一步求治遂送至综合医院精神科,门诊拟诊"精神障碍查因:器质性精神障碍?"收住院。患者病后无发热、头痛、昏迷、抽搐等。夜间睡眠差,有时整晚不睡,将家中的物品来回搬动。饮食较前减少,二便基本正常。

体格检查: T36.9℃,P78次/分,R 20次/分,BP98/65mmHg。颈部、腹股沟可触及多个肿大浅表淋巴结,质软,大小约1~3cm,表面光滑,触痛不明显。甲状腺无肿大。双侧乳房对称性肿大,挤压乳头时有少许清亮液体流出。心肺检查未见异常。腹稍胀,腹肌软,肝肋下1cm可触及,脾肋下3cm可触及,表面光滑,无压痛、反跳痛,肠鸣音正常。神经系统检查:脑神经检查无异常,四肢末端感觉减退,双下肢肌力Ⅳ$^+$级,四肢肌张力正常。阴茎勃起不能。

精神状况检查: 意识清晰度下降,人物、地点定向欠准确,晚上明显。有时不认得人,不知道自己在哪里。存在片段的幻听、幻视。情绪不稳定,脾气大,易激惹,有时突然大喊大叫、乱骂人,情感反应欠协调。偶有冲动、打人行为,有摸索样动作。智力及记忆力下降,近记忆力下降明显,自知力缺乏。

入院诊断: 器质性精神障碍查因。入院后口服奥氮平片2.5mg/晚控制精神症状、奥沙西泮7.5mg/晚改善睡眠等对症治疗。

辅助检查: ①脑脊液检查:CSF压力180mmH$_2$O,蛋白130mg/L、常规(-)。②性激素6项:人促黄体生成素0.03mIU/ml↓(男性正常参考值:1.0~12.5mIU/ml),人促卵泡生成素0.36mIU/ml↓(男性正常参考值:1.0~12.1mIU/ml),雌二醇20.69pg/ml(男性正常参考值:<60pg/ml),睾酮0.61ng/ml↓(男性正常参考值:2.8~12ng/ml),催乳素126.78ng/ml↑(男性正常参考值:2.0~19.53ng/ml),孕酮0.49ng/ml(男性正常参考值:0.1~2.0ng/ml)。③血浆皮质醇:(4pm)7.56nmol/L,(12pm)159.45nmol/L,24小时尿皮质醇62.21mg/24hr。④生化:空腹血糖7.8mmol/L↑(正常参考值:3.9~6.1mmol/L)。⑤腹部B超:脾大,腹腔少量积液。⑥头颅MRI:双侧丘脑对称性低密度改变。⑦心电图:心前导联逆钟向转位。三大常规、肝功能、肾功能正常。

诊疗过程: 神经内科会诊诊断为多发性硬化,内分泌科会诊考虑性激素异常可能与长期使用抗精神病药有关。对患者予糖皮质激素、神经营养和对症支持治疗,同时口服少量奥氮平片2.5mg/晚。住院25天后患者幻觉妄想等精神症状消失,10月30日转神经内科继续住院治疗好转后出院。神经内科出院诊断:多发性硬化;器质性精神障碍;高催乳素血症。

随访: 出院后患者未遵医嘱接受治疗。出院一年后患者精神恍惚,出现幻觉,走路不稳。并出现明显腹水,肝脾肿大。后又再次到神经内科住院,经多学科联合会诊,最后诊断"POEMS综合征",后治疗无效死亡。

尸检结果: 脱髓鞘病变;浆细胞病变。

二、讨论

POEMS综合征是一种与浆细胞病有关的多系统病变,是一种罕见的克隆性浆细胞疾病,涉及全身多个系统的一系列病变。POEMS综合征的名称由其主要临床特点的首字母构成,即多发性神经病(polyneuropathy)、脏器肿大(organomegaly),内分泌病(endocrinopathy)、异常免疫球蛋白(M-protein)、皮肤改变(Skin changes)。1956年Grow首次报导了该病,1968年Fukase再次报导,1980年Bardwick提出了"POEMS综合征"的诊断。POEMS综合征病因未明,有学者认为其为自身免疫性疾病,它的发生与潜在的浆细胞恶性增生有关。浆细胞瘤、白细胞介素-1β、肿瘤坏死因子-α、白细胞介素-6与血管内皮生长因子(VEGF)水平增高可能是患者出现多系统损害的重要机制。Mylona认为,POEMS综合征与巨大淋巴结增生症、病毒尤其是人类疱疹病毒-8感染存在相关性,提示病毒感染可能是POEMS综合征合并巨大淋巴结增生症的原因之一。从临床角度看,POEMS综合征的症状和体征多样化,临床医生有时难鉴别,其主要临床表现如下。

1. 周围神经损害(P):以周围神经损害为首发症状者占所有病例的55.2%,早期表现为四肢手套、袜套样感觉障碍,后期有程度不等的肌肉萎缩,远端重于近端,肌力减退,腱反射减弱或消失,脑神经和自主神经很少受累。

2. M-蛋白(M):患者可出现异常增高的单克隆免疫球蛋白,多为IgG k型。血清蛋白电泳可见M带,免疫固定电泳可发现单克隆γ球蛋白。

3. 脏器肿大(O):主要见于脾、肝和淋巴结,偶可见胰腺、心脏及肾脏肿大,11%~30%的POEM患者合并Castleman病。

4. 内分泌障碍(E):主要有糖尿病、勃起障碍、月经紊乱、甲状腺功能减退等,其中糖尿病及性腺功能减退最为常见。

5. 皮肤改变(S):最常见的皮肤病变为色素沉着,皮肤活检表现为表皮角化增加,基底细胞色素过度沉着,真皮纤维化、小血管扩张伴炎性细胞浸润。

6. 其他表现:肢端水肿、骨破坏、腹水、贫血、视乳头水肿等可在周围神经损害的数月甚至数年前出现。因POEMS综合征患者多并发神经病变,活动强度明显降低,51.7%的患者可无自觉症状。

POEMS综合征误诊率高,并极易漏诊。临床上常常误诊为慢性格林巴利综合征、糖尿病周围神经病变、尿毒症性周围神经病变、多发性骨髓瘤、硬化性骨病、结缔组织病、布氏杆菌病、黑热病、肝豆状核变性、布-卡综合征、结核病、淋巴瘤、阿荻森病及内分泌疾病等。

2003年,Dispenzier等提出POEMS综合征的诊断标准,并在2007年对其进行了更新,包括2条强制性主要标准(多发性周围神经病变、单克隆浆细胞增生性疾病)、3条主要标准(硬化性骨病、Castleman病、血浆或血清VEGF水平升高)和6条次要标准(脏器增大、水负荷过多、内分泌失调、皮肤改变、视乳头水肿和血小板增多)。患者需完全符合2条强制性主要标准、至少1条主要标准和至少1条次要标准方可诊断POEMS综合征。2014年POEMS的诊断标准中还增加了一些常见体征和症状,如杵状指、体重减轻、多汗、肺动脉高压、限制性肺病、血栓性疾病、腹泻和维生素B_{12}降低等。我国学者周道斌等认为,不同实验室的VEGF测定值差异较大,正常值也不统一,因此现阶段的诊断标准仍以2003标准为主,但是要重点强调2007诊断标准中提出的POEMS综合征的特征性表现对于诊断的意义,这些特征性表现包括λ轻链型M蛋白、硬化性骨病、Castleman病和高水平的血清VEGF。

因此,临床医生在碰到原因不明的周围神经病变、腹水、脏器肿大和男性乳腺发育等时,应考虑POEMS综合征的可能性。当患者出现多发周围神经病变合并单克隆蛋白(特别是λ轻链)、血小板增多症、皮下水肿或视乳头水肿中的任一项时,均应进一步检查以排除

POEMS 综合征。重视 M 蛋白的筛查,包括血清和尿的免疫固定电泳,是确诊的关键。

POEMS 综合征的治疗以综合治疗为主,包括化疗、放疗、手术、自体干细胞移植、血浆置换及支持治疗等。自体周围血干细胞移植术(PBSCT)近年来成为无器官功能损害的年轻患者的一线治疗手段。物理治疗是 POEMS 综合征患者治疗的重要组成部分,包括康复锻炼、踝部助力器的使用,以及防足下垂措施等。对于有内分泌功能异常的患者,应给予有效的激素(包括甲状腺素和糖皮质激素)替代治疗,马法兰联合地塞米松也有着较高的缓解率和很好的安全性,可以作为老年或其他不适合移植患者的治疗选择。部分难治且易复发的患者,可以尝试采用新药(包括沙利度胺、来那度胺或硼替佐米)治疗。单用糖皮质激素治疗易复发,且长期可能无效,环磷酰胺联合糖皮质激素治疗有一定效果。张晶等认为,环磷酰胺联合糖皮质激素治疗可使 40% 的患者得到明显的临床缓解,但由于样本量较小,其疗效有待进一步观察。神经病变不断恶化及其所致的进行性衰弱、肺炎、呼吸循环衰竭、肾功能衰竭等,是 POEMS 综合征患者的主要死因。

三、经验总结

回顾本病例,该患者以精神及神经系统症状为首发症状,存在多发性周围神经病变、浅表淋巴结肿大、脾脏肿大、男性乳房发育、内分泌失调等表现,结合尸检结果提示脱髓鞘病变及浆细胞病变,根据 POEMS 综合征的诊断标准,已符合 2 条强制性主要标准、至少 1 条主要标准和至少 1 条次要标准,因此诊断 POEMS 综合征成立。但有三点值得思考。

第一,POEMS 综合征合并精神障碍并不多见,既往文献很少报道。本例患者为何会有精神症状的表现呢?该患者尸检提示脱髓鞘病变,而脱髓鞘脑病病变主要在白质,白质病变以精神障碍和意识障碍为突出且常为首发症状,故考虑精神症状可能与神经系统损害有关。此外,患者有性腺及内分泌系统异常,精神障碍可能与这些异常相关。因此,该病精神障碍的出现可能是多个系统受损的结果。

第二,本例患者出现的内分泌障碍是 POEMS 综合征的症状之一,或是利培酮的药物不良反应?患者曾接受过利培酮治疗,入院时查体可见男性患者乳房发育、溢乳、勃起障碍,辅助检查性激素异常等内分泌障碍,不能排除利培酮的药物不良反应表现。尤其对于精神科医生而言,在惯性思维的影响下更倾向于考虑为药物的不良反应。因此,了解抗精神病药使用情况、性功能障碍出现的时间,更有助于本病的诊断与鉴别。

第三,多学科联络会诊在精神障碍诊断中至关重要。POEMS 综合征涉及全身多个系统病变,多学科会诊提高疾病的诊断与识别,临床医生需要综合考虑患者临床表现,多思考,善总结,以整体角度来分析把握患者病情,积极完善相关检查,尽量减少误诊及漏诊。

专家点评

精神障碍患者合并多发性周围神经病变、单克隆浆细胞增生性疾病、腹水、脏器肿大和男性乳腺发育等时,应考虑 POEMS 综合征的可能性。以精神及神经症状为首发症状的 POEMS 综合征少见、症状不典型,注意避免误诊、漏诊。

参考文献

［1］Dispenzieri A, Gertz MA. Treatment of POEMS syndrome. Curr Treat Options Oncol, 2004, 5（3）: 249–257.

［2］Mylona E E, Baraboutis I G, Lekakis L J, et al. Multicentric Castleman's disease in HIV infection: a systematic review of the literature. Aids Reviews, 2008, 10（1）: 25–35.

［3］Chadi-Joseph Y, Ferndndez-Sdnchez M, Saeb-Lima M, et al. POEMS syndrome: are current diagnostic criteria too exclusive?. J Am Acad Dermatol, 2011, 65（2）: 415–417.

［4］Dispenzieri A, Kyle R A, Lacy M Q, et al. POEMS syn-drome: definitions and long-term outcome. Blood, 2003, 101（7）: 2496–2506.

［5］Dispenzieri A. POEMS syndrome. Blood Rev, 2007, 21（6）: 285–299.

［6］周道斌, 李剑. POEMS 综合征的诊断和治疗. 中国肿瘤临床, 2014, 29（13）: 1151–1154.

［7］Li J, Zhou D B. New advances in the diagnosis and treatment of POEMS syndrome. Br J Haematol, 2013, 161（3）: 303–315.

［8］张晶, 朱静. POEMS 综合征的临床诊治进展, 西部医学, 2008, 20（3）: 649–650.

［9］Dispenzieri A, Kyle R A, Lacy M Q, et al. POEMS syndrome: definitions and long-term outcome. Blood, 2003, 101（7）: 2496–2506.

［10］张绍荣, 何艳, 郭慧荣等. 精神障碍为首发症状的急性炎症性脱髓鞘脑病 38 例临床分析. 中国实用内科杂志, 2003, 23（7）: 403–404.

47. 凌晨的惨叫——胰岛素瘤所致精神障碍

作　者: 雷美英　李红政
关键词: 胰岛素瘤, 精神障碍, 低血糖综合征

一、病例资料

男性患者, 35 岁, 因"反复发作性言行异常 2 个月, 加重半个月"于 2011 年 5 月 13 日入精神科病房。患者妻子提供病史。

现病史: 2 个月前的一天凌晨五点左右, 患者突然起床, 胡言乱语, 说听到有人说话的声音, 并与之对话。感到头顶上有东西在盘旋, 背后有人在跟踪监视自己。表情紧张、恐惧, 伴脸色苍白、大汗、喊叫, 声音凄凉、恐怖。以上现象持续约 2 小时, 进食后自行安静入睡。

2 小时后起床时觉心悸、胸闷、出冷汗、手抖,感到很饿,对晚上自己说了什么、做了什么不能回忆,白天恢复正常。一周后再次出现类似情况,之后在凌晨或在起床活动后反复发作多次,并且发作频率逐渐增高,间歇期逐渐缩短。近半个月来每天均发作,家人认为其"撞邪",在家请"仙婆"等做法术辟邪无效。曾于 2 天前送患者到当地精神病院住院,给予肌内注射氟哌啶醇注射液 10mg 后出现昏睡不醒,遂转上级医院精神科。门诊拟诊"精神障碍查因"收住院进一步诊治。发病后无头痛、畏寒、发热、抽搐等,食欲及白天精神尚可。大小便正常。

既往史、个人史、家族史无特殊。

体格检查:体温 36.6℃,脉搏 85 次 / 分,呼吸 18 次 / 分,血压 130/72mmHg。双肺呼吸音清,未闻及干、湿性啰音。心率 85 次 / 分,心音有力,心律齐,各瓣膜听诊区未闻及病理性杂音。腹平软,无压痛及反跳痛,肠鸣音正常。四肢肌力、肌张力正常,生理反射存在,病理反射未引出。

精神状况检查:意识清晰,接触交谈主动、合作,对答切题,否认幻觉、妄想,思维条理清晰。情感反应协调,未见明显情感高涨及低落。行为活动正常。自知力存在,对于家里人介绍的情况表示自己不记得,但很担心,有求治要求,主动配合。

入院后查随机血糖为 4.4mmol/L。当天未用任何药物,予行为观察。次日凌晨 5 时,患者突然起床,目光呆滞,注意力涣散,反应迟钝,问话对答不切题,乱语、兴奋、躁动,脸色苍白、出汗、手发抖。急查末梢血糖为 1.8mmol/L。立即静脉注射 50% 葡萄糖 60ml 后症状缓解,自行安静入睡。患者醒后言行恢复正常,对发作经过无记忆。

辅助检查:①血糖:空腹血糖为 3.3mmol/L↓(正常参考值:3.9~6.1mmol/L),餐后 2 小时血糖 4.8mmol/L。②空腹血清胰岛素:61.4mIU/L↑(正常参考值:1.5~20mIU/L)。③糖化血红蛋白 5%(正常参考值:4%~6%)。④脑电图:轻度异常脑电图。三大常规、肝功能、肾功能、电解质、血脂、心肌酶谱、皮质醇、甲状腺激素、性激素及心电图、头颅 CT 均正常。

入院诊断:低血糖所致精神障碍;低血糖原因待查。

诊疗过程:考虑患者精神症状与低血糖关系密切,请内分泌科会诊,诊断:低血糖症;胰岛素瘤?建议行饥饿试验、腹部 CT 检查。根据会诊意见,行饥饿试验:予 5 月 14 日 20 时禁食至 5 月 15 日 6 时,患者上述症状再次出现,并有傻笑、双手不自主空中到处挥舞,急查血糖 2.2mmol/L,血清胰岛素 45.2mIU/L。立即静脉注射 50% 葡萄糖注射液 60ml 后症状缓解,终止试验。腹部 CT 结果示:胰腺头部可见 1.64cm×2.57cm 类圆形低密度影。

最后诊断:胰岛素瘤所致精神障碍;胰岛素瘤。请普外科会诊后转科手术治疗。术后病理诊断:胰岛 β 细胞瘤。

随访:患者术后恢复良好,生活、工作如常。未再出现精神异常。

二、讨论

胰岛素瘤,是起源于胰岛 β 细胞的肿瘤,又称胰岛 β 细胞瘤,是一种以分泌大量胰岛素而引起发作性低血糖候群为特征的疾病,为器质性低血糖症中较常见的病因。年发病率百万分之四,以中青年居多,90% 以上单发,多数为良性,恶性占 5%~10%。胰岛素瘤属于胰腺内分泌肿瘤,可分为功能性和无功能性两种。功能性的病理诊断有胰岛 β 细胞瘤、胰岛 B

细胞腺癌和胰岛细胞增生等。

胰岛素瘤的主要缺陷为储存胰岛素能力下降。胰岛素瘤细胞能合成胰岛素,也能对各种刺激起反应,但却部分或完全丧失储存胰岛素的能力。在正常生理情况下,胰岛β细胞分泌胰岛素的多少受血糖的反馈控制,血糖浓度下降时,可直接促进胰高血糖素的分泌,抑制胰岛β细胞分泌胰岛素,当血糖降至1.96mmol/L时,胰岛素分泌几乎完全停止。但在有胰岛素瘤的患者中,这种正常的生理反馈现象存在缺陷,以致胰岛素持续不断的从胰岛β细胞内逸出,并对肝糖原分解的抑制超过血糖水平的要求,从而引起低血糖综合征。低血糖发生后,机体代偿性加速肾上腺素分泌以维持血糖水平,大量释放的肾上腺素引起心悸、饥饿、手足颤抖、皮肤苍白等症状。

低血糖同时还可影响大脑功能。脑细胞所需的能量几乎完全来自葡萄糖,正常大脑仅有1~2g葡萄糖储备,储备葡萄糖只能维持30分钟。短暂性低血糖症脑部通常无明显病理改变。反复发作、历时较久的低血糖可出现早期脑组织充血、多发性出血点,后期出现脑细胞水肿和散在的局灶性或分层坏死,晚期出现神经细胞变性、坏死和消失,脑组织软化。迅速补糖可使交感神经症状很快消失,脑功能障碍在数小时内逐渐消失。如果低血糖症较重,则需要数天或更长时间才能恢复。严重低血糖症(>6小时)可导致永久性脑功能障碍或死亡。低血糖对脑的影响以发育最晚、功能最高的部位最先受累,从大脑皮质逐渐侵及皮质下,包括基底节、下丘脑及自主神经中枢,最后影响到中脑及延髓,因此,低血糖症时会产生一系列的神经、精神症状。临床表现有:①精神障碍。包括嗜睡、意识蒙眬、昏睡、昏迷等不同程度的意识障碍,昏迷前可出现烦躁、不安、喊叫、冲动或攻击等运动性兴奋的表现;亚急性发病者可出现醉酒状态、自控力差、寡言、少动等;慢性病程者可出现情感不稳,易激惹、焦虑、恐惧、抑郁,或者幻觉、妄想等;频繁发作者可引起情感淡漠、人格改变、思维贫乏、记忆力下降、智力障碍等。②神经症状。包括头晕、头痛、多汗、面色苍白、心悸、恶心、呕吐、麻木、针刺感或烧灼感等自主神经症状;视力减退、复视、震颤、肌张力高、病理征阳性、共济失调;以及一过性单瘫或偏瘫、癫痫性痉挛发作等中枢神经症状;低血糖性肌萎缩,等等。

功能性胰岛细胞瘤由于血清胰岛素分泌过多,血糖明显下降,产生一系列低血糖综合征,但很多病例缺乏典型的低血糖引起的自主神经功能紊乱的症状,而表现为神经精神症状,常易被误诊为抑郁症、癔症、精神分裂症、癫痫、脑血管意外等。许多病例发病多年未得以确诊,有报道最长误诊时间达9年。无功能性胰岛细胞瘤具有胰岛细胞组织学特征而无特异性内分泌激素过多所致临床综合征的肿瘤,临床表现为腹部肿块、压迫症状及腹痛等。

胰岛素瘤的诊断分为定性诊断和定位诊断两个方面。

(1)定性诊断,即明确是否为胰岛素瘤。临床表现典型的Whipple三联征:①饥饿或运动后发生低血糖症状;②发作时血糖<2.8mmol/L(50mg/dl);③注射葡萄糖后立即缓解。2009年美国内分泌学会发布的《成人低血糖疾病的评估与处理指南》中提出,胰岛素瘤的诊断标准为:BG<55mg/dl(3.0mmol/L)的同时,胰岛素浓度≥3μU/ml(18pmol/L)、C-P≥0.6ng/ml(0.2nmol/L)、胰岛素原≥5pmol/L、β-羟丁酸≤2.7mmol/L;1mg胰高糖素静脉推注后30分钟,血糖变化超过25mg/dl;临床除外磺脲类用药史;血中胰岛素抗体(-)。临床症状不典型,空腹血糖>2.8mmol/L(50mg/dl)者可做饥饿试验。每4~6h测定1次血糖、胰岛素和 C- 肽水平。如低血糖发作严重时,当血糖≤2.5mmol/L(45mg/dl)应即刻终止试验,并静脉注射 50% 葡萄糖 60~80ml。一般在禁食 12~18 小时后可诱发低血糖发作,禁食 24 小时阳性率为 85%,禁食 48 小时阳性率为 95% 以上,禁食 72 小时为 98%。增加运动诱发低血糖,尤其是血糖水平下降,而血浆胰岛素水平不下降,具有诊断意义。此试验必须在严密观察下进行,并备好抢救措施,防止发生意外。

(2)定位诊断,即明确肿瘤的位置,可通过改良的多层螺旋 CT 胰腺双期增强扫描、内镜超声、MRI、血管造影等检查来定位诊断。

胰岛素瘤一旦诊断明确,需及早手术探查、彻底手术切除肿瘤,解决肿瘤引起的激素分泌过多问题,防止中枢神经发生永久性损害、肿瘤恶变及转移。当完全切除肿瘤后,低血糖症状可立即消失,效果极佳。若未能及时的诊断和治疗,中枢神经已发生不可逆的损害时,即使手术切除肿瘤,使低血糖症状消失,神经损伤也难以恢复,留下反应迟缓、智力低下等后遗症。

三、经验总结

本病例有以下特点:青年男性患者,常态体形,首发症状为发作性精神异常,发作时间较为固定,多在凌晨空腹时发作,每次发作症状相似,主要表现为低血糖症状,发作时意识清晰度下降,醒后对发作经过不能完全回忆,间歇期完全正常。结合发作时化验检查提示低血糖、高胰岛素血症,以及腹部 CT、术后病理结果诊断胰岛 β 细胞瘤明确。

该病需与以下疾病相鉴别:①精神运动性癫痫:在意识障碍的背景上,常有错觉、幻觉及自动症等临床表现。本例患者临床表现特点易与本病相混淆,但脑电图提示慢波为主,未见尖波、棘波及棘慢综合波等,以及低血糖、高胰岛素血症、腹部 CT 和术后病理结果,排除该病。②短暂性脑缺血发作:该患者较年轻,每次发作时间固定,多次发作后未遗留神经功能缺损表现,故可排除。③精神分裂症:患者发作时表现自语乱语、傻笑,大喊凄凉、恐怖的声音,凭空听到人讲话的声音,感觉背后有人跟踪监视,表情显紧张、恐惧,发作时情感反应欠协调,与精神分裂症症状学标准基本符合,但该患者病程呈发作性,时间有规律性、对发作过程不能回忆,且间隙期完全正常,与该病不符,故可排除。

本例患者主要为胰岛素瘤的非特异性临床表现,如意识清晰度下降、心悸、精神异常等。因脑组织短期缺乏葡萄糖,脑细胞能量供应不足,大脑皮层受抑制,所以临床精神症状明显,易被漏诊或误诊为精神病、癫痫等。因此,作为精神科临床医师须全面掌握临床医学知识,熟练掌握常见症状,比如低血糖症常见临床表现及可能出现的特殊症状。

专家点评

对精神症状以反复发作为特点且间隙期正常的患者,出现精神症状时勿忘监测血糖。如精神症状与低血糖关系密切,需高度警惕胰岛素瘤。

参考文献

［1］Vázquez Q E. The surgical management of insulinoma. Bol.asoc.méd.p.r, 2002, 96（1）: 33-38.

［2］关泉林,李波,文天夫等. 胰岛细胞瘤 56 例临床分析. 中国综合临床, 2005, 21（5）: 440-442.

［3］张海涛,李湘,宁洁. 以精神症状为主要表现的老年低血糖症病例分析. 中国现代药物应用, 2013, 7（23）: 91.

［4］沈渔邨. 精神病学. 北京: 人民卫生出版社, 2008.

［5］罗峰,王风婷. 胰岛细胞瘤的诊治分析. 临床医学, 2009, 29（10）: 61-62.

［6］李建刚. 21 例胰岛细胞瘤的临床分析. 新疆医科大学, 2012.

［7］岳勇,王美顺,吕玉萍. 伴有脑征的胰岛细胞瘤的诊断与治疗: 附 12 例报告. 中国普通外科杂志, 2004, 13（6）: 473-474.

［8］张海涛,季德刚. 功能性胰岛素瘤的诊断与治疗. 中国医药指南, 2012, 10（15）: 102-103.

48. 懒妹妹——误诊为"精神分裂症"的维生素 B_{12} 缺乏症

作　者: 苏琴基　刘耿　卢素洁
关键词: 精神障碍,维生素 B_{12} 缺乏,亚急性联合变性,巨幼细胞性贫血,精神分裂症

一、病例资料

女性患者, 29 岁, 未婚。因"凭空闻声、言行异常 8 个月, 再发 1 月余"于 2016 年 3 月 24 日入精神科病房。患者哥哥及其孪生姐姐提供病史。

现病史: 患者于 2015 年 7 月初开始无明显诱因下出现凭空闻声, 诉听到很多声音在吵着自己(实际上没有), 男女都有, 在讲坏话或说恐吓的话, 为此感到很害怕。有时自言自语、乱语, 说"我知道自己错了""不要过来", 偶有哭泣; 不爱理人, 少说话, 大部分时间呆在家里, 很少外出, 不做工。进食少, 吃饭、洗澡均需家人督促, 个人生活变得懒散。家人于 2015 年 7 月 20 日送其到某市精神病专科医院住院治疗, 诊断"未分化型精神分裂症"。

因患者不能耐受利培酮口腔崩解片治疗（具体不详），后口服"喹硫平 300mg/ 日，氯丙嗪 300mg/ 日"治疗，住院期间发现血色素进行性下降。入院时查血红蛋白 94g/L。同年 9 月 2 日血常规示：红细胞 2.90×10⁹/L，白细胞计数 4.0×10⁹/L，血红蛋白浓度 74g/L。曾给予驴胶补血冲剂治疗。住院共 5 月余，幻觉及乱语症状好转于 2015 年 12 月 11 日出院。出院时血红蛋白未复查。出院后患者遵医嘱规律服药，但仍懒散，生活需人协助。2016 年 2 月份患者再发自语、乱语，家人再次送其至当地精神病院住院治疗，予"阿立哌唑口腔崩解片 10mg/ d，奋乃静 8mg/d"治疗。住院过程中因患者出现呕吐遂转院至当地人民医院住院治疗，诊断"呕吐查因（药源性胃肠道反应？）；精神分裂症"，予护胃等治疗后，呕吐症状改善。但患者仍凭空闻声，并逐渐出现反应迟钝、少语、少动，双下肢乏力，走路不稳，行走需人搀扶，大部分时间呆呆坐着或者躺着。2016 年 3 月 24 日到某综合医院急诊科就诊，查血常规：血红蛋白 79g/L，红细胞计数 2.12×10¹²/L↓，红细胞平均体积 110fl↑，红细胞血红蛋白含量 37.4pg↑，红细胞分布宽度 19.9%↑。肾功能、电解质正常。头颅 CT 未见异常。经精神科会诊后，拟诊"精神分裂症？"收入病房。患者入院前无畏寒、发热、抽搐等，饮食较前减少，精神稍差，大小便基本正常，体重无明显增减。

既往史无特殊。

个人史：平素性格内向，但也出门与人交流，能帮家里干农活。

月经史：月经不规律，2015 年 9 月、10 月及 2016 年 2 月分别有一次月经，均量少，每次持续 3 天左右。

家族史：其父亲 2014 年有精神异常在某市精神病专科医院治疗好转，出院后服药 2 个月自行停药，症状无再发。

体格检查：体温 37.2℃，脉搏 94 次 / 分，呼吸 20 次 / 分，血压 96/62mmHg。神志清楚，心、肺、腹查体无明显异常。

神经系统检查：双上肢肌力 V⁻，双下肢肌力 Ⅳ⁺级，四肢肌张力稍增高，腱反射亢进，病理反射未引出。

精神状况检查：意识清晰，轮椅送入病室，仪表整洁，年貌相符，定向正常。接触被动欠合作，多问少答或不答，语音低，答话内容简单，大部分为"有"或者"没有"，不能进一步了解内心体验。存在幻听，诉有很多男男女女的声音在跟着自己。记忆、智能检查不配合。情感淡漠，表情呆板，情绪紧张、易受惊吓，情感反应欠协调。无冲动、伤人、自伤、毁物行为。社会功能受损，自知力缺乏。

入院诊断：精神障碍查因：（精神分裂症？器质性精神障碍？）贫血查因；药物副反应？入院后予奥氮平 5mg/d、盐酸苯海索片 4mg/d 治疗。

入院次日辅助检查结果示：①血常规提示：白细胞计数 2.60×10⁹/L↓，中性粒细胞绝对值 1.37×10⁹/L↓，淋巴细胞绝对值 1.06×10⁹/L↓，红细胞计数 2.15×10¹²/L↓，血红蛋白浓度 78g/L↓，红细胞比容 22.4%↓，红细胞平均体积 22.4↑，红细胞血红蛋白含量 36.3↑，余正常；②肝功能示：天冬氨酸氨基转移酶 46U/L↑；③乙肝两对半示：HBV 表面抗体定量 22.970mIU/mlml↑，HBV 核心抗体定量 0.959PEIU/mlml↑，余阴性；④肾功能、电解质、尿常规、甲功三项、丙肝抗原、HIV、梅毒抗原、癌胚抗原未见明显异常；⑤性激素六项：人促黄体生成素 0.37mIU/ml，人促卵泡生成素 4.05mIU/ml，雌二醇 26.77mIU/ml，睾酮 1.2mIU/ml，催乳素 1.24mIU/ml，孕酮 1.38mIU/ml。上级医师查房后停用所有抗精神病药物，并请血液科及神经内科会诊。

血液科会诊考虑巨幼细胞性贫血,建议:①骨髓穿刺;②完善贫血三项、叶酸浓度测定,血清铁蛋白测定、血清总铁结合力和铁测定,以及地中海贫血筛查和 G-6-PD 测定;③口服叶酸片(0.4mg/ 次,3 次 / 日)、甲钴胺片(0.5mg/ 次,3 次 / 日)。

入院第 3 日辅助检查结果:①地中海贫血筛查:Hb 电泳(HPLC)未见异常区带,HbF(HPLC)1.90,HbA2(HPLC)2.80%;②铁离子 16μmol/L;血清总铁结合力 91.1μmol/L↑(45~75μmol/L),铁蛋白测定正常;维生素 B_{12} 测定 52.00pg/ml↓(180~914pg/ml);叶酸 23.03ng/ml↑(2.34~17.56ng/mlml);G-6-PD 测定 462L↓(638~1980L)。

患者入院后四肢肌力呈进行性下降趋势。入院第 4 日双下肢肌力下降至Ⅲ级,双上肢为Ⅳ级,腱反射亢进,巴宾斯基征(±)、查多克征(±)。急查脑脊液生化示潘氏试验弱阳性,余项正常;脑脊液常规、免疫正常;细菌培养阴性;查头颅 MRI 示双侧额顶叶皮层下、放射冠区见多发小斑片状稍长 T_2 长 T_1 异常信号影,边界不清,双侧侧脑室前角周边髓皮质交界区见斑片状稍长 T_2 长 T_1 异常信号影,边界不清,脑室、脑池系统稍扩大,脑沟、脑裂稍增宽,中线结构居中,脑干形态、信号未见异常;枕骨斜坡及双侧岩尖 T1WI 信号减低、模糊。考虑:①脑内多发异常信号,不除外脱髓鞘和缺血灶等;②可疑颅底骨质异常,建议进一步检查(图 16)。

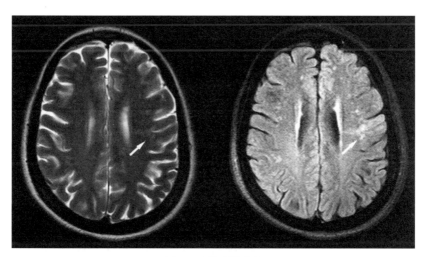

图 16 脱髓鞘病变

骨髓图片结果示:巨幼细胞性贫血(图 17、图 18)。

血液科最后会诊意见:检查结果示维生素 B12 缺乏,建议:①甲钴胺 0.5mg 口服 3/ 日,口服至复查维生素 B_{12} 浓度正常(一般 1~3 个月);②可停用叶酸片。神经内科会诊诊断:亚急性联合变性;给予维生素 B1 注射液 0.1g 加注射用甲钴胺 1.5mg 肌内注射;并转神经内科治疗。

最后诊断:维生素 B_{12} 缺乏症;器质性精神障碍;巨幼细胞性贫血;亚急性联合变性。

随访:转神经内科后患者四肢肌力进行性下降至Ⅱ级,伸舌困难,继续补充 B 族维生素等对症及营养支持治疗后,病情逐渐改善。住院 37 天后,患者症状明显改善,仍少言懒语。肢体活动较前好转,肌力、肌张力基本恢复正常,可自行近距离行走。复查血常规示白细胞计数 6.35×10^9/L,中性粒细胞、淋巴细胞绝对值正常,红细胞计数 3.51×10^{12}/L↓,血红蛋白浓度 110g/L↓。后好转出院。

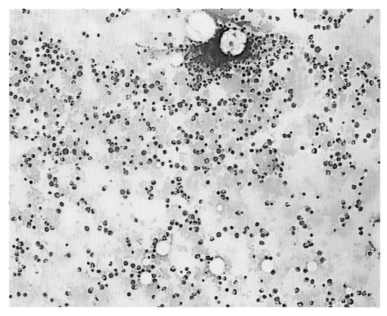

图 17　巨幼细胞性贫血

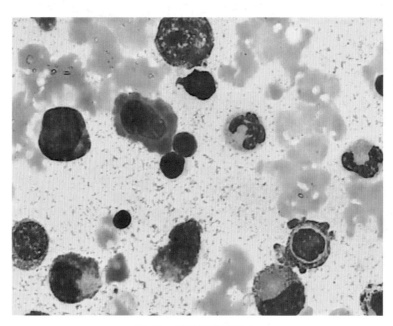

图 18　巨幼细胞性贫血

　　患者出院后未服用抗精神病药物。一直神经内科门诊随诊,出院 3 个月后完全恢复正常,无幻觉、妄想等精神病性症状。月经正常,生活能自理,能在家做些家务。

二、讨论

　　维生素 B_{12} 是唯一含金属元素的维生素,人体自身不能合成,完全依赖食物,主要存在于动物性食物中,如动物内脏、海产品和蛋黄中。其结构复杂,因分子中含有金属钴和许多酰氨基,故又称钴胺素。维生素 B_{12} 常见两种辅酶是甲基钴胺和 5- 脱氧腺苷钴胺,它们在代谢中的作用各不相同。甲基钴胺主要参与体内甲基移换反应和叶酸代谢,促进叶酸的周转利用,以利于胸腺嘧啶脱氧核苷酸和 DNA 的合成,如缺乏维生素 B_{12},则叶酸难以被机体再利用。所以维生素 B_{12} 缺乏引起的贫血,与缺乏叶酸一样,均为巨幼细胞性贫血。而甲基移换反应异常还使得髓鞘甲基化障碍,导致髓鞘形成障碍和髓鞘脱失,轴索变性。

维生素 B_{12} 缺乏的常见原因有:①摄入不足,如严格素食者;②对维生素 B_{12} 需求量增加,如妊娠、产后、绦虫病等;③吸收障碍,如胃源性、胰源性、肝源性或肠源性疾病等;④维生素 B_{12} 代谢障碍,如先天性缺乏内因子等;⑤生物竞争,如绦虫病(阔节裂头绦虫)、细菌("盲袢"综合征);⑥药物,如水杨酸、秋水仙碱、新霉素,最近研究还指出长期使用二甲双胍会导致血清维生素 B_{12} 水平降低,但确切机制尚未清楚。

维生素 B_{12} 缺乏的症状主要反映在血液、代谢及神经系统,导致巨幼细胞性贫血、亚急性联合变性、高同型半胱氨酸血症、精神抑郁、甲基丙二酸血症、血管性痴呆以及阿尔茨海默病等疾病,出现多疑、嗜睡、反应迟钝、淡漠、定向障碍、情绪不稳、人格改变、记忆减退或痴呆,甚至出现幻觉等精神症状。在婴幼儿中还会影响免疫力、导致大脑发育延迟、学习慢和消化问题。本文重点对维生素 B_{12} 缺乏与巨幼细胞性贫血、亚急性联合变性联系进行讨论。

（一）维生素 B_{12} 缺乏与巨幼细胞性贫血。

维生素 B_{12} 缺乏将导致 DNA 的合成减少,有丝分裂速率降低,延迟甚至破坏正常细胞特别是骨髓细胞和黏膜细胞的分化,形成胞巨大、核浆发育不同步、核染色质疏松,即所谓"老浆幼核"改变的巨型血细胞。临床主要表现为贫血及消化道症状,如食欲减退、腹胀、腹泻及舌炎等,以舌炎最突出,舌质红、舌乳头萎缩、表面光滑,俗称"牛肉舌",伴疼痛;常伴神经系统表现,如乏力、手足麻木、感觉障碍、行走困难等周围神经炎、亚急性或慢性脊髓后侧索联合变性表现。

血象检查提示为大细胞正色素性贫血(MCV>100fl),呈现全血细胞减少,但中性粒细胞及血小板计数的减少比贫血的程度要轻。血涂片中可见多数大卵圆形的红细胞,中性粒细胞分叶过多,可有 5 叶或 6 叶以上的分叶。偶可见到巨大血小板。网织红细胞计数正常或轻度增高。骨髓象提示为骨髓呈增生活跃,红系细胞增生明显,各系细胞均有巨幼变,以红系细胞最为显著。红系各阶段细胞均较正常大,胞质比胞核发育成熟(核质发育不平衡),核染色质呈分散的颗粒状浓缩。类似的形态改变亦可见于粒细胞及巨核细胞系,以晚幼和杆状核粒细胞更为明显。

（二）维生素 B_{12} 缺乏与亚急性联合变性。

脊髓亚急性联合变性是由于人体对维生素 B_{12} 的摄入、吸收、结合、转运或代谢出现障碍而导致其在体内含量不足,从而引起的中枢和周围神经系统变性疾病,主要累及脊髓后索与侧索及周围神经。其可能机制:①维生素 B_{12} 缺乏造成弥漫性和进行性神经脱髓鞘作用,破坏神经细胞的正常形态和功能,诱发各种神经系统疾病。此类疾病常始发于外周神经,逐渐发展到脊髓的后段和侧段,引起感觉异常、记忆力减退甚至导致老年性痴呆的发生。②维生素 B_{12} 缺乏造成脊髓长束的继发性脱髓鞘,尤其在后柱和皮质脊髓束,该处也有充满脂肪颗粒的巨噬细胞造成的小空泡,严重时传导束的轴索也消失,在脑白质和周围神经也有同样变化。

典型的亚急性联合变性患者亦具有脊髓疾病的共同特性,即运动障碍、感觉障碍和自主神经功能障碍,它们的特点分别为:①运动障碍,表现为双下肢无力,肌张力增高,腱反射亢进,双侧锥体束征阳性。若伴发周围神经病时,可有肢体远端肌张力降低、腱反射降低或消失。②感觉障碍,表现为双下肢深感觉障碍,振动觉、位置觉均受累及,越是远端受累越明显,因此可以出现感觉性共济失调,即闭眼时站立更加困难,黑暗中步行更困难,若伴周围神经病时,可有末梢型感觉障碍出现。③自主神经障碍,主要表现为精神萎靡、心悸、出汗,伴周围神经损害者可出现四肢末端皮肤干燥等营养障碍,偶有膀胱排尿功能障碍。

实验室检查可见脑脊液正常,或少数有轻度蛋白质增高。MRI对亚急性联合变性的病变的显示有很高的敏感性,尤其可以早期发现临床血清学阴性的患者,从而进行早期干预,改善预后。MRI可显示病变部位信号异常,T_2W_1序列高信号,T1WI低信号。

确定维生素B_{12}缺乏可用下列检查:①血清维生素B_{12}测定:常用微生物法及放射免疫法。正常参考值为148~664pmol/L(200~900pg/ml),低于74pmol/L(100pg/ml)即可诊断为缺乏。②血清及尿甲基丙二酸测定:维生素B12缺乏使甲基丙二酰CoA转变为琥珀酰CoA受阻,使血清甲基丙二酸量增多并从尿中大量排出;③维生素B_{12}吸收试验;④内因子抗体测定。最近加拿大科研人员开发了一种新颖方法,指尖采集的一滴血就可以检验维生素B_{12}缺乏症,其灵敏度适用于任何人,有望纳入新生儿筛查计划。值得注意的是,患者治疗前血清维生素B_{12}水平与神经系统病变的严重程度无直线相关性,说明血清维生素B_{12}水平不能作为诊断或排除脊髓亚急性联合变性的唯一标准,血清维生素B_{12}水平正常不能完全排除脊髓亚急性联合变性,因为血清维生素B_{12}水平不能反映组织中维生素B_{12}的储备而组织利用维生素B_{12}障碍也会引起脊髓亚急性联合变性。

早期确诊和治疗是预后的关键。治疗遵循根据缺啥补啥的原则,应补充足量直到补足应有的贮存量。可肌内注射维生素B_{12}每天100μg(或200μg,隔日一次),连续2周,以后改为每周2次,共4周或直到血红蛋白恢复正常,以后改为维持量,每月100μg,也可每2~4个月给予1mg,但以每月给予一次维持量,复发机会少。亦可每周肌内注射维生素B_{12}1000μg,共8周,然后每月肌内注射1000μg维持。晶体型维生素B_{12}亦可口服治疗,每天2mg。有神经系统症状者维生素B_{12}剂量应稍大,且维持治疗宜2周一次,凡神经系统症状持续超过一年者难以恢复。恶性贫血、胃切除者、Imerslund综合征及先天性内因子缺陷者,需终身维持治疗。维生素B_{12}缺乏单用叶酸治疗是禁忌的,因会加重神经系统损害。口服维生素B_{12}治疗越来越被临床医生和患者接受,数据也显示口服和肌内注射疗效相当,尤其是食物性维生素B_{12}吸收不良。低剂量口服治疗方便、有效。此外,病因治疗同样重要,应积极去除病因,治疗原发疾患。如出现缺铁,要及时补充铁剂。

三、经验总结

本病例曾被误诊为"精神分裂症",误诊的原因可能有:①本例患者以幻听、意志减退、性格改变等精神症状为首发,总病程长,与精神分裂症极为相似;②有长期服用抗精神病药物史,临床表现为反应迟钝、表情呆板、肌张力增高等,药物导致的锥体外系反应与脑器质性病变导致的神经系统体征难鉴别,或者是二者重叠、掺杂,精神科医生受经验影响而倾向于重点考虑药物不良反应。

维生素 B$_{12}$ 缺乏累及神经系统导致亚急性联合变性时也可出现精神症状,而以精神症状为早发表现的亚急性联合变性易被误诊为功能性精神疾病而延误治疗国内已有相关报道。

每一名医生都知道,临床医学极其复杂,误诊不可避免,但我们是否能减少误诊? 提高器质性疾病导致精神障碍的正确诊断率呢? 总结本案例的经验,有以下几点提示:①严格执行诊疗常规,需重视既往诊断但不能盲从,做出的每一个诊断必须依据充分,如本案例简单遵从既往 "精神分裂症" 的诊断,就会延误病情。②要重视患者主诉和体征:少动、懒散不一定都是由于精神症状所致。神经系统检查发现四肢肌力有明确的降低、肌张力稍增高及腱反射亢进,应高度怀疑器质性精神障碍,尽管入院时头颅 CT 正常,仍需进一步行 MRI 检查,并及时行相关检查并请相关科室会诊。③重视辅助检查阳性结果。有些临床症状需究其病因。本病例患者首次发病入院时已发现贫血,但未引起重视,仅以驴胶补血冲剂口服。8 个月后通过 "贫血查因" 发现了维生素 B$_{12}$ 缺乏症,顺藤摸瓜,使诊断得到纠正。④在使用较大剂量抗精神病药物治疗过程中,患者出现了类似药物副反应的症状时,除了想到 "药物不良反应",还需与躯体疾病相鉴别;⑤在精神疾病诊疗过程中,如果抗精神病药物已使用到较大剂量及足疗程,患者精神症状仍控制欠佳,或者患者对抗精神病药物耐受性极差,需要反思诊疗的正确及合理性。

专家点评

维生素 B$_{12}$ 缺乏的患者可出现多疑、嗜睡、反应迟钝、淡漠、定向障碍、情绪不稳、人格改变、记忆减退或痴呆,甚至出现幻觉等精神病性症状。如患者有长期饮酒、营养不良史,并出现贫血、神经系统症状或体征时应予以考虑。

参考文献

[1] Pawlak R, Lester S E, Babatunde T. The prevalence of cobalamin deficiency among vegetarians assessed by serum vitamin B12: a review of literature. European Journal of Clinical Nutrition, 2014, 68 (5): 541–548.

[2] 陈灏珠. 实用内科学. 第 13 版（上册）. 北京: 人民卫生出版社, 2009.

[3] Aroda V R, Edelstein S L, Goldberg R B, et al. Long-term Metformin Use and Vitamin B12 Deficiency in the Diabetes Prevention Program Outcomes Study. Journal of Clinical Endocrinology and Metabolism, 2016, 101 (4): 1754–1761.

[4] 冯晓婷. 维生素 B12 缺乏与相关疾病的关系. 中国实用神经疾病杂志, 2014, 17 (1): 96–99.

［5］Boran P, Yildirim S, Karakocaydiner E, et al. Vitamin B12 deficiency among asymptomatic healthy infants：its impact on the immune system. Minerva Pediatr, 2016.

［6］孟闰凯,李江山,王敦敬等. 磁共振在脊髓亚急性联合变性诊断中的应用价值. 中国 CT 和 MRI 杂志, 2015, 13（1）:25-26.

［7］Schroder T H, Quay T A, Lamers Y. Methylmalonic acid quantified in dried blood spots provides a precise, valid, and stable measure of functional vitamin B-12 status in healthy women. Journal of Nutrition, 2014, 144（10）:1658-1663.

［8］周晋,孟然,李国忠等. 亚急性联合变性与维生素 B12 缺乏和巨幼红细胞贫血的研究. 中华内科杂志, 2004, 43（2）:90-93.

［9］Butler C C, Vidalalaball J, Canningsjohn R, et al. Oral vitamin B-12 versus intramuscular vitamin B-12 for vitamin B-12 deficiency：A systematic review of randomized controlled trials. Fam Pract, 2006, 23（3）:279-285.

［10］陈爱军,李红,陈建学. 以精神症状为早发表现的脊髓亚急性联合变性诊治体会. 中国实用神经疾病杂志, 2013, 16（4）:46-47.

49. 殉情的蝴蝶——系统性红斑狼疮所致精神障碍

作　者:黄品德　苏琴基
关键词:系统性红斑狼疮,精神障碍,神经精神狼疮,激素

一、病例资料

女性患者,23 岁,未婚,因"皮肤红斑 10 月余,言语异常 4 月,加重 1 周"于 2008 年 6 月 2 日入某综合医院精神科。患者及其父母共诉病史。

现病史:患者于 10 个月前无明显诱因下双颊部出现红斑,微痒,呈蝶形对称分布,日晒后明显,有灼热感。同时双前臂出现数个钱币大小的红斑,搔抓后易糜烂,约数周后自行愈合。患者曾自用"中草药"口服,后病情逐渐加重,皮疹渐增多,延及手指末端,变成大小不等的红斑、斑丘疹,时有紫癜、瘀斑和溃疡,关节、肌肉疼痛明显,手足末梢遇冷后出现青紫,遇暖好转,伴乏力、全身不适,偶有发热,头发逐渐脱落。8 个月前在某省级医院就诊,行血清学检查及病理活检,诊断为"系统性红斑狼疮",但患者不愿意接受治疗。4 个月前患者出现言语异常,有时话多,但讲话无条理,让人无法理解其讲话的大致内容。有时发呆,呼之不

理,伴情绪不稳定,有时脾气暴躁,常常向家人发火。有时情绪低落,常悲伤哭泣、自责,有消极想法,诉不想活了。近一周来患者精神症状加重,情绪更加不稳定,乱语,反复讲述自己失恋、被男朋友抛弃(实际上没有恋爱)等,十分痛苦。说话偏激,常边骂人边哭泣,曾拿刀要割脉自杀,被家人拦下。家人见其病情严重,遂到某院急诊科就诊,拟诊"精神障碍查因;系统性红斑狼疮"收住院。患者发病以来食欲下降,大小便正常,无抽搐、昏迷、大小便失禁史。

既往史、个人史无特殊。

家族史: 患者母亲 1998 年曾因为出现幻听、被害妄想等到当地精神病专科医院住院治疗 3 个月,治愈出院(具体诊疗不详),出院后一直未服药。

体格检查: 体温 36.8℃,脉搏 86 次/分,呼吸 20 次/分,血压 120/75mm Hg,头发较稀疏,无光泽,前额发际线上移,双颊部、鼻梁部可见红斑,边界清楚,呈蝶形,表面有少许细微灰白鳞屑,蝶形红斑旁可见细小的毛细血管扩张。口腔、舌黏膜可见散在白色溃疡。心肺腹未见异常。四肢、指趾可见不规则分布暗红斑、斑丘疹,大小不等,边界不清,其上部分可见米粒至绿豆大小的萎缩性瘢痕和色素减退改变,红斑间夹杂有少许紫癜、瘀斑。手掌大小鱼际、指背可见毛细血管扩张性红斑,手足较凉。四肢肌力、肌张力正常,生理反射存在,病理反射未引出。

精神状况检查: 意识清晰,定向正常。接触交谈主动,话多,讲话缺乏逻辑,思维松弛,问话对答不切题,检查不满意。反复讲自己失恋了,情绪糟糕,却找不到言语来描述情绪如何糟糕。引出思维插入,有时脑子会出现其他人想法,不受控制。情绪不稳定,焦虑明显,常感到坐立不安,偶有心悸、害怕,有悲观消极念头,称不想活了,情感反应欠协调。有冲动、自杀行为,无伤人、毁物行为。自知力缺乏。

辅助检查: ①尿常规:蛋白++,隐血+。②生化:白蛋白31g/L,总蛋白55g/L;补体C3 0.42g/L↓(正常参考值:0.9~1.8g/L)、补体C4 0.01g/L↓(正常参考值:0.1~0.3g/L)、血沉40mm/h↑(正常参考值:<26mm/h)。③免疫:查抗核抗体(ANA)(+)、抗双链ds-DNA抗体(+)、抗Sm抗体(+)、抗SSA抗体(+)。④头颅CT平扫未见明显异常,建议行MRI检查。血常规、心电图、胸片、腹部B超、甲状腺功能正常。

入院诊断: 系统性红斑狼疮所致精神障碍? 系统性红斑狼疮。住院期间请风湿免疫科、皮肤科、神经内科等多学科联合会诊,会诊诊断为"系统性红斑狼疮:神经精神狼疮?"。按会诊建议,查脑脊液:脑脊液常规、细菌培养无异常,生化潘氏试验(+)、蛋白580mg/L↑(正常参考值为150~450mg/l);查头颅MRI:左侧颞叶异常信号灶,请结合临床。鉴于患者先有系统性红斑狼疮,后出现精神异常,精神障碍的发生、发展及病程与原发的系统性红斑狼疮密切相关,结合脑脊液及头颅MRI检查结果,明确临床诊断为:系统性红斑狼疮所致精神障碍;系统性红斑狼疮:神经精神狼疮。

诊疗过程: 治疗上予喹硫平片 200mg/d 控制精神症状及稳定情绪,注射用甲泼尼龙琥珀酸钠 40mg/d 静脉滴注调节免疫,黄葵降尿蛋白,以及护胃、维持水电解质酸碱平衡,复方硼砂溶液加强口腔护理、预防感染等对症治疗。治疗期间患者抑郁情绪明显,常哭泣,诉没人要她了。住院第 7 天加用舍曲林片抗抑郁治疗,起始剂量 25mg/d 后逐渐加至 50mg/d,喹硫平片加至 300mg/d。因病情无明显改善,2008 年 6 月 29 日风湿免疫科会诊后加用环磷酰胺调节免疫,以及营养脑神经、改善脑循环的药物治疗。住院近一个月后患者精神异常明显缓解,思维基本正常,情绪稳定,但躯体及皮炎症状改善不明显,故转到皮肤科继续住院治疗。转科后调整环磷酰胺、甲泼尼龙用量,住院52天好转出院。出院时无明显精神异常,面部红斑已消退,手掌散在红斑颜色也较前明显减退。

随访: 出院3年内,患者一直服用醋酸泼尼松片、喹硫平片300mg/d维持治疗。停用抗精神病药则出现乱语、失眠、情绪不稳,故一直未停用抗精神病药物。

二、讨论

系统性红斑狼疮(systemic lupus erythematosus, SLE)是一种多发于青年女性的累及多脏器的自身免疫性的炎症性结缔组织病。该病的病因及发病机制目前仍不十分明确,经大量研究显示与遗传、内分泌、感染、物理因素、药物、免疫异常等有关。

本病临床表现复杂多样,可累及全身多个器官系统:①皮肤表现有特异性皮损,有蝶形红斑、亚急性皮肤红斑狼疮、盘状红斑和新生儿狼疮;非特异性皮损,有光过敏、脱发、口腔溃疡、皮肤血管炎、雷诺现象、荨麻疹样皮疹,少见的还有狼疮脂膜炎或深部狼疮及大疱性红斑狼疮。②骨骼肌肉表现有关节痛、关节炎、关节畸形及肌痛、肌无力、炎性肌病。③心脏表现可有心包炎、心肌炎、心瓣膜病变,伴有胸痛、心电图异常和心肌酶升高等。④呼吸系统受累时有胸膜炎、胸腔积液、皱缩肺综合征,急性狼疮肺炎,肺栓塞,肺出血和肺动脉高压等。⑤狼疮肾炎主要表现为水肿、低蛋白血症和尿检异常;急进性和慢性患者可有高血压、尿素氮和血肌酐升高。⑥神经系统受累可有抽搐、精神异常、器质性脑综合征包括器质性遗忘、认知功能不良、痴呆和意识改变,其他可有无菌性脑膜炎、脑血管意外,横贯性脊髓炎和狼疮样硬化,以及外周神经病变。⑦血液系统受累可有贫血、白细胞计数减少、血小板减少、淋巴结肿大和脾大。⑧消化系统受累可有纳差、恶心、呕吐、腹泻、腹水、肝大、肝功异常及胰腺炎。少见的有肠系膜血管炎,Budd-Chiari综合征和蛋白丢失性肠病。

系统性红斑狼疮伴有神经系统损害者称为神经精神狼疮(neuropsychiatric lupus, NPLE),是与继发感染、狼疮肾并列为患者死亡的三大主要原因,其发病机制传统认为是自身抗体(特别是抗核抗体)与自身细胞核抗原结合成可溶性免疫复合物,沉积在血管(主要是脑动脉、小静脉及毛细血管)引起血管炎,也可直接堆积造成小血管腔的狭窄、闭塞;这些可导致脑组织水肿、脱髓鞘、梗死、坏死,还可因缺血缺氧导致组织变性、萎缩;但也有认为是由自身抗体、血小板和血管壁的相互作用形成血栓所致。神经精神性狼疮多发生于发病一年内,可作为首发症状,也可发生在疾病活动期和稳定期,症状表现又易被误诊为脑炎、癫痫、脑血管病、精神病等,且脑脊液、脑电图、头颅CT、MRI检查缺乏较强的特异性,故在影像学较难早期发现。

在大量应用糖皮质激素治疗SLE时可引发精神障碍,因此,对于SLE患者合并精神障碍时,需对SLE所致精神障碍和激素所致精神障碍进行鉴别。

(1)SLE所致的精神病性症状:起病多较急,内容丰富,表现为幻觉,以幻听多见,其次为幻视;妄想以被害妄想多见,内容泛化,常伴有焦虑、紧张、恐惧、敏感多疑、愤恨或在幻觉、妄想的影响下找无辜者吵闹,出现冲动、伤人、毁物等紊乱行为。在SLE早期其躯体症状出现之前,由于其起病突然、病程短,极易被误诊为精神分裂样精神病或精神分裂症。有的在精神科门诊给予抗精神病药物治疗后,精神症状能有所缓解。但由于未进行 SLE 的有效治疗,其 SLE 活动仍然在继续,逐渐出现一些躯体症状。有时由于其体征不固定,CT、MRI 检查可无明显异常,或多为梗死性及出血性改变,当无其他躯体症状出现时,常常被误诊为病毒性脑炎伴发精神障碍或其他脑器质性精神障碍。随着激素的应用,SLE 的精神及躯体症状均会好转。

（2）激素所致的精神病性症状:常在激素使用后出现,表现为使用激素后,狼疮症状总的趋势在好转,各项实验室指标也在改善,之后又出现精神症状,而且反复多变;幻觉、妄想内容多为片断、不固定、不系统;激素减量后精神症状可缓解。有些情况下,与 SLE 本身所致的精神障碍很难鉴别,需全面考虑。激素所致的精神障碍主要表现为欣快、易激惹、自我感觉良好、呈轻躁狂或躁狂状态、类偏执观念等。而 SLE 本身所致的精神障碍的妄想相对较系统。总体而言,SLE 所致的精神障碍较激素所致的精神障碍严重,伴发神经损害较多。在激素治疗过程中,若激素的疗程不够或未系统治疗,狼疮活动会继续发展,精神症状可能再次出现,此时需分析精神症状出现的原因。

SLE 的情感性症状以抑郁多见,占精神障碍的 40%~68%。SLE 的抑郁与病程有关,可能原因为急性应激对大脑海马结构的形态无明显影响,慢性应激时,可通过下丘脑 – 垂体 – 肾上腺轴引起大脑、尤其是海马结构的器质性损害,最终诱发抑郁。临床表现为易疲劳、兴趣丧失、性兴趣减退、绝望、易激惹、抑郁、思维迟缓、犹豫不决、睡眠障碍、焦虑不安等。抑郁可以增加 SLE 共病,增加自杀风险,减弱治疗效果,降低生活质量。国内调查发现,以上抑郁症状占 SLE 患者的 41%。SLE 患者的抑郁多为慢性应激的结果,属于躯体疾病产生的心因性反应,而与 SLE 活动无关。主要是由于长期患病、迁延不愈,严重影响患者的社会功能和生活质量而产生抑郁情绪。加之长期患病,使患者存在社会、亲情、婚姻、经济、治疗等多重问题。也有表现为以焦虑为主,情绪不稳,烦躁、发脾气。抑郁症状较轻者不易被发现,随着 SLE 病程增加,抑郁症状加重,可表现为明显的情绪低落,无用感、自责自罪,感到拖累别人,为自己及家人担忧。严重者甚至出现自杀行为。而且抑郁情绪的产生还与患者的心理、社会等其他因素有关,如社会支持、受教育程度、年龄、婚姻及经济状况等。有些情感症状也可由激素引起,多表现为欣快、轻躁狂状态,也可有紧张、易激惹等表现。由于使用激素,其狼疮活动已有程度不等的控制,所以出现神经系统症状的不多,需慎重鉴别。

不同的病因需要采取的治疗措施则截然相反,如果是狼疮性脑病加重所致精神障碍则需要积极治疗原发病,加大糖皮质激素剂量。但如果是糖皮质激素所致精神障碍,则需要减少糖皮质激素剂量,必要时可联合免疫抑制剂等。另外还需排除感染、高血压脑病、肾功能不全、电解质紊乱、药物、精神病等所致精神障碍。

治疗 SLE 时要防止诱发和加重精神障碍的各种因素。总结起来,治疗措施有:①尽早激素治疗,目前仍主张大剂量短期给药（激素冲击疗法）,间歇或小剂量维持;②免疫抑制剂应用,如环磷酰胺、硫唑嘌呤等;③精神药物的应用,是本病的一个难点,因为吩噻嗪类药物有诱发和引发本病的报道,不宜使用,且可降低痉挛阈,必要时可慎用小剂量非经典抗精神病药,如奥氮平等;④辅助治疗,应用维生素 C、E 及活性维生素 B_1 等;⑤心理治疗:也是本病治疗的重要组成部分。

三、经验总结

SLE 表现复杂多样,涉及全身多个系统,当出现狼疮所致的精神异常时狼疮病情往往较重。治疗上应以治疗原发病为主,予足够剂量糖皮质激素、免疫抑制剂治疗。本案例在甲泼尼龙加量、联合应用环磷酰胺后精神症状有所控制,进一步说明患者的精神症状是由神经精神狼疮引起而非糖皮质激素的副作用。因皮肤黏膜损伤较明显,为预防感染应做好口腔及皮肤护理,每日早晚和进食前后用漱口水漱口预防口腔感染。要注意观察病情变化,观察皮损及溃疡的部位、范围、末梢循环情况,有无伴随症状如咳嗽、胸痛、关节痛等;累及心血管及呼吸系统时,需注意测血压、脉搏、呼吸、心律的变化;累及神经系统时,需密切观察意识状态、面色、瞳孔等情况。此外,患者情绪低落,曾经有过自杀企图,因而要加强心理护理和安全防护,严格执行护理巡视制度,评估自杀风险。

> **专家点评**
>
> 在大量应用糖皮质激素治疗系统性红斑狼疮(SLE)时激素可引发精神障碍,因此,使用激素治疗 SLE 所致精神障碍患者时,需对 SLE 所致精神障碍和药物治疗过程中激素所致精神障碍进行鉴别。

参考文献

[1] 陈灏珠,林果为. 实用内科学. 第 13 版. 北京:人民卫生出版社,2009.

[2] 张洁,戴敏方,赵英等. 狼疮脑病的 MRI 表现及 24 例病例分析. 中国医药指南,2008,6(3):1-3.

[3] 杨叶芃,张尚荣,宋端铱. 系统性红斑狼疮的精神障碍. 人民军医,2006,49(9):543-545.

[4] 邵自强,赵雪梅. 系统性红斑狼疮脑病 36 例临床分析. 中国实用内科杂志,2005,25(8):710-711.

[5] 王鹤秋. 系统性红斑狼疮与皮质激素所致精神障碍的鉴别. 上海精神医学,2003,15(4):248-249.

[6] Cojocaru D C, Costin M, Bădeanu L E, et al. Depression-a Fellow Traveler with Systemic Lupus Erythematosus. Rev Med Chir Soc Med Nat Iasi, 2015, 119(4):974-981.

[7] 张艳美. 慢性应激、大脑损害与抑郁症. 国际精神病学杂志,2001,(2):105-109.

[8] 唐福林,巫斌,魏蔚等. 系统性红斑狼疮抑郁症状的临床调查. 中华风湿病学杂志,2003,7(5):272-274.

[9] 沈渔邨. 精神病学. 第 5 版. 北京:人民卫生出版社,2009.

50. 受"天兵天将"保护的男人
——巨幼红细胞性贫血所致精神障碍

> **作　者：** 阳睿
> **关键词：** 叶酸，维生素 B_{12}，巨幼红细胞性贫血，精神障碍

一、病例资料

患者男性，36 岁。因"阵发性言行异常 3 天"于 2009 年 8 月 3 日入住精神科。病史由患者家属提供。可靠不详。

现病史： 2009 年 7 月 31 日患者无明显诱因突然出现阵发性言行异常，主要表现为胡言乱语，诉腹胀不适，胃里有气体上窜至肩、头等部位，是"鬼"附在他的身上，已去世的奶奶或其他鬼魂在他身上爬来爬去，并以"鬼"的语气说过去的事情，说要回阳间，要带他"走"等。行为反常，无故哭闹，手脚乱动，紧张害怕，自言自语。每次在持续几分钟的大喊大叫后症状减轻，似乎恢复正常，能以正常人的语气说话，但诉乏力、手足麻木。上述症状反复发作，无明显规律。家人认为患者中邪，按迷信做法给予患者针刺穴位、"刮痧"等，效果欠佳。为进一步治疗到某三甲医院精神科住院治疗。患者起病后有发热，体温波动于 38℃左右，无咳嗽、咳痰、头痛、昏迷、抽搐、呕吐等。食欲、睡眠稍差，大小便正常。

既往史： 2003 年发现"贫血"，服用"补血口服液"。具体治疗不详。

个人史、家族史无特殊。

体格检查： 体温 38.0℃，脉搏 96 次/分，呼吸 20 次/分，血压 140/80mmHg。神清，贫血貌，面色苍白，口唇、甲床发白，头发稀疏，皮肤呈蜡黄。胸前见多处直径 1~2mm 大小圆形皮下出血点，多处大小约 1cm×1cm~4cm×4cm 不规则皮肤瘀青，双手皮肤密集分布直径约 2mm 大小圆形色素沉着斑。心、肺、腹查体无明显异常。四肢肌力、肌张力正常，生理反射存在，病理反射未引出。

精神状况检查： 神清，定向准，接触交谈欠佳，内心活动暴露欠佳。根据患者在病区的表现，可获悉附体妄想、被害妄想，如患者经常表现紧张、手足舞动、吐口水、以死去奶奶的语气说话，自语，说"我要走"等。症状缓解时，用正常语气说话，说有鬼从脚上爬到自己身上，鬼要走了，也要带他走。情感反应欠协调，生活需督促，自知力缺损。

辅助检查： 入院后查血常规：白细胞计数 $11.2×10^9/L$↑，正常参考值（3.5~9.5）$×10^9/L$；

中性粒细胞绝对值 7.5×10⁹/L↑，正常参考值（1.8~6.3）×10⁹/L），红细胞计数 2.89×10¹²/L↓，正常参考值（3.8~5.1）×10⁹/L，血红蛋白浓度 79g/L↓（正常参考值 115~150g/L），红细胞比容 26.5%↓（正常参考值 35~45%）。血生化：尿酸 476μmol/L↑（正常参考值 90~420μmol/L），铁 7.0μmol/L↓（正常参考值 11~30μmol/L），钾 3.5mmol/L（正常参考值 3.5~5.3mmol/L）。Hb 电泳（醋纤 pH8.6）（见 A2 区带稍浓染）；HbF（HPLC）（7.1000）；HbA2（HPLC）（6.2000）；红细胞脆性试验（弱阳性）。大、小便常规正常。甲状腺功能、铁蛋白定量、G-6-PD 测定无明显异常。心电图"T 波改变"。脑电图"轻度异常脑电图、脑电地形图"。胸片、腹部立位片、头颅 CT 未见明显异常。

入院诊断：躯体疾病所致精神障碍？ β- 地中海贫血？ 发热待查

诊疗过程：入院后予阿立哌唑 2.5mg/ 日口服抗精神病治疗，同时予降温、抗炎等对症处理。住院第二天，患者出现幻视，称身边有穿着华丽金甲、五彩霞光缭绕、身形魁梧的天兵天将在旁保护他。有假性幻听，指着自己的胸口说"心里有个神仙在说话，声音传上大脑后再从我的嘴里说出来"。不识人、找不到病床，可疑意识蒙眬，约半小时缓解，缓解后能与陪护及家人言语沟通。急请血液科会诊后认为，患者红细胞渗透脆性轻度降低，HbA2 轻度增高，提示患者为 β- 地中海贫血，但程度不严重，与患者的贫血程度及临床表现不符。同时，患者血清铁较低，不排除缺铁性贫血、巨幼红细胞性贫血的可能，建议行铁蛋白、叶酸及维生素 B₁₂ 等检查。精神科上级医师查房，考虑患者病情特点如下：①青年男性，急性起病，发作性病程；②专科症状存在幻视、假性幻听、附体妄想、被害妄想、情感不协调、行为改变等；③临床体征及相关检查提示存在躯体疾病；④病史不详细，如患者贫血程度的演变过程不清楚，目前贫血程度不能完全用 β- 地中海贫血来解释，又由于经济等原因，家属拒绝进一步检查，故本患者贫血机制不明；⑤患者入院后反复低热，由于家属不配合不能做进一步的检查，发热原因不明。鉴于此，高度怀疑患者是因躯体疾病所致精神障碍。入院第 6 天患者体温仍不稳定，时有低热，精神症状仍明显，但家属强烈要求出院。出院诊断为"躯体疾病所致精神障碍？ β 地中海贫血；发热待查"。患者出院后服用阿立哌唑 2.5mg/ 日，持续用药 1 个月后精神症状基本消失，能做一些简单的工作，后自行停药。

2011 年 9 月底，患者再次出现精神异常，表现基本同前，于 2011 年 10 月 3 日第二次住院。当时查红细胞计数 3.6×10¹²/L↓，血红蛋白浓度 98g/L↓，红细胞比容 30.9%↓，红细胞血红蛋白浓度 317g/L↓。予"阿立哌唑 5mg/ 日"治疗，症状好转，住院 8 天出院。出院后数天停药。

2012 年 5 月初，患者第三次出现精神异常，并出现进食差、乏力、卧床多、走路不稳、时常摔倒现象，在当地精神病院住院 1 周效果欠佳，并出现骶尾部压疮，于 2012 年 6 月 18 日第三次住院。此次入院时生命体征正常，贫血貌，心、肺、腹检查未见异常，脑神经检查无异常，四肢肌力 4 级，左侧较右侧稍弱，肌张力低下，双上肢腱反射减退，双下肢腱反射活跃，指鼻试验阳性，病理征阴性。查血常规：红细胞计数 2.21×10¹²/L↓，血红蛋白浓度 63g/L↓，红细胞比容 20.9%↓，红细胞平均体积及血红蛋白含量正常，网织红细胞计数 13.5%，网织红细胞绝对值 298.4×10⁹/L，未成熟网织红细胞计数 35.2%；甲状腺功能正常；血维生素 B12 含量 100pg/ml↓（正常参考值 180~914pg/m）、叶酸 3ng/ml（正常参考值 2.34~17.56ng/ml）。骨髓检查：骨髓增生明显活跃，粒、红两系巨样变。请血液科再次会诊，考虑患者临床上以贫血、乏力、共济失调、精神异常为主要表现，血维生素 B₁₂ 明显低于正常，骨髓检查提示细胞巨样变,最终诊断为"躯体疾病所致精神障碍;巨幼红细胞性贫血;轻型 β– 地中海贫血"。予补充叶酸、维生素 B_{12} 等对症治疗,同时服用小剂量阿立哌唑抗精神病治疗。患者精神症状逐渐改善,躯体情况逐渐平稳。住院 11 天,再次自动要求出院。

随访:出院后患者服药不规律,表现乏力、头晕。精神状态不稳定,有时疑心重、情绪易怒。生活和工作能力明显下降。

二、讨论

巨幼细胞性贫血(megaloblastic anemia)系由于叶酸或维生素 B_{12} 缺乏或某些影响核苷酸代谢的药物导致脱氧核糖核酸(DNA)合成障碍及 DNA 复制速度减缓所致的贫血,可表现为全血细胞减少。

维生素 B_{12} 和叶酸是人体细胞核 DNA 合成所必需的物质,主要由食物中摄取。动物类食品,如肉、肝、肾、海产品及禽蛋等含维生素 B_{12} 较丰富,植物性食物一般不含维生素 B_{12}。绿叶蔬菜、水果、谷类和动物内脏及人乳、牛乳中均可提供足够的叶酸。当机体缺乏维生素 B_{12} 和叶酸时,脱氧核糖核酸(DNA)合成减少,使红细胞的分裂和增殖时间延长,红细胞核发育落后于细胞质。因其细胞质的血红蛋白合成不受影响,致使红细胞的胞体变大,形成巨幼红细胞。由于红细胞生成速度变慢,且异形红细胞在骨髓中易遭受破坏,成熟红细胞寿命也较短,故引起营养性巨幼红细胞性贫血。巨幼红细胞性贫血多见于妊娠期妇女、儿童,具有地域聚集性特征,我国以山西、陕西、河南、山东较多见,多为叶酸缺乏,患病率可达 5.3%。

巨幼细胞性贫血临床表现多样。①血液系统。起病缓慢,常有面色苍白、乏力、耐力下降、头昏、头晕、心悸等贫血症状。②消化系统。口腔黏膜、舌乳头萎缩,舌面呈"牛肉样舌",可伴有舌痛。胃肠道黏膜萎缩可引起食欲不振、恶心、腹胀、腹泻或便秘。少数患者可出现轻度黄疸。③神经、精神症状。对称性远端肢体麻木、深感觉障碍;共济失调或步态不稳;味觉、嗅觉降低;锥体束征阳性、肌张力增高、腱反射亢进;视力下降、黑蒙征;重者可有大小便失禁。叶酸缺乏者有易怒、妄想等精神症状。维生素 B_{12} 缺乏者有抑郁、失眠、记忆下降、谵妄、幻觉、妄想甚至精神错乱、人格变态。上述几组症状在巨幼细胞贫血患者中可同时存在,也可单独发生。同时存在时其严重程度也可不一致。其症状特点常由轻到重,上述表现可互相转变或移行。

精神障碍的严重程度与贫血的轻重程度并不一定平行。精神症状发生的机制可能为叶酸与儿茶酚胺及 5– 羟色胺的合成有关,也可能与维生素 B_{12} 或叶酸不足导致脑部毛细血管功能失调、脑皮质缺血缺氧有关。近年来有研究报道,叶酸及维生素 B_{12} 的缺乏可能导致精神疾病,叶酸的缺乏常见于抑郁症,在老年人中可能与痴呆有关,补充维生素可能有助于精神障碍的改善。

本案例患者的症状和体征涉及到神经系统、血液系统,同时伴有明显的精神异常,临床上以贫血、乏力、共济失调、幻觉等为主要表现,实验室检查发现血维生素 B_{12} 明显低于正常,骨髓检查提示"粒、红两系巨样变",予补充叶酸、维生素 B_{12} 等对症治疗后病情逐渐稳定,治疗有效。但是,因患者合并精神异常,往往会给治疗康复带来诸多不便,影响预后。

三、经验总结

该例患者在第一次住院时便已经怀疑可能存在巨幼红细胞性贫血,建议行相关检查,但因患者及家属不合作,而未能进行。第二次住院时由于贫血情况不严重,只考虑了地中海贫血的可能,忽略了巨幼红细胞性贫血的诊断,直到第三次住院才予以确诊,延误了诊断治疗时间。

纵观三次住院,患者都是来去匆匆,治疗依从性差,出院后未遵医嘱定期复查及门诊维持治疗,致使病情反复发作加重。家属亦不重视,对疾病不了解,不配合医院的诊疗方案,也不能很好的督促患者坚持治疗,教训深刻。因此,对重复住院的患者,一直要仔细阅读既往的病史资料,做好患者及家属健康教育,其重要性不亚于治疗疾病本身,甚至比治疗疾病更重要。

专家点评

精神障碍患者伴牛肉样舌乳头萎缩、贫血、面色苍白、头晕乏力、共济失调、幻觉、定向障碍时,需及时检测血维生素 B_{12}、叶酸及完成骨髓细胞学检查,警惕巨幼红细胞性贫血的可能。

参考文献

[1] 朱春梅,王天有. 营养性巨幼红细胞性贫血的防治. 中国实用乡村医生杂志,2004,11 (4):9-10.

[2] 中华医学会. 维生素矿物质补充剂在营养性贫血防治中的临床应用:专家共识. 中华临床营养杂志,2013,21 (5):316-319.

[3] 葛均波,徐永健. 内科学. 第 8 版. 北京:人民卫生出版社,2015.

[4] 孙凌. 营养性巨幼红细胞性贫血所致精神障碍一例. 中华精神科杂志. 2000,33 (1):60.

[5] 李世俊,庞华,司玉玲. 巨幼细胞性贫血致精神障碍一例. 中华内科杂志,2013,52 (6):514-515.

[6] 沈渔邨. 精神病学. 第 5 版. 北京:人民卫生出版社,2009.

51. 缺失的血小板——血栓性血小板减少性紫癜所致精神障碍

作　　者：阳睿
关键词：血栓性血小板减少性紫癜,微血管病性溶血性贫血,精神障碍

一、病例资料

男性患者,27岁,因"头晕、乏力半个月,言行异常伴皮肤瘀斑5天"于2010年1月30日入精神科病房。患者父母介绍病史。

现病史:患者于2010年1月15日无明显诱因下出现头晕、乏力,解黑色大便,无视物旋转、晕厥、发热、腹痛、腹泻等。1月20日在当地县人民医院内科住院治疗,诊断"出血性胃炎、贫血",予输血、抑酸、护胃治疗。1月25日开始,患者出现言行异常,不爱理人,少语,问话少答,回答简短,有时对答不切题,有时自言自语,乱语。睡眠节律颠倒,晚上到处乱走,无目的东摸西摸。有时不认识人,有时不知道走错病床。皮肤出现少许点状红色瘀斑。住院期间曾行二次头颅CT检查均未见异常。因患者病情改善不明显,且出现精神异常,于2010年1月30日转送至某综合医院精神科,门诊拟诊"器质性精神障碍?"收入精神科。患者病后无高热、惊厥、昏迷等,无冲动伤人、毁物行为。食欲、睡眠差,小便正常。

既往史:6岁时曾患"脑膜炎",已治愈。

个人史、家族史无特殊。

体格检查:体温36.5℃,脉搏70次/分,呼吸20次/分,血压120/70mmHg。神志模糊,皮肤、巩膜轻度黄染,全身散在多处大小3~5cm的红色及紫色瘀斑,压之不退色。浅表淋巴结未触及肿大。头颅五官未见异常。心、肺、腹检查未见异常。四肢肌力、肌张力正常,生理反射存在,病理反射未引出。

精神状况检查:意识蒙眬,表情呆板,东张西望,接触交谈被动不合作,问话不答,喃喃自语,难以进一步了解其内心体验。有刻板行为,在床上反复东摸西摸,反复睡下又坐起,劝说不听。情感淡漠,情感反应欠协调。自知力缺乏。

入院诊断:器质性精神障碍? 贫血查因。

考虑到患者可能存在脑或躯体疾病,入院后未予抗精神病药物治疗。

辅助检查：①血常规：红细胞计数 2.54×10^{12}/L↓，正常参考值（3.8~5.1）×10^{12}/L，血红蛋白浓度 69g/L↓（正常参考值 115~150g/L），血小板计数 51×10^9/L↓，正常参考值（125~350）×10^9/L），血小板压积、血小板平均体积、血小板分布宽度均为 0，网织红细胞计数 3.0%↑（正常参考值 0.5%~2.0%），镜检：外周血见破裂红细胞，余正常。②尿常规：胆红素（+），尿胆原（+++），尿蛋白定性（+−）。③肝肾功能：总胆红素 124.7μmol/L↑（正常参考值 3.4~20.5μmol/L），直接胆红素 53.7μmol/L↑（正常参考值 0~0.68μmol/L），间接胆红素 71.0μmol/L↑（正常参考值 3.4~13.0μmol/L），丙氨酸转移酶 70U/L↑（正常参考值 7~40U/L），天冬氨酸氨基转移酶 76U/L↑（正常参考值 13~40U/L），谷酰转肽酶 93U/L、腺苷脱氨酶 22U/L、乳酸脱氢酶 1222U/L↑（正常参考值 114~240U/L），尿素氮 9.9mmol/L↑（正常参考值 2.5~8.2mmol/L），肌酐 111μmol/L↑（正常参考值 44~107μmol/L）。④凝血功能正常，Coomb's 试验阴性，直接抗球蛋白试验阴性，脑脊液各项检查正常，心电图未见明显异常。

结合检查结果，提示溶血性贫血，血小板减少，请血液内科会诊，会诊后诊断为"血栓性血小板减少性紫癜"，建议转血液内科治疗。2010 年 1 月 31 日转血液内科后予血浆置换 2~3L/日、大剂量甲泼尼龙（1200mg/d）冲击治疗，同时予补钙、预防过敏、纠正贫血等对症支持治疗。但由于经济原因，患者在进行 4 次血浆置换术后自动出院。出院时患者转氨酶、胆红素、乳酸脱氢酶、网织红细胞等指标均较前改善，精神症状依然存在，凝血功能异常尚未完全纠正。

随访：出院后半月患者死亡。

二、讨论

血栓性血小板减少性紫癜（TTP）是一种临床急重症，以广泛微血管血栓形成和血小板减少为主要病理特征。典型病理特征为微循环广泛透明血栓形成导致相应器官缺血、组织器官功能障碍。

TTP 的发病机制尚不明确，可能与以下血液凝固功能异常有关：①纤维蛋白溶解作用下降；②前列腺环素释放减少；③内皮细胞损伤；④vonWilleband factor（vWF）异常的多聚体；⑤ADAMTS 13 活性降低及 ADAMTS 13 自身抗体存在。而新发现的 vWF 裂解酶缺陷可能是 TTP 发病机制中的重要因素。

TTP 的典型临床表现包括五个方面，也称五联征，包括微血管病性溶血性贫血、血小板减少、神经精神异常、发热及肾脏损害。出现典型"五联征"者仅占 20%~40%，且多为病程的晚期。60%~80% 的患者表现为血小板减少性出血、微血管病性溶血及神经精神症状"三联征"。TTP 的神经精神异常具有一过性、反复性、多样性及多变性的特点，可表现为意识模糊、精神异常、头痛、尖叫、视觉障碍、感觉与运动障碍、抽搐和昏迷等。该病病情危重，发病急骤，临床表现复杂，以神经精神表现为主的患者，常被误诊、漏诊，延误治疗。

关于 TTP 的诊断，目前主要依据临床表现和实验室检查。依据典型"五联征"虽可做出诊断，但已累及重要脏器，处于疾病晚期。目前较一致的观点认为，当出现"三联征"或即使无神经精神症状，且无其他原因解释血小板减少和微血管病性溶血性贫血时，应高度怀疑 TTP 并做出初步诊断。

可采用 Cuttorman 标准进行诊断，符合两个主要指标加上一个次要指标者，诊断可以成立。主要指标包括：①血小板计数小于 100×10^9/L；②微血管病性溶血，周围血涂片可见破碎红细胞。次要指标包括：①发热，体温超过 $38\,℃$；②神经系统症状；③肾脏损害，Cr>177μmmol/L 或尿常规发现血尿、蛋白尿、管型尿。

因本病发病急骤，病情凶险，不及时治疗病死率可达 90%。近年来随着血浆置换疗法的临床应用，TTP 急性发作期的治疗效果有明显改观，但仍然是临床上的急重症，并存在易反复发作等难以解决的问题。在治疗方案上，血浆置换是首选和有效的治疗方法，越早应用效果越好。其他治疗方法还包括血浆输注、免疫抑制剂、肾上腺皮质激素、抗血小板药物或抗凝、脾切除、基因重组蛋白酶和基因治疗等。需要强调的是，血小板输注治疗 TTP 需严格限制，对高度疑似和确诊病例，输注血小板应十分谨慎，仅在出现危及生命的严重出血时才考虑使用。

三、经验总结

本例患者诊断为 TTP，属急重症病例。通过对该例患者的收治，总结经验如下：

第一，本例患者在外院住院时已发现有贫血，在精神科门诊已怀疑器质性精神障碍。面对该类患者，是直接收住院，还是在门诊进行必要的检查，这值得我们思考。

第二，因精神异常、管理困难入住精神科病房后，检查发现患者血小板减少、皮肤淤斑、神经精神症状及肾脏损害，但由于大多数精神科医生对 TTP 知之不多，难以引起重视。

第三，医务人员的能力水平和责任心对能否及时正确发现和解决患者的疾患至关重要。首先，精神科上级医生发现患者可能存在血液科问题时及时要求申请联络会诊，并要求填写会诊单要认真、陈述病情和检查结果要详实；其次是会诊的血液科医生知识渊博，责任心强，看到会诊单后，便意识到问题的严重性，第一时间赶来会诊，得以及时确诊。

专家点评

头痛医头，脚痛医脚，是行医的大忌。精神障碍患者出现贫血、血小板减少、神经系统症状式体征、发热及肾脏损害时，尤其是发现早期出血倾向、血小板及血红蛋白减少时，应警惕血栓性血小板减少性紫癜的可能。

参考文献

［1］阮长耿,余自强. 2012 版血栓性血小板减少性紫癜诊断与治疗中国专家共识解读. 临床血液学杂志, 2013,(2):145-146.

［2］Kwaan H C. Thrombotic thrombocytopenic purpura：a diagnostic and therapeutic challenge. Semin Thromb Hemost, 2005：615-624.

［3］Rogers H J, Allen C, Lichtin A E. Thrombotic thrombocytopenic purpura：The role of ADAMTS13. Cleveland Clinic Journal of Medicine, 2016, 83 (8)：597-603.

［4］孙玲. 血栓性血小板减少性紫癜的临床研究及遗传性抗凝血酶缺乏症的分子机制研究.

苏州大学, 2013.

［5］王继芳, 郝洪岭, 李杰等. 血栓性血小板减少性紫癜一例报告. 临床误诊误治, 2009, 22（2）: 70-71.

［6］韩红, 邹萍. 血栓性血小板减少性紫癜及其研究进展. 临床内科杂志, 2007, 24（2）: 142-144.

52. 惊恐时眩晕的"美"女
——惊恐发作共病梅尼埃病

作　者: 刘耿　苏琴基
关键词: 惊恐发作, 眩晕, 梅尼埃病

一、病例资料

患者女性, 20 岁, 因"阵发性呼吸困难、情绪紧张 4 天"于 2015 年 11 月 29 日由急诊科收入心理科病房。患者本人提供病史, 丈夫补充。

现病史: 患者 4 天前无明显诱因下突然出现呼吸困难, 需快速用力喘气才觉得能吸进气, 伴胸闷、心悸, 像快要死了似的, 伴全身发冷、双手颤抖、全身乏力, 需人搀扶或躺在床上。发作时情绪非常紧张、恐惧, 大声哭喊"冷、冷、冷！"。家人立刻拨打"120"急救, 在救护车上给患者予吸氧、输液治疗（具体不详）, 在去医院途中上述症状消失, 检查心电图、胸片等未见异常, 未予进一步治疗。回家后, 患者症状再发, 发作表现同前。4 天以来共发作 4 次, 每次大约持续 1 小时, 发作时有濒死感和极度焦虑、紧张, 发作后均自行缓解。间歇期症状消失, 对发作过程能清楚回忆。病后睡眠差, 每晚均入睡困难, 不敢入睡, 担心再发作, 担心睡着后醒不过来。最后一次发作在凌晨 1 时左右, 症状表现同前, 发作时家人立即送其到某医院急诊科就诊, 查体及头颅、胸部 CT 未见异常。请心理科会诊后, 考虑"急性焦虑发作?"予静脉推注地西泮注射液 10mg 后症状缓解, 并收入心理科住院治疗。患者起病后无畏寒、发热、抽搐。睡眠差, 食欲下降, 二便基本正常。

既往史: 失眠、腹痛数年, 未行胃、肠镜检查, 在消化科门诊反复治疗效果差。有"肠炎、盆腔炎"病史。对青霉素过敏。

个人史: 平素性格一般, 无不良嗜好。初中毕业后与父母共同在市场贩卖猪肉。

婚育史: 已婚, 夫妻关系一般, 现育一个 4 岁女孩。家族史无特殊。

体格检查: 平车入院, 急性痛苦面容。生命征正常, 心、肺、腹未见异常。四肢肌力、肌张力正常,生理反射存在,病理反射未引出。

精神状况检查: 神清,年貌相符,憔悴,头发凌乱,着睡衣,衣着不修边幅。接触交谈合作,讲话有气无力而显虚弱,对答切题,思维逻辑正常,记忆力及智力粗测正常,自我感觉记忆力下降,未引出幻觉、妄想,情绪焦虑、紧张,担心自己患重病、担心症状再发、害怕会突然死去,伴有抑郁体验,诉及病情时情绪低落流泪,易烦躁,不想与他人交往,否认消极观念及行为,情感反应适切,主动求治,自知力存在。

辅助检查: 三大常规、肝功能、肾功能、电解质、血脂、泌乳素、甲状腺功能、术前免疫及心电图、心脏彩超、头颅 MRI 均未见异常。①随机血糖 4.01mmol/L。②脑电图未见明显异常;脑电地形图示"快波频带能量级增高"。③腹部 X 光示"腹部肠积气较多"。④腹部超声示"宫颈囊肿,盆腔积液,双侧附件二维及彩色多普勒未见异常"。

心理量表评估: ①焦虑自评量表:80↑,有(重度)焦虑症状。②抑郁自评量表:68.75↑,有(中度)抑郁症状。③症状自评量表:总分 210↑,躯体化 3.42↑(中),强迫状态 1.7↑(轻),人际关系敏感 1.67↑(轻),抑郁 2.46↑(轻),焦虑 3.10↑(中),敌对 2.17↑(轻),恐怖 2.86↑(中),偏执 1.33(无),精神病性(无),其他项目 2.57↑(中)。

患者入院 2 天内每日发作约 6 次,发作时患者半卧位,表情恐惧、痛苦,张口呼吸,大声哭喊"救命",伴干呕、大汗。发作时呼吸 30 次 / 分、心率 90 次 / 分、血压 95/65mmHg。意识清晰,有时问话不答、只顾哭喊,有时能简单对答,对答切题,双侧瞳孔等大等圆,直径 3mm,对光反射灵敏,眼球呈水平震颤。家属诉目前发作次数较入院前增多,程度加重。发作时患者曾下床,表现为站立不稳、左右摇晃欲摔倒,紧紧抓住旁人或床栏,诉感觉头晕、视物旋转、呼吸困难、胸闷、发冷。每次发作持续半小时至 1 个半小时不等,给予阿普唑仑片能缓解,发作间隙期患者能安静躺在床上玩手机,但下床、上厕所要人扶,感觉站不稳,担心自己会摔倒。追问病史:患者 2 年前曾出现 4、5 次眩晕、视物旋转,均在体位改变时易发,如上厕所,其中有 2 次摔倒在地,醒后才知道自己摔倒了。此外,入院后监测血糖正常,发作间隙期血压偏低,波动在 94~80/64~60mmHg。入院诊断考虑"眩晕查因:①梅尼埃病?②体位性低血压?③急性短暂性脑缺血?④惊恐发作?"

诊疗过程: 入院后请耳鼻喉科会诊,查眼震(+),电测听提示"双耳感音性耳聋",诊断"梅尼埃病"。结合辅助检查、会诊意见,最后精神科诊断为"惊恐发作;梅尼埃病;宫颈囊肿;盆腔积液。"住院过程中给予帕罗西汀片(30mg/d)抗焦虑,醋酸泼尼松片、银杏叶提取物改善眩晕症状。住院过程中发现患者结婚育子较早,过度依赖丈夫、长辈等,在家庭婚姻关系中存在问题,予认知心理行为干预。经药物、心理综合治疗 22 天后患者症状消失出院,出院时患者情绪稳定,眩晕明显改善,无呼吸困难、胸闷、心悸等不适。

随访: 出院后患者服用醋酸泼尼松片半个月、帕罗西汀片一个月后停药,病情无复发,能正常工作、生活。

二、讨论

梅尼埃病是一种特发性内耳疾病,曾称"美尼尔氏综合征",法国人 Menier 于 1861 年首次报道了该病而名载史册。本病多发生于 30~50 岁的中、青年人。该病主要的病理改变为膜迷路积水,发病机制不清,最主要的组织病理学改变是内耳膜迷路积水。内耳含有听觉神经和前庭神经末梢感受器,具有听觉和平衡功能,内耳损伤后可能导致听力损失和平衡障碍。内耳损伤的病因包括以下因素:各种感染因素(细菌、病毒等)、损伤(包括机械性损伤或声损伤)、耳硬化症、梅毒、遗传因素、过敏、肿瘤、白血病及自身免疫病等。

梅尼埃病典型临床表现包括发作性眩晕、波动性感音神经性耳聋、耳鸣和耳胀满感四个方面。通常临床上将耳聋、耳鸣、眩晕称为梅尼埃病临床三联征。2006 年我国制订了梅尼埃病的诊断标准,将梅尼埃病定义为特发性膜迷路积水的内耳病,表现为反复发作的旋转性眩晕、波动性感音神经性听力损失、耳鸣和(或)耳胀满感;需排除其他眩晕性疾病,如良性阵发性位置性眩晕、前庭神经元炎、颅内占位性病变等其他眩晕性疾病才能确诊,临床表现仍是该病的主要诊断依据,辅以实验室检查及影像诊断。听力检查、眼震检查、前庭功能检查、甘油试验、耳蜗电图检查、影像超声学等检查可协助梅尼埃病诊断,头颅磁共振检查是诊断听神经瘤的金标准,用于排除颅内占位病变。

梅尼埃病与情绪障碍密切相关,眩晕、耳鸣等症状可对患者产生明显的心理影响,例如焦虑、抑郁和广场恐惧症等。这些可能表现为惊恐发作和过度换气,这本身就很难与急性眩晕区别开来。梅尼埃病的耳蜗、前庭损伤与情绪障碍的发生有关。耳鸣的发生和持续存在与边缘系统、情感脑区密切相关,由此导致焦虑和(或)抑郁等精神疾患。Hoffman 等在患有焦虑障碍的患者当中观察到异常的前庭功能表现,提示眩晕与焦虑之间存在错综复杂的关系。大量临床资料证实前庭功能受损的患者,其焦虑水平较正常对照组有明显升高。前庭神经核团与许多情绪相关的核团有神经纤维联系,主要有臂旁核、蓝斑核(引起焦虑反应和惊恐发作)、中缝背核、杏仁中央核 / 下边缘皮质等;臂旁核是前庭信息处理的部位,也是躯体内脏感觉信息处理的部位(其中的通路参与逃避条件反射、焦虑和条件恐惧反射),前庭神经核团与臂旁核之间通路的递质较多,5-HT、多巴胺以及去甲肾上腺素均可能参与其中;蓝斑核与前庭神经核团有密切的双向纤维投射,且是焦虑密切正相关递质——去甲肾上腺素的重要来源,引起焦虑反应和惊恐发作,还调节前庭功能;中缝背核向前庭核团亦有丰富的纤维投射,神经递质主要是 5-HT;同时前庭神经核团与海马、大脑额叶、齿状回等也有联系,异常前庭刺激可引发恐惧、焦虑等情绪改变。另外,梅尼埃病发作时可以导致抗利尿激素及肾上腺皮质醇的急性增加,此类激素的增加可以导致焦虑和抑郁的发生。

目前,梅尼埃病的治疗方法尚无统一标准,主要根据临床医生的经验选择治疗方式,其治疗原则主要为优先控制眩晕及相关症状,随病情发展由非手术治疗转变为手术治疗,坚持定期随访以观察患者对治疗的反应。药物治疗在梅尼埃病的发作期与缓解期都有效果。用于治疗梅尼埃病的药物应满足以下要求:①控制眩晕;②保持正常的平衡感觉功能;③减轻恶心、呕吐等相关症状;④副作用小。治疗药物主要有:①抗组胺药物:可以阻滞 H1、H3 受体外,还具有增加耳蜗血流量的作用,改善眩晕症状,如倍他司汀等;②糖皮质激素:鉴于梅尼埃病可能与免疫性因素有关,激素治疗逐渐成为一种简单有效的治疗方法;③利尿剂:长期以来,利尿剂作为一种治疗梅尼埃病的药物被运用于临床,其作用机制在于影响内耳液体平衡,促进内淋巴重吸收;④血管扩张药可改变缺血细胞的代谢、选择性舒张缺血区血管,缓解局部缺血,常用者有氟桂利嗪、银杏叶片等;⑤其他:鉴于梅尼埃病的病因可能与病毒、细菌、真菌等有关,抗病毒药、制菌霉素、庆大霉素等运用可能有效。手术治疗主要有化学迷路切除术、内淋巴囊手术、前庭神经切除术等常规术式,以及鼓膜张肌和镫骨肌肌腱切除术、耳蜗移植等新型术式。鼓室注入庆大霉素治疗梅尼埃病称为化学性迷路切除术，由于不可避免的听力损害，迟发性膜迷路积水问题和由于双耳梅尼埃病不可预测性可能导致前庭失代偿等问题，已引起关注，建议慎用。

近年来越来越多的研究证实了焦虑、抑郁等情绪障碍与梅尼埃病密切相关，在治疗时不仅要治疗眩晕、耳鸣、耳聋等生理性症状，同时加强对患者心理状态的检测，给予必要的心理治疗、人文关怀等。临床上对于同时合并情绪障碍的眩晕患者，可考虑进行跨学科治疗，如在治疗前庭疾病的同时进行认知行为治疗与前庭功能恢复治疗或是药物治疗，从而得到更好的疗效。

三、经验总结

本案例为惊恐障碍共病周围性眩晕症状的梅尼埃病。在初次晤谈中，医生很快可归纳出该病例特点如下：①年轻女性，急性、发作性病程；②发作时主要存在呼吸系统、心血管系统、神经系统等方面症状，发作间歇期基本正常，初步的实验室检查结果不支持上述症状的出现，初步诊断为"惊恐障碍"。但是，如果我们的思路仅停留到此，就会造成漏诊，甚至误诊。

眩晕是该患者最先出现、唯一的症状，伴听力下降，但2年来患者并未重视。促使患者就医的原因是呼吸困难、恐惧、濒死感等惊恐发作表现，发作中眩晕与呼吸困难、胸闷、心悸、全身发冷、紧张、恐惧等众多症状掺杂而容易被掩盖，极易导致误诊、漏诊。这就要求我们对患者的诸多躯体症状加以细心询问、辨别，提高临床沟通能力，熟练掌握资料收集的基本步骤、技巧。此外，详细的体格检查非常重要。本患者入院第3次发作时，上级医生查房发现有"眩晕"和眼球震颤，诊断上不排除梅尼埃病，经耳鼻喉科会诊后得以确诊。如上级医师查房不认真，检查不仔细，可能导致漏诊。另外，在精神障碍诊断思维上，临床医生必须首先确认单个症状特征，然后从多症状角度勾勒出某个临床综合征，再从综合征出发建立各种可能的假设诊断，然后多方面取证排除假设诊断，最终做出疾病分类学诊断。

但是，梅尼埃病是不是就可以全部解释本患者的痛苦表现呢？在给患者会诊时，耳鼻喉科医师亲眼目睹了一次患者过度换气、大哭、恐惧、濒死感等表现得淋漓尽致的发作，显然，单纯的梅尼埃病不足以解释患者极具影视作品夸张式的症状。因此，我们考虑该患者梅尼埃病与惊恐发作存在共病特征，患者是一位"惊恐时眩晕的美女"。希望该案例也能给耳鼻喉科医生有所提示，要识别惊恐发作，认识梅尼埃病患者的情绪特征并及时请精神科联络会诊很重要。

专家点评

惊恐发作患者伴眩晕、眼震现象时要考虑同时存在梅尼埃病的可能，梅尼埃病患者平时可伴焦虑、抑郁等情绪问题，甚至可与惊恐发作共病，因此，要加强精神科和耳鼻喉科联络会诊，以免漏诊误诊。

参考文献

［1］中华耳鼻咽喉头颈外科杂志编辑委员会. 梅尼埃病的诊断依据和疗效评估（2006 年, 贵阳）. 中华耳鼻咽喉头颈外科杂志, 2007, 42（3）: 163.

［2］李姗姗, 王巍, 陈太生等. 梅尼埃病. 英国医学杂志: 中文版（BMJ）, 2015,（7）: 395-399.

［3］Mithila Durai, Grant Searchfield. Anxiety and depression, personality traits relevant to tinnitus: A scoping review. Int J Audiol, 2016, 55（11）: 1-11.

［4］Hoffman D L, O'Leary D P, Munjack D J. Autorotation test abnormalities of the horizontal and vertical vestibulo-ocular reflexes in panic disorder. Otolaryngol Head Neck Surg, 1994, 110（3）: 259-269.

［5］翟丰, 阎曼云, 张国明等. 难治性梅尼埃病患者情绪障碍的量化分析. 临床耳鼻咽喉头颈外科杂志, 2012,（23）: 1085-1088.

［6］翟丰. 难治性眩晕与焦虑障碍作用机制的初步探讨. 复旦大学, 2012.

［7］吴萍, 王海涛, 吴子明. 梅尼埃病的流行病学与精神心理. 中华耳科学杂志, 2011, 9（4）: 387-390.

［8］Takeda T, Takeda S, Kakigi A, et al. Hormonal aspects of Ménière's disease on the basis of clinical and experimental studies. Orl J Otorhinolaryngol Relat Spec, 2010, 1（1）: 1-9.

［9］Pirodda A, Ferri G G, Raimondi M C, et al. Diuretics in Meniere disease: A therapy or a potential cause of harm. Medical hypotheses, 2011, 77（5）: 869-871.

［10］蒋子栋. 梅尼埃病研究进展. 中国实用内科杂志, 2011,（6）: 416-417.

［11］于欣. 精神科住院医师培训手册: 理念与思路. 北京: 北京大学医学出版社, 2011.

53. 不敢上课的老师——颈椎病伴发焦虑

作　者: 阳睿

关键词: 颈椎病, 焦虑综合征

一、病例资料

患者女性, 33 岁, 教师, 因"头晕、颈肩部不适 4 年余, 伴情绪不稳 3 年"于 2010 年 11 月 3 日入院。患者自述病史。

现病史：患者于 2006 年 9 月出现颈肩部不适，酸胀，伴头皮发麻、头昏，有时头部活动受限，不敢点头、转头。睡眠受影响，常辗转反侧，难以入眠。多梦，醒后总不解乏。看东西模糊，走路如同踩棉花，感到全身"轻飘飘"的，担心会摔跤。多次在当地医院内科、骨科住院诊治，诊断"颈椎病"，予理疗等保守治疗效果欠佳。患者在病情及医疗费用等方面考虑较多，3 年前开始情绪不稳，紧张，担心，严重时呼吸困难，感觉心跳加速，认为自己要死了，每次约持续半小时至一小时后自然缓解。自认为病情复杂，担心自己无人在场时会出意外，不敢独自外出活动，甚至不敢上课。曾就诊于某综合医院心理科，查"头颅 CT、脑电图、动态心电图、心脏彩超、心肌酶、甲状腺功能"等均未见明显异常，颈椎 CT 示"C_{3-4}、C_{4-5} 椎间盘轻度突出"，诊断"躯体形式障碍"，予"盐酸曲唑酮片、盐酸文拉法辛缓释片"口服，剂量不详。用药后患者心悸、呼吸困难、紧张不安等现象曾经好转，但未能坚持服药，经常担心自己的疾病，睡眠差。病后患者无高热、惊厥、昏迷等病史。一般情况可，食欲下降，二便正常。在家人、朋友的建议下入住心理科。

既往史、个人史、家族史无特殊。

体格检查：体温 36.6℃，脉搏 90 次 / 分，呼吸 20 次 / 分，血压 120/76mmHg。神志清楚，头颅五官无畸形。心、肺、腹检查未见明显异常。四肢关节活动好，肌力、肌张力正常。生理反射存在，病理反射未引出。

精神状况检查：神清，定向准确，表情显焦虑，眉头紧锁。接触交谈合作，注意力集中，对答切题。未引出幻觉、妄想等精神病性症状，思维条理清楚。远近记忆力、智能粗测无异常。情绪不稳，焦虑，紧张，反复向医生强调"头晕、没力气是真的，不是我想出来的"，要求医生认真检查。过度担心自身健康，自我感觉痛苦，有时感到生不如死，但又担心自己会死，害怕无人在场时自己会呼吸上不来。否认消极念头及行为。未观察到怪异行为。主动求医，但对家人安排自己入住心理科表示无奈，担心旁人对自己入住心理科有看法，担心被大家说成"精神病"。

辅助检查：入院后查三大常规、生化、血催乳素、甲状腺功能、血糖、术前免疫均未见明显异常。心电图：窦性心律，S-T 段下移，心前导联逆钟向转位。腹部彩超、脑电图、头颅 MRI 均未见异常。颈椎 MRI：颈 3~5 椎间盘膨出，相应节段硬膜囊未受压，颈髓大小、形态及信号未见明显异常。

心理测验：SCL-90 总分 268、阳性项 87、阳性项目均分 3.0，各因子分普遍升高，其中以焦虑、恐怖、强迫等明显升高。宗氏焦虑自评（SAS）标准分 72.5，提示重度焦虑。宗氏抑郁自评（SDS）标准分 65，提示为中度抑郁。明尼苏达多项人格测定（MMPI）：疑病、抑郁、癔症、精神衰弱、社会内向因子分大于 2 个标准差。

入院诊断：焦虑综合征；颈椎病。

诊疗过程：入院后患者主诉多，诉走路不稳，感到一步深一步浅，像踩"棉花"；头晕，无明显眩晕感，坐位或站立时明显，卧床休息时好转。情绪不稳定，患者特别担心外出，害怕头晕摔跤，担心回不来，整日紧张、担心，害怕治不好，以后怎么办等，伴乏力、心悸等。请骨科会诊诊断颈椎病，但颈椎 MRI 未发现病变处压迫神经，无明确手术适应症，认为其躯体症状与颈椎情况不符，和心理因素有关。神经内科会诊认为，患者虽未见明确的如椎间孔狭窄等压迫神经的征象，但患者出现头晕、走路踩"棉花"感等典型症状，伴有胸闷、心悸等交感神经症状，考虑为"交感神经型颈椎病"。综合会诊意见，调整治疗方案。予盐酸文拉法辛缓释片、劳拉西泮改善焦虑情绪和睡眠，尼莫地平扩张血管、丹红注射液活血化瘀、理疗改善颈椎病症状,同时辅以心理治疗、疾病健康教育、心理护理等。住院 44 天后患者焦虑症状及躯体不适基本缓解,心理测试复查提示无明显焦虑、抑郁情绪,达临床好转出院。

随访:患者坚持理疗和心理咨询,规律服药 3 年逐渐减量停药,病情稳定。

二、讨论

颈椎病是一种退行性疾病,是颈椎椎间盘退行性改变累及其周围组织结构(神经根、脊髓、椎动脉、交感神经等)后出现的相应临床表现。颈椎病可分为颈型颈椎病、神经根型颈椎病、椎动脉型颈椎病、交感型以及混合型颈椎病 5 个临床亚型。伴随着社会的发展,人们工作和生活方式也发生了巨大变化,颈椎病已经成为一种常见病和多发病,发病率为 3.8% ~ 17.6%,男女比约为 6∶1,30~40 岁女性多见,且发病年龄有年轻化趋势。

颈椎病的临床表现较为复杂,主要有颈背疼痛、上肢无力、手指发麻、下肢乏力、行走困难、头晕、恶心、呕吐,甚至视物模糊、心动过速及吞咽困难等。颈椎病的临床症状与病变部位、组织受累程度及个体差异有一定关系,它作为一种慢性退行性疾病,由于其渐进、反复发作的特点,病程迁延,不易治愈,目前对此疾病尚无特殊的治疗方法。有研究发现,颈椎病患者长期被病痛折磨,容易出现焦虑、抑郁、恐惧、悲观、失望、烦躁等负性情绪,严重影响生活质量。高达 56.67% 的颈椎病患者出现焦虑情绪,且治疗效果不佳,加重了患者的心理负担。

本例患者原发病为颈椎病,伴有严重的焦虑情绪。焦虑障碍是一种具有持久性焦虑、恐惧、紧张情绪和自主神经活动障碍的脑功能失调,常伴有运动性不安和躯体不适感,给患者带来痛苦。焦虑障碍的症状可分为原发和继发症状,凡继发于躯体疾病的焦虑应考虑为焦虑综合征,尤以神经、循环、呼吸及消化系统的表现突出,常见的有失眠(35%)、胸痛(33%)、腹痛(31%)、头痛(28%)、慢性疲劳(26%)等。急性焦虑发作患者最常见的主诉和最明显的症状有心悸(86.7%)、气短(76.5%)、濒死感(69.9%)和头晕(63.3%)。

躯体疾病合并焦虑状态会影响患者的求医行为、疾病预后及转归,很多患者多次往返于不同诊室求医,对检查结果和医生诊断不信任,总担心是误诊,或仪器出了故障。但是,焦虑障碍的漏诊率却很高。有研究发现,综合医院就诊患者中伴发各种精神障碍者达 50% 以上,漏诊率高达 90% 以上;而焦虑障碍的识别率仅 6.45%,漏诊率 93.55%。影响漏诊或误诊的相关因素有以下几方面。一是焦虑障碍患者过多的躯体主诉影响了临床医生对焦虑症状的重视;二是非精神科医师对焦虑障碍不了解,缺乏有关精神障碍诊治的培训和经验,难以识别和处理以躯体症状为主诉的焦虑抑郁患者;三是患者自身的原因,部分患者有病耻感,极力否认或掩饰焦虑症状,突出躯体不适,以更利于被家人和医生所接受。有些患者明确诊断为躯体疾病与焦虑障碍共病或者是单纯焦虑障碍,但他们更愿意接受躯体疾病相关的诊断,而不愿意承认自己有精神或心理障碍。

因此,加强对公众的科学宣教,提高各级医疗机构临床医师对焦虑障碍的认知水平,学会运用多种治疗手段改善患者症状、减轻患者痛苦,是摆在临床医师面前的重要任务。

三、经验总结

本案例中颈椎病诊断明确,且共病焦虑障碍。患者有明显急性焦虑发作和预期焦虑的表现,其焦虑内容大多与颈椎病相关。在头晕、走路不稳时,患者一方面感到情绪紧张、担心害怕,但另一方面,这种负性情绪也可能引起局部肌肉紧张,加重头部不适。

患者对"躯体形式障碍"的诊断不理解,认为医生完全用心理问题来解释自己的病情,否定了原有的颈椎病,担心家属认为自己在"装病",心理压力特别大,对治疗产生一定抵触情绪,影响治疗的依从性。患者的焦虑情绪明显,并大部分继发于颈椎病,与社会心理因素有关,故诊断"焦虑综合征"依据充足。在给予患者活血通络、营养神经及颈部物理治疗后,患者头晕、走路踩"棉花"感缓解,焦虑情绪改善,进一步证实了精神科诊断的合理性。

药物和物理治疗对颈椎病的治疗固然有效,但心理治疗也很重要。开展心理干预,可参照以下三个步骤,分阶段实施。一是使患者有被理解感。二是向患者反馈客观检查结果,努力让其认识到症状的真实性。如解释颈椎病变对头晕的影响时,可以如此陈述"你确实存在颈 3~5 椎间盘膨出,但颈椎没有受到压迫,所以它可能只引起您'2 分'的头晕,而由于您过于紧张,对病情认识不客观,让你头晕的感受严重到了'10 分'"。三是重复归因。向患者解释焦虑的生理心理发生机制,建立对疾病的合理认知,缓解不良情绪。

专家点评

因受慢性退行性病变等诸多因素影响,颈椎病患者因器质性损伤可以出现颈背疼痛、上肢无力、手指发麻、头晕、恶心、心动过速等症状式体征,甚至可以出现紧张、焦虑等交感神经兴奋样表现。但颈椎病患者所表现出来的紧张焦虑等心理行为问题,还可能与社会心理因素有关,属于继发性焦虑,需要接受心理治疗和干预。

参考文献

[1] 贾连顺. 颈椎病的诊断学基础. 脊柱外科杂志, 2004, 2(3): 187-189.

[2] 中国康复医学. 颈椎病诊治与康复指南 2010 版. 北京: 中国康复医学会颈椎病专业委员会, 2010.

[3] 何及, 樊东升, 孙宇. 颈性眩晕. 中国实用内科杂志, 2011, 31(6): 414-415.

[4] 王拥军, 吴韬, 万超. 颈椎病的防治. 上海: 上海医科大学出版社, 2000.

[5] 弭守玲, 刁盈盈, 徐磊等. 心脏介入治疗手术后患者焦虑抑郁状态分析. 临床医学, 2011, 18(5): 585-586.

[6] 姚雄, 姚凯, 范晶晶等. 颈椎病患者焦虑抑郁情绪及心理伦理干预的研究. 中国医学理论学, 2010, 23(5): 61-62.

[7] 李宏伟. 颈椎病诊断与防治. 长春: 延边人民出版社, 2003.

[8] 陈美英, 曹素贞. 焦虑症误诊 35 例分析. 中国健康心理学杂志, 2010, 18(2): 145-147.

[9] Dolnak D R. Treating patients for comorbid depression, anxiety disorders, and somatic illnesses. Journal of the American Osteopathic Association, 2006, 106(2): 1-8.

[10] 杨甫德. 焦虑相关理论及临床症状. 中国社区医师, 2007, 23(18): 1.

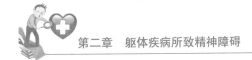

[11] 申远, 吴文源. 不能解释的躯体症状的研究进展. 中华精神科杂志, 2009, 42（3）: 177-178.

54. 不一般的皮肤病——硬皮病所致精神障碍

作 者: 温健

关键词: 硬皮病, 肾炎, 雷诺现象, 精神障碍

一、病例资料

患者男性, 63 岁。因"皮肤改变、言行异常 6 年余, 再发情绪异常 10 天"于 2012 年 7 月 27 日入精神科病房。

现病史: 患者于 2006 年 4 月发现皮肤改变, 表现肢端皮肤在遇冷或情绪紧张时出现阵发性苍白、青紫或发红, 颜面、四肢皮肤僵硬, 双膝关节疼痛。情绪不稳, 脾气暴躁, 易怒, 乱骂人, 伴四处乱跑等异常行为。曾在当地医院住院检查"免疫学检查中抗 Scl-70 抗体阳性", 查"头颅磁共振无异常", 诊断"肾炎; 系统性硬皮病重叠类风湿关节炎; 硬皮病性血管炎; 躯体疾病所致精神障碍", 予"改善循环、扩张血管、抗凝、免疫调节"等药物治疗后躯体病情好转, 但精神症状存在。后转入某精神病专科医院住院, 诊断"精神分裂症", 予"奋乃静 4mg/日"口服, 精神症状控制好。出院后间断予"奋乃静"2mg~4mg/日口服, 5 年后停用奋乃静, 停药后未发现明显精神异常, 期间两次复查"头颅磁共振"无异常。出院后长期坚持服用"甲泼尼龙片 15mg/日"。此次入院前 10 天患者与妻子争吵, 之后再次出现情绪不稳, 兴奋话多, 不停地找人聊天, 讲话有头无尾, 吹夸自己的本领, 要所有的人都听他的, 别人若不听从或顺从其意, 就马上大发脾气、骂人。活动明显增多, 行为怪异, 有时将家里的物品乱摆放, 有时又要求家人收拾好。将开水从一个水壶倒进另一个水壶, 长时间重复这个动作。家人视其精神异常, 故送其至某综合医院精神科住院, 门诊拟诊"精神障碍查因? 系统性硬化症"收住院。此次发病以来, 饮食、睡眠减少, 二便正常, 体重下降。无高热、昏迷、抽搐、呕吐等。

既往史: 否认高血压、糖尿病、心脏病史。

个人史: 平时性格较固执, 但尚能与人一般相处。余无特殊。

家族史: 无特殊。

体格检查: 体温 36.7℃, 脉搏 86 次/分, 血压 136/80mmHg, 呼吸 20 次/分, 身高 156 厘米, 体重 50kg。慢性病面容, 颜面、下颌皮肤皮革样改变, 弹性差, 眼睑活动受限。鼻变尖、变

小。唇薄而短,以唇角为中心放射状皱纹。心、肺、腹未见异常。四肢皮肤弹性差,肢端有雷诺现象,表现为情绪激动时肢端皮肤变白或青紫,双下肢踝部皮肤呈凹陷性水肿,左足第3趾脱甲,部分皮肤颜色变黑、坏死,有压痛。四肢肌力、肌张力正常,生理反射存在,病理反射未引出。

精神状况检查:意识清晰,定向准确,接触交谈主动、合作。否认错觉、幻觉等。情感反应欠协调,情感高涨,自觉心情非常好,思维活跃,讲话滔滔不绝,夸大自己的能力,感到自己的脑子转得快。意志增强,活动增多,在病区里面走来走去,逢人打招呼,好管闲事,但自己日常生活需督促,自知力部分存在。

入院诊断:硬皮病所致的精神障碍?硬皮病;左足第3趾末端坏死。

辅助检查:血常规示中性粒细胞百分比77.6%↑(正常参考值40%~75%)、淋巴细胞百分比12.9%↓(正常参考值40%~75%)、淋巴细胞绝对值0.9×10^9/L↓,正常绝对值$(1.1~3.2) \times 10^9$/L、单核细胞绝对值0.49×10^9/L↑(正常参考值$0.1~0.6 \times 10^9$/L)、未成熟粒细胞绝对值0.030×10^9/L↑(正常参考值$1.8~6.3^9$/L)、红细胞计数3.72×10^{12}/L↓,正常参考值$(3.8~5.1) \times 10^{12}$/L、血红蛋白浓度99g/L↓(正常参考值115~150g/L)、红细胞比容30.9%↓(正常参考值35~45%)、红细胞血红蛋白含量26.6pg↓(正常参考值27~34pg)。

生化检查:总蛋白57g/L↓(正常参考值60~85g/L)、白蛋白32g/L↓(正常参考值35~55g/L)、乳酸脱氢酶294U/L↑(正常参考值114~240U/L)、α-羟丁酸脱氢酶245U/L↑(正常参考值72~182U/L)、肌红蛋白236ng/ml↑(正常参考值0~70ng/ml)、葡萄糖3.1mmol/L↓(正常参考值3.9~6.1mmol/L)、尿酸604μmol/L↑(正常参考值90~420μmol/L)、铁7.0μmol/L↓(正常参考值11~30μmol/L)、钾3.3mmol/L↓(正常参考值3.5~5.5mmol/L)、钠147mmol/L↑(正常参考值135~145mmol/L)、氯112mmol/L↑(正常参考值96~108mmol/L)、钙1.9mmol/L↓(正常参考值2.1~2.7mmol/L)。大小便常规、肾功能、血脂、甲状腺功能、术前免疫、血沉正常。

免疫学检查:抗Scl-70抗体阳性、抗核抗体阳性、类风湿因子阴性。脑电图示:α波紊乱型脑电图,快波频带能量级增高。CT示:考虑两下肺纤维化;骨盆骨质未见明显异常;右髋关节骨质未见明显异常;B超示:肝、胆、胰、脾、双肾及双侧输尿管超声未见异常;头颅MRI:轻度脑萎缩。

诊疗过程:请风湿免疫科、皮肤科、肾内科、神经内科、骨科会诊,予醋酸泼尼松片15mg口服1/早,同时予脱水、改善微循环、补充电解质、营养支持及清创抗炎等对症治疗,并予奥氮平片5mg口服1/日控制精神症状。治疗11天后患者情绪稳定,精神症状消失,双下肢水肿消失,左足第3趾干燥、无渗液及感染征象。复查电解质、肝功能正常。因患者自觉病情好转,要求出院。

最后诊断:硬皮病所致的精神障碍;硬皮病;左足第3趾末端坏死;脑萎缩;低钾血症;轻度贫血;低蛋白血症;两下肺纤维化。建议出院后继续口服"骨化三醇0.25μg/日;氯化钾缓释片0.5g/日;奥氮平片7.5mg/日;醋酸泼尼松片10mg/早"。

随访:出院半年,患者遵医嘱口服骨化三醇0.25μg/日、醋酸泼尼松片10~15mg/日、奥氮平片5mg/日。病情基本稳定,未发现精神异常。

二、讨论

硬皮病(Scleroderma,SD)是一种以局限性或弥漫性皮肤或伴有内脏器官的纤维化为特征的结缔组织病,局限于皮肤者为局限性硬皮病(localized sclero-derma,LS),累及系统者称为系统性硬化症(systemic sclerosis,SSc)。国外报道其患病率为(0.5~3)/万。患者早期可出现血管痉挛性改变,表现为寒冷或情绪诱发后的肢端变白、变紫,遇热后潮红或恢复正常肤色,临床上称之为雷诺现象(Raynaud's phenomenon,RP)。这种现象在90%以上的患者中先于皮肤病变几个月甚至20多年出现。本例患者伴发雷诺现象,并出现足趾坏死。严重时患者并发肢端溃疡、瘢痕形成或坏疽。

硬皮病可导致精神障碍。通常情况下,其精神障碍具有以下特征:一般在躯体疾病的急性阶段或最严重时期出现;与原发躯体疾病在程度上常呈平行关系;症状多具有昼轻夜重的特点;在急性期常出现急性脑病综合征,在初期和恢复期常出现脑衰弱综合征;在严重躯体疾病之后或治疗不当影响脑功能时可出现慢性脑病综合征;慢性迁延者可出现智力减退。

对本案例患者,临床诊断考虑硬皮病所致精神障碍有依据:①有6年硬皮病的病史及相关诊断依据;②有性格改变、思维逻辑障碍、躁狂样发作、行为怪异等精神异常表现;③硬皮病存在在先,精神症状发生在后,精神症状随硬皮病的缓解而改善。

在鉴别诊断方面,需要综合考虑的问题比较多。

一是与脑器质性精神障碍鉴别。患者2006年发现硬皮病并出现精神异常,当时查头颅磁共振无异常。2006年至2011年间,曾复查两次头颅磁共振均无异常。直到2012年7月复查磁共振才提示脑萎缩。因此,脑器质性精神障碍的可能性不大。

二是与糖皮质激素所致精神障碍鉴别。治疗硬皮病的醋酸泼尼松为激素类药物,可以引起精神异常。但患者在使用该药之前就已经出现精神症状,且在长期的使用该药过程中即使停用了抗精神病药也没有发现精神症状加重。故可排除糖皮质激素所致精神障碍。

三是与躁狂症鉴别。患者有心境高涨、思维奔逸、活动增多等表现,单从症状考虑符合躁狂样发作。但患者有明确的硬皮病,且精神症状与硬皮病关系密切,不能排除硬皮病所致的精神障碍。

治疗方面,病因治疗和对症治疗同等重要。由于精神障碍往往会影响躯体疾病的治疗和康复,因此,精神障碍的对症治疗非常重要。

根据硬皮病的病理生理改变特点,可以从三个方面加强治疗干预,即自身免疫、外周血管病变缺血再灌注损伤以及组织纤维化。目前没有一种药物可以阻止硬皮病的病变进程,但以下治疗可能有效:①激素治疗。早期治疗效果较好,一般用药1~2年,可采用肾上腺皮质激素或用免疫抑制剂;②扩血管药。肺动脉高压(PHA)是导致硬皮病患者死亡和致残的重要原因,利用人工合成前列腺环素PGI_2治疗硬皮病合并PHA可以取得比较好的效果;③血浆置换。能有效清除血浆中循环免疫复合物,改善硬皮病的血管功能异常、血液高凝状态、免疫异常;④肺移植。终末期硬皮病间质性肺病的药物治疗效果差,肺移植可能是终末期硬皮病间质性肺病患者可行的选择;⑤造血干细胞移植(hematopoietic stem celltransplantation,HSCT)。近十年来,随着HSCT技术的应用与发展,自体或异体HSCT已成为有望治愈严重自身免疫性疾病的一种新方法。

如何选择精神类药物应用于硬皮病所致的精神障碍,目前尚缺乏相关的研究。原则上应小剂量选用能有效地控制精神症状、副作用小的短效药物。对伴有幻觉、妄想及兴奋躁动的患者应选用奋乃静、奥氮平、利培酮等药物治疗。如患者有抑郁、焦虑状态,可服用小剂量抗抑郁剂氟西汀、帕罗西汀、文法拉辛。对有意识障碍的患者,应慎用或禁用催眠药及抗精神病药物,以免导致意识障碍的加剧。

三、经验总结

硬皮病少见,硬皮病所致精神障碍更少见。总结本案例诊疗过程,经验如下。

第一,要注意鉴别诊断。患者起病初期曾在当地精神病院诊断精神分裂症,或许就是误诊。也许受限于专科医院的检查技术条件,有些基层的精神病医院不能像大型综合性医院一样有足够的设备对患者进行全面检查,难以明确躯体疾病的诊断。但从另一个方面来说,首诊精神科医师对硬皮病所致精神障碍认识不足。因为患者在转入精神病医院之前,已经在综合医院诊断为系统性硬皮病,并且考虑了躯体疾病所致精神障碍的诊断,但首诊精神科医师可能对硬皮病缺乏了解,更多地从症状学考虑诊断,以至于误诊为精神分裂症。

第二,硬皮病病情复杂。硬皮病可能会造成多系统的损害,必须完善检查,请多学科会诊,标本兼治。本患者入院前进食少,体重下降伴水肿,存在低蛋白、低钾、低钙血症,同时有足趾坏死及精神异常,需要多学科联络会诊,共同解决问题。

第三,精神药物治疗要有选择性。应选用能有效控制精神症状、副作用小的短效药物。本例患者平时长期用小剂量奋乃静控制兴奋状态,效果好。但此次入院初期患者不配合口服药物,予小剂量氟哌啶醇注射有效。考虑到患者精神症状表现为躁狂样发作,使用小剂量具有心境稳定剂作用的奥氮平后症状得以控制。

专家点评

精神异常患者伴有皮肤僵硬、关节疼痛、肢端雷诺现象及肾功能损害时应考虑硬皮病所致精神障碍的可能,诊疗工作中要加强多学科联络会诊,避免误诊漏诊。

参考文献

[1] 陆再英,钟南山. 内科学. 第7版. 北京:人民卫生出版社,2008.

[2] 沈渔邨. 精神病学. 第5版. 北京:人民卫生出版社,2009.

[3] Shah A A, Wigley F M. My approach to the treatment of scleroderma. Mayo Clinic Proceedings, 2013, 88(4): 377–393.

[4] Schachna L, Jr M T, Dauber J H, et al. Lung transplantation in scleroderma compared with idiopathic pulmonary fibrosis and idiopathic pulmonary arterial hypertension. Arthritis and Rheumatism, 2006, 54(12): 3954–3961.

[5] Shitrit D, Amital A, Peled N, et al. Lung transplantation in patients with scleroderma: case series, review of the literature, and criteria for transplantation. Clinical Transplantation, 2009, 23(2): 178–183.

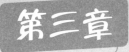

精神活性物质和非成瘾性
物质所致精神障碍

55. 醉生梦死久生乱，人醒时分命也悬
——酒精依赖综合征伴脑桥中央髓鞘溶解症

作　者：苏琴基　刘耿　李大创
关键词：酒精依赖综合征，脑桥中央髓鞘溶解症，电解质紊乱

一、病例资料

男性患者，33岁，因"酗酒13年，酒后行为异常并加重1年余"于2015年10月2日入精神科。患者妻子及母亲提供病史。

现病史：患者2002年开始饮酒，起初量不多，应酬时才饮，后酒量逐渐增大，有时一餐饮白酒1斤以上，常常醉酒。每次醉酒后倒头便睡，但无伤人、毁物等行为。之后饮酒逐渐频繁，几乎每餐必饮，每日酒量逐渐增加，至少白酒1斤以上。2014年以来，饮酒无节制，想饮就饮，每天饮40度白酒约1500ml。整日醉醺醺，喝醉酒时要么乱发脾气、到处骂人，要么倒头随地便睡，醒来就要找酒喝，稍长时间不饮酒则烦躁不安，发脾气，情绪激动，伴四肢震颤。因过度饮酒严重影响工作，被老板开除。之后便整日待在家中无节制地饮酒。家人见其难管理，本人亦觉得痛苦，遂到精神科门诊就诊，门诊拟诊"酒精依赖综合征"收入病房治疗。患者起病以来无畏寒、发热、抽搐；无冲动、自伤、伤人、毁物行为；睡眠差，进食差，大小便正常。

既往史：无特殊。

个人史：有饮酒史13年，近1年多饮40度白酒1.5kg/日。抽烟约20年，1包/日。

家族史：无特殊。

体格检查：体温 36.2℃，脉搏 72 次/分，呼吸 20 次/分，血压 110/70mmHg。神志清楚，心、肺、腹查体未见异常。四肢有震颤，双上肢明显，四肢肌力、肌张力正常，生理反射存在，病理反射未引出。

精神状况检查：意识清晰，步入病房，仪表整洁，年貌相符，定向正常。接触主动、合作，问话对答切题，思维条理清晰，逻辑正常，未发现有幻觉、妄想等精神病性症状，记忆、智能粗测正常。情绪焦虑，承认对酒有心理依赖，停饮酒就会感觉到心里难受、双手震颤，情感反应协调。未发现有冲动、伤人、毁物、怪异行为。社会功能受损，自知力完整。

辅助检查：①血常规：红细胞计数 $3.06 \times 10^{12}/L \downarrow$，正常参考值（$3.8{\sim}5.1$）$\times 10^{9}/L$，血红蛋白浓度 $110.0g/L \downarrow$（正常参考值：$115{\sim}150g/L$），红细胞比容 $31.5\% \downarrow$（正常参考值：$35\%{\sim}45\%$），红细胞平均体积 $102.8fL \uparrow$（正常参考值：$80{\sim}100fl$），红细胞血红蛋白含量 $35.9pg \uparrow$（正常参考值：$27{\sim}34pg$），血小板 $99 \times 10^{9}/L \downarrow$（正常参考值：（$125{\sim}350$）$\times 10^{9}/L$）。②肝功能：总胆红素 $37.7\mu mol/L \uparrow$（正常参考值：$3.4{\sim}20.5\mu mol/L$），直接胆红素 $23.9\mu mol/L \uparrow$（正常参考值：$0{\sim}0.68\mu mol/L$），间接胆红素 $13.80\mu mol/L \uparrow$（正常参考值：$3.4{\sim}13.0\mu mol/L$），直胆/总胆 $0.63 \uparrow$（正常参考值：$0.2{\sim}0.4$），丙氨酸转移酶 $90U/L \uparrow$（正常参考值：$7{\sim}40U/L$），天冬氨酸氨基转移酶 $245U/L \uparrow$（正常参考值：$13{\sim}40U/L$），碱性磷酸酶 $154U/L \uparrow$（正常参考值：$26{\sim}117U/L$），谷酰转肽酶 $1573U/L \uparrow$（正常参考值：$10{\sim}60U/L$）。③电解质：钠 $140mmol/L$（正常参考值：$137{\sim}147mmol/L$），钾 $3.0mmol/L \downarrow$（正常参考值：$3.5{\sim}5.3mmol/L$），氯 $97mmol/L \downarrow$（正常参考值：$99{\sim}110mmol/L$），镁 $0.56mmol/L \downarrow$（正常参考值：$0.67{\sim}1.04mmol/L$）。④腹部 B 超：脂肪肝。⑤心电图、头颅 CT 未见异常。

入院诊断：酒精依赖综合征；酒精性肝炎；低钾、低氯、低镁血症。给予地西泮、奥沙西泮脱瘾替代疗法、补充 B 族维生素，以及护肝、维持水电解质酸碱平衡等对症治疗。治疗后患者对酒精的精神和躯体的依赖性均减轻，表示没有强烈的喝酒欲望，四肢震颤均明显改善。

住院第 14 天，患者吐词不清，言语欠流利，蹒跚步态，诉脚下有踩棉花感，偶有饮水呛咳现象。之后 3 天，以上现象呈进行性加重，但否认头晕、头痛、视物重影，无意识障碍、抽搐。体格检查：右侧鼻唇沟稍变浅，余脑神经未见异常，言语表达不清晰。四肢肌张力正常，右侧肌力正常，左侧肌力 Ⅴ- 级。双侧指鼻试验笨拙，步态不稳，左侧巴氏征阳性。考虑神经系统存在病变，急查：①电解质示氯 $112mmol/L$（正常参考值：$99{\sim}110mmol/L$），钠、钾、钙均正常；②脑脊液生化示氯 $135mmol/L \uparrow$（正常参考值 $120{\sim}132mmol/L$），腺苷脱氨酶、葡萄糖、蛋白、脑脊液常规、免疫正常；细菌培养阴性；③颈椎 X 线胸片未见异常；④头颅 MRI 示脑干内见不规则异常信号影，边界模糊，大小约 $1.4cm \times 1.8cm \times 2.1cm$，呈稍长 T_1 稍长 T_2 信号，信号不均匀，脑沟、脑裂稍增宽、加深征象，中线结构居中；右侧上颌窦黏膜增厚；考虑：①脑干信号异常，建议 MR 增强、DWI 检查；②轻度脑萎缩；③右侧上颌窦炎（图 19）。

增强 MRI 提示脑桥病变，静脉注入 Gd–DTPA 增强检查病灶未见强化，周围未见水肿及占位效应，双侧额叶皮层下见斑点状稍长 T_2 异常信号，余颅内未见明确异常信号灶，脑沟、脑裂稍增宽，脑室、脑池稍扩大，中线结构居中；印象：脑异常结合病史符合：①慢性酒精损害致病理性脑萎缩；②脑桥异常信号，符合中央髓鞘溶解症（CPM）（图 20）。

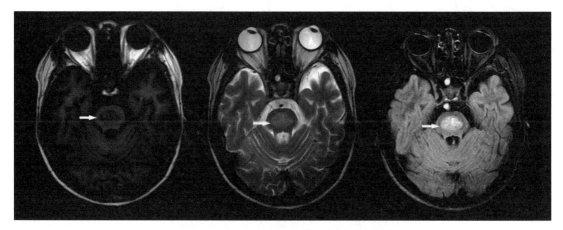

图 19　脑干信号异常

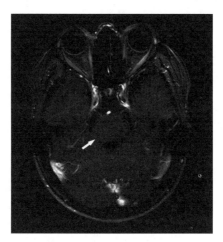

图 20　脑桥中央髓鞘溶解症

住院第 17 天神经内科会诊,诊断考虑:脑桥中央髓鞘溶解症;脑萎缩;酒精依赖综合征。转神经内科,予甘露醇脱水降颅压、营养脑细胞等对症治疗。住院治疗 30 天后,患者症状逐渐改善,病情好转出院。出院时言语、吐字改善,无饮水呛咳,四肢肌力恢复正常,有轻微步态不稳。

随访:出院后在神经内科门诊随诊治疗,2 个月后步态不稳明显减轻,恢复可,能帮家里做农活。

二、讨论

脑桥中央髓鞘溶解症(central pontine myelinolysis,CPM)是临床罕见的代谢性脱髓鞘疾病。CPM 由 Adams 首次提出,病理学上表现为髓鞘脱失不伴炎症反应。现在多数作者认为,本病的病因是低钠血症与过快或过度地纠正低钠血症所引起。由于 CPM 发生在严重疾病基础上,其临床表现常被其他症状所掩盖,故易误诊、漏诊。

本病为散发,任何年龄均可发生,儿童病例也不少见,本病的显著特点是患者或为酒精中毒晚期,或常伴有严重威胁生命的疾病。患者也可见于肝功能衰竭、肝移植术后、肾衰透析后、急性出血性胰腺炎、淋巴瘤及癌症晚期、严重烧伤、败血症和营养不良等。

目前,CPM的病因和发生机制尚未明确。有学者认为其发病与营养不良有关,亦有人认为其与酒精中毒等有关。多数作者认为,本病的病因是低钠血症与过快或过度地纠正低钠血症所引起。低钠血症时脑组织处于低渗状态,过快地补充高渗盐水、纠正低钠血症使血浆渗透压迅速升高,引起脑组织脱水和血－脑脊液屏障被破坏,有害物质透过血－脑脊液屏障可导致髓鞘脱失。Rameakers VT等认为脑桥中央髓鞘溶解症与叶酸缺乏和低钠脱水存在相关性。De Lacerda等指出戒酒是CPM的易损因素,因戒酒过程中易出现电解质紊乱及渗透压改变,但该观点有待进一步验证。

CPM临床特征明显,常常在原发病基础上突发四肢弛缓性瘫痪,咀嚼、吞咽困难及构音障碍,眼震及眼球凝视障碍等,可呈缄默及完全或不完全闭锁综合征。过半数的病例发生于慢性酒精中毒症的后期,伴有Wernicke脑病和多发性周围性神经炎。其他常与脑桥中央髓鞘溶解症相伴随的疾病或临床症状还有:经透析治疗的慢性肾功能衰竭;肝功能衰竭;晚期淋巴瘤及癌症;各种病因引起的恶病质;严重细菌感染;脱水与电解质紊乱;严重烧伤及出血性胰腺炎。

CPM实验室检查提示外周血细胞增多;血沉加快;脑脊液压力增高或正常,细胞数增多,蛋白轻度至中度增高。脑干听觉诱发电位有助于确定脑桥病变,但不能确定病灶范围。MRI为其首选检查方法,表现为对称性T1加权像为低信号,T_2加权像为高信号,无增强效应,脑桥基底部典型的蝙蝠翅膀形病变具有诊断意义,不过这种改变仅在临床症状发生数天后才能形成。

慢性酒精中毒、全身性疾病和低钠血症纠正过快的患者,临床上在数天之内突然发展为四肢瘫痪,假性延髓性麻痹和闭锁综合征,就应考虑CPM的诊断。MRI有助于确诊。本病应与脑桥基底部梗死、肿瘤和多发性硬化等鉴别。MRI显示CPM无显著占位效应,病灶对称,不符合血管分布特征,随病情好转可恢复正常。

目前CPM的治疗以对症及支持治疗为主,积极处理原发病。纠正低钠血症应缓慢,不用高渗盐水。限制液体入量,急性期可用甘露醇、呋塞米等治疗水肿。早期用大剂量激素冲击疗法有可能抑制本病进展,甘露醇减低脑水肿、神经营养药物、以及补充B族维生素治疗脑桥中央髓鞘溶解症有效,可试用高压氧和血浆置换。有报道认为静脉注射丙种球蛋白是治疗脑桥中央髓鞘溶解症亦是有效的方法。

CPM是一种严重的神经系统疾病,随时可危及患者生命或造成终身残疾。以往国内外相关文献均认为其死亡率高于60%,原因多为原发病恶化、感染及呼吸循环衰竭。经综合康复治疗后,患者日常生活活动能力提高较多,部分患者回归社会。但严重构音障碍者恢复不理想。

三、经验总结

第一,CMP是慢性酒精中毒性脑病中一种。酒精中毒性脑病在影像学上可有6种表现形式:①广泛性脑皮质萎缩;②胼胝体变性;③韦尼克脑病;④桥脑中央髓鞘溶解症;⑤小脑变性;⑥脑白质脱髓鞘。因此,慢性酒精中毒患者伴有神经系统或者精神症状时,需注意是否存在脑影像学改变,积极行头颅 CT 或者 MRI 检查。

第二,该病患者长期酗酒,易出现电解质紊乱,需警惕低钠血症,注意补钠,并且缓慢纠正,避免补钠过快诱发低渗性脱髓鞘疾病。补钠时起初 24 小时内血钠升高不可超过 25mmol/L,强调矫正速率 24 小时内应 <10mmol/L,注意监测电解质变化,避免造成高钠血症。

第三,本例患者入院时行头颅 CT 未见异常,无低钠血症,CMP 是在住院期间发病,起病急,风险高,易误诊漏诊。由于该病严重时可危及患者生命并造成终身残疾,预后极差,死亡率高,因此,对于酒精依赖综合征或酒精所致精神障碍的患者,当合并低钠血症或在戒酒时,需警惕该病发生,对于有神经系统阳性体征,建议及时行头颅 MRI 平扫或者增强以排查该病。

第四,对于每一位精神科医师,需调整我们的思路,不能只关注酒精戒断症状或者酒精所致精神症状,应熟练掌握 CMP 的诊疗,避免该病的误诊、漏诊。

专家点评

脑桥中央髓鞘溶解症可见于长期酗酒患者,并可危及生命或造成终身残疾。对酒精依赖综合征或者酒精所致精神障碍患者,出现神经系统症状或体征时需提高警惕。

参考文献

［1］吴江. 神经病学. 北京：人民卫生出版社,2006.

［2］Fersini F, Govi A, Tsokos M. Central pontine myelinolysis. Forensic Science Medicine and Pathology, 2015, 11（1）: 130-132.

［3］Yadav R K, Das C J, Bagchi S, et al. Asymptomatic pontine and extra-pontine lesions in a patient with end-stage renal disease. Saudi J Kidney Dis Transpl, 2016, 27（2）: 395-397.

［4］Rameakers VT, Reul J, Kusenbach G, et al. Central pontine myelinolysis associated with acquired folate depletion. Neuropediatrics, 2007, 28（2）: 126-130.

［5］De Lacerda L, Van Durme E, Verbanck P. A case of central pontine and extrapontine myelinolysis, without hyponatremia, during alcohol withdrawal with favorable outcome. Rev Med Brux, 2014, 35（3）: 174-178.

［6］高春燕. 脑桥中央髓鞘溶解症 1 例报告. 临床神经病学, 2008, 21（4）: 56.

［7］杜晓霞, 宋鲁平, 徐建民等. 脑桥中央髓鞘溶解症的临床特征及其康复预后. 中国康复理论与实践, 2011, 17（9）: 852-855.

［8］董建军, 高波, 吕翠等. 慢性酒精中毒所致脑病的影像学表现. 医学影像学杂志, 2008, 18（6）: 590-592.

［9］胡水清, 张泰昌, 王荣欣. 酒精性肝病合并桥脑中央髓鞘溶解症一例报告. 北京医学, 2004, 26（5）: 323.

56. 走路摇晃的男子
——慢性酒精中毒后 Wernicke 脑病

作　者：许春杏
关键词：慢性酒精中毒，精神障碍，共济失调，Wernicke 脑病

一、病例资料

男性患者，47 岁，因"酗酒 10 余年，言行异常、走路不稳 4 个月"于 2013 年 7 月 2 日入神经内科住院。患者妻子介绍病史。

现病史：患者于 2003 年开始出现大量饮酒，开始饮度数低的啤酒，饮酒量逐渐增多，后逐渐日饮 30 度米酒 500~1000ml，逐渐出现经常醉酒，晨起空腹饮酒，睡前必饮，有时不吃饭仅饮酒，后逐渐出现拿筷子时双手发抖、四肢麻木。近半年来患者大量饮酒，酒当水饮，经常呕吐，进食少，经常感到胃部不适，有烧灼感。患者于 2013 年 2 月下旬开始发热、咳嗽，3 月初突然出现言行异常，夜间不睡觉，东摸西摸，找酒喝。胡言乱语，讲一些无中生有、鬼鬼怪怪的话。有时自言自语，听不清讲什么内容。行为怪异，经常发呆，不理家人，不说话。注意力不集中，家人呼之无反应，有时不认识家人。后逐渐出现四肢乏力，走路摇摇晃晃，有时二便拉在裤子里。生活自理能力下降明显，不会穿衣、洗澡，不能自主进食，家人喂食情况下每天只能进食少许稀粥。5 月底先后于当地人民医院、某医科大学附属医院就诊，诊断"慢性酒精中毒性脑病；症状性癫痫；幻觉综合征；肺部感染"，予输液、镇静等支持对症处理，具体不详，住院期间未喝酒。经治疗后患者能认识家人、进食流质。但出现凭空闻声、凭空视物、自语乱语、行为怪异。治疗不配合，拔除输液针头，裸体外跑，走路摔跤。2013 年 6 月 30 日，家人发现患者双下肢水肿，为进一步诊治，门诊以"慢性酒精中毒性脑病"收入神经内科病房。

辅助检查：2013 年 3 月头颅 MRI 示"双侧额叶轻度脱髓鞘样变、轻度脑萎缩，以乳头体萎缩明显"。脑脊液相关检查未见异常。

既往史：2013 年 2 月曾被狗咬伤右手背，及时接种狂犬病疫苗。余无特殊。

个人史：患者近半年来记忆力逐渐下降，性格变得孤僻。

家族史无特殊。

体格体检：体温 36.0℃、脉搏 84 次 / 分、呼吸 20 次 / 分、血压 140/90mmHg。心、肺、腹无异常，双下肢中度凹陷性水肿。可闻及酒味，意识蒙眬，定向差，说不出身处何地，不识亲

人。有摸索样动作。反应迟钝,记忆力、理解与判断力、计算力检查不合作。可查及眼球水平震颤,双手震颤明显,Romberg 征(+)。病理征、脑膜刺激征阴性。

入院诊断:酒精中毒性脑病;酒精性戒断震颤谵妄;双下肢水肿查因。

诊疗过程:入院后查①肝功能:白蛋白 31g/L↓(正常参考值:35~55g/L),A/G=1.0↓(正常参考值:1.1~2.5)。②空腹葡萄糖 11.8mmol/L↑(正常参考值:3.9~6.1mmol/L)。③血脂:三酰甘油 2.15mmol/L↑(正常参考值:0.22~1.7mmol/L)。④超敏 C- 反应蛋白 >5.0mg/L↑(正常参考值:≤1.0mg/l)。⑤糖耐量试验 0、1、2、3 小时分别为:7.1mmol/L↑(正常参考值:3.9~6.1mmol/L)、14.4mmol/L↑(正常参考值:3.9~8.3mmol/L)、9.5mmol/L↑(正常参考值:3.9~7.8mmol/L)、6.8mmol/l↑(正常参考值:3.9~6.1mmol/L)。⑥心电图示:窦性心律;左心室高电压。胸片示:心影增大,请结合临床考虑;左侧胸膜肥厚。⑦腹部超声示:肝实质回声稍粗、欠均匀;胆胰脾双肾超声未见异常;双侧输尿管上段未见扩张。⑧脑电图示:两半球基本波率为 13~25Hz 低 - 中幅不规则的快波节律,呈广泛性分布,夹杂少量 10~12Hz 低 - 中幅 α 波及 α 活动,以顶枕区为主,双侧基本对称,调节调幅差,各导联可见少量的 θ 波及 θ 活动。视反应未见明显改变。过度换气:未见明显改变。印象:快波节律紊乱性脑电图,脑电地形图:快波频带能量级增高。⑨韦氏智力量表测验提示:全量表智商 60。⑩韦氏记忆量表全量表记忆商数 85。三大常规、肾功能、甲状腺功能、糖化血红蛋白、肿瘤标志物、心肌酶谱、术前免疫、凝血功能、血流变学、C 肽 0、2 小时及胰岛素 0、2 小时、抗胰岛素自身抗体及胰岛素抗体定量均正常,脑脊液检查无特殊。因患者行为紊乱,入院时不合作,头部 MRI 检查不能进行。入院次日精神科会诊:患者接触被动,生活自理能力差,可闻及酒味(会诊当日患者偷买酒喝)。烦躁不安,定向欠佳,注意力不集中。有言语性幻听,幻视及可疑幻触。说很多鬼神叫自己跑。不穿衣服,因为感到有虫子爬来爬去,有的已经钻进皮肤里面。情感不协调,易激惹,紊乱行为。诊断考虑:酒精中毒所致精神障碍;Wernicke 脑病;酒精性戒断震颤谵妄;双下肢水肿查因。建议:①予利培酮口崩片 1mg 2 次 / 日抗精神病治疗,同时口服氯硝西泮;②查血维生素 B₁、维生素 B₁₂;③可诊断性补充维生素 B₁;④建议停止饮酒,加强监护,防意外。内分泌科会诊诊断考虑"糖耐量减低",建议糖尿病饮食、适当体育锻炼。住院诊断:Wernicke 脑病;酒精中毒所致精神障碍;低蛋白血症;糖耐量减低;高脂血症。予大量补充维生素 B₁、利培酮控制精神症状、氯硝西泮镇静、法舒地尔改善循环、奥拉西坦营养神经及输液支持治疗。患者双下肢水肿,考虑低蛋白血症所致,予营养支持、呋塞米、螺内酯利尿消肿等处理。后患者病情好转,复查血常规、肝肾功能、电解质、心电图无特殊,意识恢复,眼球震颤消失,双下肢水肿消退,精神症状明显缓解,住院 19 天后临床好转出院。

随访:出院 3 个月后随访,患者停止饮酒,可正常进食,规律口服利培酮 2mg/ 日,精神症状控制好,睡眠改善,记忆力部分恢复。

二、讨论

Wernicke 脑病(Wernicke Encephalopathy, WE)是因维生素 B₁ 缺乏引起脑灰质出血,导致临床以意识障碍、眼肌麻痹和共济失调三联征为主要表现的代谢性脑病。引起维生素 B₁ 缺乏的原因很多,包括呕吐、营养不良、神经性厌食、肝病、胃全部切除、空肠切除、胃癌、恶性肿瘤、恶性贫血、慢性腹泻、长期肾透析等,但最常见的原因是慢性酒精中毒。本例患者酗酒 10 余年,常以酒代餐,甚至数天不进食,可能导致维生素 B₁ 严重摄入不足。此外,长期嗜酒可引起胃肠功能紊乱,小肠黏膜病变导致营养吸收不良,酒精性慢性肝功能损害使硫胺转化成活性焦磷酸硫胺素的能力下降。而焦磷酸硫胺素是细胞代谢中的重要辅酶,此酶缺乏时会导致三羧酸循环障碍,引起脑组织乳酸堆积和酸中毒,导致神经细胞水肿、炎性反应,破坏血脑屏障而形成 WE。WE 的病变部位多累及丘脑、下丘脑、乳头体、第三脑室壁、中脑导水管周围灰质和第四脑室底部等,病理特点是充血和点状出血,MRI 检查常可发现这些改变,且早期诊断较敏感,是诊断 WE 的重要证据。一般 MRI 检查可见双侧丘脑及脑干对称性病变,第三脑室和导水管周围对称性 T2WI 高信号影,6~12 个月后恢复期高信号降低或消失。

WE 少见,患病后如得不到及时治疗,病死率可高达 50%。得到及时诊疗的患者部分人可完全恢复,但也有 10% 的病死率。所以,早期识别与诊断尤为重要。在中国精神疾病诊断分类中,Wernicke 脑病归类于酒精中毒所致精神障碍,但目前缺乏明确的操作性诊断标准。2010 年,WE 防治指南提出,对酒精依赖者临床诊断 WE 要符合四个特征中的至少两条,这四个特征分别是饮食不良、眼部异常、小脑功能障碍、精神异常或记忆障碍。此外,对疑为 WE 的患者,条件允许时建议检查血浆硫胺水平和头部 MRI。但本例患者入院时行为紊乱,不配合 MRI 检查,给临床诊断带来了困难。

WE 一般起病较慢,呕吐和眼球震颤常常是较早出现的症状,典型的 WE 患者可出现眼肌麻痹、精神异常和共济失调。但三组症状并不经常同时出现,这使得早期诊断困难,容易误诊。为减少误诊,临床上要高度关注患者的眼肌症状。本患者入院检查时眼球水平震颤明显,但住院后期眼球震颤消失。一般来讲,患者的眼肌麻痹症状持续时间不长,恢复较快,而精神症状的恢复需要数周至数月。因此,精神障碍病史采集中要特别重视眼肌麻痹的病史,否则,在以精神症状为主要临床相的患者中就很容易忽略眼部的症状和体征,导致误诊。

三、经验总结

对有长期饮酒史的患者,当其出现精神异常且伴有意识障碍时,要注意以下特征,并按临床循证思维,收集相关诊断证据。一是精神异常的证据。如本患者起病初期表现为言行异常、生活自理能力下降,后期出现幻觉、记忆障碍、定向障碍、意识障碍。二是神经系统症状与体征。本例患者曾出现眼球水平震颤、双手静止性震颤明显和共济失调表现。三是大脑异常的客观检查结果。本患者精神异常初期头颅 MRI 提示双侧额叶轻度脱髓鞘样变、轻度脑萎缩(以乳头体萎缩明显),符合 WE 的影像学改变。脑电图有轻度异常,虽无特异性表现,但也证实脑器质性损害的可能,支持 WE 诊断。

多数长期大量饮酒的患者,对酒精的毒性作用认识不足,或因羞于告人而掩盖嗜酒史,常常造成临床漏诊或误诊。因此,临床上如遇到伴有意识障碍的慢性酒精中毒患者,尤其是出现营养不良、共济失调和眼球震颤的患者,应注意 WE 的可能。

专家点评

慢性酒精中毒患者出现精神异常、意识障碍、眼肌麻痹和共济失调时要考虑 Wernicke 脑病的可能。

参考文献

［1］Olds K, Langlois N E I, Blumbergs P, et al. The pathological features of Wernicke encephalopathy. Forensic Science Medicine and Pathology, 2014, 10（3）: 466–468.

［2］王维治. 神经病学. 北京: 人民卫生出版社, 2006.

［3］中国医学百科全书编辑委员会. 中国医学百科全书. 上海: 上海科技出版社, 1985.

［4］Francini-Pesenti F, Brocadello F, Manara R. Wernicke's syndrome during parenteral feeding: not an unusual complication. Nutrition, 2009, 25（2）: 142–146.

［5］Jagadha V, Deck J H, Halliday W C, et al. Wernicke's encephalopathy in patients on peritoneal dialysis or hemodialysis. Annals of Neurology, 1987, 21（1）: 78–84.

［6］Moodley R, Seebaran AR, Rajput MC. Dystonia and choreo-athetosis in Wernicke's encephalopathy, A case report. S Afr Med J, 1989, 75（11）: 543– 544.

［7］戴自英. 实用内科学. 第 9 版. 北京: 人民卫生出版社, 1993.

［8］Galvin R, Bråthen G, Ivashynka A, et al. EFNS guidelines for diagnosis, therapy and prevention of Wernicke encephalopathy. European Journal of Neurology the Official Journal of the European Federation of Neurological Societies, 2010, 17（12）: 1408–1418.

［9］Chiossi G, Neri I, Cavazzuti M, et a1. Hyperemesis gravidarum complicated by Wernicke encephalopathy: background, case report, and review of the literature. Obstet Gynecol Surv, 2006, 61（4）: 255–268.

57. 劝君莫饮千杯酒
——慢性酒精中毒所致精神病

作　者: 阳睿

关键词: 酒精中毒, 柯萨可夫综合征, 慢性酒精中毒所致精神病

一、病例资料

患者男性, 52 岁, 因 "大量饮酒 30 年, 记忆力下降 3 年, 言行异常 3 个月" 于 2010 年 1 月 3 日入院。病史由患者女儿介绍。

现病史：患者 20 岁左右开始饮酒，多为接待亲朋好友时饮用，一次可饮散装约 30 度的白酒 1 斤以上，偶有醉酒。因喜欢与亲戚朋友一起喝酒聊天，饮酒量及饮酒次数逐渐增多，几年后逐渐演变成自己一个人时也要饮酒，特别是劳动过后，认为酒可以解乏。约十年前开始每日三餐必饮酒，每次半斤以上，多为 30 度散装白酒，少吃主食。近几年来有时半夜起来找酒喝。连续多日不饮则出现全身颤抖，双手震颤，人变得糊涂，动作笨拙，反应迟钝。曾两次在当地精神病专科医院住院戒酒，回家后均不能自控。近 3 年患者逐渐出现失眠，入睡困难，易醒。记忆力下降，有时刚刚发生的事情过一会儿就会忘记，如中午时分便不记得早餐吃了什么，刚刚吃过饭又说妻子不做饭给他吃，经常找不见自己的东西，家人刚交代的事转身就不记得了。近 3 个月患者出现言行异常，胡言乱语，说看到某些奇怪的东西，如房顶上飘下来白色絮状的东西，但其儿子证实没有看见。敏感多疑，怀疑妻子有外遇，经常因为妻子说的一句话、一个动作，或者看到妻子与其他人说话，或者自己找不到某样重要的东西，就怀疑妻子，质问妻子，进而与妻子吵架。说妻子与别人合伙用法术害他，曾说某个过路的陌生人看起来很怪，一定是有法术的。行为怪异，有时在家到处搬东西，把自己屋里值钱的东西都往外面搬。经常发呆，有时呆站或是呆坐一整天。喜欢不停地吐口水。有时长时间不语或是少语，反应迟钝。不知道饥饿，吃饭需要督促，否则便不吃东西，身体状况越来越差。家人为求治疗，于 2010 年 1 月 3 日送其到某综合医院精神科住院戒酒。

既往史：2006 年有肺结核病史，不规律曾服用抗结核药物 1 年，目前已停用抗结核药物治疗。否认高血压、心脏病及糖尿病史。

体格检查：体温 36.0℃，脉搏 86 次 / 分，呼吸 20 次 / 分，血压 130/80mmHg。神志清楚，头颅五官无畸形，双肺呼吸音清，未闻及干、湿性啰音。心率 86 次 / 分，心音有力，心律齐，各瓣膜听诊区未闻及病理性杂音。腹平软，无压痛及反跳痛，肠鸣音正常。四肢关节活动好，肌力正常，肌张力增高。生理反射存在，病理反射未引出。

精神状况检查：接触被动欠合作。问话少答或不答，反应迟钝，语速稍慢，定向不准，不认识自己的床位，经常走错病房，不知道现在的时间，能认识家人及自己。存在幻视，诉看见鬼，看见死去的朋友来找他，看到天上有白色絮状的东西飘下来，飘到自己口腔里。有幻触，不停地往外吐口水，说感觉自己口里有棉花一样的东西，怎么吐都吐不干净。存在嫉妒妄想及被害妄想，怀疑妻子有外遇，与别的男人合伙用法术害他。记忆力明显下降，记不清人生中大事件发生的时间。存在虚构、错构，将事件张冠李戴，近事记忆明显受损，不记得自己的床位号，经常睡到别人的床上。智力下降，一般常识可，理解判断力稍差，计算能力差，100-7连续运算无法完成。工作能力明显下降，日常生活需人督促料理。有时不语不动，主动抵抗，违拗，不愿意进食。否认消极自杀念头，自知力缺乏。

辅助检查：胸片：两侧肺上部陈旧性肺结核并右侧胸膜肥厚，肺气肿。血生化：尿酸 532μmol/L，余项未见明显异常。腹部 B 超、血常规、甲状腺功能检查、乙肝两对半、梅毒及 HIV 检查均未见异常。头颅 MRI：脑萎缩。脑电图未见明显异常。韦氏智力测验：言语智商 67，操作智商 77，总智商 70。韦氏记忆检测结果：全量表分 31，记忆商数 45。

入院诊断：慢性酒精中毒所致精神障碍（柯萨可夫综合征）。

诊疗过程：入院后患者表现不语不动，接触差，不理人，问话不答，不配合检查及治疗。总是找不到自己的床位，走错房间。有时候违拗，行动迟缓，拒绝进食，大小便不能自理，随地大小便。上级医师查房，认为患者表现为慢性脑病综合征，有精神病性症状，智力及记忆力明显下降,日常生活能力下降。免疫学检查梅毒阴性,可排除神经梅毒可能。头颅 MR 提示脑萎缩,未发现局部缺血灶或脑梗死、脑出血等表现,可排除脑血管疾病所导致的痴呆表现。结合患者有长期大量饮酒史,最后诊断"慢性酒精中毒所致精神障碍(柯萨可夫综合征)"。

诊断明确后予补充 B 族维生素、银杏达莫注射液静滴、口服茴拉西坦分散片,并口服利培酮片(3mg/日)控制精神症状,阿普唑仑片改善睡眠。由于入院后患者拒食,为保障患者的日常生理需要,予以补液、氨基酸等支持治疗。患者住院 17 天,幻觉、妄想症状好转,记忆力稍改善,饮食正常,大小便基本自理,以临床"好转出院"。

随访:患者出院后不愿服药,1 个月后又开始饮酒,记忆力严重下降。出院半年后因一次饮酒过量,跌入路边沟渠淹水死亡。

二、讨论

酒精(即乙醇)是一种亲神经物质,可使血脑屏障通透性增加,抑制中枢神经系统。一次大量饮酒,即可导致急性神经精神症状。如果长期饮用,可引起各种精神障碍,包括依赖、戒断综合征。在长期大量饮酒的情况下,可出现一系列大脑神经系统病理改变,如脑组织炎症、脑血管硬化、基底神经节及中央灰质等部位出血,还可见神经元脂肪浸润、脱髓鞘变性以及不同程度的脑萎缩等,临床上表现出精神病性症状、慢性脑病综合征及神经系统不可逆性病变。

柯萨可夫(Korsakoff)综合征系长期大量饮酒引起的脑器质性损害,其发生可能由于乙醇对大脑皮层下结构的直接毒性作用,从而引起大脑皮层联合区发生改变,以及长期维生素 B_1 缺乏,导致焦磷酸硫胺合成减少,从而抑制糖代谢,减少对胆碱酯酶(CHE)活性的抑制,使乙酰胆碱分解增加,主要影响 3、4 脑室和中脑导水管周围灰质、网状结构等部位。乙醇不仅损害认知功能,而且还带来大脑结构改变,受损部位在大脑皮质和海马,这种结构改变包括脑萎缩、脑室扩大等。

本例患者临床表现以严重近记忆障碍、遗忘、错构、虚构、定向力障碍为基本特征。刚说过的话或刚做过的事情随即遗忘,不能学习新的语言及非语言信息。入院后护士及家属反复指导,患者仍记不住自己的床位,总是走错房间,认错床位。患者同时也有时间、地点定向力障碍,尤其是地点定向障碍明显。对慢性酒精中毒患者,认知综合障碍是其主要表现,也有人称之为乙醇性认知功能障碍,在酒精依赖的患者中其发生率高达 50%~80%,主要表现为信息加工缓慢、学习困难、抽象思维和解决问题缺陷以及视空间能力下降等,执行功能下降是其突出特点,被认为与额叶皮层功能有关,会影响患者自知力和治疗的依从性,也影响其社会功能康复和疾病预后。

近年来,随着影像学、生物化学等检查技术的不断提高与广泛普及,对酒精所致躯体损害的情况也有了越来越深入的了解。长期大量饮酒者脑 CT 检查发现,有 50%~70% 的患者皮质萎缩或脑室扩大,或二者兼而有之。脑沟、第三脑室和侧裂池宽度与饮酒持续年限之间存在一定的相关性。另外,大量饮酒者的脑电图异常率通常可达 54.4%,其改变主要表现为弥漫性异常,慢波活动增多,节律不规则以及痫样放电,而这些改变与酒依赖者饮酒的年限及饮酒量密切相关。

治疗上,完全戒酒是最主要和基本的措施。除戒酒外,可用安定类药物暂时予以酒精替代以减轻急性戒断反应,同时联合消化内科、神经内科等学科对慢性乙醇中毒的症状予以对症处理。补充大剂量 B 族维生素十分重要。值得注意的是,在补充维生素 B_1 前,静滴大量的葡萄糖会导致丙酮酸氧化脱羧反应减慢,使体内硫胺素耗尽,致使病情加重。但胰岛素可促进葡萄糖载体运转,促进糖代谢,故在柯萨可夫(Korsakoff)综合征常规治疗的基础上,使用极化液可明显提高治愈率。对慢性酒精中毒并发痴呆患者,近年来,安理申在临床上使用较为广泛,被认为可改善患者认知功能和生活能力,且临床使用也比较安全。

三、经验总结

本例患者临床表现主要以近记忆力减退、虚构、错构、解决问题能力下降等为主,伴有幻觉、妄想。结合患者的年龄,一般首先考虑血管性痴呆。但对男性患者,一定要追问患者的饮酒史等个人史,以减少漏诊及误诊。该患者根据既往病史、头颅 MRI 等检查排除了脑血管疾病所致的痴呆。依据患者长期大量的饮酒史、临床表现及辅助检查,考虑为柯萨可夫综合征成立。对慢性酒精中毒患者,应加强基础护理和生活护理。因患者长期饮食不规律,导致营养缺乏,所以应督促患者进食,保证营养供给。有些患者伴有神经系统损害,走路不稳,活动时建议家属要有人跟随,防止跌倒、摔伤。病情较重者,应卧床休息,专人守护。对不协调性兴奋冲动患者,必要时给予保护性约束。此外,对患者家属应进行疾病健康教育,对家属出现的情绪问题要进行疏导。

专家点评

中老年人出现近记忆障碍、遗忘、错构、虚构、定向力障碍以及幻觉、妄想等精神病性障碍时,要充分了解患者的脑血管病史、外伤史、饮酒史和不洁性行为史,谨防脑血管性痴呆、酒精性痴呆和麻痹性痴呆的可能。

参考文献

［1］沈渔邨. 精神病学. 第 5 版. 北京:人民卫生出版社,2009.

［2］秦艳平,郑宏. 乙醇性认知功能障碍研究新进展. 医学综述,2010,16(6):871-873.

［3］胡建. 酒中毒所致神经系统继发症的研究. 医学综述,1998,(3):105-106.

［4］陈敏,赵香菊,尚静等. 威涅克－柯萨可夫综合征 67 例临床分析. 中国实用内科杂志,2000,20(7):419-420.

［5］边步菊. 安理申治疗酒精中毒性痴呆 10 例临床分析. 中国煤炭工业医学杂志,2011,14(2):241-242.

［6］阎令红,朴春姬. 柯萨可夫综合征 8 例的临床观察及护理要点. 吉林医学信息,2004,(1):18-19.

58. 口吐"录音带"的逃难者
——慢性酒精中毒所致精神障碍

作　者：阳睿
关键词：慢性酒精中毒，幻视，幻触，精神障碍

一、病例资料

患者男性，已婚，45岁。因"反复言行异常半年"于2009年2月4日入精神科病房。患者爱人、妹妹及妹夫共述病史。

患者半年前炒股失利，思虑较多，整晚不睡觉。后出现凭空闻声，听到有很多人骂他，称蜘蛛与他对话。多疑，自言自语，说台湾人要打过来了，有人害他。坚信有人追杀自己，感到害怕，称自己要躲避追杀"逃难"，遂不顾一切离家外走3天，后因生活无着落而狼狈回家。家属见其精神异常，咨询当地"村医"后自行购买"氯丙嗪片"偷偷放入食物中给患者服用，症状曾一度缓解。近二个月上述症状复发，到处乱骂人，说有人在议论、讲他坏话。说周围有鬼，自己家里不能待了，要到姐姐家避难。外出时将外套丢弃，说是为了摆脱附在衣服上的魔鬼等。家人因难于管理而送其到精神科住院治疗。病后患者睡眠差，饮食可，大小便正常。无高热、惊厥、昏迷，无伤人、毁物行为，无消极言行。

既往史：患者常年有胃病，2年前"胃出血"，当地医院保守治疗后病情控制。有肝病史，曾经"村医"护肝处理。曾行痔疮切除术。否认输血史，否认其他重大躯体疾患史。

个人史：平时好交往，朋友多，为人豪爽。婚后夫妻感情一般，但近几年对爱人不放心，担心爱人外遇。否认冶游史，否认有嗜酒、吸毒等不良嗜好。

家族史：无特殊。

体格检查：体温36.7℃，脉搏110次/分，呼吸20次/分，血压100/70mmHg，身高170cm，体重65kg。神志清楚，贫血貌，头颅五官无畸形，心、肺、腹检查未见明显异常。肛门、外生殖器未查。双手震颤，步态欠稳，脑神经（-），余神经系统检查未见阳性体征。

精神状况检查：神志清楚，定向准，注意力不集中。接触合作，问话对答。引出幻听、幻视、被害妄想、关系妄想。称整日不得安宁，耳边有许多人叽叽喳喳，很吵闹，有一大帮人在说一些是是非非的话，有些在讲自己的事情，部分声音听不清是谁。坚信家中有几个鬼，亲眼所见，长头发，没有眼睛。存在不安全，认为有人害自己，追杀自己，自己走到哪儿都感觉

不对劲,又无处可逃。感觉周围一切都变了,即使不熟悉的人也感觉眼神古怪,似乎要看穿自己。情感反应欠协调,不稳定,有时害怕,有时易激惹。有时自言自语。否认消极自杀。生活懒散,有时无目的乱窜。自知力缺乏。

入院诊断: 器质性精神障碍? 精神分裂症?

辅助检查: 红细胞计数 $2.98×10^{12}/L↓$,正常参考值:$(3.8~5.1)×10^{12}/L$,血红蛋白浓度 90g/L↓(正常参考值:115~150g/L);丙氨酸转移酶 112u/L↑(正常参考值:7~40u/L),天冬氨酸氨基转移酶 81u/L↑(正常参考值:13~40u/L);血钾 3.0mmol/L↓(正常参考值 3.5~5.3mmol/L)。甲状腺功能、血脂、尿常规、大便常规、乙肝、艾滋、梅毒等检查未见明显异常。心电图、腹部 B 超无特殊。

诊疗过程: 入院后第二天,患者诉来医院途中不断有类似录音机磁带一样的东西从口中涌出来,于是不断地做牵拉动作。存在大量幻视、幻触,称看见房间里许多蛇爬来爬去,有许多小虫子钻进皮肤,并冲门,说住院不安全,自言自语"太可怕了,太可怕了",并在自己身上抓来抓去,说要把虫子抓出来。有时表现异常恐惧,有时情感表现欣快。记忆力减退,记不清前一天进食饭菜的种类,反复告知主管医师的姓名,但患者记不住。上级医生查房考虑:①患者起病年龄 45 岁,曾经短期抗精神病治疗后缓解彻底;②存在大量幻听、幻触、记忆障碍、情感欣快,可能存在器质性病变;③体格检查:行走过程中患者步态不稳,指鼻试验欠准确,可见双手震颤,存在神经系统阳性体征;④实验室检查血色素偏低、丙氨酸转移酶及天冬氨酸氨基转移酶偏高、血钾低,提示有躯体病变的可能。建议:进一步采集病史,尽快进一步完善脑电图、头颅 CT 等相关检查,以排除器质性病变所致精神障碍。

经治医师进一步了解病史发现,患者亲属及本人透露,为了医疗险报账,患者隐瞒了嗜酒史。以此为线索,发现患者有 15 年饮酒史,起初遇到接待或朋友聚会时才饮,但常常喝醉。10 年前酒量渐增,白酒 500~1500g/日。8 年前开始空腹喝酒,晨起第一件事情往往是饮酒,把酒当水喝,渴了又饮几口,不饮则难受,常常为达到饮酒目的,不惜跟家人撒谎。近 5 年来性生活次数减少,有时对妻子不放心,担心妻子外遇。近 2 年来逐渐出现双手震颤、失眠等症状。半年前因出现精神异常,在家人监督、帮助下自行戒酒,精神症状控制,但 3 个月后又开始偷偷饮酒。近期几乎天天背着家人饮酒,每天饮半斤至 1 斤白酒,入院前 2 天还饮酒,进食不规律。

入院第二天头颅 CT:双侧大脑、小脑半球对称,脑实质未见明显异常密度灶,脑室、脑池系统扩大,脑沟、脑裂增宽、加深,中线结构居中,颅骨骨质未见异常。考虑:病理性脑萎缩。韦氏智力测验总智商 94,韦氏记忆测验记忆商数 57。

入院第三天,患者出现意识模糊、兴奋吵闹等谵妄状态,伴手抖,当时考虑酒精性震颤谵妄,予临时肌内注射氟哌啶醇注射液、氯硝西泮注射液控制兴奋躁动,并结合多科联络会诊意见继续奋乃静(6mg/次,口服,2/日)控制精神症状,氯硝西泮替代治疗,补充 B 族维生素、补钾、护肝、护胃等对症支持治疗,治疗后患者精神症状明显改善出院,共住院 19 天临床近愈出院。

最后诊断: 慢性酒精中毒所致精神障碍。

随访: 出院 1 个月后随访,患者坚持服药,精神症状逐渐消失。半年后随访,患者已停药 3 个月,未再饮酒,未见明显精神异常。1 年后随访,患者又开始饮酒,并逐渐增多,2010 年 10 月精神症状反复,凭空闻声、看见鬼、感到全身有虫子爬、外跑等而再次住院。

二、讨论

酒精是应用最为广泛的成瘾物质。根据 WHO 的报告,饮酒与 64 种疾病有关,因饮酒而造成的疾病主要集中在肿瘤、心血管及循环系统疾病、消化系统(包括肝脏)疾病、交通伤害、意外伤害、蓄意伤害等方面。在美国,酒依赖的终生患病率为 14%,酒依赖及其相关问题已成为位居第三位的公共卫生问题,仅次于心血管疾病、肿瘤。90 年代,郝伟等对国内六地区饮酒的流行病学调查结果表明,总酒依赖时点患病率为 3.4%,男性为 6.32%,女性为 0.10%。酒精是一种亲神经物质,又是一种麻醉剂,一次大量饮酒可引起急性中毒。长期反复饮酒可产生慢性中毒。

酒精又名乙醇,进入人体以后由胃和十二指肠吸收,主要经肝代谢酶系统氧化生成乙醛,再经乙醛脱氢酶转化为乙酸,最后代谢为水和二氧化碳。大量的乙醛蓄积可出现"酒精红晕"反应,表现为血管扩张、面红发热、嗜睡、头晕、心动过速等症状。在一定程度上提醒饮酒者节制饮酒。饮酒后酒精能迅速进入血液循环而分布在全身,使酒精在各组织器官分布不均,以脑组织,脊髓和肝含量最高。很多研究表明酒精对大脑有直接的神经毒性作用,直接破坏神经细胞,导致大脑萎缩。长期大量反复饮酒可导致记忆障碍和痴呆的发生,但其发病机制还不十分清楚,可能与酒精的神经毒性作用和维生素缺乏有关。

目前酒依赖的发病机制尚不明确,可能涉及多个神经递质系统。许多研究发现,5-HT 与饮酒行为有密切关系,5-HT 功能低下导致饮酒量增加,对酒依赖形成起到了某种中介作用。酒精具有刺激、兴奋多巴胺系统的作用,引起奖赏效应,使机体产生饮酒的欲望。近年来有研究表明,脑内多巴胺系统的功能持续异常变化是酒依赖复发的重要机制,有人对酒依赖患者进行研究,发现戒断后 D_2 受体反应性增高是酒依赖不复发的有利因素。饮酒能刺激下丘脑、垂体及伏隔核释放 β- 内啡肽,内源性阿片肽系统兴奋可能刺激伏隔核区奖赏系统,产生饮酒欲望,饮酒量也增加。另外一些研究表明,酒精可引起脑内重要的兴奋性氨基酸谷氨酸及其受体 NMDA 的功能变化,促使饮酒的欲望,导致戒断后复发,同时抑制 NMDA 受体介导的 LTP(长时程增强),引起学习和记忆的障碍。

酒精所致精神障碍是指因长期过量饮酒导致神经系统结构和功能的紊乱,进而导致躯体症状及精神症状,已成为当前日趋严重的医学和社会问题。此类患者会产生以幻觉和妄想为主的多种精神症状,部分患者也可能出现智能损害、意识障碍和自伤行为。神经系统的症状主要表现为四肢震颤、共济失调、癫痫发作、舌震颤及脑电图异常等。长期大量饮酒停止或减少饮酒量,数小时后还可出现手、舌或眼睑震颤,并有恶心或呕吐、失眠、头痛、焦虑、情绪不稳和自主神经亢进,如心跳加快、出汗、血压增高等戒断反应;部分患者还可出现震颤谵妄,表现为意识模糊,分不清东南西北,不认识亲人,不知时间,有大量的知觉异常,如常见的形象歪曲而恐怖的毒蛇猛兽、妖魔鬼怪,患者极不安宁、情绪激动、大喊大叫,伴全身肌肉粗大震颤、发热、大汗淋漓等;甚至在停饮 12~48 小时出现癫痫样发作,多为大发作。

针对单纯戒断症状,常用苯二氮䓬类药物来缓解酒精的戒断症状。在酒精替代治疗上,药物首次剂量要足量,以地西泮为例,剂量一般为每次 10mg,口服,3/日,首次剂量可更大些,2~3 日后逐渐减量。出现震颤谵妄时,首先苯二氮䓬类药物,氟哌啶醇可酌情使用。酒精性幻觉、妄想等,用抗精神病药物治疗有效,可选用氟哌啶醇、奋乃静等也可选用新型抗精神病药物利培酮等,剂量不宜过大。在幻觉、妄想症状控制后可考虑逐渐减药,不需要长期维持用药。酒精性癫痫不常见,一旦出现可选用丙戊酸类或苯巴比妥类,如有癫痫病史的患者在戒断初期就使用苯二氮䓬类或预防使用抗癫痫药物。

有人提出了护理延伸服务模式,即建立延伸服务档案。出院前 1~3 天,团体小组成员对患者病情、目前康复状况、心理需求、社会支持系统等状况进行评估,与患者一起分析饮酒成瘾的具体原因和复饮危险因素的控制,指导患者回避诱惑的有效措施,出现戒断症状时的应对技巧,并与患者家属一起制订出院后的生活与工作计划等,将戒酒康复知识教育手册发放给患者家属,并注明复诊时间。对出院后患者进行随访、康复知识讲座和集体郊外活动。采用护理延伸服务模式后,患者的戒酒效果、复饮率均低于对照组,表明护理延伸服务对提高患者社会支持水平,提高戒酒效果,降低复饮率等均具有十分重要的现实意义。

三、经验总结

酒精所致精神障碍发病形式和临床症状的多样性,以及人为的一些因素,使精神科医生在诊断时易造成误诊,影响治疗和预后,是现阶段精神科误诊较多的疾病之一。导致误诊的相关因素包括以下三方面。

第一,对本病认识不足。除外酒依赖史外,本病的许多表现和功能性精神疾病表现相似,如果医生缺乏警惕性,不进行相关资料的搜集,在主观诊断思路上就漏掉了本病。

第二,询问病史不仔细。家属将病史介绍的重点放在患者异常的言行及偏离的人格方面,较少提供详细个人史,而长期饮酒史恰恰是本病的诊断依据之一。因此,首诊医生应严格按照病史采集规范,重视个人史,需详细询问饮酒及其他精神活性物质使用史。

第三,临床诊断思维局限。在精神科医生中,受临床惯性诊断思维影响,当患者或家属提供病史中,有幻觉妄想等精神病症状时,易习惯性诊断为精神分裂症。

专家点评

　　对年龄较大、首次起病的精神异常患者,尤其伴有幻视、幻触、幻嗅等症状者,更应注意排除器质性精神障碍及精神活性物质所致精神障碍的可能。

参考文献

［1］张亚林. 高级精神病学. 长沙: 中南大学出版社, 2007.

［2］史锡坤. 300 例酒精所致精神障碍临床分析. 中国药物滥用防治杂志, 2010, 16(5): 278-280.

［3］郝伟, 杨德森, 肖水源等. 国内六地区饮酒情况及相关问题调查. 中国临床心理学杂志, 2008, 3(2): 65-70.

［4］王俊,刘建萍.酒精所致精神障碍的观察研究.中国社区医师:医学专业,2013,15(4):31-32.

［5］郝伟,于欣等.精神病学(第7版).北京:人民卫生出版社.2013.

［6］蒋菊芳,张紫娟,蔡燕等.护理延伸服务降低酒精所致精神障碍患者复饮的效果.中华护理杂志,2014,49(5):556-559.

59. 嗜酒 37 年一夜丢命——慢性酒精中毒所致精神障碍合并脑出血

作　者:阳睿　卢素洁

关键词:慢性酒精中毒,精神障碍,脑出血

一、病例资料

患者男性,58岁,因"大量饮酒37年,反复凭空闻声、视物8年,伴晕倒4天"于2016年11月8日16时入院。患者妻子提供病史,病史可靠、欠详。

现病史:患者37年前开始每天饮酒,均为低度白酒,具体不详。32年前饮酒量增加,每天饮4~5次低度散装白酒,每次量为300~400ml。8年前开始出现双手震颤,凭空闻声,说听到有人敲门的声音,凭空看到许多小动物(实际上均不存在),同时伴多疑、睡眠差等。曾在当地某精神病专科医院住院治疗,诊断"酒精所致精神障碍",具体治疗不详,病情好转出院。出院后患者继续饮酒,近2年一直饮用高度药酒,每日饮酒次数不详,每天约500ml。停饮酒后数小时即出现兴奋话多、不认识人、凭空闻声、躁动吵闹等精神异常,多次在当地某精神病专科医院住院治疗,具体过程不详,效果欠佳。入院前4天患者不明原因晕倒,被就近送至某中医院住院治疗。入院后即停酒,第2天出现全身震颤、出汗多、走路不稳现象,同时伴兴奋话多、凭空闻声等现象。因患者不配合,住院期间未行头颅CT检查及相关治疗,家属及医院均无法管理而转院至某综合医院精神科住院,入院当日早上患者仍饮酒100ml左右。患者本次发病以来,饮食、睡眠欠佳,二便不详,体重无明显改变。无高热、昏迷、抽搐、呕吐等现象。

既往史:10余年前曾在外院行腰椎手术。近4年来曾因血小板减少多次住院治疗,并因此输血,具体不详。有酒精肝、肝硬化、胃病史。今年4月份患者因车祸导致左下肢"骨筋膜室综合征",曾行切开减压术等治疗。

个人史:饮酒史如前所述。

家族史无特殊。

体格检查：体温 37.1℃，脉搏 96 次 / 分，呼吸 20 次 / 分，血压 140/90mmHg。神清，四肢震颤。心、肺、腹未见明显异常。左下肢胫骨外侧皮肤有一约 25cm 的手术缝合瘢痕，腓骨外侧皮肤有一大小约 26cm×4cm 的椭圆状陈旧性瘢痕，左侧髌骨处皮肤有淤血，颜色青紫。左侧股骨前端皮肤有散在的瘢痕。四肢震颤，四肢肌力、肌张力正常，生理反射存在，病理反射未引出。

精神状况检查：意识清醒，定向准，接触不合作，言谈不切题，思维松弛。有幻听，诉总听见有人敲门，开门却不见人。存在被害妄想，总是怀疑有人害自己，在周围窥视自己。情绪不稳定，易兴奋，易激惹，情感反应欠协调。不配合检查，行为冲动，自知力差。

辅助检查：血常规：红细胞计数 $3.30×10^{12}$/L↓，正常参考值（3.8~5.1）$×10^{12}$/L，血小板计数 $58×10^9$/L↓，正常参考值（125~350）$×10^9$/L。急查血生化：丙氨酸转移酶 51U/L↑（正常参考值 7~40U/L），天冬氨酸氨基转移酶 91U/L↑（正常参考值 13~40U/L），谷酰转肽酶 593U/L↑，肌酸激酶 410U/L↑（正常参考值 22~269U/L），葡萄糖 16.7mmol/L↑（正常参考值 3.9~6.1mmol/L），钾 3.1mmol/L↓（正常参考值 3.5~5.3mmol/L），镁 0.43mmol/L↓。凝血功能：D-二聚体 18150ug/L↑，部分活化凝血活酶时间 18.8 秒，余正常。心电图：窦性心动过速；S-T 段下移；左心室高电压；Q-T 间期稍延长；提示不完全性心房内阻滞。

入院诊断：酒精性戒断震颤谵妄；低钾、低镁血症；肝功能损害；血小板减少查因。

诊疗过程：入院后拟进一步完善头颅 CT 等影像学检查，但由于患者不配合、躁动不安、四肢震颤明显，而未能进行。予小剂量奥氮平控制精神症状。

入院当晚 22 时，患者出现兴奋、躁动、吵闹、乱语，不愿输液、想拔针，要求回家，不配合检查及治疗。

体格检查：体温 37℃，脉搏 98 次 / 分，呼吸 20 次 / 分，血压 150/96mmHg。神志模糊，问话少答，能认识儿子，但地点定向欠准确。心、肺、腹检查未见明显异常。四肢震颤，双手摸索样动作，神经系统检查不配合。考虑为酒精戒断反应，予临时肌内注射氟哌啶醇注射液 2.5mg、静滴 0.9% 氯化钠注射液 100ml 加地西泮注射液 10mg 对症处理。据患者陪护反映，用药后患者安静入睡，且整晚鼾声不断。凌晨 5 点 40 分，护士查房多次呼叫患者无应答，并出现喷射样呕吐，小便解在床上。值班医生立即进行体格检查：呼吸 16 次 / 分、脉搏 120 次 / 分、血压 170/110mmHg。患者呈中度昏迷，叹息样呼吸。双侧瞳孔不等大，左侧直径约 5mm，对光反射消失，右侧直径 3mm，对光反射迟钝。初步判断为脑血管病的可能性大，急查头颅 CT 后立即转入重症医学科抢救治疗。头颅 CT 结果为：考虑左大脑半球脑出血（出血中心位置在左侧基底节区）并破入脑室、蛛网膜下腔，继发大脑镰下疝、梗阻性脑积水（图 21）。胸部 CT：双肺多发感染性病变，建议治疗后复查；脂肪肝（重度）。

转入重症医学科时患者深昏迷，瞳孔散大固定，直径约 7mm，对光反射消失，呼吸 8 次 / 分。立即气管插管、呼吸机辅助呼吸。神经外科急会诊，认为脑部出血面积大，深昏迷，呼吸循环不稳定，为手术禁忌证，建议脱水降颅压、止血、营养脑细胞、抗感染等对症处理。11 月 9 日 12 时 50 分，患者心跳、呼吸停止，经抢救无效后于 11 月 10 日 3 时死亡。

最后诊断：脑出血；多器官功能衰竭；电解质紊乱；酒精性戒断震颤谵妄；血小板减少；肺部感染；脂肪肝。

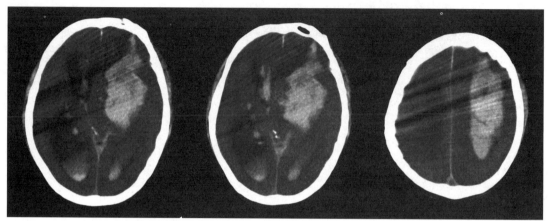

图 21　脑出血

二、讨论

脑出血（Intracerebral Hemorrhage, ICH）是神经内外科常见的难治性疾病之一，在脑卒中各亚型中发病率仅次于缺血性，居第 2 位。人群中脑出血的发病率为每年 12/10 万 ~15/10 万。脑出血发病凶险，病情变化快，致死致残率高。一个月死亡率高达 35%~52%，6 个月末仍有 80% 左右的存活患者遗留残疾，是中国居民死亡和残疾的主要原因之一。

脑出血常见的危险因素包括高血压、脑淀粉样血管变性、脑动静脉瘤、肿瘤卒中、凝血功能障碍。最常见的病因是高血压和高血压引起的小动脉硬化。目前对脑出血发病机制尚不完全清楚。有研究认为，持续性高血压引起脑内小动脉壁脂质透明样变性和纤维蛋白样坏死，小动脉壁变脆，引起动脉壁疝或内膜破裂，形成微小动脉瘤或微夹层动脉瘤，在某些因素作用下，血压突然升高时，会使微小动脉瘤破裂而出现脑出血。

研究表明，适量饮酒可提高血中高密度脂蛋白含量，增加纤溶系统活性，降低血小板聚集性，进而保护心、脑血管，减少冠状动脉粥样硬化性心脏病及脑卒中的发生。但长期大量饮酒易引起高血压、动脉硬化，影响血液流变学和局部血流量，或直接刺激大脑血管平滑肌收缩而引起脑动脉血管痉挛。过度饮酒还可导致促凝血状态，血浆中因子Ⅶ、纤维蛋白溶解酶和黏度增加，从而增加脑出血的风险。酒精中毒可引起高血压、低血压、心律失常、血小板聚集、血栓增加、小动脉痉挛、脑血流量减少等，这些都是脑梗死、脑出血发生发展的病理基础。

有学者曾做大样本的回顾性研究表明，肝硬化是脑出血的独立危险因素，尤其是酒精性肝硬化，这可能与内分泌紊乱、脂代谢异常等多种因素有关。肝功能失代偿后，肝脏合成障碍，凝血因子合成减少，PT 延长，血小板有质和量的降低，凝血功能差，容易发生脑出血，继而形成脑水肿、脑疝，影响预后。

脑出血早期病情进展迅速，死亡率及病残率高，早期病情评估和诊断至关重要。以下特征有助于脑出血的早期诊断：①急性起病；②局灶神经功能缺损症状，常伴有剧烈头痛、呕吐、血压升高及不同程度意识障碍；③脑部 CT 或 MRI 显示出血灶；④排除非血管性脑部病因。临床上主要与脑梗死、蛛网膜下腔出血、脑栓塞和脑炎等鉴别。

脑出血的治疗包括内科治疗和外科治疗，大多数患者均以内科治疗为主，如果病情危重或发现有继发原因,且有手术适应证者,则应该进行外科治疗。脑出血急性期的主要治疗目标是抢救生命、尽可能终止出血,防止血肿的继续增大。最初几天患者病情不稳定,应常规持续生命体征监测和定时神经系统评估,定时复查头部 CT。其内科治疗的首要原则是保持安静,稳定血压,防止继续出血。外科治疗旨在快速清除血肿、缓解颅高压、解除出血所致的机械压迫。

三、经验总结

本例患者长期大量饮酒,短期停酒后出现幻听、幻视、谵妄等表现,诊断"酒精性戒断震颤谵妄"明确。但患者住院期间病情急剧变化,脑部大量出血并脑疝形成,病情凶险,进展快,最后抢救无效死亡。考虑其原因:①患者长期大量饮酒,出现肝硬化、血小板减少,是脑出血的高危因素;②脑出血与酒精中毒许多症状相似,如意识障碍、血压高、头痛、头晕、烦躁等,容易误诊、漏诊;③患者因精神症状影响,不能准确地描述躯体不适,同时因患者不配合检查,不能进行客观的影像学检查和神经系统检查。

回顾病史,以下几点经验教训值得重视:①患者入院前 4 天有过晕倒史,但在外院及本次入院时均未能及时行头部 CT 检查,以致何时出现脑出血成为一个"谜";②鉴于患者极度不配合,病情观察及体格检查欠仔细,未能及时发现脑出血的早期症状和体征;③入院当晚,患者出现谵妄状态时被简单判断为酒精戒断反应,予镇静处理后影响了病情观察。

此外,本案例还提示我们,患者住院过程中出现极度烦躁时,常常意味着病情的变化,此时不一定要镇静处理,而是见微知著,积极查找原因,必要时他科会诊,及时辅助检查,调整治疗方案。

专家点评

酒精所致精神障碍患者出现谵妄状态时勿简单判断为酒精所致戒断症状或精神障碍,需与脑或躯体疾病所致的谵妄状态相鉴别。鉴别困难时,要积极申请跨学科联络会诊和进行头颅 CT 或 MRI 检查。

参考文献

［1］游潮,刘鸣,凌锋等. 中国脑出血诊疗指导规范,2016.

［2］郭玉璞,王维治. 神经病学. 北京:人民卫生出版社,2006.

［3］王煜姝,李艺,沈庆煜等. 乙醇对血管的影响及相关作用机制研究进展. 中华脑科疾病与康复杂志:电子版,2014,(4):53-55.

［4］柏志强. 酒精中毒后猝死 16 例分析. 中国误诊学杂志,2002,2(5):782.

［5］张津华,付志新,荆宏建等. 肝硬化合并脑出血的临床分析. 中国实用神经疾病杂志,2009,12(21):61-62.

60. 氯胺酮滥用也发疯
——氯胺酮所致精神障碍

> **作　者:** 许春杏
> **关键词:** 精神活性物质,氯胺酮,精神障碍

一、病例资料

　　患者黄某,男性,24 岁,因"多疑、孤僻、凭空闻声约 3 年,再发 3 个月"于 2014 年 6 月 4 日再次入精神科病房。患者父亲介绍病史。

　　现病史:患者于 2011 年 7 月下旬开始逐渐出现精神异常,表现敏感多疑、害怕,怕有人告他、害他,常躲避旁人。渐变得孤僻,不敢外出,整日呆在家里。胡言乱语,说陌生人讲他坏话并唆使他干坏事等,实际无此事。凭空听到有声音吵自己,那些声音总是说自己的缺点,说自己做错事情,因此后悔自己以前做过坏事。发呆、自言自语、睡眠差。病情进行性加重,经常发呆、不语、少动,反应迟钝,叫他很多声才回答,经常话说一半就不说了,有时不理睬旁人。2012 年 2 月 10 日至 2012 年 2 月 18 日曾在精神科住院,诊断"精神分裂症",给予利培酮口服治疗,病情好转出院。出院后不久自行停药,病情稳定,社会功能保持好。此次入院 3 个月前,患者再次出现多疑、凭空闻声、紧张害怕,诉有人迫害自己,弄得自己周身不适。情绪不稳定,烦躁,易激惹,乱发脾气。行为异常,总是拉着家人说有人害自己,有次从二楼上跳下,诉是为了逃避迫害。家属难于管理再次送其住院治疗,门诊拟诊"精神分裂症"收入精神科病房。此次患病以来睡眠、食欲差,大小便正常。无畏寒、发热、抽搐。

　　既往史无特殊。

　　个人史:独子,自小娇生惯养,家长对其过于宠溺。平素喜欢夜店生活,泡酒吧,有吸食毒品氯胺酮(K 粉)史,亲属对此全然不知。

　　家族史无特殊。

　　体格检查:体温 36.6℃,脉搏 88 次 / 分,呼吸 20 次 / 分,血压 130/80mmHg。神志清楚,心、肺、腹查体无明显异常。四肢肌力、肌张力正常,生理反射存在,病理反射未引出。

　　精神状况检查:意识清晰,步入病室,仪表整洁,年貌相符,定向正常。接触被动,多问少答,对病史有隐藏倾向。反复询问可查及幻听、被害妄想、关系妄想。诉听到远处有声音吵自己,常常分不清男女,有的评论自己品行,一般讲自己不好的话。感觉周围不安全,有人要

害自己,并认为自己躲避不了,无论到哪都有人迫害自己。认为大家不友好,周围的陌生人关注自己,议论自己。记忆、智能粗测正常。情绪不稳定,坐不住,搓手,紧张不安,易激惹,乱发脾气,情感反应不协调。入院后未发现有伤人、毁物行为。无求治要求,认为住院是家人的安排,自知力缺乏。

辅助检查:①日常生活能力量表总分 39,提示有明显功能障碍。②社会功能缺陷筛选量表总分 20,提示有社会功能缺陷。③阳性症状量表总分 102。④阴性症状量表总分 24。⑤乙肝六项:HBV 表面抗体定量 174.587mIU/ml↑(正常参考值 0~10mIU/ml),HBVe 抗体定量 5.462PEIU/ml↑(正常参考值 0~0.5PEIU/ml),HBV 核心抗体定量 8.931PEIU/ml↑(正常参考值 0~0.9PEIU/ml)。⑥尿氯胺酮检测(+)。⑦三大常规、肝肾功能、甲状腺功能、电解质、血脂、血催乳素、人免疫缺陷病毒抗体、梅毒螺旋体特异抗体、快速血浆反应素试验、丙型肝炎抗体测定、心电图、脑电图及头颅 MRI 均未见明显异常。

入院诊断:精神障碍待查(精神分裂症? 氯胺酮所致精神障碍?)

诊疗过程:入院后予奥氮平片 10mg/晚口服抗精神病治疗。住院期间患者睡眠差,情绪不稳,烦躁,闯病房铁门欲外逃。联合丙戊酸镁缓释片(250mg,2 次 / 日)口服、奥沙西泮片 30mg/ 晚口服;辅以支持性心理治疗。住院经治疗 10 天后患者症状逐渐好转,医患关系融洽和谐。再次追问吸毒史,患者承认吸食 K 粉约 4 年,最初间断吸食 K 粉,直接放置鼻中吸用,以后用量逐渐增为 10~20 条 /日鼻吸或用滴管直接注入鼻中,产生"飘飘然"体验。认识到自己有一定"心瘾",有依赖症状。后来随着 K 粉用量的增加开始出现精神异常。到住院第 42 天时,患者精神症状消失,戒断症状明显缓解,但自觉"心瘾"仍存在。复查血象、肝肾功能、血电解质、心电图未见异常,尿氯胺酮检测(-),达临床好转而出院。

随访:患者出院后服药 1 月余停药,在家人的监管下未再使用 K 粉,半年内间断门诊心理咨询,半年后、1 年后、2 年后电话随访,患者无精神异常。

二、讨论

非法滥用的氯胺酮俗称"K 粉",是最主要的新型毒品之一。属中枢神经兴奋剂,为苯环己哌啶(PCP)的衍生物,属于 N- 甲基 -D- 天门冬氨酸(NMDA)受体拮抗剂。使用后 2~72 小时可通过尿液检测出来。K 粉可以采取气雾法摄取、口服、静脉注射、肌内注射、鼻吸等多种方式,较多吸食者采用鼻吸以追寻那种轻微的梦幻感,这种效果一般在 5~10 分钟内起效,摄取 100mg 便足以产生自觉良好的漂浮感、知觉轮换感。连续使用数天后,可有幻觉、偏执、怪异行为,甚至出现精神分裂症样表现。

氯胺酮所致精神异常,其作用机制可能与其"拟精神病药"的药理特性有关。氯胺酮主要通过作用于密集分布于大脑皮层和海马的 NMDA 受体,调节纹状体和皮层的单胺类神经递质如多巴胺、5- 羟色胺的水平来实现。部分患者出现内感性不适和内脏幻觉,这可能是氯胺酮致精神病性障碍的特点之一,机制可能与其独特的"分离性麻醉"和产生"分离性幻觉"药理效应有关。早期研究认为氯胺酮所致精神障碍的发病前有一定的生活事件,生活事件频度和严重度与氯胺酮所致精神障碍的发病是有关系的。有研究结果提示不良生活事件频度和严重程度可能是促使氯胺酮所致精神障碍发病的重要因素。

氯胺酮是一种精神活性物质,一般认为,氯胺酮具有较强的精神依赖性。吸食氯胺酮后其临床表现多样。急性效应可表现为意识障碍、麻木、幻觉、谵妄、焦虑、攻击或暴力行为等，躯体表现为水平或垂直眼球震颤、血压、心跳增加及刻板行为等。氯胺酮可对大脑边缘系统有兴奋作用，产生意识与感觉分离状态，出现兴奋过度、精神恍惚、讲话含糊不清等。也可伴有知觉损害甚至昏迷。氯胺酮引起的精神障碍与精神分裂症非常相似，主要表现为幻觉、妄想、行为紊乱、易激惹等症状。幻觉主要表现为生动、鲜明的视幻觉、听幻觉；妄想种类大部分为关系妄想、被害妄想、夸大妄想等。行为紊乱主要表现为冲动、攻击和自伤行为等。少数也可表现为淡漠、退缩和意志减退等症状。患者还可表现为感知综合障碍，如感觉到躯体和四肢变形，感到别人巨大而自己变得非常矮小等。精神病性症状一般在末次使用氯胺酮4~6周后消失。反复使用可导致精神病性症状复发与迁延不愈。本例患者反复使用氯胺酮，导致精神病性症状反复发作，差点误诊为精神分裂症。

对氯胺酮所致精神障碍的诊断主要依赖于氯胺酮滥用史、临床表现和实验室检查。但尿液检查时氯胺酮阳性率低，条件允许时可用头发进行氯胺酮检测。根据《氯胺酮依赖诊断治疗指导原则》，氯胺酮滥用及相关障碍的治疗应遵循预防为主、个体化、综合治疗的原则。对于急性中毒、病情危重者，主要采取内科治疗，及时抢救生命。对氯胺酮戒断症状治疗主要是对症治疗，如使用镇静催眠类药物、抗焦虑药和抗抑郁药等，同时辅以支持疗法，补充水或电解质，加强营养等。当伴发精神病性症状时，推荐使用非典型抗精神病药物，如利培酮、奥氮平、喹硫平、阿立哌唑、齐拉西酮等。当伴发抑郁、焦虑症状时，可使用SSRIs等新型抗抑郁药物，如氟西汀、帕罗西丁、舍曲林、氟伏沙明、西酞普兰、艾司西酞普兰、文拉法辛、米氮平等。与其他药物滥用相似，氯胺酮滥用是生物、心理、社会因素相互作用的结果。因此，心理行为治疗是氯胺酮滥用及相关障碍治疗的一个重要内容。

本案例患者有明确吸食K粉史，有一定精神依赖，患者认识到自己有"心瘾"，停止吸食或减少用量后出现坐立不安、烦躁等戒断症状。因此，考虑幻觉、妄想等精神症状与吸食K粉关系密切。

三、经验总结

本案例是典型的误诊病例。患者青年起病，既往在意识清晰情况下出现类似精神分裂症的精神病性症状，在当地医院曾有精神分裂症的诊断史，如不详细了解病史，极易误导其他精神科医生诊断为精神分裂症。以下三点经验值得分享。

第一，氯胺酮所致精神障碍的临床症状与精神分裂症十分相似，单从症状而言难与精神分裂症相区别。本例患者主要表现幻听、关系妄想、被害妄想、情绪易激惹、行为紊乱等症状，符合精神分裂症的症状特征，且年龄亦符合精神分裂症的高发年龄范围，故第一次住院误诊为"精神分裂症"。第二次入院后医生详细复核病史，发现患者吸食K粉约4年，首次精神症状在吸食K粉后近1年出现，4月前患者复吸K粉后精神症状复发，考虑"氯胺酮所致精神障碍"有充分依据。

第二，详细了解患者个人生活史对精神障碍诊断很重要。首先，需重视精神活性物质使用史的采集，因患者的羞耻感或担忧强行戒毒等众多原因，大部分患者都会隐瞒和掩饰，因此，采集病史时需良好的医患关系和技巧。比如，病史采集时不直接询问患者是否吸毒，而间接询问其是否经常去酒吧或KTV，或是询问患者家属其是否经常夜不归宿等。

第三，重视心理行为矫正在防病治病中的作用。该患者自小受父母宠溺，吸食K粉

4 年家人尚不知情,值得深思。吸毒不单纯是一个医学问题,而是涉及社会、心理等多方面的综合问题,既需要全社会共同防治矫正,更需要良好的家庭教育。

> **专家点评**
>
> 　　精神活性物质所致精神障碍和精神分裂症的精神病性症状表现很相似,因此,临床工作中要重视医患关系,取得患者的信任,在良好的沟通氛围中充分了解患者精神活性物质的应用史,再进行相应的实验室检查,为进一步明确诊断提供依据。

参考文献

[1] 沈渔邨. 精神病学. 第 5 版. 北京:人民卫生出版社,2008.

[2] Aaho S, Ihalainen J, Hirvonen J, et al. Cortical glutamate-dopamine interaction and ketamine-induced psychotic symptoms in man. Psychopharmacology, 2005, 182（3）: 375-383.

[3] Stone JM, Erlandsson K, Arstad E, et al. Relationship between ketamine-induced psychotic symptoms and NMDA receptor occupancy-a［123I］CNS-1261 SPET study.　Psychopharmacology, 2008, 197（3）: 401-408.

[4] 张胜,徐再锋,陈绘景等. 苯丙胺兴奋剂、氯胺酮及其混合滥用所致精神障碍的临床精神症状的比较分析. 中国药物依赖性杂志,2014, 23（4）: 281-286.

[5] 王达平,徐健雄,庞振泰等. 氯胺酮所致精神障碍的临床特点分析. 中国药物依赖性杂志,2009, 18（1）: 56-59.

[6] 卞士中. 氯胺酮成瘾及其机制研究. 中国药物依赖性杂志,2009, 18（4）: 265-267.

[7] 王达平,丁毅,袁源香等. 氯胺酮滥用者认知功能障碍的临床研究. 中国药物滥用防治杂志,2009, 15（6）: 311-313.

[8] 王达平,徐健雄,庞振泰等. 氯胺酮所致精神障碍的临床特点分析. 中国药物依赖性杂志,2009, 18（1）: 56-59.

[9] 林劲松,王锋锐,叶学君. 滥用氯胺酮与负性生活事件的相关性分析. 中华全科医学,2011, 9（4）: 565-577.

[10] 郑继旺,刘志民. 氯胺酮的一般药理、毒理作用与滥用问题. 中国药物依赖性杂志,2001, 10（1）: 64-66.

[11] 郝伟. 精神病学. 第 6 版. 北京:人民卫生出版社,2008.

[12] 杜新忠. 实用戒毒医学. 1 版. 北京:人民卫生出版社,2007.

[13] 卫生部办公厅. 关于印发《氯胺酮依赖诊断治疗指导原则》的通知. 北京:卫办医政发［2012］112 号.

[14] Lim DK. Ketamine associated psychedelic effects and dependence. Singapore Med J, 2003, 44（1）: 31-34.

［15］刘小兴,熊勇华. 氯胺酮检测研究进展. 中国公共卫生,2007,23（5）:629-931.

［16］Moore NN, Bostwick JM. Ketamine dependence in anesthesia providers. Psychosomatics, 1999,40（4）:356-359.

61. 瘦身女子的"噩梦"
——减肥药所致精神障碍

作　者:阳睿

关键词:减肥药,盐酸西布曲明,精神障碍

一、病例资料

患者女性,未婚,22 岁。因"反复凭空闻声、多疑、易怒 8 个月,加重半个月"于 2007 年 12 月 1 日入院。

现病史: 患者于 2007 年 3 月底无明显诱因出现凭空闻声,无故听到店里的员工说她坏话,议论她,即使某员工不在店里,患者仍能听到对方说话的声音;有时在家中听到陌生的声音说"你看,她上楼了""她的睡衣是蓝色的"等,就认为别人偷看她;有时听到隔壁也有员工说话,并称自己的两个男女员工睡在一起,扬言去捉奸。多疑,总感到周围的人在议论她,感到有人监视她。曾经把饮水机看成人,感到害怕,不敢一个人睡,要人陪。易发脾气,一点小事便对员工拍桌子发火,跟父母吵架,甚至无故打母亲。曾跟父亲提到有自杀的想法,有时以死要挟父母。睡眠差,经常整夜不睡亦不感到疲劳。症状持续 1 个月,之后外出旅游半月,回来后症状缓解。2007 年 6 月底,精神症状反复,其父曾到某医院心理科代其就诊,诊断不详,自购"利培酮、劳拉西泮片"口服治疗,病情改善,但患者认为用药后睡眠多,食欲增加,担心发胖,服药 10 天后自行停药。11 月中旬患者症状再发,表现基本同前,家人遂送其来某院精神科住院治疗。病后无高热、惊厥、昏迷等病史,饮食可,二便正常。

既往史、家族史无特殊。

个人史: 患者从小娇生惯养,长大后任性、骄纵、固执、叛逆,平时非常注重体型,好打扮。大专文化,毕业后在娱乐场所工作,能力一般。吸烟 6 年,20 支 / 日,半年前已戒烟;工作时喝酒,最多一次饮高度白酒 500g 以上,偶有醉酒,否认"酒瘾",病后在家人督促下停止饮酒,否认吸毒史。

体格检查: 体温 36.1℃,脉搏 78 次 / 分,呼吸 20 次 / 分,血压 100/60mmHg,身高 161cm,体重 45kg,体重指数 17.4kg/m²。头颅五官无畸形,心肺腹检查无明显异常,四肢关节活动好。神经系统检查：脑神经（－），肌力、肌张力正常，生理反射存在，病理反射未引出。

　　精神状况检查：神志清楚，定向准确，接触一般，问少答多。引出幻听，诉经常听到周围有人在议论她，说她坏话，晚上也能听见员工在说三道四。存在错觉，把饮水机看成一个人。存在大量的关系妄想，认为周围的人都在关注她，议论她，无论走到哪儿都感觉周围人眼神怪怪的。可疑被洞悉感，认为自己没有隐私，连自己内衣穿什么、想什么都已被人知道。注意力、远近记忆力均未见异常。情感不协调，情绪稍低落，有消极言语，自诉觉得活着太累，曾有自杀念头，但无行为，情绪不稳定，有时易激惹，冲动，甚至无故冲动伤人。自知力缺乏。

　　辅助检查：肝功能：丙氨酸转移酶 92U/L↑（正常参考值 7~40U/L），天冬氨酸氨基转移酶 55U/L↑（正常参考值 13~40U/L），余（－）；三大常规、肾功能、电解质、甲状腺功能未见异常，术前免疫学全套（－）。头颅 CT、脑电图、胸片、腹部 B 超、心电图均未见异常。

　　入院诊断：精神分裂症；肝功能损害。

　　予利培酮片（最高剂量 5mg/d）口服抗精神病治疗并护肝对症处理。治疗半个月后患者幻觉妄想等精神病性症状消失，情绪稳定，对自身病情有正确的认识，达临床治愈于 2007 年 12 月 22 日出院，出院时复查肝功能未见异常。

　　出院后一直在门诊坚持服药，病情稳定，能正常工作生活，但患者体重增加较明显。出院半年后患者在遵医嘱服药的情况下病情波动，睡眠差，易发脾气，多疑。追问病史，患者及家属反映，患者于 2006 年始因感觉自己太胖，断断续续服用减肥药"曲美（盐酸西布曲明）"，体重曾由 55kg 减少到 44kg。减肥期间睡眠颠倒，晚上不睡，感到精力特别充沛，白天困倦。逐渐出现精神异常，情绪波动大，之后外出旅游时停止使用减肥药，症状好转。后来患者又为控制体重使用减肥药，精神症状复发，直到上次住院。出院后坚持服用抗精神病药，病情稳定，体重增加到 58kg。10 月底患者再次偷偷服用"曲美"减肥，而且为尽快达到减肥目的而自行加量，11 月中旬精神症状再现。回顾患者多次症状复发加重均在服用"曲美"之后，首次出现症状时未曾就医及治疗，而只是停用"曲美"症状便自行好转，因此认为其精神障碍与使用"曲美"存在因果关系，门诊更改诊断为"减肥药所致精神障碍"。予疾病健康教育、定期门诊心理咨询，并在亲属的监督下患者停用减肥药，约半个月后症状消失。

　　随访：2008 年 11 月停用抗精神病药，坚持门诊心理咨询半年，并在家属监督下患者未再服减肥药。随访观察 9 年，体重平稳，维持在 48~51kg，体重指数 18.5~19.7kg/m²。精神状态良好，无复发，已结婚生子。

二、讨论

　　随着人们生活水平的提高，营养过剩的人也越来越多。然而，以瘦为美的社会病态审美观盛行，致使人们使用减肥药物越来越多。减肥药物很多，按作用部位可分为两大类：一类是中枢神经作用药物；另一类是非中枢神经作用药物。其中中枢神经作用药物是人们开发研制品种最多的一类减肥药，但是由于其产生的副作用，导致人们在服用过程中出现很多问题，甚至导致死亡。故很多研发出来的药物未上市或被禁用，如氯苯咪吲哚、安非他明、西布曲明等，因出现严重的心血管疾病风险或成瘾性等而被禁用。

　　减肥药作用机制一般为抑制食欲、增加能量消耗、抑制肠道消化吸收等。根据其药理作用机制,分为以下几种类型:①作用于儿茶酚胺(CA)途径的药物,代表药物为麻黄碱和盐酸苯丙醇胺等,作用机制是促进中枢释放去甲肾上腺素,阻断神经末梢对去甲肾上腺素的再摄取,增加突触间隙的去甲肾上腺素含量,从而产生拟去甲肾上腺素的作用;②作用于 5- 羟色胺途径的药物,代表药物有芬氟拉明、右旋芬氟拉明和氟西汀。主要作用于中枢神经系统的 5- 羟色胺(5-HT)受体,刺激 5-HT 生成增加或阻断其再摄取,增加饱腹感而抑制食欲;③5-HT 及去甲肾上腺素再摄取抑制药,盐酸西布曲明(sibutramine)和马吲哚(mazindol)是该类药的代表;④大麻素受体拮抗剂:属中枢性食欲抑制剂,除芬特明、安非拉酮、苄非他明和苯二甲吗啉目前仍作为短期治疗药物在美国使用外,其他均因安全性问题被撤市;⑤酯酶抑制药,奥利司他(orlistat)是该类药物的代表,非中枢作用减肥药,其作用机制为抑制胰腺、胃肠道中的脂肪酶活性,减慢胃肠道中食物脂肪水解为氨基酸及单酸甘油酯的速度,从而减少膳食中脂肪吸收量(约 30%),降低体内脂肪贮存从而减轻体重;⑥其他:如阿卡波糖、瘦素、睫状神经营养因子等;在传统中药中,具有减肥作用的药物有麻黄、山楂、大黄、黄芪、黄芩、防己、白术、泽泻、荆芥、郁金、猪苓等。其他还有几丁聚糖、甲壳质、仙人掌、硫酸软骨素等均被报道有减肥功效。

国内应用的原西布曲明产品为盐酸西布曲明口服制剂,商品名有曲美、澳曲轻、可秀、赛斯美、曲婷、浦秀、亭立、奥丽那、曲景、新芬美琳、希青、申之花、衡韵、苗乐、诺美亭等。曲美(Sibutramine)是具有独特双重作用机制的、由 SDA(国家药品监督管理局)批准在中国上市的第一个减肥药物。2010 年 10 月 30 日,国家食品药品监督管理局正式叫停曲美等15 种含有西布曲明的减肥药。西布曲明作为中枢性减肥药,自上市以后,其安全性问题就受到关注。西布曲明的化学名为 1-(4- 氯苯基)-N, N- 二甲基 -a-(2- 甲基丙基)环丁烷基甲胺,目前常以其盐酸盐 - 水合物形式药用,称为盐酸西布曲明。西布曲明体内代谢产物的主要作用机制是抑制去甲肾上腺素、5- 羟色胺和多巴胺的再摄取,增加突触间隙去甲肾上腺素、5- 羟色胺和多巴胺的浓度,引起食欲中枢饱胀感增强,产热量增加;而对去甲肾上腺素、5- 羟色胺和多巴胺的释放无明显影响。研究还表明,西布曲明及其胺类活性代谢产物无明显抗胆碱、抗组胺和单胺氧化酶抑制作用。适用于运动及饮食控制仍不能减轻的肥胖症。

西布曲明的不良反应有心血管系统、消化系统、肾功能损害以及对性功能影响,还可导致皮疹、脱发等。我们重点讨论其引起的神经精神系统方面副作用。推测可能是与其抑制去甲肾上腺素、5- 羟色胺和多巴胺的再摄取等中枢性作用有关。常见的神经系统不良反应有失眠、头痛、头昏、头晕和 5- 羟色胺综合征等,而减肥药引起精神障碍在国内外均有报道。有文献报道有 2 例患者因服用西布曲明所致精神障碍,其中 1 例有言语性幻听、被害妄想,予小剂量抗精神病药物及停药后症状缓解,1 例以抑郁发作表现为主,停药后症状缓解。Taflinski 等报道 1 例 19 岁女性,既往无精神疾病史,服用西布曲明 10mg/d,8 周后出现轻度焦虑、失眠、食欲下降、便秘和严重腹痛,停用西布曲明,尽管其他症状逐渐好转,但精神症状逐渐加重,表现为幻听、幻觉、思维紊乱。住院后给予抗精神病药物治疗 4 周后精神症状消失。Quiroz 等报道 10 例女性服用西布曲明 10~15mg/d,1~6 个月出现与西布曲明相关或可能相关的精神症状,包括出现躁狂症、抑郁症等,且其中包括既往存在精神疾病史的患者,故作者认为西布曲明可能有诱发或激活精神疾病发作的作用。西布曲明对神经精神系统的影响与药物的剂量呈正相关性。

西布曲明类减肥药在临床应用时,应从小剂量开始,尽量避免长期或大量应用,既往有癫痫病史或精神疾病的患者应慎用,失眠严重者可适当服用镇静安眠药。一旦发现患者出现情绪低落、躁狂、焦虑、幻觉、妄想等症状,应立即停药,并给予适当的干预治疗,避免精神症状进一步加重。待患者精神症状好转后,予停用抗精神病药物,同时辅以心理健康教育,加强认知行为治疗,避免其再次使用减肥药物等不良减肥方式。

三、经验总结

本例患者的确诊过程有点曲折,有如下几点经验值得借鉴。

第一,本例患者病程呈一定发作性,甚至未予抗精神病治疗可自行改善,与精神分裂症自然病程不太符合,其出现精神症状与使用减肥药西布曲明密切相关,故减肥药所致精神障碍诊断明确。

第二,本例患者有一定人格基础,在引导其对体型的正确认知及自觉停止使用减肥药方面,需加强疾病的健康教育及心理疏导,并适当家庭心理咨询,提高其依从性,改善其预后很重要。

第三,该例患者首诊时误诊原因如下:①家属对其病史不了解,临床医师对减肥药物的作用机制及副作用认识不足,没有意识到患者的精神症状可能与减肥药有关,故未进一步详细了解患者服用减肥药的具体情况;②患者入院后检查提示肝功能不全,没有进一步查询原因,忽略了为药源性的可能,忽略了细节;③患者在使用抗精神病药后出现体重增加等不良反应,影响患者依从性,从而停药,加之患者对形体的关注,再次使用减肥药,再次出现病情反复,很容易误导医师,认为是停药导致病情反复。

第四,对于精神障碍患者药物使用史采集很重要,尤其是对于比较注重体型的年轻女子,需高度警惕其使用减肥药物的可能,临床医师应予重视,避免误诊。

专家点评

盐酸西布曲明是减肥药的主要成分,具有去甲肾上腺素、5-羟色胺和多巴胺再摄取抑制作用,个别患者用药后可能出现失眠、食欲下降、便秘、腹痛等躯体症状,甚至出现言语性幻听、被害妄想、思维紊乱、焦虑、行为紊乱等精神症状。精神科医生应注重个人史的采集,要详细了解患者的用药过程,并判断药物使用与精神异常出现的时间先后关系。

参考文献

[1] 王东文,张宇,沙靖全等. 减肥药的研究进展. 天津药学,2016,28(1):53-56.
[2] 张石革,臧靖. 减肥药作用途径的拓展与临床应用评价. 中国医院用药评价与分析,2002,2(2):84-86.

［3］崔家玉,谢晓慧. 肥胖症的药物治疗进展. 中国新药杂志,2016,25（2）:163–169.

［4］左晓春,置宏远. 新一代减肥药——西布曲明. 中国临床药理学杂志,2000,16（2）: 155–157.

［5］李铮,佟旭光. 西布曲明的不良反应研究进展. 首都医药,2011（14）:42–43.

［6］周德云. 减肥药所致精神障碍1例. 临床精神医学杂志,2011,21（6）:380.

［7］潘继英,全传升,张淑芬. 西布曲明致精神障碍2例. 临床精神医学杂志,2006, 16（6）:329.

［8］Taflinski T, Chojnacka J. Sibutramine–associated psychotic episode. Am J Psychiatry, 2000, 157（12）:2057–2058.

［9］Quiroz D, Acevedo I, Gloger S. Mood episodes induced by sibutramine in bipolar disorder patients/International Conference on Bipolar Disorder. 2005:88.

［10］裴振峨,蔡晧东. 西布曲明的不良反应及其防治. 药物不良反应杂志,2006,8（4）: 276–277.

62. 令人兴奋的感冒药
——OTC 感冒药所致精神障碍

作　者：李易

关键词：非处方药,抗感冒药,精神障碍

一、病例资料

患者林某,男性,14岁,学生。因"间断话多、多疑1月余"于2009年6月8日入心理科病房。患者母亲提供病史。

现病史： 患者于2009年4月底出现"流鼻涕、发热",当时体温38.5℃左右。在当地卫生院服用"阿莫西林、安乃近、快克"等,具体剂量不详。用药后流涕、发热等"感冒"症状好转,但头痛明显,并逐渐出现话多、多疑等反常表现。表现为别人交谈的时候爱插话。走在路上爱评论所见的事情,如看见别人修剪树枝就不停发表评论,滔滔不绝发表环保相关意见。看到卖猪肉的人,说认识他并想上去攀谈,其实不认识。敏感多疑,听到流水声就怀疑有人捉弄他,吃饭时听见弟弟敲打筷子的声音便觉得弟弟和他作对而烦躁不安。行为反常,冲动易怒,对别人闯红灯、乱丢垃圾等行为不能容忍,上前讲道理并想武力教训对方。晚上睡不着觉,半夜起来偷偷哭泣。上述症状持续约10天后自行好转。入院一周前再次"感冒"，家人自行到药店购买"新速效感冒片"让其按药品说明书服用，上述精神异常再次出现。入院前 3 天停用"感冒"药后精神异常渐渐缓解，但话仍较正常时多，爱主动与人攀谈，家人为进一步诊治而入院。病后无抽搐、昏迷、摔倒史。饮食一般，体重无明显变化。因为精神问题不能正常上学，病休在家。

既往史及个人史：否认脑外伤、脑炎等脑部疾患史，否认癫痫史，否认肝炎、结核等传染病史，否认输血史及药物过敏史。曾接种，具体不详。否认其他重大躯体疾患史。否认烟酒等不良嗜好，否认毒品使用史。

家族史无特殊。

体格检查：体温 37.1℃，脉搏 76 次 / 分，呼吸 20 次 / 分，血压 106/76mmHg，身高 140cm，体重 30kg。神志清楚，心、肺、腹查体未见异常。脑神经（−），肌力、肌张力正常，生理反射存在，病理征（−），余未见异常。

精神状况检查：意识清晰，定向准，接触主动，话多，语音高、语速快、爱插话。曾有感觉增强、内感不适，对流水声、弟弟敲打筷子的声音、风扇扇叶转动的声音等敏感，听到后特别烦躁。诉吃感冒药后头痛厉害，感觉在身体里有东西乱跳，有时候跳到背上，有时候跳到右腹部。可疑被监视感，诉"大城市里高科技，想看看到底哪里有监视器，每个人都被监视"。情绪波动大，易激惹，情感反应欠协调。知道自己有异常，自知力部分存在。

辅助检查：三大常规、肝肾功能、电解质、甲状腺功能、免疫、脑脊液相关化验未见异常，心电图、腹部 B 超、胸部拍片、头颅 CT 未见异常。脑电图示"两半球基本波率为 9~12Hz 低 − 中幅欠规则的 α 节律，以顶枕区为主，α 指数减少，双侧基本对称，调节调幅差，各导联可见较多弥漫性出现 5~7Hz 低 − 中波幅的 θ 波及 θ 活动，较多低幅快波呈广泛性分布。诊断：轻度异常脑电图，轻度异常脑电地形图。"

初步诊断考虑：躁狂发作？脑炎所致精神障碍？精神分裂症？入院后上级医师查房，家属进一步补充病史。患者既往出现咳嗽、打喷嚏、流涕、发热、咽喉不适等"感冒"症状时，家人一般自行到当地药房购买"感冒药"，然后按药品说明书使用，有时为尽快控制症状加量使用，患者每次服用感康、快克、新康泰克等复方感冒药后均有明显精神行为异常。年幼的时候服用感冒药后表现为哭闹不止，长大后表现为兴奋话多。当"感冒"症状缓解，停用"感冒药"后不久，患者情绪恢复至正常。家人对此未予在意，以为是"感冒"的结果。

总结患者的病情特征，有如下几点：①病前有发热、感冒史，服用相关感冒药后，"感冒"症状缓解，但出现言语增多、感觉增强、内感不适、可疑被监视感、易激惹等精神行为异常。②精神症状在停用"感冒药"后不久自行缓解。③相关化验及检查无明显阳性提示，不符合脑和躯体疾病所致精神障碍。④出现精神行为问题时不进行处理也能短期内彻底缓解，无残留症状，很难用"精神分裂症""情感障碍"等功能性精神病来解释。

结合现病史、既往史和相关检查，最后诊断为"感冒药所致精神障碍"。治疗上未使用精神药物，每日输液 2000 毫升加快药物排泄。5 天后话多、易激惹等现象消失。住院观察 10 天后出院。出院时嘱慎用复方感冒药，尤其是含有咖啡因、金刚烷胺、麻黄碱、伪麻黄碱的药物。

随访：出院后至 2012 年 6 月，患者共患上呼吸道感染 6 次。2009 年 12 月份，因"感冒"后服用复方金刚烷胺氨基比林片后出现兴奋话多、夜眠差 2 天，后自行好转。另五次"感冒"后口服板蓝根、维 C 银翘片、头孢菌素类抗生素，未出现精神异常。

二、讨论

非处方药物是经国家卫生行政部门规定或审定后，不需要医师或其他医疗专业人员开写处方即可购买的药品，一般公众凭自我判断，按照药品标签及使用说明就可自行购买使用。非处方药在美国又称为柜台发售药品（over the counter drug），简称 OTC 药。常见的 OTC 感冒药包括快克、速效伤风胶囊、感康、盖克小儿氨酚黄那敏颗粒、新速效感冒片等，其主要成分大致相似，包括盐酸金刚烷胺、对乙酰氨基酚、人工牛黄、咖啡因、马来酸氯苯那敏等。复方金刚烷胺氨基比林片的成分包括盐酸金刚烷胺、氨基比林、马来酸氯苯那敏。白加黑成分为对乙酰氨基酚和盐酸伪麻黄碱。新康泰克成分为盐酸伪麻黄碱和马来酸氯苯那敏。

金刚烷胺是某些 OTC 感冒药的成分，为离子通道 M_2 阻滞剂，通过阻断离子通道蛋白阻止病毒脱壳，中断病毒的早期复制，以达到抗流感的作用。离子通道蛋白为 A 型流感特有，故金刚烷胺对 B 型流感无效。但金刚烷胺在进入脑组织后可促进纹状体内多巴胺能神经末梢释放多巴胺（DA），增强神经元的 DA 含量，并增加中枢神经系统的 DA 和儿茶酚胺的作用，因此，可能会引起幻觉、妄想、意识障碍等急性精神障碍。有报道将之用于治疗帕金森病患者 152 例，有 45 例出现急性精神障碍，发生率为 29.6%。马传响等通过给予小鼠不同剂量的金刚烷胺，评价其行为学的改变，同时检测小鼠脑内 FosB/δFosB 蛋白的表达来探讨临床使用金刚烷胺治疗流感或帕金森时导致患者出现精神症状的中枢机制，发现大剂量的金刚烷胺能够引起小鼠的行为变化。金刚烷胺以剂量方式改变脑内 FosB/δFosB 蛋白的表达，阳性细胞高表达的区域主要集中在前额皮质、扣带皮质、梨状皮质、齿状回、隔区、伏隔核、杏仁核和嗅结节等与情绪活动和内脏活动功能密切相关的脑区，这些区域脑神经元的功能变化可能是临床使用金刚烷胺导致患者出现精神症状副作用的原因之一。

伪麻黄碱也是某些 OTC 感冒药的成分，和麻黄碱分子量相同，化学结构互为差向异构体，属于拟肾上腺药物，能兴奋大脑皮层和皮层下中枢，产生精神兴奋、失眠、不安和震颤等。口服后易自肠吸收，可通过血脑屏障进入脑脊液。作用较肾上腺素弱而持久，半衰期为 3~4 小时。

对乙酰氨基酚是复方感冒药中的成分，可抑制中枢神经系统前列腺素合成，具有解热镇痛作用。此药并没有直接作用中枢神经系统引起精神障碍的报道，但曾有诺氟沙星与对乙酰氨基酚联用出现严重精神障碍的报道。咖啡因是一种黄嘌呤生物碱化合物，是一种中枢神经兴奋剂，能够暂时的驱走睡意并恢复精力。氯苯那敏为烃烷基胺类抗组胺药，其特点是抗组胺作用较强，用量小，具有中等程度的镇静作用和抗胆碱作用，可增强金刚烷胺、抗胆碱药、氟哌啶醇、吩噻嗪类及拟交感神经药等作用。

本例患者有明确的复方感冒药使用史，精神异常为发作性病程，临床表现为使用感冒药后出现兴奋话多、易激惹、情绪低落等情感症状为主，有可疑被监视感，停药后症状逐渐消失。未发现其他诱发精神障碍的原因,考虑为感冒药物所致的精神障碍。

三、经验总结

该患者每次出现精神症状均在服用感冒药物之后,两者存在相关性,停用感冒药物后精神症状消失,不需要服用任何抗精神药物,故诊断感冒药所致精神障碍明确。有时患者在治疗剂量内出现精神症状副反应考虑可能与患者的耐受性相关。虽然患者每次都有上感、发热等症状出现,需考虑与脑炎鉴别,但脑电图无特异性,无神经系统定位体征,脑脊液检查正常,脑炎诊断依据不足。

该案例预后良好,在停用相关感冒药后及补液、支持治疗后精神症状消失。此外,金刚烷胺及伪麻黄碱均由肾脏代谢,儿童肾脏发育未完全时应尤其注意用法用量,有时有可能在常规用量下出现严重副反应。非处方药的最大特点是安全系数高,患者可不凭处方自行购买。这意味着含有金刚烷胺的药物可能会被滥用。为保障 OTC 药的使用安全,应加大宣传力度,倡议大众在自行服用抗感冒药时,一定要按照说明书服用,不要过量或长时间服用,以免出现精神障碍等严重不良反应。如果在服用抗感冒药后感冒症状没有明显好转或出现精神症状等副反应,应该及时到医院就诊。

专家点评

"感冒药"也可以引起精神异常,精神科医生需重视。同时提高公众用药安全意识,重视药品不良反应,合理选择抗感冒药物。

参考文献

[1] 郑秀凤,焦效兰. 临床药物应用指南. 北京:北京人民卫生出版社,2002.

[2] 刘丹,范子宸,张瑛. 中国药师,2009,12(11):1640–1643.

[3] 张强春. 金刚烷胺致急性精神障碍. 浙江临床医学,2000,2(4):252.

[4] 杨晓敏. OTC 抗感冒药致精神障碍 33 例文献分析. 海峡药学,2007,19(12):147–148.

[5] 马传响,张静,刘芳等. 金刚烷胺诱发小鼠行为学变化和前脑内 FosB/δFosB 蛋白的表达. 神经解剖学杂志,2010,26(6):587–593.

[6] 郑平,戴贵东,李汉清. 麻黄碱及伪麻黄碱药力作用研究进展. 宁夏医学杂志,2002,24(2):126–127.

[7] 朱家旺. 诺氟沙星与对乙酰氨基酚致严重精神障碍 1 例报告. 医药,2015,(30):163.

63. 药能治病,也能致病
——多巴丝肼所致精神障碍

作　者:张玲　宋妍
关键词:帕金森病,多巴丝肼片,精神障碍

一、病例资料

患者男性,72 岁,大专文化,退休教师。因"肢体不自主抖动 8 年加重伴言行异常 3 个月"于 2017 年 7 月 4 日入精神科病房。患者本人提供病史,儿子补充。

现病史:患者 2009 年 5 月开始逐渐出现左侧上肢震颤,表现为有规律的手指屈曲和拇指对掌运动,如"搓丸样"动作,后逐渐扩展至左侧下肢及右侧上下肢。震颤在静止时明显,随意运动时减轻,后缓慢进展为面部缺少表情,运动迟缓,走路前倾,说话语速缓慢、音调低,大便秘结,经神经内科诊断为帕金森病,予"美金刚 10mg 3 次 / 日"控制帕金森症状,服药后症状有所好转。2015 年因上述症状加重,开始加用多巴丝肼片治疗,开始服用剂量为每次 1/4 片(每片含左旋多巴 200mg 与苄丝肼 50mg),每日三次,以后逐渐递增,逐渐加至 3 片 / 日。2017 年 4 月起患者自觉胃部不适,情绪低落,兴趣下降,认为是帕金森病情加重,又自行将多巴丝肼片加至 4 片 / 日。2017 年 4 月底患者出现言语、行为异常,主要表现为偶有自言自语,讲话内容凌乱,其他人难以理解,不时和家人说"我看见有很多人,男女老少都有,他们从窗户和门进到家里来,要偷我们家的东西",患者不时翻箱倒柜在家里四处寻找,称"要找出那些人",家人劝说不能接受,夜间睡眠差。家人见其言行异常遂于 2017 年 6 月 22 日带至当地某医院就诊,当日头颅 CT 平扫未见明显异常,诊断不详,予"盐酸舒必利片 100mg"口服,服药后患者嗜睡明显,家人遂于当晚送到该院住院治疗,入院后停用美金刚,口服多巴丝肼片 250mg 3 次 / 日,吡贝地尔缓释片 50mg 3 次 / 日治疗,精神症状未有缓解,患者时有踢打陪护家属和医护人员等行为,并不时吵闹说"我身边有很多人,这些人都是练了法轮功要来害我的,你们都不懂的啊",住院期间仍不时说有人在偷他的东西,去其他病房翻找物品,劝说不听。2017 年 7 月 3 日晚 18 时许,患者突然情绪激动,跑到楼道里大喊大叫"练法轮功的来了,大家快跑呀",予肌内注射氟哌啶醇注射液 5mg 后症状缓解,一小时后安静入睡至第二天早晨。2017 年 7 月 4 日,家人见其症状未能缓解,遂转院进一步治疗。因患者存在伤人行为,门诊拟诊"精神障碍?"收入院治疗。患者起病后无高热、抽搐、昏迷、呕吐等,睡眠差,食欲下降,大小便未见异常。

既往史: 患者为乙型肝炎病毒携带者,有腰椎间盘突出症史,无输血史、手术史,无药物过敏史,预防接种史不详。其他系统回顾未见异常。

个人史: 出生及生长于原籍,足月顺产,幼年身体发育正常,大专文化,无长期外地居住史,否认有到过传染病、疫区,无冶游史,无烟酒嗜好。病前性格外向。

家族史: 父母非近亲结婚,否认两系三代有精神病史。

体格检查: 体温36.6℃,脉搏88次/分,呼吸19次/分,血压130/82mmHg。四肢静止性震颤,左侧明显,运动迟缓,慌张步态。双肺呼吸音清,未闻及干、湿性啰音。心率88次/分,心音有力,心律齐,各瓣膜听诊区未闻及病理性杂音。腹平软,无压痛、反跳痛,肠鸣音正常。四肢肌力正常,肌张力高,腱反射左右上下肢为(++)。

精神状况检查: 意识清晰,接触被动。憔悴,头发凌乱,语言欠流利,问答切题,言辞激动。查出幻视。记忆、智力粗测正常。情绪焦虑,紧张不安。意志减退,自知力缺失。

入院诊断: 精神障碍待分类;帕金森病。

诊疗过程: 入院后查三大常规、肝功能、肾功能、电解质、血脂、甲状腺功能、头颅CT均未见明显异常。随机血糖4.11mmol/L。脑电图"轻度不正常,未见异常放电"。汉密尔顿焦虑量表(HAMA)评分:总分16(有焦虑症状)。入院后再次复核病史:患者2009年诊断"帕金森病"后,开始服用抗帕金森药物,2015年加用多巴丝肼片,2017年4月又自行增加服药剂量,此次精神障碍发病后至当地医院就诊,停用美金刚后精神症状未有缓解。住院过程中,患者因觉得服药后难受而拒绝口服多巴丝肼片,拒药期间患者精神障碍明显缓解,重新口服多巴丝肼片后精神症状加重,鉴于此,科室进行了全科大查房,一致认为患者精神症状的发生、发展过程可能与左旋多巴药物的使用关系密切,遂在住院期间尝试缓慢减量多巴丝肼片及吡贝地尔缓释片至1片2次/日,同时口服小剂量氯氮平50mg,2次/日控制精神症状,住院58天后患者精神症状消失、自知力恢复而出院。

最后诊断: 多巴丝肼所致精神障碍;帕金森病。

2017年9月随访,患者接触一般,睡眠好,情绪稳定,未发现精神异常。四肢肌张力高,个人生活基本自理。

二、讨论

帕金森病(Parkinson disease,PD)又名震颤麻痹,是一种常见的中老年人神经系统变性疾病,主要临床表现为震颤、肌强直、姿势步态异常及运动迟缓等。该病的病因和发病机制十分复杂,至今仍未完全清楚。帕金森病患者特征性的病理改变以黑质多巴胺能神经元进行性变性、减少和黑质神经元胞质内路易小体形成为主。帕金森病患者由于黑质多巴胺能神经元变性、减少,纹状体内多巴胺递质含量显著降低,多巴胺与乙酰胆碱递质失去平衡,乙酰胆碱系统功能相对亢进,产生震颤、肌强直、运动减少等运动症状。

除运动症状外,帕金森病患者可先后或同时表现出非运动症状。该病影响患者的工作和日常生活能力,明显降低患者的生活质量,给家庭和社会都带来了沉重的精神和经济负担。目前针对帕金森病的治疗手段,无论是药物或手术治疗,只能改善临床症状,延缓病程,提高生活质量,并不能阻止病情的进展。因此,治疗应采用综合治疗,药物为主,结合手术治疗、康复治疗、心理疏导及照料护理等,不仅改善症状,并且需要长期管理,以达到长期获益。

目前帕金森病的治疗方法仍以药物治疗疗效最为确切,由中华医学会神经病学分会帕金森病及运动障碍学组 2014 年制订的《中国帕金森病治疗指南(第三版)》中帕金森病的用药原则:①用药原则应该以达到有效改善症状、提高工作能力和生活质量为目标。提倡早期诊断、早期治疗;②坚持"剂量滴定"以避免产生药物的急性副作用,力求实现"尽可能以小剂量达到满意临床效果"的用药原则;③治疗应遵循循证医学的证据,也应强调个体化特点,不同患者的用药选择需要综合考虑患者的疾病特点;④进行抗帕金森病药物治疗时,特别是使用左旋多巴时不能突然停药,以免发生撤药恶性综合征。

本例患者服用的多巴丝肼片为治疗帕金森病的有效药物,推荐初始用量为 62.5~125mg,2~3 次/日,根据病情逐渐增加剂量至疗效满意和不出现副作用的适宜剂量以维持治疗,餐前 1 小时或餐后 1.5 小时服药。多巴丝肼片中左旋多巴为多巴胺前体物,可穿过血脑屏障。盐酸苄丝肼为左旋多巴的脑外脱羧酶抑制剂,它可以抑制左旋多巴在脑外迅速脱羧而转变成多巴胺,不仅可促使大量左旋多巴进入中枢神经系统产生作用,减少左旋多巴的用量,又可降低不良反应的发生。临床研究发现,长期应用左旋多巴可导致药物相关的药效减退、恶心呕吐、心律失常、运动障碍、症状波动等副作用,甚至出现谵妄、视幻觉、听幻觉、妄想及偏执等精神障碍。左旋多巴导致精神症状的药理学机制目前尚不完全清楚,研究显示可能与中脑边缘多巴胺系统有关。有研究指出,长期、高剂量的左旋多巴治疗导致了中脑边缘系统 D_3、D_4 受体的过度激活,从而导致幻觉、妄想等精神症状的产生,而作为 D_3、D_4 受体阻断剂的氯氮平、喹硫平可缓解这些精神症状。

左旋多巴制剂导致精神障碍的治疗多在不影响患者运动症状的前提下进行,以减少甚至停用左旋多巴制剂为主,如患者精神障碍改善仍不理想,则加用抗精神病药物。经典抗精神病药物通过阻断多巴胺受体,改善精神症状,但同时加重锥体外系反应,并影响患者认知功能,所以治疗多采用非典型抗精神病药物。临床长期服用左旋多巴制剂的帕金森病患者出现精神症状,应引起医务人员重视。另外,老年帕金森病患者多同时患有脑动脉硬化等多种疾患,出现精神症状不能用脑血管疾病解释时,应注意抗帕金森药物的副作用,以免发生危险。

不同帕金森病患者对治疗的需求不同,同一患者在不同病情阶段对治疗的需求也不尽相同。因此,在临床实际应用时,需注意详细了解患者的病情、治疗反应情况、有无副作用或并发症等,以期达到改善症状、延缓病情、提高生活质量的治疗效果。

三、经验总结

第一,应告知患者及监护人用药原则。本例患者 2017 年 4 月起自觉胃部不适,情绪低落,兴趣下降,患者误认为是帕金森病情加重,自行将多巴丝肼片加至 4 片/天,月底即出现言语凌乱、幻觉等表现。帕金森病患者可以出现情绪低落等精神症状,其外在表现与帕金森病的症状和体征有相似之处,如果因情绪低落而增加多巴丝肼的用量,实为误治。

第二,要认真分析帕金森病患者出现精神异常的原因。当帕金森病患者出现精神异常时,要分析精神症状是由疾病本身造成,亦或抗帕金森药物所致,或者两种可能性同时存在。对不同原因导致的精神异常,治疗方法会截然不同。本例患者精神症状的发生、发展与多巴丝肼用药密切相关,特别是患者减少多巴丝肼用量后精神症状缓解,精神症状的出现可以用抗帕金森药物的副作用解释。

第三,出院诊断"多巴丝肼所致精神障碍"或许存疑。患者在减少多巴丝肼用量后精神症状缓解,出院后回访也没有发现精神异常,考虑"左旋多巴所致精神障碍"有依据。但患者在减少多巴丝肼用量的同时服用了氯氮平,不能完全排除精神异常为帕金森病本身所致。对本患者的精神症状,如果为多巴丝肼所致,减药或停药后精神症状应该消失;如果为帕金森病本身所致,口服氯氮平片有效。若为后者,患者出院后停用氯氮平可能再次出现精神异常。

专家点评

帕金森病患者可以出现精神异常,多巴丝肼等治疗帕金森病的药物也可导致精神异常。当服用多巴丝肼的帕金森病患者出现精神异常时,要充分考虑多巴丝肼与精神异常的关系,避免药源性精神异常的出现。

参考文献

［1］Santos-García D, De lF-FR. Impact of non-motor symptoms on health-related and perceived quality of life in Parkinson's disease. Journal of the Neurological Sciences, 2013, 332（2）: 136-140.

［2］Tian YY, Tang CJ, Wu J, et al. Parkinson's disease in China. Neurological Sciences Official Journal of the Italian Neurological Society and of the Italian Society of Clinical Neurophysiology, 2011, 32（1）: 23-30.

［3］中华医学会神经病学分会帕金森病及运动障碍学组. 中国帕金森病治疗指南（第三版）. 中华神经科杂志, 2014,（4）: 428-433.

［4］卫生部合理用药专家委员会组织编写. 中国医师药师临床用药指南. 重庆出版社, 2014.

［5］Moskovitz C, Rd MH, Klawans HL. Levodopa-induced psychosis: a kindling phenomenon. American Journal of Psychiatry, 1978, 135（6）: 669-675.

［6］陈生弟,周海燕. 应关注帕金森病患者的神经精神症状的防治. 老年医学与保健, 2006, 12（4）: 195-196.

64."神药"惹的祸
——糖皮质激素所致精神障碍

作　者:阳睿
关键词:肾病综合征,糖皮质激素,精神障碍,泼尼松片

一、病例资料

女性患者,21岁,因"反复颜面、双下肢水肿1年,言行异常2天"于2012年8月19日入住某院肾内科。患者家属代诉病史。

现病史: 患者于2011年8月份出现颜面、双下肢水肿,伴尿少、乏力、腹胀,起初未予重视,水肿进行性加重。2012年3月初,因水肿加重就诊于某市级医院,确诊为"肾病综合征",并行肾活检术,病理回报"Ⅱ期膜性肾病",建议予激素和环孢素联合治疗,但患者及家属考虑药物副作用大且治疗费用高,签字拒绝使用激素及环孢素治疗,仅同意采取减少尿蛋白、降血脂、利尿消肿等非特异性治疗。此后患者定期回该院复查,各项检查指标无明显好转。2012年6月,患者听信传闻,到当地一诊所接受"神药"治疗,口服"神药"剂量为4片/次、3次/日(后查实为醋酸泼尼松片)。服药后患者水肿时重时轻,一个月后出现记忆力下降、头晕、头痛、烦躁、失眠多梦等。2012年8月16日晚,患者出现兴奋、乱语,说些"神""鬼"、死去的人等内容,前言不搭后语,难以理解。还说有人害她,有时大喊"救命"。情绪不稳定,易怒,行为紊乱,无缘无故打家人。夜间不睡。家属见其精神异常并逐渐加重,遂送至某院急诊科,因患者表现兴奋、吵闹,行为紊乱,有时冲动伤人,难于管理,肾内科及精神科联合会诊后,拟"肾病综合征、精神障碍查因"收入精神科住院。患者发病后无畏寒、发热、抽搐等,精神、睡眠、食欲欠佳,大便正常,尿少,量约600ml/天。体重增加约5kg。

既往史、个人史、家族史无特殊。

体格检查: 体温37.2℃,脉搏100次/分,呼吸20次/分,血压132/96mmHg,体重64kg。慢性病容,神情倦怠,面部水肿。心肺查体未见异常。腹胀,腹肌软,全腹无压痛、反跳痛,肝脾未触及,未扪及包块,双肾区无叩击痛,无移动性浊音。双下肢膝关节以下凹陷性水肿。四肢肌力、肌张力正常,生理反射存在,病理反射未引出。

精神状况检查: 神清,定向准,接触差,呈不协调性精神运动性兴奋,话多,自语乱语,凭空对话。有幻听,诉凭空听到有声音吵自己。有被害妄想,感觉周围的人要害自己。情绪不

稳定,有时显紧张害怕,易激惹,吵闹,情感反应欠协调,有时无故冲动伤人,自知力缺乏。

入院诊断: 肾病综合征;精神障碍查因:躯体疾病所致精神障碍?

辅助检查: ①血常规:白细胞计数 $6.1 \times 10^9/L$、中性粒细胞百分比 79.7%↑(正常参考值 40~75%)、血红蛋白浓度 99g/L↓(正常参考值 115~150g/L)、红细胞比容 31%↓(正常参考值 35~45%)。②尿常规:尿隐血 ++(正常参考值阴性)、尿蛋白 +++(正常参考值阴性)。③肝功能:总蛋白 33g/L↓(正常参考值 60~85g/L)、白蛋白 17g/L↓(正常参考值 35~55g/L)、丙氨酸转移酶 50U/L↑(正常参考值 7~40U/L)、天冬氨酸氨基转移酶 26U/L。④肾功能:尿素氮 9.2mmol/L↑(正常参考值 2.5~8.2μmol/L)、肌酐 92.8μmol/L。⑤电解质:钾 3.3mmol/L↓(正常参考值 3.5~5.3mmol/L)、钙 1.7mmol/L↓(正常参考值 2.1~2.7mmol/L)。⑥血脂:三酰甘油 3.15mmol/L↑(正常参考值 0.22~1.7mmol/L)、总胆固醇 15.39mmol/L↑(正常参考值 2.33~5.60mmol/L)。⑦免疫球蛋白 G:2.41g/L↓(正常参考值 7~16g/L)。⑧乙肝两对半:HBsAg、HBeAb 和 HBcAb 阳性;乙肝病毒 DNA:5.00IU/ml(正常参考值 0~500IU/ml)。⑨胸部 X 光:考虑双侧少量胸腔积液。腹部超声:腹腔少量积液;肝胆胰脾双肾双侧输尿管超声未见异常。⑩心电图:窦性心动过速。连续 3 天 24 小时尿量均约为 1300ml/天。血沉、免疫球蛋白 A、免疫球蛋白 M、血凝四项、粪便常规无异常。

诊疗过程: 入院后经三级查房讨论,考虑到患者肾功能损害不明显,不考虑肾性脑病引起的精神障碍。相反,患者出现精神症状前曾大量、不规范服用醋酸泼尼松,故考虑精神障碍与糖皮质激素使用有关,诊断考虑为"糖皮质激素所致精神障碍"。请肾内科会诊,口服泼尼松片 30mg、每日一次,联合环孢素胶囊 225mg、每日 1 次。辅以利尿消肿、抗凝、改善微循环、降血脂、调节免疫、减少尿蛋白排出、维持水电解质酸碱平衡等对症支持。患者肝功能及乙肝两对半异常,请感染科会诊后诊断为"慢性乙型病毒性肝炎",予拉米夫定抗病毒治疗。予口服奥氮平片 2.5mg、每晚 1 次,临时肌内注射氟哌啶醇注射液 5mg 控制精神症状,同时加强心理疏导及安全管理。治疗 2 天后患者精神症状消失,4 天后已停用抗精神病药物,停药后精神症状未再发作,一周后转肾内科继续治疗。患者在肾内科住院 10 天后水肿消退,精神正常,一般情况可,好转出院。出院前复查肝功能:总蛋白 33g/L↓(正常参考值 60~85g/L)、白蛋白 21g/L↓(正常参考值 35~55g/L)、丙氨酸转移酶 45U/L↑(正常参考值 7~40U/L)、天冬氨酸氨基转移酶 23U/L;血脂:三酰甘油 3.96mmol/L↑(正常参考值 0.22~1.70mmol/L)、总胆固醇 8.81mmol/L↑(正常参考值 2.33~5.60mmol/L);尿常规:隐血 +、尿蛋白定性 +++;电解质正常。

最后诊断: 糖皮质激素所致精神障碍;肾病综合征;慢性乙型病毒性肝炎;低钾、低钙血症。

随访: 患者出院后继续口服泼尼松片 30mg、每日 1 次。随访半年,工作生活如常,精神状态良好。

二、讨论

人的肾上腺分为皮质与髓质,髓质分泌肾上腺素及去甲肾上腺素,皮质可分泌糖皮质激素(氢化可的松)、盐皮质激素(醛固酮)及少量氮皮质激素(性激素)。

1948 年,糖皮质激素成为临床上最为有效的免疫抑制药物和抗炎药物之一,之后广泛应用于严重急性感染或炎症、呼吸系统疾病、自身免疫性或过敏性疾病、血液系统疾病、皮肤病、休克等疾病的治疗。

糖皮质激素类药物可分为短效、中效与长效三类。短效药物如氢化可的松，作用时间为8~12小时。中效药物如泼尼松、泼尼松龙、甲泼尼龙，作用时间为12~36小时。长效药物如地塞米松、倍他米松，作用时间为36~54小时。

糖皮质激素在临床上应用非常广泛，但是不适当的使用或长期大剂量使用可导致不良反应和并发症，甚至危及生命。大剂量应用糖皮质激素或高浓度时可产生如下药理副作用：①刺激骨髓造血功能，使红细胞、Hb、血小板增多，能使中性白细胞数量增多，但却抑制其功能；②可兴奋中枢神经系统，出现兴奋、激动、失眠、欣快等，可诱发精神病和癫痫；③可促进胃酸和胃蛋白酶的分泌，抑制黏液分泌，诱发或加重溃疡病；④引起骨质疏松；⑤影响生长激素水平。

糖皮质激素引起精神障碍的作用机制尚不明确。目前认为包括基因机制和非基因机制两方面。基因机制由核受体介导，通过调节基因转录而影响中枢神经系统的发育和活动。非基因机制为快速效应，包括糖皮质激素对中枢神经递质受体的调节和糖皮质激素膜受体介导的效应。此外，有研究发现，糖皮质激素能引起神经细胞膜超极化，选择性抑制自发性电活动，并增强多巴胺β-羟化酶及苯乙醇胺N-转甲基酶的活性，增加去甲肾上腺素、肾上腺素的合成，降低中枢5-HT浓度，扰乱中枢神经递质间的平衡，导致精神异常。

有研究报道糖皮质激素的剂量是发生精神障碍的最重要危险因素。有研究监测了676例连续住院接受泼尼松治疗的患者，在剂量≤40mg/日时精神症状的发生率为1.3%；剂量为41mg/日~80mg/日时的发生率为4.6%；剂量>80mg/日时的发生率为18.4%。另外，由于肾上腺生理分泌糖皮质激素有节律性，每天早上8：00时分泌高峰，凌晨0：00~2：00时最低，因此，长期应用糖皮质激素治疗的患者，主张每日8时一次顿服，可以减少药物副作用。本例患者使用泼尼松20mg/次、3次/日时，出现精神异常，当减量至30mg1次/日后，患者精神症状减轻，推测泼尼松用量及用药方法可能与精神异常有关。此外，糖皮质激素与很多药物都存在相互作用，特别是一些抑制其代谢和排泄的药物，可增加糖皮质激素引起精神障碍的发生机会，临床药师应对患者进行必要的用药指导。

糖皮质激素所致精神障碍的临床表现多种多样。类固醇治疗所致的精神症状通常在类固醇治疗两周内出现，症状随类固醇剂量的增加而加重。也有早至用药第1日、晚至用药后2个月出现精神异常的报道。类固醇治疗引起的精神障碍常以躁狂症状或精神病性症状为突出表现，可出现兴奋、多语、失眠、情绪异常，甚至出现抑郁、躁狂等表现，停药后可逐渐恢复正常。也可出现强迫症状、认知功能障碍或痴呆、严重时可出现自杀及伤人等。研究发现短期使用糖皮质激素治疗的患者常见欣快、轻躁狂，而长期使用糖皮质激素治疗的患者常见抑郁症状。

治疗糖皮质激素所致的精神障碍，如病情允许，首先考虑停用或减少糖皮质激素剂量，或调整用药方法，大多数患者停药或减量后精神症状都会好转。如减量或停用激素后精神症状未减轻，或因原发病需要，不能停用或减少糖皮质激素剂量，以及出现激越、攻击行为时，可使用抗精神病药物治疗。常用药物主张使用非典型抗精神病药物；有严重抑郁情绪或有自杀倾向时，可使用SSRIs和SNRIs抗抑郁药物；药物治疗效果差、或有严重自杀倾向者，可进行电休克治疗；三环类抗抑郁药可能使病情加重。

三、经验总结

本例患者既往无精神异常病史及家族史，使用醋酸泼尼松片 60mg/ 日后出现兴奋、幻觉、妄想、行为紊乱及冲动伤人等不协调性精神运动性兴奋，减少醋酸泼尼松片剂量后精神症状消失，考虑为糖皮质激素引发的精神异常。

通过该案例，给我们的启示是，首先要判断精神障碍到底是由于躯体疾病所致，还是由于药物所致，这直接关系到后续的治疗与处理。一般情况下，躯体疾病所致精神障碍，与躯体疾病的病情严重程度相关，精神异常随着躯体疾病的加重而加重，躯体疾病好转后，精神症状往往也随之缓解。而药物所致精神障碍则与药物用药时间及剂量有依存关系。

专家点评

糖皮质激素可引起精神障碍。在短期、大剂量及不规范服用糖皮质激素时，常常出现兴奋、话多、失眠、易激惹等不协调性精神运动性兴奋；长期服用者可出现抑郁、自杀等心理行为问题。

参考文献

［1］Warrington T P, Bostwick J M. Psychiatric adverse effects of corticosteroids. Mayo Clinic Proceedings Mayo Clinic, 2006, 81（10）: 1361-1367.

［2］Ross D A, Cetas J S. Steroid psychosis: a review for neurosurgeons. Journal of Neuro-Oncology, 2012, 109（3）: 439-447.

［3］徐西嘉，唐劲松，郭文斌. 糖皮质激素致精神障碍 2 例. 临床精神医学杂志, 2007, 17（5）: 334.

［4］Dubovsky A N, Arvikar S, Stern T A, et al. The Neuropsychiatric Complications of Glucocorticoid Use: Steroid Psychosis Revisited. Psychosomatics, 2012, 53（2）: 103-115.

［5］［No authors listed］. Drug-induced convulsions: Report from Boston Collaborative Drug Surveillance Program. Lancet, 1972, 300（7779）: 677-679.

［6］郑金聪，朱俊峰，张妙英. 糖皮质激素致精神障碍 1 例分析. 中国医院药学杂志, 2010, 30（20）: 1798-1799.

［7］郝伟. 精神病学. 第 5 版. 北京: 人民卫生出版社. 2008.

［8］Roxanas M G, Hunt G E. Rapid reversal of corticosteroid-induced mania with sodium valproate: a case series of 20 patients. Psychosomatics, 2012, 53（6）: 575-581.

［9］陈灏珠. 实用内科学. 第 13 版. 北京: 人民卫生出版社, 2009.

［10］Scheschonka A, Bleich S, Buchwald A B, et al. Development of obsessive-compulsive behaviour following cortisone treatment. Pharmacopsychiatry, 2002, 35（2）: 72-74.

［11］Ma H A K, Poon A W, Ba C P D L A, et al. Psychiatric complications of treatment with corticosteroids: Review with case report. Psychiatry and Clinical Neurosciences, 2011, 65 (6): 549-560.

［12］Bräunig P, Bleistein J, Rao M L. Suicidality and corticosteroid-induced psychosis. Biological Psychiatry, 1989, 26 (26): 209-210.

［13］Bolanos S H, Khan D A, Hanczyc M, et al. Assessment of mood states in patients receiving long-term corticosteroid therapy and in controls with patient-rated and clinician-rated scales-Annals of Allergy, Asthma and Immunology. Annals of Allergy Asthma and Immunology Official Publication of the American College of Allergy Asthma and Immunology, 2004, 92 (5): 500-505.

［14］Sutor B, Wells L A, Rummans TA. Steroid-induced depressive psychosis responsive to electroconvulsive therapy. Convuls Ther, 1996, 12 (2): 104-107.

［15］卫生部合理用药专家委员会. 中国医师药师临床用药指南. 重庆: 重庆出版社, 2009.

第四章

精神障碍合并躯体疾病

65. 寄生虫的侵入——精神分裂症合并寄生虫病

作 者：温健
关键词：精神分裂症，出血，贫血，鞭虫病，钩虫病

一、病例资料

患者女性，58 岁，因"言行异常 36 年，伴头晕、乏力 3 个月"于 2016 年 2 月 15 日入精神科病房。患者女儿提供病史。

现病史：患者 1980 年无明显诱因下出现言行异常，表现自语乱语，乱骂人，在村子里四处乱走，对着别人指手画脚。村里的人都不敢靠近她，不愿意跟她交流。夜间睡眠差，有时半夜起身外出乱走。生活脏乱，平素蓬头垢面，衣着不整，不讲卫生，随意捡地上的食物吃，甚至粘有泥土也照样吃。尚能从事一些简单的家务和劳动。家人见患者精神异常，曾劝其到医院看病，但患者否认有病，拒绝治疗。最近 3 个月患者行走时感到心悸、气促、头晕，家属见其面色蜡黄，身体较前虚弱，下肢水肿，常躺在床上不愿走动，于 2016 年 2 月 15 日中午强行送患者到某精神病院求治。急查血常规示"血红蛋白浓度（Hb）30g/L，肝、肾功能无明显异常"，诊断"精神障碍待分类；贫血原因待查"。家属为进一步求治故转送至某综合医院。血液科门诊考虑患者行为紊乱、管理困难，暂转入精神科住院。患者住院前半年饮食不规则，有时一天两餐，进食少，每餐不超过 2 两饭。小便正常，解黑色大便。晚上睡眠差，常呆坐着自言自语，不愿睡觉。体重变化不详。无高热、昏迷、抽搐、呕吐等。

既往史无特殊。

月经及婚育史：50 岁停经，育有 6 个孩子，均体健。

家族史：一表姐有"精神分裂症"病史。

体格检查：体温 36.2℃、脉搏 105 次 / 分、呼吸 22 次 / 分、血压 130/80mmHg、身高 149cm、体重 43kg。神志清，端坐体位。重度贫血貌，消瘦，面色萎黄、全身皮肤黏膜苍白，四肢指端指甲苍白。双肺呼吸急促，呼吸音清，未闻及干湿性啰音。心率 105 次 / 分，律齐，心尖部可闻及 2/6 级收缩期柔和吹风样杂音。腹部体查未见异常。双下肢踝部以下凹陷性水肿。营养风险筛查评分为 1 分（<3 分，低营养风险，需定期复查）。

精神状况检查：接触欠合作，交谈被动，问之少答，难以深入了解其内心活动。可观察到自言自语，讲话前言不搭后语，难以听懂讲话的内容，思维松弛。存在被害妄想，平时独处，认为医生想害她，并夺过听诊器扔到地上。情感不协调，多表现平淡，交谈时面无表情，有时易激惹，跟家人及医务人员对抗，不服从管理和治疗。智力、记忆力粗测无异常。懒散少动，多卧床，不愿洗澡。有时行为异常，在地上跪拜。自知力缺乏。

入院诊断：精神分裂症；极重度性贫血。

辅助检查：血常规示淋巴细胞百分比 19.80%↓（正常参考值 40%~75%）、嗜酸性粒细胞百分比 8.90%↑（正常参考值 0.4%~8%）、嗜碱性粒细胞百分比 1.20%↑（正常参考值 0~1%）、单核细胞绝对值 0.67×10⁹/L↑，正常参考值（0.1~0.6）×10⁹/L、嗜酸性细胞绝对值 0.67×10⁹/L↑，正常参考值（0~0.06）×10⁹/L、嗜碱性粒细胞绝对值 0.09×10⁹/L↑（正常参考值 0~0.06×10⁹/L）、红细胞计数 1.86×10¹²/L↓，正常参考值（3.8~5.1）×10¹²/L、血红蛋白浓度 27g/L↓（正常参考值 115~150g/L）、红细胞比容 11.2%↓（正常参考值 35%~45%）、红细胞平均体积 60fl↓（正常参考值 80~100fl）、红细胞血红蛋白含量 14.50pg↓（正常参考值 27~34pg）、红细胞血红蛋白浓度 240g/L↓（正常参考值 316~354g/L）、红细胞分布宽度 21.40%↑（正常参考值 10.1%~15.0%）、血小板计数 481×10⁹/L↑，正常参考值（125~350）×10⁹/L、血小板压积 0.37%↑（正常参考值 0.1~0.28%）。不规则抗体检测阴性。贫血三项铁蛋白测定（原倍）2.90ng/ml↓（正常参考值 11~306.8ng/ml）、维生素 B₁₂ 179.00pg/ml↓，叶酸 18.10ng/ml↑。"粪便常规示"鞭虫卵阳性（+），钩虫卵阳性（+），大便潜血 +++。"生化检查示"铁 2μmol/L↓（正常参考值 9~27μmol/L），磷 0.69mmol/L↓（正常参考值 0.8~1.6mmol/L），镁 1.18mmol/L↑（正常参考值 0.67~1.04mmol/L）。"地中海贫血检测、催乳素、甲胎蛋白及癌胚抗原定量测定、甲状腺功能三项、尿常规、尿 HCG 均未见异常。胸部 DR 正侧位片示"心影增大，心胸比率约 0.61"。心电图示"窦性心动过速，逆时针旋转"。心脏彩超示"心脏各房室大小未见异常；左室舒张功能减退，左室收缩功能正常范围"腹部 B 超未见异常。脑电图、头颅磁共振未见异常。

最后诊断：精神分裂症；极重度缺铁性贫血；鞭虫病；钩虫病。

诊疗过程：因患者病情严重，下病重。请血液科急会诊诊断为"缺铁性贫血"。建议"①输血前常规、交叉配血。②预约红细胞输注（300~400ml），输注前后视情况予呋塞米 10mg 静脉推注。③注意完善心脏彩超，警惕有无贫血性心脏病、心衰的情况。④待患者能配合后可行骨髓穿刺术了解病因；⑤补铁治疗：蛋白琥珀酸铁口服液 15ml/ 日，口服治疗三个月，或静脉补铁，予 0.9% 氯化钠注射液 250ml 加入蔗糖铁 100mg 静滴 2~3 次 / 周，每次 1 小时。予输红细胞悬液 2u 后患者头晕乏力症状明显改善。住院期间共输血 4 次。3 月 9 日复查血常规示"血红蛋白浓度 101g/L↓，红细胞比容 32.9%↓，红细胞血红蛋白含量 24.60pg↓，红细胞血红蛋白浓度 307g/L↓，红细胞分布宽度 27.60%↑，血小板计数 368×10⁹/L↑，血小板压积 0.38%↑"。经肝病科会诊后予阿苯达唑片 200mg 口服 1 次 / 日，连用三天,15天后复查粪便常规未发现钩虫和鞭虫卵,隐血试验阴性。对精神症状,予口服小剂量奋乃静,从2mg/日开始,逐渐增量至12mg/日,共住院治疗25天,精神症状基本消失。

随访:患者出院后坚持服用琥珀酸铁口服液、奋乃静片半年,病情恢复好,能从事一般体力劳动,门诊复查血常规正常。后自行停用抗精神病药物,至今未出现精神异常。

二、讨论

贫血是指外周血中单位容积内血红蛋白浓度、红细胞计数和(或)红细胞比容低于相同年龄、性别和地区正常标准的临床综合征,其中以血红蛋白浓度较为重要。血红蛋白浓度的降低一般都伴有相应红细胞数量或压积的减少,但也有不一致的情况。贫血不是具体的疾病,而是一组临床综合征,可由多种疾病引起。我国血液病学家认为在我国海平面地区,成年男性血红蛋白Hb<120g/L,成年女性(非妊娠)Hb<110g/L,孕妇Hb<100g/L就有贫血。按血红蛋白浓度分轻度(Hb>90g/L)、中度(Hb:60~90g/L)、重度(Hb:30~59g/L)和极重度贫血(Hb<30/L)。

寄生虫感染是引起贫血的原因之一。能导致贫血的寄生虫种类主要隶属于原虫和蠕虫。其中蠕虫类寄生虫包括钩虫和鞭虫,它们感染所致贫血的发病机制及临床表现各不相同。

钩虫感染往往与人体接触污染的土壤或不注意卫生习惯有关。钩蚴经皮肤或口腔黏膜侵入人体而感染。从微血管随血流经右心至肺,随吞咽活动经食管进入小肠。钩虫口囊附在小肠黏膜绒毛上皮,以摄取黏膜上皮与血液为食,并每天更换摄取部位,分泌抗凝物质,引起局部渗血。每条钩虫昼夜间所致的失血量约为0.02~0.10ml,十二指肠钩虫所致的失血量似较美洲钩虫为多。失血则导致铁及蛋白质的不断损耗,从而引起小细胞低色素性贫血。轻度患者表现为头昏、乏力、轻度气促、心悸等;中度患者表现皮肤黏膜苍白,下肢轻度水肿,明显气急、心悸、四肢乏力、耳鸣、眼花、头昏、心率增快等;重度患者上述症状加重,并可能出现贫血性心脏病症状,劳动能力丧失等。少数患者表现喜食生米、生豆,甚至食泥土、碎纸、破布等异常嗜好,此种现象称为"异嗜症",原因似与铁的耗损有关,给患者补充铁剂后,症状会消失。

鞭虫感染主要是因鞭虫成虫以头端插入肠壁的方式寄生于人体盲肠,可致肠壁组织的慢性炎症,轻度感染时一般无明显症状。虫体数多时亦可在结肠、直肠甚至回肠下端寄生,雌虫每日排卵1000~7000个,虫体随粪便排出体外,在适宜条件下3~5周即可发育为感染期虫卵。人体感染常因误食了感染期鞭虫卵的食物和水引起。成虫感染严重时可出现黏膜组织充血、水肿、出血等慢性炎性反应,在炎症的基础上形成肉芽肿等病变;由于鞭虫吸血损伤黏膜而出血,重度感染者可致慢性失血,出现腹痛,腹泻,大便隐血,或带新鲜血,消瘦,贫血等;少数患者有发热,荨麻疹,嗜酸粒细胞增多,四肢水肿等全身反应。

粪便中检出虫卵是确诊钩虫病和鞭虫病的依据。本案例患者有明显的精神病性症状,平时不注重个人卫生,常进食不洁食物,属寄生虫易感人群。粪便鞭虫卵阳性(+)、钩虫卵阳性(+)、嗜酸性细胞绝对值0.67×10^9/L↑,符合钩虫病、鞭虫病诊断。钩虫、鞭虫感染会导致慢性失血,查体贫血貌、下肢水肿,粪便潜血+++↑,血红蛋白浓度27g/L↓,

铁2μmol/L↓,符合极重度缺铁性贫血诊断。驱虫治疗后回访血象恢复正常,证明上述两种寄生虫感染是导致本患者严重的贫血主要原因。

贫血可导致精神障碍,其中缺铁性贫血也可导致精神行为异常,如烦躁、易怒、注意力不集中,异食癖等。本例患者精神异常30余年,理论上讲缺铁性贫血可能是导致精神异常的原因,其发病机制可能为缺铁后组织内含铁酶和铁依赖酶的活性降低,进而影响了患者的精神行为。但从客观上来看,在对患者后期的随访发现,患者精神障碍的出现和贫血并无平行关系,因为贫血纠正后患者的精神症状依然发作,故考虑精神障碍并非单纯由贫血所致。

三、经验总结

第一,农村地区要加强精神分裂症的防治。早发现患者和及时给予系统治疗是提高精神分裂症疗效和改善其社会生活适应能力的关键。本患者精神异常36年没有得到及时的诊治,主要原因是患者本人及其家属没有认识到精神疾病的严重性。假设没有出现严重的贫血,也许病情会继续拖延下去。这也反映了经济落后的农村地区缺乏精神卫生服务机构,农民普遍缺乏对精神卫生知识的了解,精神患者缺乏精神卫生专业人士的关心、帮助和支持。

第二,精神障碍患者感染寄生虫的问题值得重视。由于患者长期处于精神异常状态,接触了污染的土壤或形成了不洁卫生习惯,可能感染钩虫、鞭虫等寄生虫。有些患者即使出现了明显的寄生虫感染的症状和体征,他们也不能像正常人一样主动就医,以至于出现严重贫血等问题时才在家属的强制要求下就医。

第三,纠正贫血要谨慎用药。入院时患者血红蛋白浓度仅有27g/L,属极重度贫血,危及生命,所以首要任务必须及时输血纠正贫血,不能马上用驱虫药。经输血4次、补充铁剂、支持治疗等处理,20天后贫血明显改善,血红蛋白浓度恢复至101g/L,此时需考虑驱虫治疗,因为寄生虫感染会导致持续失血,是贫血的主要原因,必须从源头上消除病因。对精神症状,鉴于患者入院时体质虚弱,抗精神病药物副反应可能会加重躯体病情,因此仅使用小剂量奋乃静口服控制精神症状。

专家点评

精神分裂症患者可能长期处于精神异常状态,缺少监管和照料,形成了不洁卫生习惯,接触了污染的土壤或食品,容易感染寄生虫,导致出血、贫血甚至危及生命。临床上发现精神分裂症患者出现贫血的症状、体征或实验室检查异常时,应考虑钩虫、鞭虫感染的可能。

▶ 参考文献

[1]葛均波.徐永健.内科学.第8版.北京:人民卫生出版社,2013.

［2］李雍龙. 人体寄生虫学. 第 6 版. 北京：人民卫生出版社，2004.

［3］朱祖欣，谭明会，刘美霞. 以精神障碍为主要表现的老年巨幼细胞性贫血 1 例. 临床精神医学杂志，2015（6）：380.

［4］李世俊，庞华，司玉玲. 巨幼细胞性贫血致精神障碍一例. 中华内科杂志，2013，52（6）：514-515.

［5］王学义，王树阳. 缺铁性贫血伴发精神障碍一例报告. 河北精神卫生，1993（4）：47.

［6］葛均波，徐永健. 内科学. 第 8 版. 北京：人民卫生出版社，2013.

66. 还是外伤惹的祸——精神分裂症共病破伤风

作　者：刘小兵

关键词：精神分裂症，破伤风，抗精神病药，药源性锥体外系反应

一、病例资料

男性患者，33 岁，因"疑人议论迫害 10 年，吞咽困难、四肢僵硬 2 天"于 2016 年 9 月 28 日入某专科医院精神病科病房。患者家属介绍病史。

现病史：患者于 2006 年无明显诱因出现精神异常，表现为总怀疑周围的人在背后说他坏话、处处针对他，为此患者感觉自己的人身安全受到威胁，烦躁不安，失眠，并因此而攻击他人。曾就诊于当地私人精神科诊所，具体用药和诊断不详，效果不佳。症状逐渐加重，感觉周围熟悉与不熟悉的人都针对他，电视节目也在评论他，认为电视屏幕安装了摄像头，将他和家人的一举一动都录像传播出去，为此把家里的电视反转，将屏幕对着墙壁。曾先后于 2008 年 9 月、2010 年 1 月、2012 年 1 月在某精神病院住院治疗，诊断"精神分裂症"，曾给予喹硫平、奥氮平、利培酮、苯海索等药物治疗（具体不详）好转出院，因未能坚持服药，病情稳定一段时间后又复发。2016 年 6 月患者病情再次复发，怀疑他人议论、跟踪和迫害自己，情绪不稳定、失眠。再次就诊于当地精神病医院，诊断"精神分裂症"，给予"利培酮 4mg/ 日、苯海索 4mg/ 日"治疗月余，好转出院。此后一直服药维持。2016 年 9 月 21 日患者诉自己所服用的"苯海索"味道变了，是有人将药品调换、想下毒加害于他，故自行停用"苯海索"。9 月 26 日患者出现吞咽困难、吐词不清，颈部和四肢活动不灵活、动作迟缓，认为自己这种状况是别人下毒害的，要拿刀去砍下毒的人，遂被家人约束送至某精神病院，门诊拟"精神分裂症；锥体外系副反应"收入院。患者近来睡眠差，饮食欠规律、二便正常，无畏寒、发热史。

既往史：4 天前患者骑摩托车时曾摔倒，导致身体有多处皮肤擦伤，未行特殊处理，现已

结痂。当时无昏迷、抽搐等。个人史、家族史无特殊。

体格检查： 体温 36.6℃，脉搏 96 次 / 分，血压 120/75mmHg。双肺呼吸音清，未闻及干、湿性啰音。心率 96 次 / 分，心音有力，心律齐，各瓣膜听诊区未闻及病理性杂音。腹平软，无压痛、反跳痛，肠鸣音正常。四肢肌力正常，肌张力增高，颈部有抵抗，生理反射存在，病理反射未引出。

精神状况检查： 神志清醒，定向准确，接触交谈合作，对答尚切题，回答问题简单，吐词欠清。存在明显的关系妄想、被害妄想、被跟踪监视感。情绪显焦虑、恐惧、紧张不安，易激惹，情感行为不协调，自知力缺乏。

辅助检查： 三大常规、电解质、心肌酶、甲状腺功能均正常。肝功能：丙氨酸转移酶 63U/L↑（正常参考值 0~41U/L），乙肝病毒携带者。总胆固醇 6.32mmol/L↑（正常参考值 2.33~ 5.60mmol/L）。心电图示窦性心动过速。腹部 B 超、胸片、脑电图、头颅 CT 等常规检查未见异常。

入院诊断： 精神分裂症，抗精神病药物所致，锥体外系副反应。

诊疗过程： 患者入院后暂未给予抗精神病药物治疗，仅给予能量输液、氢溴酸东莨菪碱注射液 0.3mg 肌内注射。入院 2 小时后，患者突然出现呼吸困难，嘴唇发绀，颈部及四肢肌肉紧张，当时考虑抗精神病药物引起的锥体外系副反应和抗精神病药物诱发癫痫的可能，给予氢溴酸东莨菪碱注射液 0.3mg、地西泮 5mg 肌内注射处理，约 10 分钟后缓解。但此后 2 小时内，连续多次出现呼吸困难，嘴唇发绀，颈部及四肢肌肉紧张尤其以颈部肌肉紧张为甚，每次发作过程患者的意识清楚，能够和医护人员进行简单沟通。但发现一个有意义的现象，即每次医师在用手电筒进行瞳孔检查时患者的症状即加重。请外科主任会诊意见如下：①患者 4 天前有骑摩托车摔跤致皮肤擦伤史；②声音和光线刺激可以诱发抽搐发作；③以面部咬肌和颈部肌肉的肌张力增高明显，严重时有角弓反张；④患者发作过程意识清晰，能够和医护人员进行简单沟通，发作表现为阵发性肌肉阵挛、张口困难和苦笑面容；⑤患者停用抗精神病药物及给予氢溴酸东莨菪碱对抗锥体外系副反应药物治疗，症状未见缓解，并有逐步加重趋势。根据患者临床表现、体格检查和实验室检查结果，诊断考虑"破伤风"。

入院当天患者被转入当地综合医院 ICU 病房，最后确诊"破伤风；精神分裂症"。予气管切开保持呼吸道通畅，以及抗感染、解痉、平喘、化痰、维持水电解质及酸碱平衡等处理，住院 2 周好转出院。

半年后随访： 患者出院后继续服用抗精神病药物治疗，病情稳定，未出现明显副反应。亦未出现发作性四肢及颈部肌紧张、呼吸困难、抽搐症状。能帮家里做些家务和农活。

二、讨论

破伤风是破伤风杆菌感染所致的严重特异性感染。破伤风杆菌以芽胞形式广泛存在于自然界，仅在缺氧环境中迅速发育为增殖体，并产生大量外毒素。其主要致病因素为外毒素中的痉挛毒素，通过血液或淋巴吸收扩散，牢固结合于脊髓前脚灰质或脑干运动神经核的神经细胞突触，抑制突触释放抑制性神经递质，使横纹肌失去中枢抑制而兴奋性增强，表现为横纹肌紧张收缩和阵发性痉挛。累及咀嚼肌及表情肌时，表现张口困难及特征性苦笑面容，累及颈部肌肉时表现颈部疼痛、颈项强直，累及背部及四肢肌群时表现为角弓反张。痉挛毒素也能影响交感神经，导致大汗、血压不稳、心率增快等。可由微弱的声、光、接触等刺激而诱发抽搐，若抽搐持续时间长、强度大可造成呼吸困难、面唇发绀等症状，发作时患者神志清晰。破伤风的潜伏期因伤口部位、感染情况和患者自身免疫状态而异，一般为 1~2 周，短至 1~2 天或长达 2 个月。

有外伤史，出现牙关紧闭、张口困难、角弓反张、肌肉痉挛、苦笑面容等症状即诊断为破伤风，如有创伤组织或脓液厌氧菌培养分离出破伤风梭菌即可确诊为破伤风。

破伤风的严重程度按照 Ablett 分级标准分为 I～IV 级：I 级（轻度）：轻 – 中度牙关紧闭，一般痉挛状态，无呼吸困难，无抽搐，无或轻微吞咽困难。II 级（中度）：中度牙关紧闭，明显痉挛，轻 – 中度短暂的抽搐，中度呼吸困难，呼吸频率 >30 次 / 分，轻度吞咽困难。III 级（重度）：严重牙关紧闭，全身性痉挛状态，反射性持续抽搐，呼吸频率 >40 次 / 分，严重呼吸困难，严重吞咽困难，心动过速 >120 次 / 分。IV（非常严重）：III 级并有强烈的自律性不稳定包括心血管系统；严重高血压和心动过速与低血压和心动过缓交替；任何一种形式持续存在。

破伤风是一种极为严重的疾病，一旦发病，死亡率高，尤其是新生儿和吸毒者。因此破伤风重在预防。对于受伤患者，尤其是伤口未愈合者，及时彻底的清创很重要，清除伤口内的一切坏死组织、异物等，充分引流，局部可用 3% 过氧化氢溶液冲洗，清创后伤口不必缝合包扎。存在感染的部位要给予抗感染治疗，常选用青霉素 G，剂量根据感染的情况而定。对确诊破伤风患者，要采取积极的综合治疗措施，包括中和游离毒素、控制和解除痉挛、保持呼吸道通畅和防治并发症等。可及时、足量注射精制破伤风抗毒素（TAT）免疫治疗，如 TAT 过敏可进行脱敏注射，或使用破伤风免疫球蛋白。破伤风的主要死亡原因是多器官功能衰竭和窒息，而全身肌肉抽搐、呼吸肌痉挛及肺部感染等因素共同作用导致缺氧，是多器官功能衰竭的主要原因，因而降低病死率的关键是快速有效缓解肌肉强直性痉挛。地西泮是治疗痉挛的首选药物，可联合使用苯巴比妥、10% 水合氯醛等药物。护理方面注意保持病室安静、温暖，避免各种刺激如阵风、强光、声响等，可减少痉挛发作。若大剂量镇静药物仍无法控制痉挛，应尽早行气管插管或气管切开术，保持呼吸道通畅，以改善通气功能。破伤风患者频繁抽搐消耗大，不能进食，需加强营养支持、保持水电解质酸碱平衡，加强基础护理，可降低病死率。

值得注意的是，破伤风与抗精神病药物引起的药源性锥体外系反应症状类似，易混淆，已有误诊报道。破伤风是破伤风杆菌引起的急性疾病，其典型症状是在肌紧张性收缩（肌强直）的基础上发生阵发性强烈痉挛，最先累及咀嚼肌，然后依次为面部表情肌、颈、背、腹、四肢肌，膈肌。特征性表现为"苦笑面容"和"角弓反张"，轻微刺激即可诱发抽搐发作。药源性锥体外系反应是由于药物阻断多巴胺受体，从而引起一系列与肌力和肌紧张相关的症状和体征。临床表现为急性肌张力障碍，出现强迫性张口、伸舌、斜颈、呼吸运动障碍及吞咽困难，坐立不安，严重时出现迟发性运动障碍。鉴别要点在于患者是否出现发热、刺激诱发痉挛、张口困难、痉挛间歇期肌强直、特征性苦笑面容。亦有报道建议当鉴别诊断有困难时，可试用氢溴酸东莨菪碱，如肌痉挛明显减轻，可排除破伤风而确立药源性锥体外系副作用的诊断。

三、经验总结

本例患者在服用抗精神病药的过程中,自行停用拮抗抗精神病药副反应的药物盐酸苯海索片,故先入为主地考虑为抗精神病药物所致锥体外系副反应。纵观病史,在临床上有以下几点经验教训值得我们认真吸取。

第一,病史采集不详尽,体格检查不认真细致:接诊医师对病史采集不够重视,查体草率,对可疑病例未针对性问诊和查体。本病例是在考虑"破伤风"后进一步查体才发现患者四肢皮肤有擦伤结痂,追问患者家属,才获得患者入院前4天骑摩托车摔伤的病史。

第二,诊断思路狭窄:部分专科医师知识不全面,只关注自己熟悉的临床表现,对不能用第一诊断解释的症状、体征视而不见,找到某些诊断依据就匆忙下结论,未认真进行鉴别诊断,导致误诊。

第三,对破伤风疾病认识不足:该病的诊断主要依据病史和特征性的临床表现,暂缺乏特异性实验室与其他辅助检查的诊断依据,且早期表现不典型,容易误诊。因而临床医师必须熟悉各型破伤风的临床表现,认真询问病史和做好全面仔细的体格检查。

专家点评

肌张力增高的精神障碍患者,勿单纯考虑为抗精神病药物所致锥体外系副反应,应注意与导致肌张力增高的其他内外科疾病相鉴别。

参考文献

[1] 肖光夏,黄家泗. 外科学. 第7版. 北京:人民卫生出版社,2008.

[2] 张文武. 急诊内科学. 第3版. 北京:人民卫生出版社,2012.

[3] Cook T M, Protheme R T, Handel M. Tetanus: a review of the literature. British Journal of Anaesthesia, 2001, 87(3): 477-487.

[4] 周兰. 90例破伤风患者临床救治分析. 亚太传统医药, 2012, 8(4): 63-64.

[5] 任为. 成人破伤风56例临床分析. 现代医药卫生, 2013, 29(6): 904-905.

[6] 段劲峰,唐宇凤,张芸. 成人难治性破伤风的诊断与治疗分析. 实用医院临床杂志, 2013, 10(2): 98-99.

[7] 张延旭,于晓妮. 大剂量地西泮在重症破伤风中的应用. 中国当代医药, 2010, 17(15): 43-46.

[8] 莫亚华. ICU重症破伤风患者的治疗研究进展. 内科, 2016, 11(2): 214-216.

[9] 陈灏珠,林果为. 实用内科学. 第13版. 北京:人民卫生出版社,2009.

[10] 梁永涛,鲁鑫婷. 口服五氟利多致锥体外系反应误诊为破伤风. 药物不良反应杂志, 2012, 14(2): 125-126.

［11］朱世璋,倪永莲. 抗精神病药物锥体外系副作用误诊为破伤风八例. 临床误诊误治,
1998,(5):285.

［12］徐存东,杨列义. 药物锥体外系反应误诊为破伤风 1 例. 中国普通外科杂志,2004,13
（ 6):407.

67. 草坪上的秘密遭遇
——精神分裂症合并恙虫病

作　者：徐曙　赵立琼
关键词：精神分裂症,发热,焦痂,恙虫病

一、病例资料

患者女性,35 岁,已婚。因"失眠、凭空闻声、多疑 5 月余"于 2016 年 9 月 20 日入某精神病专科医院精神科病房。患者丈夫提供病史。

现病史：患者于 2016 年 4 月份开始出现睡眠差,难以入睡。称有人在房子外面争吵、楼上有人走来走去(实际没有)。行为怪异,半夜自言自语,有时在房子里无目的走来走去,有时在窗户边对空谩骂。多疑,怀疑有人背后搞鬼,担心家人被骗,称周围的人都在盯着自己,他们的目光和动作都跟往常不一样,感觉他们对自己指指点点,有的瞧不起自己,有的在讽刺自己。为避开没完没了的"指指点点",患者渐渐不愿意出门,不愿意与人交往。旁人的解释无法让患者消除疑虑。家人视其精神异常而带之就诊,门诊诊断"精神分裂症"收住精神科。患者发病以来睡眠差,饮食欠佳,有时拒食,称怕有人下毒。体重下降 3kg。二便正常。

既往史、个人史无特殊。

家族史：患者一舅舅患"精神分裂症",病情基本平稳,一直服药维持治疗。

体格检查：体温 36.6℃,脉搏 80 次 / 分,呼吸 20 次 / 分,血压 120/68mmHg,身高 157cm,体重 46kg。心率 80 次 / 分,律齐,各瓣膜区未闻及病理性杂音。腹平软,无压痛、反跳痛,肝脾肋下未扪及,肝胆区无叩击痛,移动性浊音阴性,肠鸣音正常。四肢关节活动好,肌力、肌张力正常。病理反射未引出。

精神状况检查：意识清晰,定向准确,接触被动,问多答少。称自己不能随便跟陌生人讲话,感觉大家是一伙的,也包括医务人员。有幻听,说耳朵边"闲言碎语"多,晚上听见许多人吵来吵去,有男有女,很多声音不熟悉,内容和自己有关,多对自己不利;有被跟踪感,在反复保证及引导下,患者暴露部分内心体验,说清明节回家后就感觉一切不一样了,不安全,好

像有人跟踪自己;有关系妄想,觉得总有人对她指指点点,背后有人议论自己,担心家人被收买,否则为什么连家人不相信自己说的话;有被害妄想,认为别有用心的人利用家人害自己。粗测记忆、智力正常。未查及情感高涨及明显情感低落。情感反应不协调,比较警惕,讲话有所保留,否认消极自杀念头。入院后行为比较孤僻,独处多,有时自言自语,不知所云,有时发呆,生活不主动,需督促,无明显冲动行为,自知力差。

辅助检查:三大常规、血生化、术前免疫学检查、甲状腺功能、胸部正侧位片、脑电图、脑电地形图、腹部 B 超、心脏彩超、心电图、头颅 CT 无明显异常。

入院诊断:精神分裂症。予以利培酮 2~5mg/ 日口服抗精神病治疗。

诊疗过程:入院后 1 周患者精神症状改善,较前合群,可与病友交往,睡眠好,生活自理,幻听明显减少,妄想动摇,情感反应较前协调,自知力改善,可接受团体心理辅导及健康教育。

住院第 9 天患者出现发热,体温达 39.8℃,伴头痛、呕吐。精神症状波动,表现烦躁、胡言乱语。查体:脉搏 106 次 / 分,呼吸 22 次 / 分,血压 130/78mmHg。神志模糊,颜面潮红,双肺听诊呼吸稍粗,未闻及啰音,心脏听诊无病理性杂音,腹部无特殊。神经系统检查:颈软,未见颅内压增高体征,脑神经(-),肌力正常,肌张力增高,病理征未引出。辅助检查:血常规、电解质、肾功能、血糖、抗"O"、胸片、头颅 MRI 均正常。脑脊液检查无特殊。肝功能:丙氨酸转移酶 110U/L↑(正常参考值:7~40U/L),天冬氨酸氨基转移酶 107U/L↑(正常参考值:13~40U/L)。心肌酶谱:肌酸激酶 897U/L↑(正常参考值:22~269U/L),肌酸激酶同工酶 71U/L↑(正常参考值:0~25U/L)。血培养、外斐氏试验阴性。考虑:高热查因(药物不良反应:恶性综合征? 病毒性脑炎?)。停用抗精神病药物,予补液、抗病毒、抗炎(头孢类抗生素、地塞米松静滴)等处理。患者体温仍反复波动,最高达 40.2℃。因患者高热控制欠佳,住院第 13 天转至内科进一步诊疗。反复血培养、外斐氏试验均(-),第四次查外斐氏试验(+)。查体发现患者右下肢有一焦痂(图 22)。

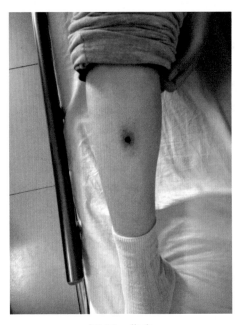

图 22　焦痂

经再次仔细询问病史，患者家属诉入院初，某次带患者外出活动时，患者曾莫名躲到一些杂草丛生的地方。结合特征性皮肤焦痂，考虑恙虫病，予氯霉素治疗后第 3 天体温开始下降，第 5 天体温恢复正常。同时予护胃、护肝、护心、护脑、输液等对症支持治疗。复查血常规、生化指标等恢复正常。内科住院 12 天后因为精神症状存在，又转至精神科，继续利培酮抗精神病治疗，共住院 37 天，病情好转后出院。出院时生命体征平稳，精神症状消失，体重增加 2kg。出院前复查血常规、肝肾功能、电解质、心肌酶谱、心电图提示无异常。

　　最后诊断：精神分裂症；恙虫病。

　　随访：出院后患者遵医嘱坚持服用利培酮 4mg/ 日、盐酸苯海索 2mg/ 日，精神症状控制好。人际交往能力和社会功能保持完整。

二、讨论

　　恙虫病（tsutsugamushi disease）又名丛林斑疹伤寒（scrub typhus）、恙螨传立克次体病（chigger-borne rickettsiosis），是人类在被带有恙虫病东方体（orientia tsutsugamushi）的中间宿主叮咬后感染所引起的急性发热性疾病，系一种自然疫源性传染病。啮齿类为主要传染源，恙螨幼虫为传播媒介。恙虫病的潜伏期为 4~21 天，一般为 10~14 天。

　　恙虫病的病理损害为全身小血管炎及血管周围炎，可引起多器官损害，由于其病变为全身性，使其临床表现多样化：

　　1. 呼吸和心脏症状：20%~72% 的病例有呼吸系统的症状，包括咳嗽、呼吸困难等，可出现气管炎、肺间质炎症，病情加重可发展到急性呼吸窘迫综合征（acute resiratory distress syndrome，ARDS）。发生 ARDS 后患者的死亡率高达 22%~45%。亦可出现心率快、心音弱、心律紊乱等心肌炎表现。

　　2. 胃肠道和肝胆症状：恙虫病患者中胃肠道症状（如呕吐、腹痛、腹泻等）和脾肿大相对比较常见。Cho 等证实超过 1/3 的恙虫病病例都表现有胃肠道症状，血管炎导致的胃肠道黏膜损伤可表现为消化道瘀点、表层出血、糜烂以及出血或无出血性溃疡。大多数患者血清转氨酶和碱性磷酸酶升高，但显著的转氨酶升高（>1000）和重型高胆红素血症并不多见。肝脏损伤的原因可能是由于病原体对肝窦内皮细胞（LSEC）的偏好而导致的肝窦状腺浸润、肝细胞胆汁淤积、胆管周围炎和肝门血管周围损伤。

　　3. 肾脏症状：急性肾损伤在恙虫病中不常见，一般见于危重病例。引起肾衰竭的原因包括全身性血管炎、休克引发的肾脏低灌注、微血管病变，以及肾小管细胞的直接被感染引发的急性肾小管坏死等。

　　4. 中枢神经系统症状：可有嗜睡、朦胧、谵妄、昏迷和去皮质状态等各种意识障碍，严重患者还出现各型癫痫、肢体活动无力等。神经损害在恙虫病中比较常见，如脑膜刺激征、局部神经缺陷、视神经乳头水肿等，无菌性脑膜炎和脑膜脑炎也频繁报告于恙虫病病例中。神经学上的后遗症的病理发病机制是由于血管内皮、血管壁和血管周围组织炎症而导致神经组织的梗塞和贫血。其他神经系统表现有多发性神经病，格林巴利综合征，臂神经丛病变，急性播散性脑脊髓炎，颅内出血和运动障碍等。

　　5. 精神症状：合并精神症状的患者主要产生精神障碍如精神运动、言语思维、情感障碍等。有研究认为，神经精神症状为患者的早期症状，其机制是毒素自叮咬处侵入机体，经淋巴进入循环,产生立克次体血症,释放出的有毒物质直接或间接作用于中枢神经系统导致脑内循环障碍,而且随着毒素的侵入使机体发热增加脑耗氧量引起继发性脑细胞损害而出现一系列中枢神经精神症状。

由于缺乏典型临床表现,恙虫病极易被误诊为病毒类疾病和不明原因发热,易导致病情加重,延误治疗。恙虫病诊断标准:①有野外接触史。②短期内高热不退伴有特征性皮肤焦痂或溃疡。③局部淋巴结肿人、皮疹。④外斐氏反应≥1∶160。⑤恙虫病立克次体阳性。⑥采用氯霉素诊断性治疗 48 小时有效。符合其中三项可诊断恙虫病。间接免疫荧光法(IFA)当前被视为诊断恙虫病的金标准。

在精神科,精神分裂症患者合并恙虫病出现的高热需与以下疾病鉴别:急性呼吸道感染性疾病、抗精神病药物所致恶性综合征、病毒性脑炎、肾病综合征、出血热、钩端螺旋体病等其他发热性疾病。

恙虫病早期诊断和早期治疗很关键。早期接受病原学检查和治疗,一般预后良好。若治疗不及时,可出现多器官损害,严重时可危及生命。抗病原治疗及对症支持治疗包括以下方面。

1. 一般治疗:患者应卧床休息,进食流质或半流质易被消化吸收的食物。补充 B 族维生素和维生素 C。保持大便畅通,尿量为每天 2000ml。

2. 病原治疗:恙虫病东方体为专性细胞内寄生,不能通过细胞膜进入细胞质内的抗菌药物对恙虫病病原体治疗无效。氯霉素一直作为治疗恙虫病的一线用药,国内以往多采用氯霉素或四环素,1~2g/日,疗程 3~6 日。环丙沙星治疗该病也有较好的效果。多西环素是传统的治疗恙虫病的特效药物,抗病原疗效肯定,疗效胜过上述药物,且疗程可缩短,但其对肝脏及血液系统等有毒性,禁用于 8 岁以下儿童,妊娠及哺乳妇女不宜应用。氟喹诺酮类对恙虫病治疗亦有疗效,在抢救危重患者时,常选用多西环素或氯霉素联合氟喹诺酮类治疗,热退后再单用其中一种抗菌药物治疗,效果良好。

3. 对症支持治疗:恙虫病延误诊断和治疗,将引起脑炎、间质性肺炎、ARDS、心肌炎和心包炎、心律失常、急性肾衰竭、急性肝衰竭、急性听力障碍等严重并发症。恙虫病最为常见受损器官有肝(65.0%)、肺(62.5%)、血液(50.0%)、心脏(45.0%)、肾脏(40.0%)。预防并发症、及早干预很重要,一旦出现并发症,保护重要脏器的对症支持治疗少不了。

三、经验总结

本患者精神分裂症诊断明确,抗精神病治疗有效,但在治疗过程中出现了原因不明的高热、特征性皮肤焦痂,给精神科疾病的诊疗带来了挑战,也积累了经验。

第一,恙虫病在我国尚不属法定传染病,临床医师对该病认识不足,缺乏诊断经验,极易造成误诊和漏诊。

第二,体格检查不够详细。本患者右下肢胫前皮肤处有恙虫病特征性皮肤焦痂,体格检查未及时发现或未重视,未能做出及时诊断。此外,恙螨幼虫好侵袭人体较隐蔽的部位,多见于阴囊、肩背部、腹股沟、腹部、大腿等,检查不仔细容易被漏诊。

第三,临床经验不足,诊断思路狭窄。住院治疗的精神病患者出现高热时,一般会考虑常见的上呼吸道感染、抗精神病药物不良反应、病毒性脑炎等,但问题长时间得不到解决时,应该另找原因。

第四，个人生活史收集不详细。医生忽略了患者发热前几日有户外杂草中活动的历史。精神病患者因行为异常，可能在野外、草丛等地活动，寄生虫感染的可能较大。另外本病外斐试验的阳性率低，对早期诊断无帮助。

第五，恙虫病并发症误导了诊疗思维。本患者肝功能受损、心肌酶学变化会习惯性让医生考虑药源性副作用，高热伴头痛、呕吐等表现不得不考虑病毒性脑炎的可能，如此诊疗思维，很难联想到寄生虫感染。

专家点评

有野外接触史的精神障碍患者，出现发热、特征性皮肤焦痂或溃疡、淋巴结肿大时，需考虑恙虫病的可能；对恙虫病，早期外斐氏试验阳性率低，检测结果阴性并不能完全排除本病的可能。

参考文献

［1］陈灏珠，林果为. 实用内科学. 第 13 版. 北京：人民卫生出版社，2009.

［2］Traub R，Wisseman CL Jr. The ecology of chigger-borne rickettsiosis（scrub typhus）. J Med Entomol，1974，11：237-303.

［3］Walker D H. Biology of rickettsial diseases// Biology of rickettsial diseases. CRC Press，Inc. 1988.

［4］Parola P，Paddock CD，Raoult D. Tick-borne rickettsioses around the word：emerging diseases challenging old concepts. Clin Microbiol Rev，2005，18（4）：719-756.

［5］彭文伟. 传染病学. 第 6 版. 北京：人民卫生出版社，2004.

［6］Charoensak A，Chawalparit O，Suttinont C，et al. Scrub typhus：chest radiographic and clinical findings in 130 Thai patients. Journal of the Medical Association of Thailand，2006，89（5）：600-607.

［7］Jeong YJ，Kim S，Wook YD，et al. Scrub typhus：clinical，pathologic，and imaging findings. Radiographics，2007，27：161-172.

［8］Cho S W，Hwang J T，Oh T H. Gastrointestinal：Scrub typhus induced acute gastric ulceration. Journal of Gastroenterology and Hepatology，2010，25（7）：1331.

［9］Yen T H，Chang C T，Lin J L，et al. Scrub typhus：a frequently overlooked cause of acute renal failure. Renal Failure，2003，25（3）：397-410.

［10］Bleck T. Central nervous system involvement in rickettsial diseases. Neurol Clin，1999，17：801-812.

［11］郑智婷. 恙虫病合并神经精神症状的临床分析. 中国实用神经疾病杂志，2013，16（18）：84.

［12］杨绍基，仁红. 传染病学. 7 版. 北京：人民卫生出版社，2008.

［13］杨绍基. 恙虫病的诊断与治疗. 新医学，2008，39（1）：40-41.

68. 病中病——精神分裂症合并胼胝体炎性损伤

作　者：许春杏

关键词：胼胝体，炎性损伤，精神分裂症，精神障碍

一、病例资料

患者男性，27岁，未婚，农民。因"反复言行异常15年，加重伴言语不清1月"于2013年6月21日入住精神科病房。患者父亲介绍病史，病史可靠、欠详。

现病史：患者15年前无明显诱因出现言行异常，主要表现为胡言乱语，多疑，无端说有人害己，有不明身份的团伙跟踪自己，不接受旁人的任何解释，对自己的看法坚信不疑。有时自言自语，旁人不知所云，无法与之正常沟通。或问东答西，或不与别人沟通、交流，常独自发呆。情绪不稳定，易激惹，有时乱发脾气。行为反常，主动活动少，生活懒散，伴有动作怪异，时而动作快速，时而动作迟缓，或对空指指点点。多次就诊于多家精神病医院，诊断为"精神分裂症"，予以抗精神病药物治疗，具体不详。由于不规律用药，症状反反复复。1月前上述精神症状加重，患者易激惹，乱发脾气，出现行为紊乱，无故将家中物品乱丢弃，有时有冲动行为。伴言语不连贯，讲话含糊，吐字不清晰，走路不稳，需家人看护。就诊于某院精神科，诊断为"精神分裂症"，先后予以氯氮平、利培酮、氟哌啶醇等抗精神病药物治疗（具体不详），住院期间违拗，不食、不语、不动，小便失禁，并出现头痛、咳嗽、咳痰，后转科至神经内科，做头颅MRI平扫加弥散成像示"胼胝体压部炎性病变"，腰椎穿刺术测脑脊液压力为200mmH$_2$O，脑脊液常规、生化均未见明显异常。考虑诊断"病毒性脑炎；胼胝体炎；Ⅰ型呼吸衰竭；肺炎"，经ICU抢救及抗炎、抗病毒等治疗（具体不详），病情改善，复查脑脊液压力为120mmH$_2$O。但患者仍言语吐字不清，走路不稳，自言自语，行为紊乱，有时将大小便解在裤子上，需予以留置尿管导尿。在他人介绍下家人将患者送至某三甲医院精神科住院治疗。患者近日睡眠欠佳、饮食欠佳，无呕吐、抽搐。

既往史、个人史、家族史无特殊。

体格检查：体温36.9℃，脉搏98次/分，呼吸20次/分，血压120/78mmHg。神志清楚，营养良好，心、肺、腹查体无明显异常，在外院留置尿管时患者不配合致尿道口受伤，尿道口有少许渗血。神经系统检查：存在构音障碍，步态不稳，颈部无抵抗，四肢肌力5$^-$级，肌张力稍减低，腱反射迟钝，指鼻试验、跟-膝-胫试验欠稳准，双侧掌颌反射（-），深浅感觉无异常。双侧腹壁反射减弱，双侧提睾反射未引出，病理反射未引出。

精神状况检查：意识清晰，定向准确。但接触欠佳，问东答西，思维松弛，言语吐字不清，思维不连贯，对医生的问话表示不耐烦，目前否认有幻觉、妄想等精神病性症状。记忆力及计算力粗测下降。情绪不稳定，易激惹，情感反应不协调。行为紊乱，乱搞别人的衣物。自知力缺乏。

辅助检查：小便常规：白细胞 +，隐血 +，尿蛋白定性 +。血生化：肌酸激酶 498U/L↑（正常参考值：22~269U/L），肌酸激酶同工酶 26U/L↑（正常参考值：0~25U/L），α- 羟丁酸脱氢酶 193U/L↑（正常参考值：72~182U/L），余无特殊提示。心电图：窦性心动过速 108 次 / 分；Q-T 间期稍延长。血常规、大便常规、甲状腺功能无异常，乙型肝炎六项、丙型肝炎抗体、梅毒螺旋体特异抗体、人免疫缺陷病毒抗体均阴性。脑脊液压力、常规、生化、细菌等均未见明显异常。颅脑 CT 平扫未见明显异常；脑电图检查不能配合；腹部 B 超、胸部 X 片提示正常。心理测验：韦氏成人智力测验提示：全量表智商 46。

入院诊断：精神分裂症；病毒性脑炎？

专科予以奋乃静抗精神病治疗，并请神经内科会诊。神经内科会诊诊断：病毒性脑炎；精神分裂症。遵神经内科会诊意见予激素调节免疫、抗炎消肿、保护细胞，避免进行性脑损害，以及改善脑循环、营养脑神经等对症支持处理。患者尿常规提示异常，考虑插尿管所致，拔除尿管，保持尿道口清洁，患者渐可自行排小便，后复查尿常规提示正常。使用激素过程中，患者出现打人毁物等冲动行为，予保护性约束。激素疗程完毕后，患者病情好转，行为紊乱明显减少。住院 52 天，症状明显好转出院，出院前复查脑脊液正常，头颅 MRI 正常。

随访：患者出院后定期接受疾病健康教育，依从性较好，一直遵医嘱服抗精神病药，精神症状控制好，社会功能明显改善，无明显智能受损等脑炎后遗症。

二、讨论

胼胝体是连接两侧大脑半球的联合纤维的一部分，位于半球间裂底部，是大脑白质中最大的纤维束，分为嘴部、膝部、体部及压部。其中前 1/3 连接两侧额叶前部，包括言语运动区。胼胝体血供丰富，梗死少见。据文献报道，胼胝体前 1/3 损害可出现：①失用，多为左手观念运动性失用，一般不伴有认知功能障碍；②肌力减退，步态异常，表现为步幅小，无上肢摆动，始动性差；③智能障碍及精神障碍等，如淡漠、健忘、注意力不集中等。中 1/3 损害出现失用、共济失调、偏瘫、截瘫。后 1/3 损害出现偏盲、失读及听觉障碍。一般认为胼胝体主要是协调双侧大脑半球，在大脑半球之间神经信息的整合、皮质的机能发育、情感、认知及学习记忆等方面非常重要。

有人报道儿童期首发精神分裂症患者的胼胝体异常更为明显。所以胼胝体损伤和精神症状之间可能关系密切。那么其作用机制是什么呢？胼胝体在结构上可分为嘴部、膝部、体部和压部四部分，其中经膝部的纤维连接左右额叶前部，经体部的纤维连接左右额叶后部和全部顶叶，经压部的纤维连接左右颞叶下部和顶叶，说明胼胝体膝部与额叶功能联系密切，压部与颞叶下部联系密切。而基底节到边缘系统和前额 / 颞叶内侧的通路是情感调节的重要部位，各种因素导致的损伤也最容易累及这些皮质下结构从而导致精神或认知障碍。胼胝体具有特有的结构及功能，故胼胝体损伤常常引起精神障碍。精神障碍主要表现为对外界刺激不敏感，情感淡漠，无欲，情绪不稳定，易激惹等。

本例患者既往影像学提示大脑病变在胼胝体压部，Garcia-Monco 在 2011 年提出的一个新的临床与影像学综合征，即可逆性胼胝体压部病变综合征（reversible splenial lesion syndrome, RESLES），是一种病因不明的非特异性脑炎。RESLES 好发于中青年人群，临床中多数有前驱感染或接种疫苗史，常表现为发热、头痛、意识障碍、定向力障碍、排尿困难、步态不稳等，其神经影像学主要表现为可逆性胼胝体压部损害，如果及时发现并得到有效治疗，患者的神经系统症状和影像学表现能够完全恢复，预后较好。在影像学检查中，头颅 CT 及 MRI 均是有关胼胝体病变的重要检查工具。与 CT 相比，MRI 具有多角度、多序列成像优势，故对病变显示更早、更准确、更全面。特别是矢状位 T_2WI 和 FLAIR 像能显示整个胼胝体，尤其是 CT 显示较差的胼胝体体部。本例患者病变也是发生胼胝体压部，且临床表现亦有定向力障碍、排尿困难、步态不稳，有可疑的意识障碍等，治疗效果可，考虑是否存在 RESLES。

本例患者临床考虑诊断为病毒性脑炎，病毒性脑炎诊断中脑脊液检查比较重要，脑脊液压力正常或稍高，外观无色透明，淋巴细胞常增多，糖及氯化物正常，细菌培养及涂片染色均为阴性，本例患者脑脊液压力稍高，细菌学等相关检查阴性，符合病毒性脑炎的特点。病毒性脑炎的治疗原则主要是抗炎、抗病毒，以及改善脑循环、营养神经药物对症治疗，如有脑水肿可予 20% 甘露醇静脉滴注。本例患者使用激素协助抗炎治疗。据文献报道糖皮质激素联合抗病毒治疗有可能改善病毒性脑炎的预后。糖皮质激素可在中枢神经系统发挥强烈的非特异性免疫抑制作用，可拮抗氧自由基，稳定细胞膜和溶酶体膜；激素用于严重病毒性脑炎的急性期治疗可快速减轻脑水肿；糖皮质激素具有改善神经传导功能，有效促进神经功能恢复，避免或减轻脑炎后遗症的发生。

三、经验总结

从本案例中我们可以得到以下几点启发。

第一，本例患者构音障碍、步态异常、肌力减退、智能障碍、二便失禁，精神症状加重，并存在头痛、咳嗽咳痰，行头颅 MRI 平扫加弥散成像示"胼胝体压部炎性病变"，结合脑脊液检查结果，考虑有脑器质性病变。

第二，本案例提示精神科医师，在临床工作中，需要拓宽思路，形成一种良好的诊断思维和观念，即精神病患者也能伴发其他导致精神症状出现或加重的躯体疾病，所以，首先要排除躯体疾病的发生，再考虑精神病复发。这就需要行多方面辅助检查，尤其是头颅 MRI 等方面的检查。

第三，本案例提示患者的病情是一个动态变化的过程。作为临床医师，需根据患者病情的轻重缓急，做动态处理，当精神病患者出现严重躯体病变甚至危及生命时，精神科需及时请相应专科会诊，必要时转诊相应科室接受专科诊疗，同时配合相关专科予以精神科相关治疗。

第四，本例患者虽然在开始使用激素时，出现伤人、毁物等冲动行为，考虑可能是应用激素后加重了患者精神障碍，其作用机制可能是糖皮质激素引起神经细胞膜超极化，选择性抑制自发性电活动，增加去甲肾上腺素、肾上腺素的合成，去甲肾上腺素能抑制色氨酸羟化酶的活性，降低中枢 5- 羟色胺浓度，扰乱中枢神经递质间平衡，导致精神障碍。但后来激素疗程已足,停用激素后,患者精神症状好转,情绪较前平稳,以后随访患者预后良好,考虑激素在治疗胼胝体炎症过程中也可能发挥一定的作用。

专家点评

精神障碍患者出现原精神症状或新的精神症状时,要区分是原精神症状复发或复燃,还是出现了脑或躯体病变后导致的器质性精神障碍。

参考文献

[1] 赵春雨,蒋潇潇,苏志强. 胼胝体病变. 国际神经病学神经外科学杂志,2007,34(6):534-538.

[2] 郑健仲,田时雨. 神经病诊断学. 第2版. 上海:上海科学技术出版社,1991.

[3] Fabri M, Pierpaoli C, Barbaresi P, et al. Functional topography of the corpus callosum investigated by DTI and fMRI. World Journal of Radiology, 2014, 6(12):895-906.

[4] 张葆樽,安得仲. 神经系统疾病定位诊断. 北京:人民卫生出版社,2006.

[5] Peter Duus. 神经系统疾病定位诊断学 – 解剖、生理、临床. 北京:海洋出版社,2003.

[6] Bogen J E, Fisher E D, Vogel P J. Cerebral commissurotomy. A second case report. Jama, 1965, 194(12):1328-1329.

[7] Sowell ER, Toga AW, Asarnow R. Brain abnormalities observed in childhood-onset schizophrenia:a review of the structural magnetic resonance imaging literature. Mental Retardation and Developmental Disabilities Research Reviews, 2015, 6(3):180-185.

[8] Marlinge E, Bellivier F, Houenou J. White matter alterations in bipolar disorder:potential for drug discovery and development. Bipolar Disord, 2014, 16(2):97-112.

[9] Schutter DJ, Harmon-Jones E. The corpus callosum:a commissural road to anger and aggression. Neuroscience and Biobehavioral Reviews, 2013, 37(10):2481-2488.

[10] Garciamonco J C, Cortina I E, Ferreira E, et al. Reversible splenial lesion syndrome (RESLES):what's in a name? Journal of Neuroimaging Official Journal of the American Society of Neuroimaging, 2011, 21(2):e1- e14.

[11] Kashiwagi M, Tanabe T, Shimakawa S, et al. Clinico-radiological spectrum of reversible splenial lesions in children. Brain and Development, 2014, 36(4):330-336.

[12] 吴中亚,王炳国,葛成东. 原发性胼胝体变性的临床病例分析. 中华老年心脑血管病杂志,2015,17(9):985-986.

[13] 王维治. 神经病学. 北京:人民卫生出版社,2006.

[14] Kamei S. Trends in the management of herpes simplex encephalitis. Rinsho Shinkeigaku, 2006, 46(11):950-953.

[15] Uta K. MeydingLamadé, Oberlinner C, Philipp R. Rau, et al. Experimental herpes simplex

virus encephalitis: a combination therapy of acyclovir and glucocorticoids reduces long-term magnetic resonance imaging abnormalities. Journal of Neurovirology, 2003, 9 (1): 118–125.

［16］刘伟,周衡,刘云等. 迁延难愈性病毒性脑炎的治疗(附10例报告). 中国神经免疫学和神经病学杂志, 2009, 16(1): 39–41.

［17］徐西,唐劲松,郭文斌. 糖皮质激素所致精神障碍2例. 临床精神医学杂志, 2007, 17(5): 334.

69. 裹青布头巾的头痛老人
——躯体化障碍合并带状疱疹

作　者:徐曙　赵立琼

关键词:头痛,躯体化障碍,带状疱疹

一、病例资料

患者女性,66岁,仫佬族,农民。因"头痛等周身不适18年,头痛加重4天,言语紊乱1天"于2017年2月8日急诊入住精神科。患者丈夫及儿子提供病史。

现病史:患者于1999年出现头晕、头痛、乏力、心悸,伴睡眠欠佳,数次在当地诊所及县人民医院神经内科、心内科、消化内科、中医理疗科等门诊就诊,曾诊断为"偏头痛"、"神经性头痛"、"心脏神经症""神经衰弱"、"功能性消化不良"、"脾胃不调"等,对症处理后有一定缓解。2001年因家庭变故,患者病情波动,诉头痛、全身发麻、热气上涌、心悸、腹胀、口苦、乏力,影响睡眠,整日忧心忡忡,心烦。家人考虑其压力大,疑其"心病"而带到县人民医院的心理门诊就诊,考虑为"躯体化障碍",先后间断服用"卡马西平、氟桂利嗪、氯硝西泮、曲唑酮、百忧解"等,具体不详,病情可得到一定改善。但治疗不坚持,症状时轻时重,情绪受到影响,担心、紧张,脾气大,难以入睡。4天前患者自觉头痛难忍,先后到当地人民医院及某三级甲等医院神经内科就诊,行头部MRI、颈椎CT扫描、心电图、心脏彩超及血常规、肝肾功能、电解质等检查,均未见异常。就诊过程中,患者精神萎靡,言语凌乱,讲话文不对题,情绪激动,神经内科门诊医生考虑"精神障碍"而建议其到精神病专科医院就诊。精神病专科医院急诊拟诊为"器质性精神障碍?"收住精神科病房。

既往史:一周前患者有"感冒"史,当时体温38.8℃,伴头痛、流涕、咳嗽,村医予对症处理后病情缓解。

个人史：患者文盲，未曾上学，平时性格急躁。否认烟酒、毒品等不良嗜好。

家族史无特殊。

体格检查：体温 37.6℃，脉搏 92 次 / 分，呼吸 20 次 / 分，血压 120/80mmHg。患者呈急性痛苦面容，搀扶入科，意识清晰。心、肺、腹未见异常。神经系统检查未见异常。

精神状况检查：患者浑身散发异味，接触被动，问多答少，对住院抵触。有时答话不切题（不排除因方言而存在语言沟通困难）。未发现幻觉、妄想。情绪不稳，焦虑情绪明显，急躁，反复诉头痛剧烈，认为大家不重视、不理解自己的痛苦。多次扬言不如死了算了，并企图撞墙，被及时制止。强烈反对入住精神科，大骂家人，骂他们害自己住院，指责儿子不孝顺。否认存在精神问题，拒绝用药。

入院诊断：器质性精神障碍？

入院后患者情绪激动，对住入精神科病房极度反感，不配合任何治疗，且存在企图撞墙冲动行为，经家属签字同意予以临时肌内注射氯丙嗪注射液 50mg、异丙嗪注射液 25mg 镇静。住院次日患者醒后诉头痛，并随即入睡，未能进餐，予以输液支持处理。下午患者醒后仍诉头痛难忍，称家人将自己送错了地方，否认自己精神异常，说医院既然不能查出原因，就没有必要继续住院，并扬言"痛死也要死在家里"。后经反复劝说，同意短期住院并完善相关检查。

辅助检查：①心电图、腹部彩超、脑电图及脑电地形图无特殊。②血常规、血生化、甲状腺功能、糖化血红蛋白、术前免疫学检查、肿瘤标志物无明显异常。③脑脊液相关检查无特殊。

精神科上级医生查房，考虑患者以头痛为主，未查及明显幻觉、妄想症状，建议请内科会诊。内科医生会诊时体格检查：患者神志清楚，生命征平稳，脑膜刺激征阴性，余神经系统无特殊。患者用青色头巾裹头，让其自行去头巾，放下缠绕在头部的头发，见其头发长足有六七十厘米，医生用手轻触头顶部，患者迅速避让，且发出痛苦呻吟。轻轻拨开头发，见其左枕顶部、左颈发际处皮肤有散在米粒大小疱疹与斑丘疹，触痛剧烈，且皮疹分布未超过人体正中线，考虑"带状疱疹"，转内科病房。

转入内科后，予以镇静、镇痛、抗病毒、协助患者做好卫生等处理，住院当晚患者安静入睡，4 天后皮疹处疼痛感明显减轻，皮疹逐渐消褪（图 23）。1 周后皮疹基本消失，疼痛主诉明显缓解，住院 10 天以临床好转出院。出院诊断：带状疱疹。

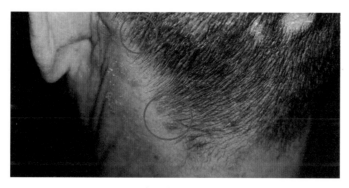

图 23　患者头部带状疱疹治疗后

随访：患者在办理出院后，建议针对平时躯体主诉及情绪问题，看精神科专科门诊，精神科考虑专科诊断：躯体化障碍。予以舍曲林、氯硝西泮改善焦虑情绪及睡眠，并予以疾病健康教育。患者遵医嘱规律用药,半年后随访,患者仍性格显急躁,但主诉明显缓解,睡眠平稳,与人交往好,社会功能保持良好。

二、讨论

带状疱疹(herpes zoster)是皮肤科常见病之一,由潜伏在体内的水痘-带状疱疹病毒(varicella-zoster virus,VZV)再激活所致,初次感染表现为水痘,病毒再活动时沿周围神经侵犯皮肤,出现皮疹,常表现为沿单一皮节的单侧发疹,通常伴疼痛、感觉异常等前驱症状。发疹持续约7~10天,其过程为红斑、丘疹,渐变为水疱、脓疱,最后结痂。疱疹后遗神经痛(PHN)是带状疱疹最常见的并发症,其皮节疼痛可持续3个月以上。

细胞免疫缺陷性疾病;皮质激素或免疫抑制剂的长期使用;长期放射治疗;过度疲劳;感冒、结核病等急慢性传染病;脑血管意外、脑炎等神经系统疾病;糖尿病、系统性红斑狼疮、慢性肾炎等慢性疾病都是带状疱疹发病的高危人群。

人是VZV的唯一宿主。VZV通过飞沫或空气传播,儿童等低免疫力人群可能仅因咳嗽或呼吸感染水痘。初次感染后病毒进入皮肤的感觉神经末梢,沿着脊髓后根或三叉神经节神经纤维向中心移动,以一种持久潜伏的形式长期存在于脊神经或脑神经感觉神经节中。当人体免疫力低下,或因感冒、劳累、饮酒、患病、月经等后病毒再次活动,生长繁殖,导致受侵犯的神经节发炎或坏死,产生神经痛,同时再活动的病毒从一个或数个相邻的神经节沿相应的感觉神经纤维传播到皮肤,造成单侧分布的红斑基础上的簇集性水疱,即带状疱疹。本病痊愈后可获得较持久的免疫,故一般不会再复发。

带状疱疹的临床表现多种多样,主要特征如下。

1. 前驱症状。低热,全身不适,食欲缺乏等。以及患病部位皮肤灼热感、痒感、疼痛感或感觉过敏。其中以局部神经痛最常见。

2. 典型经过。经1~4天后,在某一神经分布区域发生不规则的红斑。继而出现群集但不融合的粟粒至绿豆大的丘疹、丘疱疹,迅速变为水疱。疱液透明澄清,疱壁发亮,周边有红晕。水疱数个至数10个不等,其后2~5天内有新水疱群陆续出现。数日后水疱内容可浑浊化脓,或部分溃烂形成糜烂面。

3. 皮疹。临床上最典型的皮疹是沿一侧周围神经分布区皮肤呈带状排列的群集性水疱。各群水疱之间多有正常皮肤,有时亦可互相融合成片。常伴有附近淋巴结肿痛。若无继发感染,水疱及糜烂面可自行干燥结痂,痂脱而愈,不留瘢痕。病程2~4周。皮疹一般只发生于身体一侧,不超过中线,偶尔也可略超过中线。

4. 伴随症状。神经痛是本病的特征之一,常出现于皮疹之前,并可持续至皮疹消退之后。疼痛为持续性,触碰时加剧。年老体弱者疼痛剧烈,甚至难以忍受,彻夜难眠。疼痛一般2~4周内随皮疹消退而逐渐减轻,但某些患者在皮疹完全消退后仍感疼痛,称为后遗神经痛。后遗神经痛有时持续数月甚至数年。

5. 特殊类型。如不全型或顿挫型带状疱疹、坏疽性带状疱疹、泛发型带状疱疹、眼带状疱疹、带状疱疹性脑膜脑炎、内脏带状疱疹及耳带状疱疹等。当膝状神经节受累,影响面神经的运动感觉纤维,产生面瘫、耳痛及外耳道疱疹三联征,称为Ramsay-Hunt综合征。

在精神科,如病史采集不客观、症状鉴别不详细,带状疱疹容易漏诊、误诊。根据本病典型临床表现,一般容易做出诊断。实验室皮肤活检、疱底刮取物涂片查找多核巨细胞和核内包涵体、VZV 的 PCR 检测 DNA、病毒培养有助于临床诊断。由于部分患者出疹前有显著的神经痛,易误诊为偏头痛、心绞痛、胆绞痛、肾绞痛、尿路结石、胸膜炎、阑尾炎、溃疡病、早期青光眼、肋间神经痛、坐骨神经痛等,此时应作进一步检查加以鉴别。对于无水疱、无神经痛及其他特殊类型带状疱疹,应按具体情况作综合分析加以明确。

　　本患者有头痛主诉多年,与此次带状疱疹引起的头痛容易混淆,如果医生怕脏怕麻烦,不做详细体检,造成误诊完全有可能。在本案例中,因种种原因,神经内科医生对患者的临床表现做出了误判。该病例患者皮损区位于左侧枕顶、颈部,不能平卧与左侧卧,严重影响睡眠,致精神恍惚、注意力不集中,不能很好地理解医生提问,被医生误判为精神异常而入精神科诊治;又因患者系少数民族,文盲,存在一定言语沟通困难,出现答非所问,容易被误判为"思维混乱"假象;患者因民俗习惯原因而包裹头巾,可能因疼痛而多日不洗头,致散发异味,可能被误判为"行为反常";此外,在就医过程中,患者性格急躁,因为痛苦得不到理解,出现强烈情绪反应,言语过激,可能被误判为"情绪反常";被收住精神科后,患者更加不配合,出现企图撞墙过激行为,更容易被误判为"精神障碍"。可能鉴于以上种种误判,患者被神经内科医生转诊到精神科住院治疗,差点出现误诊。

　　本病具有自限性,治疗原则为抗病毒、镇静止痛、消炎、防治并发症。延误早期诊治时机,则发生后遗神经痛的可能性更大。有研究发现,60 岁以上的老年人 50% 发生后遗神经痛,严重影响中老年人的生活质量,给中老年人带来极大痛苦。所以需尽早确诊、规范治疗以减少后遗神经痛的出现。

三、经验总结

　　本案例患者就医过程曲折,差点导致误诊。分析原因,以下教训值得重视。

　　1. 重视病史采集与分析。患者本次患病前有"感冒"史,不排除免疫力降低;患者来自山区农村,为少数民族,对病史及疼痛的描述可能不够准确、全面;患者疼痛时不让触碰,不便于观察与检诊。

　　2. 重视诊疗思维。本患者因为头部头痛而到神经内科就诊,忽略了皮肤科部分疾病也可以疼痛为主要表现或首发症状,而初诊医生接诊时,仅考虑该科的常见病、多发病而忽略了皮肤科的"少见病",导致漏诊误诊。后来到精神科就诊,精神科首诊医生亦犯了同样的错误。另外过分依赖辅助检查、主观臆断作风是行医大忌,往往是造成误诊误治的根源。

　　3. 精神科医生要重视体格检查。患者用青色头巾裹头,轻触头顶部时患者迅速避让,且发出痛苦呻吟。内科会诊医生轻轻拨开头发,见其左枕顶部、左颈发际处皮肤有散在米粒大小疱疹与斑丘疹,触痛剧烈。这一检查过程对临床诊断意义重大。

专家点评

　　精神科医生要重视"躯体化障碍"患者的每一个主诉,对抵抗力差、皮肤灼热疼痛感明显,且伴有皮疹或群集性水疱的患者,应考虑带状疱疹的可能性。

参考文献

［1］张学军. 皮肤性病学. 第 8 版. 北京：人民卫生出版社，2015.

［2］朱学骏，孙建方，徐平等. 中国皮肤病性病图鉴. 第 2 版. 北京：人民卫生出版社，2006.

［3］张建中主译. 皮肤病治疗学 最新循证治疗策略. 第 3 版. 北京. 人民卫生出版社，2011.

［4］Weaver BA. Herpes zoster overview: natural history and incidence. J Am Osteopath Assoc, 2009, 109（6 Suppl 2）: S2–S6.

［5］谢礼豪，吴志华，谭仲凯. 皮肤性病急诊学. 第 1 版. 广州：广东科技出版社，1998.

［6］金江，张顺忠，方恒等. 带状疱疹患者早期诊断及治疗的临床意义. 浙江临床医学. 2008, 10（8）: 1064–1065.

［7］张学军. 皮肤性病学高级教程. 北京：人民军医出版社，2014.

［8］林志森，杨勇，李若瑜等. 带状有疹及后遗神经痛. 临床皮肤科杂志, 2010, 39（6）: 393.

70. "武则天"的高血压
——精神分裂症合并库欣综合征

作　者：刘耿　苏琴基
关键词：精神分裂症，库欣综合征，肾上腺皮质腺瘤，精神障碍

一、病例资料

女性患者，53 岁，农民。因"反复言行异常 19 年，头晕、头痛、睡眠差 1 周，复发言行异常 2 天"于 2016 年 8 月 15 日入精神科病房。患者女儿提供病史。

现病史：患者 1997 年出现言行异常，主要表现为自言自语、乱语，疑人害己，用棍子赶人，夜间不睡等。曾到某精神病院住院，诊断"精神分裂症"，予"氯氮平、利培酮"治疗好转出院。出院后规律服药 2 年，工作生活如常。2014 年复发，患者反复到北京上访，坚信政府对自家房屋赔偿不公，家人先后 3 次送其到某精神病院住院，诊断"偏执型精神分裂症、高血压病 3 级"，予"氯氮平 25mg 2/ 日，西酞普兰 10mg 1/ 早，普萘洛尔 10mg 2/ 日，硝苯地平 20mg 2/ 日"治疗，好转出院。服药不规律，病情时好时坏。2016 年 8 月 8 日，患者出现头

晕、头痛、上腹及胸背部疼痛，偶有咳嗽、咳痰，否认恶心、呕吐、发热、昏迷、晕厥、抽搐等。8月11日在某中医院住院，诊断"高血压病3级、冠状动脉粥样硬化性心脏病、多发陈旧性肋骨骨折、胸8陈旧性压缩性骨折、慢性浅表性胃窦炎伴糜烂、脂肪肝、低钾血症、高血脂"等，予降压、抑酸护胃等对症处理。8月13日，患者言行异常明显加重，凭空对话、乱语、唱歌。疑人害己，对家人说有人要害她，兴奋、易激惹，几乎整夜不睡，不配合治疗。因管理困难，家人于8月15日转至某综合医院精神科门诊，拟诊"精神分裂症；高血压病；胸椎、肋骨骨折"收住院。发病后饮食、睡眠差，小便次数多，无尿急、尿痛，大便正常。

既往史：经常有头晕、头痛，自行到药店买"头痛散"服用。2015年不慎摔伤致右侧肋骨骨折。否认糖尿病、肺结核等病史。

月经生育史：生育2胎，无难产及大出血史，49岁绝经。

家族史：其哥哥有精神病史。

体格检查：体温37.1℃，脉搏140次/分，呼吸20次/分，血压220/120mmHg，身高160厘米，体重75千克，BMI=29.3kg/m²。检查不合作，驱赶医务人员，经其女儿哄骗后完成部分体格检查。神清，定向准，腹型肥胖体型。心率140次/分，律齐，心尖区未闻及杂音。右下侧胸廓压痛，双肺呼吸音粗，未闻及干、湿性啰音。腹膨隆，腹壁软，未触及包块，移动性浊音阴性，肠鸣音正常。因患者激惹，四肢及神经系统检查不合作而未能进行。

精神状况检查：接触交谈被动，除了其女儿外不许他人靠近。四处张望，眼神警惕。有时自言自语、凭空对话。言语紊乱，缺乏逻辑关系，思维松弛。有时大声唱歌，用唱山歌的方式回答医生的询问，内容不切题，并反感医生打断其唱歌。上厕所要女儿陪着，并对空谩骂"你们个个都要害我、想我死，以为我不知道，哼！"。有夸大妄想，说自己是女皇武则天，丈夫是李世民，全地球的人都归自己管。记忆、智力检查不配合。情绪不稳、情感显高涨、兴奋、激惹，脾气大，情感反应不协调。行为紊乱，乱骂人，欲打工作人员，反复用力拍打病床。不安心住院，自知力缺乏。

急查：①血常规：白细胞计数17.80×10⁹/L↑，正常参考值（3.5~9.5）×10⁹/L，淋巴细胞百分比17.80%↓（正常参考值20%~50%），中性粒细胞绝对值13.17×10⁹/L↑（正常参考值1.8~6.3×10⁹/L），单核细胞绝对值1.17×10⁹/L↑，正常参考值（0.1~0.6）×10⁹/L。②血生化：钾3.2mmol/L↓（正常参考值3.5~5.3mmol/L），天冬氨酸氨基转移酶46U/L↑（正常参考值13~40U/L），丙氨酸转移酶79U/L↑（正常参考值7~40U/L），葡萄糖17.69mmol/L↑（正常参考值3.9~6.1mmol/L），低密度脂蛋白胆固醇5.50mmol/L↑（正常参考值<3.12mmol/L），总胆固醇8.11mmol/L↑（正常参考值2.33~5.60mmol/L），三酰甘油2.13mmol/L↑（正常参考值0.22~1.70mmol/L），血淀粉酶35U/L↓（正常参考值60~180mmol/L）。③心肌酶谱：乳酸脱氢酶296U/L↑（正常参考值114~240U/L），α-羟丁酸脱氢酶252 U/L↑（正常参考值72~182U/L）。④心电图：窦性心动过速、S-T、T改变、Q-T间期稍延长。

入院诊断：精神分裂症？高血压病3级，极高危组；糖尿病？低钾血症；窦性心动过速；高脂血症。

因患者兴奋躁动且难于管理，予口服奋乃静片4mg/日，并临时予氟哌啶醇注射液1.25mg+氯硝西泮注射液0.5mg肌内注射控制精神症状。予硝苯地平10mg舌下含服降血压。患者入睡后测心率102次/分，血压190/110mmHg。急请心内科、内分泌科会诊，按会诊意见予"苯磺酸氨氯地平片5mg，2次/日""酒石酸美托洛尔片12.5mg，2次/日"及"奥美沙坦酯 20mg/ 早" 对症处理。

入院第 3 日，查呼吸、心率正常，血压 175~200/94~100mmHg，餐后 2h 血糖为 11.2~15.8mmol/L。有言语性幻听、被害妄想、夸大妄想、情感高涨，诉心情好想唱歌。患者向心性肥胖体型，满月脸，水牛背，腹部及大腿可见紫纹，皮肤菲薄。腹软，剑突下压痛，无反跳痛。胸 10~ 腰骶部椎体压痛。神经系统检查未引出阳性体征。

辅助检查： ①血常规：白细胞计数 10.43×10^9/L↑，中性粒细胞绝对值 7.52×10^9/L↑。②催乳素 33.40ng/ml↑（正常参考值 2.41~27.36ng/ml）。③糖化血红蛋白 7.7%↑（正常参考值 4~6%）。④OGTT（8 月 18 日）糖耐量 0 小时 6.31mmol/L↑（正常参考值 3.9~6.1mmol/L），糖耐量 1 小时 18.33mmol/L↑（正常参考值 3.9~8.3mmol/L），糖耐量 2 小时 19.04mmol/L↑（正常参考值 3.9~7.8mmol/L），糖耐量 3 小时 9.73mmol/L↑（正常参考值 3.9~6.1mmol/L）；OGTT（8 月 21 日）糖耐量 0 小时 7.48mmol/L↑，糖耐量 2 小时 14.46mmol/L↑。⑤癌胚抗原定量测定 85.256mIU/ml↑（0~76.4mIU/ml）。⑥醛固酮（卧位）509.52pmol/L↑（正常参考值 125.01~486.05pmol/L）。⑦血浆皮质醇（8am）670.21nmol/L↑（正常参考值 138.12~635.36nmol/L），（4pm）516.69nmol/L↑（正常参考值 82.87~359.12nmol/L），（12pm）683.72nmol/L。⑧胸部及脊柱 X 光结果：考虑右下肺轻度炎症，建议治疗后复查；心影增大，请结合临床考虑；右侧第 6、7 肋陈旧性骨折，胸 8 椎体陈旧性压缩性骨折；胸段脊柱驼背畸形；胸、腰椎骨质疏松。⑨心脏、腹部彩超：左房增大、左室壁增厚、左室舒张功能减退、三尖瓣局限性反流；脂肪肝；左肾囊肿；余项正常。⑩C 肽释放试验、C 肽、β- 羟基丁酸、促肾上腺皮质激素（ACTH）、抗胰岛素抗体、甲状腺功能、颅脑 CT 等均正常。复查电解质、心肌酶及心电图正常。因患者不配合留取标本，大小便常规、24 小时尿钾钠氯钙、痰细菌涂片及培养检查未能进行。不配合卧、立体位血压测定。

入院第 5 日，血压 146~190/84~100mmHg，右胸背部皮肤出现带状疱疹。上级医师查房分析：患者在三联降压药控制下血压控制不良、满月脸，合并肺部及皮肤感染、重度骨质疏松及压缩性骨折等多系统病变，糖耐量异常、高血脂、皮质醇增高、醛固酮增高、低血钾，考虑继发性高血压可能性大，予进一步完善肾上腺 B 超检查。当日 B 超提示"左肾上腺占位"，再次请内分泌科会诊，诊断为"左肾上腺占位：库欣综合征？原发性醛固酮增多症？"建议"患者精神症状控制稳定后，如患者及家属同意，可转内分泌科进一步检查，明确诊断"。

入院第 9 日，患者血压 180/98mmHg，奋乃静片用量逐渐加至 14mg/d。言语性幻听、凭空对话现象较前减少。仍情绪高涨，诉心情很好，对人热情。无冲动、伤人等行为。自知力部分恢复，睡眠、饮食可。评估患者精神症状好转，愿意配合检查、治疗，转至内分泌科。

转入内分泌科后查：①甲氧基肾上腺素、甲氧基去甲肾上腺素、尿香草苦杏仁酸均正常；②痰培养有少量白色念珠菌；③24 小时尿钾、钠、氯、钙分别为 226mmol/24h↑（正常参考值 51~102mmol/24h）、396mmol/24h↑（130~260mmol/24h）、374mmol/24h↑（170~ 255mmol/24h）、5.3mmol/24h（2.5~7.5mmol/24h）；④腹部 CT 示：左肾上腺区占位病变，考虑良性，肾上腺腺瘤可能性大；脂肪肝，多发性肝囊肿；考虑左肾错构瘤。⑤垂体 MRI 平扫未见明显异常；⑥高血压四项、ACTH、血浆皮质醇、唾液皮质醇、24 小时尿游离皮质醇（以下称 24hUFC），结果见表 3、4；⑦大小地塞米松抑制试验，结果见表 5、6。

表 3　高血压四项（4℃和37℃下的血管紧张素（Ang I）、肾素活性、醛固酮）

	卧位	立位 2h	立位 4h
Ang I（37℃）	1.59ng/ml	7.08ng/ml	9.34ng/ml
Ang I（4℃）	0.54ng/ml	1.19ng/ml	1.48ng/ml
肾素活性	1.05ng/ml/hr	5.89ng/ml/h	7.86ng/ml/h ↑
醛固酮	610.52pg/ml	923.54pg/ml	825.60pg/ml ↑

正常参考值：肾素活性：卧位：0.15~2.33ng/ml/hr 立位：1.31~3.95ng/ml/hr。醛固酮：卧位：10.0~160.0pg/ml，立位：40.0~310.0pg/ml。

表 4　大小地塞米松抑制试验前检测结果

	ACTH	血浆皮质醇	唾液皮质醇	24hUFC
8AM/ 第 1 次	1.17pg/ml	706.09nmol/L	74.42nmol/L↑	2002.36nmol/24h↑
4PM/ 第 2 次	1.37pg/ml	551.59nmol/L↑	77.25nmol/L↑	2124.36nmol/24h↑
12PM/ 第 3 次	1.46pg/ml	741.35nmol/L		1801.59nmol/24h

正常参考值：唾液皮质醇 8.39~8.99nmol/L；24hUFC 210.49~1937.01nmol/24h；ACTH 7~64pg/ml。

表 5　小地塞米松抑制试验观察

	试验前	试验后
ACTH	1.12pg/ml	
血浆皮质醇	551.59nmol/L↑	629.80nmol/L
24hUFC	2006.48nmol/24h	2006.48nmol/24h

表 6　大地塞米松抑制试验观察

	试验前	试验后
ACTH		1.02pg/ml
血浆皮质醇	629.80nmol/L↑	700.90nmol/L
24hUFC	2006.48nmol/24h	2156.62nmol/24h

综合患者高血压、满月脸、骨质疏松、肺部感染等临床特征，以及低血钾、高尿钾、高脂血症、血尿皮质醇及唾液皮质醇增高且节律消失、大小地塞米松抑制试验无抑制和肾上腺占位性病变等检查结果，考虑"库欣综合征（肾上腺素瘤）"。予降血压、降糖、抗感染、营养神经、降血脂、止痛、护胃、补钾及抗精神病药治疗 15 天后，患者精神症状消失，感染好转，生命征平稳。复查血常规、肝功能、血糖、电解质、心电图正常。后经联络会诊后转泌尿外科。

转泌尿外科继续原治疗方案治疗一周后,患者精神症状消失,情绪稳定,配合治疗,无抗精神病药物不良反应。心血管内科会诊排除手术禁忌证。后在全麻下行后腹腔镜下左侧肾上腺肿瘤切除,过程顺利,术后病理报告为"左肾上腺皮质腺瘤"。予糖皮质激素替代治疗,继续抗精神病、降压、降糖、护胃等对症支持治疗。术后第 8 天,患者精神状态、睡眠、饮食好,生命体征正常,复查血常规、电解质、血糖正常,肾上腺 CT "左侧肾上腺肿瘤切除术后"。泌尿外科予办理出院。

最后诊断:库欣综合征(左肾上腺皮质腺瘤);高血压病 3 级,极高危组;糖尿病;肺部感染;带状疱疹;重度骨质疏松症;高催乳素血症;高血压性心脏病;左肾错构瘤;多发陈旧性肋骨骨折;T_8 压缩性骨折;库欣综合征所致精神障碍;精神分裂症。

随访:随访至 2017 年上半年,患者一直在内分泌科、精神科复诊。一直口服醋酸泼尼松片 7.5mg/d、奋乃静片 14mg/d,未用降压及降糖药。体重 60kg 左右,血压、血糖正常。精神症状控制好,情绪稳定,生活如常。

二、讨论

此案例病程长、病情复杂,有 19 年的精神分裂症病史,后续出现的精神病性表现可能是精神分裂症症状的复发,也可能与左肾上腺皮质腺瘤所致的库欣综合征有关。

库欣综合征(Cushing's syndrome, CS)又称皮质醇增多症,是由多种病因引起肾上腺皮质长期分泌过量皮质醇,导致代谢障碍和对感染抵抗力下降为主要表现的一组临床综合征。向心性肥胖、满月脸、水牛背是本病的特征,有多血质外貌、痤疮、皮肤油腻、高血压、继发性糖尿病或糖耐量异常、紫纹、骨质疏松或病理性骨折、性功能障碍、皮肤色素沉着等临床表现。此外,还可有精神障碍,包括焦虑、抑郁、认知障碍和躁狂等,个别可发生偏执狂。高浓度的糖皮质激素通过损伤神经细胞、诱导神经细胞凋亡、抑制神经细胞再生和调节神经可塑性等多种方式破坏大脑结构和功能,并可能伴随海马萎缩,而导致精神障碍的发生。

根据病因,CS 分为内源性和外源性。内源性 CS 又分为 ACTH 依赖性和非 ACTH 依赖性,前者包括垂体 ACTH 瘤或 ACTH 细胞增生(即库欣病)、分泌 ACTH 的垂体外肿瘤(即异位 ACTH 综合征),后者包括肾上腺皮质腺瘤、肾上腺皮质癌、肾上腺结节性增生;外源性 CS 主要由于药物(糖皮质激素)或饮用大量酒精饮料引起的类似库欣综合征的临床表现。

CS 临床评估及确诊检查对疾病诊断至关重要。伴有下述临床症状与体征的肥胖高血压患者应进行相关检查。①向心性肥胖、水牛背、锁骨上脂肪垫;满月脸、多血质;皮肤菲薄、淤斑、宽大紫纹、肌肉萎缩。②高血压、低血钾、碱中毒。③糖耐量减退或糖尿病。④骨质疏松或有病理性骨折、泌尿系结石。⑤性功能减退,男性阳痿,女性月经紊乱、多毛、不育等。⑥儿童生长、发育迟缓。⑦神经、精神症状。⑧易感染、机体抵抗力下降。

CS 的检查包括定性检查和定位检查。定性检查包括初步检查,即 24 小时尿游离皮质醇、午夜唾液皮质醇、血清皮质醇昼夜节律检测。高度怀疑 CS 的患者,需同时进行初步检查中的 2 项,如异常,则做进一步检查,包括 1mg 过夜地塞米松抑制试验、经典小剂量地塞米松抑制试验。测定血液 ACTH 水平,可用于鉴别 ACTH 依赖性和 ACTH 非依赖性 CS,CS 定性诊断成立后如血 ACTH 正常或高,则提示为 ACTH 依赖性;如血 ACTH 低,提示为 ACTH 非依赖性。大剂量地塞米松抑制试验,主要用于鉴别库欣病和异位 ACTH 综合征,如大剂量地塞米松抑制试验显示被抑制提示库欣病，不被抑制提示异位 ACTH 综合征。影像学检查是定位诊断的主要方法。建议对所有 ACTH 依赖性患者进行垂体增强 MRI 或垂体动态增强 MRI，并对肾上腺进行 B 超、CT 或 MRI 检查。如 ACTH 依赖性患者临床、生化、影像学检查不一致或难以鉴别库欣病或异位 ACTH 综合征时，建议行双侧岩下窦插管取血（BIPSS）以鉴别 ACTH 的来源。对非 ACTH 依赖性定位诊断，B 超可作为初筛，但敏感性较低。

临床上根据不同的病因对 CS 作相应的治疗。肾上腺皮质腺瘤首选手术切除肿瘤，术后需用糖皮质激素短期替代补充治疗，再逐渐减量，以利于 HPS 轴功能恢复。米非司酮可用于无法手术的患者，以缓解 CS 导致的抑郁症状，比普通的抗抑郁药更有效，副作用更少。

该例患者 34 岁首次出现精神异常，曾诊断为"精神分裂症"，药物治疗 2 年后停药，此后 14 年期间病情稳定，生活工作如常。患者 48 岁时再次出现精神异常，但精神症状较第一次发病表现有所不同，表现为：①偏执症状较明显，"反复到北京上访"；②曾有明显的情绪低落发作过程；③本次入院后患者有言语性幻听、被害妄想，存在兴奋、易激惹、言语夸大等不协调性精神运动性兴奋。④已有研究表明双相情感障碍混合发作患者的下丘脑 - 垂体 - 肾上腺轴（HPA）功能异常，血浆皮质醇和 ACTH 浓度增高，提示本例患者精神症状可能与 CS 激素水平异常相关。因此，鉴于患者有明确的 CS 诊断依据，对本次发作的精神异常，仅仅考虑精神分裂症复发理由不充分，不能完全排除 CS 所致的精神异常。

三、经验总结

关于本病的诊断，既往诊断精神分裂症是否正确，已无法考究。在诊断思维上，以下几点值得思考。

第一，诊断功能性精神障碍首先要排除器质性精神障碍，为此，首先需要确定器质性疾病的线索，然后顺藤摸瓜寻找器质性疾病的诊断依据。对本案例，患者的高血压、满月脸、骨质疏松等临床特征就是内分泌疾病的线索，以此为突破口，继续查实患者具有低血钾、高尿钾、高脂血症、血尿皮质醇及唾液皮质醇增高且节律消失、大小地塞米松抑制试验无抑制、肾上腺占位性病变等客观特征，为"库欣综合征（肾上腺素瘤）"的诊断提供了充分依据。

第二，精神症状没有特异性，但不同疾病所表现出的精神障碍其特征有所不同。本案例患者 1997 年曾明确诊断为"精神分裂症"，表现为"自言自语、乱语，疑人害己，用棍子赶人，夜间不睡等"。但本次住院诊断为"库欣综合征（肾上腺素瘤）"时，患者主要表现为幻觉、被害妄想以及不协调性精神运动性兴奋，且这些症状在手术结束后均很快消失，随访期间病情也稳定如常，据此特征，不排除本次住院时出现的精神异常为躯体疾病所致精神障碍，即库欣综合征（肾上腺素瘤）所致精神障碍。

第三，患者既往有精神病史，再次出现精神症状时，不能单纯考虑为既往精神疾病的复发。本案例患者 1997 年曾有精神分裂症诊疗史，17 年后再次出现精神异常时库欣综合征诊断明确，此时不能单纯用精神分裂症复发来解释精神异常的存在。但另一方面，患者只是在 2014 年发现高血压，1997 年出现精神异常时并未诊断为高血压等库欣综合征相关的疾病，也难以确定第一次精神障碍发病就是库欣综合征所致的精神障碍。

为此,在尊重既往诊断的基础上,同时又考虑到本次精神障碍出现时的特征,精神科专科诊断考虑为"库欣综合征(肾上腺素瘤)所致精神障碍;精神分裂症"。但即便如此,诊断的合理性也值得商榷。

> **专家点评**
>
> 既往有精神疾病史,再次出现精神症状时,不能单纯考虑为既往精神疾病的复发,还应考虑再次发病时是否是器质性疾病致病,并积极寻找器质性疾病的相关线索和诊断依据。

参考文献

[1] 杨晨蝶,幸兵. 库欣综合征所致精神症状的机制. 基础医学与临床,2014,34(10):1438-1441.

[2] 叶任高. 内科学. 第 5 版. 北京:人民卫生出版社,2001.

[3] 中华医学会内分泌学分会. 库欣综合征专家共识(2011 年). 中华内分泌代谢杂志,2012,28(2):96-102.

[4] 王筱兰,侯钢,朱荣鑫等. 双相情感障碍神经内分泌功能对照研究. 临床精神医学杂志,2009,19(6):379-381.

71. 烂苹果味的外走男子
——精神分裂症伴糖尿病酮症酸中毒

作　者:李易

关键词:精神分裂症,抗精神病药物,糖尿病,酮症酸中毒

一、病例资料

男性患者,51 岁,离异。因"反复言行异常 29 年,复发伴发热 5 天" 于 2008 年 5 月 18 日入住精神科病房。患者弟弟提供病史。

现病史：患者于 1979 年无明显诱因下出现言行异常，表现紧张恐惧，说自己看到了鬼和鬼的影子。多疑，称有人要害他，有人在背后议论他。行为反常，无故外出游走。因精神异常被其家人送到某医院精神科就诊，诊断"精神分裂症"，予"氯氮平片"口服，用量不详。出院后患者服药不规律，治疗依从性差，病情反复，有时在家人监督下服用氯氮平，症状好转后自行停药。因病情反复，工作能力下降，1998 年起已不再工作。2008 年 5 月 12 日患者无故离家出走，13 日凌晨被家人找到时全身湿透，乱语，诉看到鬼影，自言自语，独自发笑，行为怪异，捡垃圾吃，伴有发热（自测体温 39.0℃）、咳少量白色痰、胸闷、胸痛，呕吐胃内容物 3 次，每次量约 10ml，非喷射状。家人立即送到当地精神病院住院，予抗炎、抗病毒、补液、降温等处理（具体不详），同时服用"氟哌啶醇片 4mg/ 日、氯氮平片 200mg/ 日"抗精神病治疗。因体温不降，反复呕吐，有时糊涂不认识人，小便解在身上而于 5 月 18 日转至某综合医院精神科，门诊以"精神分裂症；发热查因"收入院。本次病后无抽搐、昏迷，无冲动、伤人行为及消极言行，睡眠、饮食较差，体重无明显减轻。

既往史：2007 年 8 月份外院住院检查提示血糖升高，具体治疗不详。出院之后未使用降糖药。否认其他重大躯体疾病史，否认手术史、药物过敏史及输血史。

个人史：出生于越南，成长史不详。个性孤僻、内向。否认疫区接触史，否认烟酒、毒品使用史。

家族史：父亲去世，具体不详，否认有精神病家族史。

体格检查：体温 38.7℃，脉搏 90 次 / 分，呼吸 21 次 / 分，血压 128/80mmHg，体重 65kg。平车送入科，神志欠清，呼出的气体有烂苹果味。双瞳孔等大等圆，直径 2.5mm，对光反射灵敏。肺部听诊呼吸音增粗，未闻及明显干、湿性啰音。心率 90 次 / 分，律齐，各瓣膜区未闻及病理性杂音。腹部略膨隆，未见肠型及蠕动波，腹软，无压痛、反跳痛，肝脾肋下未扪及，肝肾区无叩击痛，移动性浊音阴性，肠鸣音正常。双上肢平举有细微震颤，四肢关节活动好，肌力、肌张力正常。膝、踝反射减弱，病理反射未引出。

精神状况检查：意识模糊，仪表欠整洁，时间、地点定向欠准确，能认识自己的亲人，但讲不清自己现在哪里、怎么来的医院，不知目前是上午还是下午。生活自理能力差，小便解在裤子上。接触被动、不合作，多问少答或不答，无法深入交流。思维内容暴露欠佳，智能、记忆检查不合作，表情淡漠，意志减退，无冲动、伤人、毁物行为及自杀、自伤行为，自知力缺乏。

入院后考虑患者意识障碍、呼出气体有烂苹果味，立即给予急查①实验室检查：血常规：白细胞计数 $11.4 \times 10^9/L$↑，正常参考值（3.5~9.5）× $10^9/L$，中性粒细胞百分比 86.0%↑（正常参考值：40%~75%），血红蛋白浓度 107g/L↓（正常参考值：115~150g/L）。血生化：葡萄糖 28.4mmol/L↑（正常参考值：3.9~6.1mmol/L），β–羟丁酸 7.62mmol/L↑（正常参考值：0.02~0.3mmol/L），血钾 3.4mmol/L↓（正常参考值：3.5~5.5mmol/L），血钠 131mmol/L↓（正常参考值：137~147mmol/L），血氯 94mmol/L↓（正常参考值：99~110mmol/L），糖化血红蛋白：8%↑（正常参考值：4~6%），肝肾功能正常。尿常规：尿酮 +3↑（正常参考值：阴性），尿糖 +3↑（正常参考值：阴性）。血气分析：pH 值：7.28↓（正常参考值：7.35~7.45），HCO_3^- 19mmol/L↓（正常参考值：21~25mmol/L），BE–4mmol/L↓（正常参考值：–3~3mmol/L），PO_2 80mmHg（正常参考值：80~100mmHg），余正常。②影像学检查：颅脑 CT 平扫未见异常；胸片示"右上肺感染"。③其他：腹部 B 超、心电图无特殊。

入院诊断：精神分裂症；糖尿病酮症酸中毒；糖尿病；肺部感染。

予下病重，请内分泌科、呼吸内科会诊，给予静滴胰岛素降血糖，以及抗炎、补液、维持水电解质酸碱平衡等对症支持治疗。

入院第 2 天，患者神志清晰，体温 36.8~37.9℃，呼吸、脉搏、血压平稳。血糖波动在 9.1~19.2mmol/L↑（正常参考值：3.9~6.1mmol/L），予口服氯氮平片（25mg/ 午，50mg/ 晚）、奋乃静片（2mg/ 次，2 次 / 日）抗精神病治疗。住院第 3 天监测血糖波动在 8.6~12.2mmol/L↑，复查 β－羟丁酸 0.58mmol/L↑（正常参考值：0.02~0.3mmol/L），改皮下注射胰岛素以及口服二甲双胍片（0.5g/ 次，2 次 / 日）控制血糖。住院 40 天，抗精神病药物治疗方案调整为氯氮平片（25mg/ 午，50mg/ 晚）、奋乃静片（12mg/ 次，2 次 / 日），精神症状基本消失，联合降糖治疗下血糖维持稳定，复查胸片示肺部感染灶消失，好转出院。

随访：后来患者因未坚持服药，病情反复发作，血糖欠平稳，监测血糖最高 15.1mmol/L。2012 年住院期间发现右肺门占位，诊断中央型肺癌，半年后去世。

二、讨论

长期使用抗精神病药物可导致代谢综合征已成为精神科医师的共识，如体重增加、血脂升高、血糖升高等，其中以第二代抗精神病药物如氯氮平、奥氮平、利培酮最为常见。氯氮平导致糖尿病的发病机制至今不明，可能与氯氮平拮抗胰岛 β 细胞上的 5- 羟色胺 1A 受体、抑制胰岛素分泌有关；也可能是氯氮平拮抗 H1 受体、α1 受体导致了镇静作用，使患者活动减少，降低对糖的利用，脂肪储存增加；同时拮抗 H1 受体、α1 受体、5- 羟色胺 2C 受体可使患者食欲增加、体内脂肪积累增加，脂肪囤积引起周围组织对胰岛素的敏感性下降，出现胰岛素抵抗而导致糖尿病。

精神分裂症患者糖尿病患病率为 10%~15%，是普通正常人群的 2~4 倍。有人认为可能与以下几个因素有关：①精神分裂症与糖代谢异常之间存在共同的基因遗传学基础。BECKER 指出根据现有基因相关数据库查询结果，2 型糖尿病至少有 338 个候选基因，其中 268 个与精神分裂症相关的候选基因（查询时均基于表型）。这两种疾病总共有 37 种共同易感基因。②精神分裂症患者糖耐量减低的发生率为 15.4%，远高于正常人群。提示精神分裂症患者存在糖代谢异常，精神分裂症患者可能是糖尿病的高危人群。③研究发现精神分裂症下丘脑 - 垂体 - 肾上腺轴分泌和节律明显异常，皮质醇总量与精神症状呈正比，而皮质醇被认为是糖尿病的致病因素，提示精神分裂症患者更易出现糖尿病。

此外，研究已明确指出非典型抗精神病药物使用会增加 2 型糖尿病患病风险，或者加重原有糖尿病的病情，尤其是氯氮平、奥氮平比其他抗精神病药物更易导致血糖升高、糖尿病及糖尿病酮症酸中毒。

糖尿病酮症酸中毒（diabetic ketoacidosis，DKA）是糖尿病常见的急性并发症之一。是由于胰岛素活性重度缺乏及升糖激素不适当升高，引起糖、脂肪和蛋白质代谢紊乱，以致水、电解质和酸碱失调，出现高血糖、酮症，代谢性酸中毒和脱水为主要表现的临床综合征。诱因通常为急性感染、糖尿病治疗不当、饮食失节、正常人或糖尿病患者严重饥饿时、精神因素、应激情况、妊娠与分娩、大量饮酒后。临床表现：酮症酸中毒按其程度可分为轻度、中度及重度 3 种情况。轻度 pH<7.3 或碳酸氢根 <15mmol/L;中度 pH<7.2 或碳酸氢根 <10mmol/L;重度 pH<7.1 或碳酸氢根 <5mmol/L,后者很易进入昏迷状态。

较重的酮症酸中毒临床表现包括以下几个方面:①糖尿病症状加重:多饮多尿、体力及体重下降等;②胃肠道症状:食欲下降、恶心呕吐;③呼吸改变:典型患者呼吸中可有类似烂苹果气味的酮臭味;④脱水与休克症状:中、重度酮症酸中毒患者常有脱水症状,如尿量减少、皮肤干燥、眼球下陷等。脱水超过体重 15% 时则可有循环衰竭,症状包括心率加快、脉搏细弱、血压及体温下降等,严重者可危及生命。⑤神志改变:神志改变的临床表现个体差异较大,早期有头痛、头晕、萎靡继而烦躁、嗜睡、昏迷,造成昏迷的原因包括乙酰乙酸过多,脑缺氧,脱水,血浆渗透压升高,循环衰竭等。实验室检查:①血糖:多在 16.7~33.3mmol/L,有时可达 33.3~55.5mmol/L;②尿酮:强阳性,当合并肾功障碍时,酮体不能由尿排出,故虽发生酮症酸中毒,但尿酮体阴性或弱阳性;③血酮:测定多采用硝普盐法,目前比较公认的是血酮 <0.6mmol/L 为正常,血酮 >5mmol/L 有诊断意义;④血电解质及尿素氮:钠、氯常低由于血液浓缩,亦可正常或升高;血钾可正常,偏低也可偏高,但总体钾、钠、氯均减少 BUN 多升高,这是血容量下降、肾灌注不足、蛋白分解增加所致。BUN 持续不降者,预后不佳;⑤血酸碱度:血二氧化碳结合力及 pH 值下降,剩余碱水平下降阴离子间隙明显升高;⑥其他:血常规可有粒细胞及中性粒细胞水平可增高,反应血液浓缩、感染或肾上腺皮质功能增强;尿常规可有泌尿系感染表现;胸片有利于寻找诱发或继发疾病;心电图有利于寻找诱因(如心肌梗死)可帮助了解血钾水平。根据酮症酸中毒症状及实验室检查可做出诊断。治疗糖尿病酮症酸中毒的原则应针对纠正内分泌代谢紊乱,去除诱因,阻止各种并发症的发生,减少或尽量避免治疗过程中发生意外,降低死亡率等。

三、经验总结

本例患者精神病专科诊断并不难,针对本例长期使用抗精神病药物的精神分裂症患者合并糖尿病酮症酸中毒,总结经验如下。

第一,体格检查需仔细,及时发现病情变化。本案例患者入院时意识模糊、小便失禁,不能排除中枢神经系统感染的可能。但查体时发现其呼出气体有烂苹果味,高度提示糖尿病酮症酸中毒的可能,予急查血糖、酮体等,以及多科联络会诊,得到及时明确诊断和对症处理,结局良好。如接诊时不仔细检查,忽略血糖的检查,想当然给进食欠佳的患者输注葡萄糖等能量支持,那么,可能会导致病情加重甚至死亡,造成严重医疗不良事件。

第二,对于长期服用抗精神病药物的患者应加强宣教,定期复诊。患者及其照料者也应获得更多有关潜在药物副作用的信息。本案例患者系中年男性,离异,缺乏好的监护,不能定期复诊、监测药物不良反应,依从性差,精神病预后欠佳。

第三,精神分裂症患者是患糖尿病的高危人群,临床医师需加以关注,抗精神病药的使用应更加审慎,尽可能使用更短的时间,对其疗效和安全性的监测也应具有主动意识。本例患者长期使用氯氮平,是易患糖尿病的高危因素;曾检查提示血糖高,未引起重视及进行干预治疗;后来精神症状复发,出现行为紊乱、高热、感染、饮食不规律、应激反应、缺乏监护。

以上多种综合因素可能导致了糖尿病酮症酸中毒的严重后果。

第四,规律用药,规律作息。建议监护人督促患者遵医嘱用药,仔细观察患者生活变化,定期带患者检测空腹血糖、餐后 2h 血糖、体重、血脂等与糖代谢关系密切的指标。鼓励患者积极开展体育活动,减少高脂肪、高碳水化合物食物的摄入,有效控制体质量。

专家点评

长期应用抗精神病药物的精神分裂症患者,需进行代谢监测,尤其使用氯氮平、奥氮平等非典型抗精神病药物时需监测血糖,警防糖尿病酮症酸中毒的发生。

参考文献

[1] 岳卫清,姚明荣,曹明等. 氯氮平治疗精神分裂症时引发糖尿病的前期临床特点. 医药导报,2011,30(6):751–753.

[2] 贾杰,王赞利,钟意娟等. 抗精神病药物对首发精神分裂症患者糖脂代谢和体重的影响. 精神医学杂志,2009,22(1):14–17.

[3] Smith M, Hopkins D, Peveler RC, et al. First–v. second–generation Antipsychotics and risk for diabetes in schizophrenia: systematic review and meta–analysis. British Journal of Psychiatry the Journal of Mental Science, 2008, 192(6): 406.

[4] Kevin G. Becker. The common variants/multiple disease hypothesis of common complex genetic disorders. Medical Hypotheses , 2004, 62(2): 309–313.

[5] 甄艳凤. 2 型糖尿病和精神分裂症伴发糖尿病患者认知功能及基因多态性研究. 河北:河北医科大学,2012.

[6] Ryan M C, Collins P, Thakore J H. Impaired fasting glucose tolerance in first–episode, drug–naive patients with schizophrenia . American Journal of Psychiatry, 2003, 160(2): 284.

[7] 朱晓丹,匡洪宇. 精神分裂症与糖尿病关系的研究进展. 医学综述,2015,(13):2414–2416.

[8] 白艳乐,江开达. 新型抗精神病药物与高血糖及 Ⅱ 型糖尿病. 上海精神医学(Shanghai Archives of Psychiatry),2001,13(4):228–231.

[9] 陈灏珠,林果为. 实用内科学(上册). 第 13 版. 北京:人民卫生出版社,2009.

72. 天外来音好困惑——精神分裂症误诊为甲状腺功能亢进所致精神障碍

作　者: 雷美英　黄品德
关键词: 甲状腺功能亢进,甲状腺功能亢进所致精神障碍,甲状腺激素,精神分裂症

一、病例资料

患者女性,42 岁,因"心悸、乏力 10 年,多食、消瘦 3 年,精神异常 2 个月"于 2008 年 6 月 25 日入内分泌科病房。患者丈夫提供病史。

患者自 1998 年开始无明显诱因下出现心悸、气促,活动后加剧,休息后可缓解,尚能从事日常生产劳动。有时四肢乏力,无运动及感觉异常,无晕厥、抽搐,无眼突、双眼畏光、流泪,无视力下降。2005 年开始,上述症状加重,伴多食、多汗、消瘦,在某医院内分泌科就诊,查甲状腺功能示"游离三碘甲状腺原氨酸 11.2pmol/L↑(正常参考值 2.63~5.7pmol/L)、游离甲状腺素 28.9pmol/L↑(正常参考值 9.01~19.05pmol/L),促甲状腺素 0uIU/ml↓(正常参考值 0.35~4.94uIU/ml)",诊断"甲状腺功能亢进症",予"丙硫氧嘧啶片、盐酸普萘洛尔片"等治疗,服药后心悸症状缓解,但患者服药不规律,甲状腺功能亢进一直未愈。2008 年 4 月份患者逐渐出现精神异常,表现自言自语、乱语,凭空对话,对空谩骂,夜间睡眠差,独自外出,生活不能自理,数日不洗澡,不更衣,饮食无规律,有时连续数餐不吃,有时则暴饮暴食,有时随地大小便,工作能力丧失。家人视其病情严重,于 2008 年 6 月 25 日由某三甲医院内分泌科拟诊"甲状腺功能亢进症;甲状腺功能亢进伴发精神障碍?"收入住院。否认病后发热、抽搐,大小便正常。

既往史、个人史、家族史无特殊。

体格检查: 体温 36.8℃,脉搏 102 次/分,呼吸 20 次/分,血压 100/67mmHg,体重 40kg,身高 162cm,BMI 为 15.2kg/m^2↓(正常参考值 18.5~23.9kg/m^2)。消瘦,慢性病容,全身皮肤潮湿,双眼无明显前突。颈软,气管居中,甲状腺 I 度弥漫性肿大,质地中等,边界清楚,无压痛,未及结节,甲状腺双上极未闻及血管杂音。心率 102 次/分,律齐,第一心音稍亢进,各瓣膜听诊区未闻及病理性杂音。肺、腹部检查未见异常。双手平举有细颤,四肢肌力、肌张力正常,生理反射存在,病理反射未引出。

辅助检查: 甲状腺 ^{131}I 摄取率:3 小时 42.3%↑(正常参考值 5%~29%),24 小时 84.9%↑

（正常参考值 18%~54%）。甲状腺功能：FT_3 5.14pmol/L，FT_4 26.82pmol/L↑（正常参考值 9.01~19.05pmoI/L），S–TSH 0.01mIU/L↓（正常参考值 0.35~4.94uIU/ml），TPOAb 35.70IU/ML↑（正常参考值 0~12IU/ml），TRAb（－）。心电图：窦性心动过速，S–T、T 改变，心前导联逆钟向转位。甲状腺彩超：双侧甲状腺弥漫性肿大，右侧颈部淋巴结肿大。头颅 CT 未见异常。

入院诊断：甲状腺功能亢进症；甲状腺功能亢进所致精神障碍。治疗上予甲巯咪唑、普萘洛尔治疗。精神科会诊后予 "喹硫平片 200mg，每日 2 次" 抗精神病治疗。因患者治疗不配合，反复欲走出病房，自言自语明显，夜间不睡觉，吵闹，影响其他病友，经家属知情同意后于 2008 年 7 月 3 日转入精神科病房。

诊疗过程：入精神科病房后患者意识清晰，定向准确，接触主动、合作。存在明显的言语性命令性幻听，凭空听到有人叫自己做这做那的，有时可听到村人对自己说 "赶她走" 的声音，呈命令性质。有被跟踪、被洞悉体验。存在病理性象征性思维，不愿意把手张开，双肘微屈握拳，表示左手抓的是福，右手抓的是财。面部表情淡漠，情感反应不协调。行为怪异，不安心住院，反复欲走出病房，无自知力。治疗上继续予喹硫平片、甲巯咪唑等治疗。后因精神症状控制不理想，予增加肌内注射氟哌啶醇 5mg 2 次 / 日，一周后精神症状有所缓解。同年 7 月 21 日家属要求出院。出院时仍有命令性幻听，妄想消失，自知力仍缺乏。

出院后患者不愿意坚持服药，当年 8 月予 ^{131}I 治疗，11 月份复查甲状腺功能正常，但精神症状仍明显，有明显的命令性幻听、大量的妄想症状及被动体验，时常一个人到处乱跑。但此后的一年期间，多次监测甲状腺功能正常。2009 年 10 月 24 日，患者因精神症状明显，家属难于管理而再次住精神科，共住院 20 余天后于 2009 年 11 月 15 日以临床好转出院。入院时及住院过程中复查甲状腺功能正常。鉴于甲状腺功能亢进生化指标恢复正常，而且甲状腺功能亢进临床症状有效控制后患者精神症状依然存在，精神症状没有随甲状腺功能亢进的控制而缓解，最后诊断为：精神分裂症。

随访：患者出院后不规则服用喹硫平片 100~200mg/ 晚，在家属劝说及监督下每月肌内注射癸酸氟哌啶醇 100mg，精神症状基本消失，能干些农活及家务，生活自理。出院后定期复查甲状腺功能均正常。

二、讨论

甲状腺功能亢进症（简称 "甲亢"）是一种常见的内分泌系统疾病，是指由各种原因导致的甲状腺激素分泌过多，临床表现为高代谢症群、甲状腺肿及眼征。在长期甲状腺功能亢进未愈的情况下，可出现一系列合并症，如甲状腺功能亢进性心脏病、甲状腺功能亢进性高血压、甲状腺功能亢进性糖尿病、甲状腺功能亢进性精神病等，严重者还可导致甲状腺危象。关于甲状腺功能所致精神障碍的病因和发病机制，有学者认为是由于甲状腺激素直接作用于脑组织的结果，或因脑细胞代谢亢进引起脑组织营养不足所致。也有学者提出，精神障碍的发生是甲状腺功能亢进、精神因素、病前性格特征三者共同作用的结果。还有人指出，精神障碍的发生是 β 肾上腺素受体的感受性亢进或继发性中枢神经代谢紊乱的结果，或是甲状腺激素过多使机体对儿茶酚胺的敏感性增加，大脑功能受影响所致。

甲状腺功能亢进所致精神障碍的临床表现多种多样,包括:①神经衰弱综合征。失眠、性情急躁、自制力差、易激动、情绪不稳、注意力不集中、敏感、虚弱无力、适应能力差等。②性格改变。易激惹、冲动、攻击、情绪不稳、抑郁或欣快、紧张、过敏、多疑等,其中紧张、敏感、情感不稳是甲状腺功能亢进精神障碍的三主征,同时也常伴有性欲减退、食欲异常、睡眠障碍、月经失调等功能紊乱。③躁狂或抑郁状态。部分患者可出现情感高涨、活动过度、兴奋性增高等类似躁狂状态,间或有恐惧、焦虑、悲观、抑郁等,易误诊为躁狂症,青年女性多见。老年患者可出现表情淡漠、反应迟钝、嗜睡、乏力等。④幻觉妄想状态。幻听多为言语性、评论性,妄想往往为关系、被害、罪恶妄想。⑤意识障碍。以谵妄或错乱状态多见,此时常提示有甲状腺危象的可能。⑥长期严重的甲状腺功能亢进患者可出现记忆减退和智力障碍等。

在国际疾病分类(ICD-10)中没有本病的单独分类及诊断标准,而将其归于"其他特定疾病所致痴呆"中。根据《中国精神障碍分类与诊断标准》(CCMD-3-R),内分泌疾病所致精神障碍的诊断标准为:①符合躯体疾病所致精神障碍的诊断标准;②有内分泌疾病和内分泌功能亢进或低下的依据,精神症状随原发疾病的严重程度而变化。

关于甲状腺功能亢进所致精神障碍的治疗,建议坚持以下几个原则:①一般治疗。首先要避免诱发甲状腺功能亢进危象的因素,如防止受寒、感染、手术、精神刺激等。严重者需卧床休息。②积极治疗甲状腺功能亢进,如使用抗甲状腺素药物,^{131}I 治疗及手术治疗。③心理治疗。及时给予解释、安慰、疏导、鼓励等,以消除患者的顾虑、紧张情绪,开展综合性心理疗法可明显提高甲状腺功能亢进患者的生活质量。④精神障碍的处理。对具有失眠及神经症样表现者,可采用苯二氮䓬类抗焦虑药物。对严重抑郁情绪者可采用抗抑郁药,如舍曲林等。对幻觉、妄想、兴奋、躁动和分裂样精神症状者,可用小剂量抗精神病药物,如奋乃静、氯丙嗪、氟哌啶醇、喹硫平、奥氮平等。此外,有研究证实,^{131}I 是治疗甲状腺功能亢进合并精神障碍的有效方法。

本例患者 3 年前检查甲状腺激素分泌异常,临床表现有典型的高代谢症候群,已确诊甲状腺功能亢进,因治疗不规律,甲状腺功能亢进症状一直未愈,在此基础上出现精神异常,首先应该考虑甲状腺功能亢进所致精神障碍的可能。最后,患者甲状腺功能亢进治愈数个月后精神症状仍然持续存在,且具有精神分裂症特征性症状,最终更改诊断为"精神分裂症"。

精神分裂症的发病机制至今尚未明确,但下丘脑 - 垂体 - 甲状腺轴功能与精神活动有着密切关系。有研究发现,精神分裂症患者下丘脑 - 垂体 - 甲状腺轴功能紊乱,其血清 T_3、T_4、TSH 水平在不同病程、不同年龄、以及不同类型的临床症状中呈现出不同的特点,对精神分裂症患者血清甲状腺激素的检测有助于精神分裂症预后的判断。另有研究发现,甲状腺激素水平与精神分裂症患者病情有关,既可作为精神病患者诊断的参考依据,还可作为患者病情是否恢复的依据之一,因此,甲状腺激素可能参与了精神分裂症的发病机制,但目前尚无定论。

三、经验总结

就本例患者而言,其精神疾病初期已有较长时间的甲状腺功能亢进病程,且治疗效果差,辅助检查也支持甲状腺功能亢进的诊断。但患者同时出现了精神障碍,极易误诊为甲状腺功能亢进所致精神障碍。总结经验,以下几点值得重视。

第一,患者在甲状腺功能亢进初期,虽然没有明显的幻觉、妄想,但是具有一定的性格基础。受性格的影响,患者治疗依从性差,服药不规律,使甲状腺功能亢进症状一直未能很好地控制。而甲状腺功能亢进症状的加重又可能反过来影响精神症状,形成恶性循环,致使病情不能完全缓解。

第二,甲状腺功能与人类的精神活动密切相关。甲状腺功能紊乱可引起认知功能变化、情绪异常、幻觉或妄想等精神症状。

第三,躯体疾病所致精神障碍与精神分裂症的治疗原则不同。对躯体疾病所致精神障碍,精神药物用药剂量宜小,精神症状缓解后即可停药。本例患者应用了大剂量抗精神病药物,且维持用药时间长,疗效不佳,不符合躯体疾病所致精神障碍的治疗预后特征。

专家点评

当躯体疾病同时伴发精神障碍时,不能单纯考虑精神障碍是躯体疾病的继发症状,也要考虑患者是否有同时合并了功能性精神障碍的可能。

参考文献

[1] 朱玲锦,管昌田. 甲状腺功能亢进症. 北京:中医古籍出版社,2003.

[2] 沈渔邨. 精神病学. 第5版. 北京:人民卫生出版社,2008.

[3] 黄明生,刘协和. 精神疾病诊疗手册. 北京:人民卫生出版社,2000.

[4] 刘新民. 内分泌代谢疾病鉴别诊断学. 第3版. 北京:科学出版社,1990.

[5] 中华医学会精神科分会. 中国精神障碍分类与诊断标准. 第3版. 济南:山东科学技术出版社,2001.

[6] 焦杨,蓝长安. 甲状腺功能亢进伴发精神障碍研究进展. 中华内分泌外科杂志,2007,1(1):69-72.

[7] 闫瑞红,杨天正,崔晓宁. ^{131}I治疗Graves病合并精神障碍36例临床分析. 中华核医学与分子影像杂志,2008,28(2):269-272.

[8] 张敏,谭利军,邓克文等. 精神分裂症患者血清甲状腺激素水平变化的临床意义. 中华诊断学电子杂志,2014,2(2):132-135.

[9] 陈丽云,王湘华. 精神分裂症患者甲状腺激素检测的临床价值分析. 世界临床医学,2016,10(7):226.

73. 不受伤也出血——精神分裂症共病神经精神狼疮

> **作 者：**苏琴基 刘耿 李大创
> **关键词：**精神分裂症，硬膜下出血，神经精神狼疮

一、病例资料

患者女性，47 岁，某单位职工。因"言行异常 18 年，再发 3 天"于 2015 年 10 月 7 日入精神科病房。患者丈夫提供病史。

现病史：患者 1997 年无明显诱因下出现言行异常，表现自语、乱语、行为紊乱，无法正常工作和生活，被家人送至当地精神病医院就诊，诊断"精神分裂症"，予"氯氮平片"治疗后好转，此后一直门诊规律服"氯氮平片 25~50mg/ 日"维持，症状控制好，无复发，能正常工作、生活，并结婚、生子，社会功能保持完好。2015 年 9 月 13 日患者因"系统性红斑狼疮"在某院肾内科住院治疗，住院期间睡眠差，10 月 4 日晚出现精神症状，表现为凭空闻声，自语乱语，表情怪异，行为异常，阻止医生与同病房患者沟通。予口服氯氮平片 50mg/ 晚，效果欠佳，精神症状进行性加重，并出现卧床不起，需家人喂饭、搀扶上厕所，拒绝服药和吃饭。10 月 6 日，查头颅 CT 未见异常，脑脊液检查示"压力 185mmH$_2$O，脑脊液常规、生化及细菌培养未见异常"。10 月 7 日患者症状进一步加重，家属疑其精神分裂症复发，急诊转入某院，急诊科拟诊"精神分裂症；系统性红斑狼疮"收入精神科住院治疗。自 10 月 4 日以来患者进食、睡眠差，大小便尚可。

既往史：2015 年 9 月 13 日至 2015 年 10 月 7 日在外院住院治疗，诊断"系统性红斑狼疮、狼疮肾炎、尿路感染"，治疗具体不详。婚育史：2001 年结婚，2003 年顺产育有一女儿。个人史、家族史无特殊。

体格检查：体温 36.2℃，脉搏 78 次 / 分，呼吸 20 次 / 分，血压 110/70mmHg。双肺呼吸音清，未闻及干、湿性啰音。心率 78 次 / 分，心音有力，心律齐，各瓣膜听诊区未闻及病理性杂音。腹平软，无压痛、反跳痛，肠鸣音正常。四肢肌力、肌张力正常，生理反射存在，病理反射未引出。

精神状况检查：神志清，人物定向准确，被家人用绷带约束于轮椅上入院。接触被动、不合作，问话不答或者答非所问，胡言乱语，思维松弛，未能进一步了解思维内容。烦躁不安，解除约束时，手、脚到处乱挥舞。情感平淡，情感反应欠协调，有冲动行为，曾四肢乱挥舞踢到家属，自知力缺乏。

辅助检查：①血常规：白细胞计数 $12.5 \times 10^9/L↑$，正常参考值：$(3.5 \sim 9.7) \times 10^9/L$，中性粒细胞百分比 92.2%↑（正常参考值：40%~75%），中性粒细胞绝对值 $11.5 \times 10^9/L↑$，正常参考值：$(2 \sim 7.5) \times 10^9/L$，血红蛋白浓度 81g/L↓（正常参考值：115~150g/L），血小板 $365 \times 10^9/L↑$，正常参考值：$(125 \sim 350) \times 10^9/L$。②血生化：总蛋白 43.9（正常参考值：60~85g/L），白蛋白 27.6↓（正常参考值：35~55g/L），球蛋白 16.3↓（正常参考值：20~40g/L），尿酸 442μmol/L↑（正常参考值：90~420 μmol/L），尿素氮 10.64mmol/L↑（正常参考值：2.5~8.2μmol/L），肌酐 127μmol/L（正常参考值：44~107μmol/L），血清胱抑素 2.6mg/L↑，补体 C_3 0.474g/L↓（正常参考值：0.9~1.8g/L），补体 C_4 0.21g/L（正常参考值：0.1~0.3g/L）。③尿常规：尿蛋白 3+。④免疫：抗双链 ds-DNA 抗体（+），抗 Sm 抗体（+），抗 SSA 抗体（+），抗核抗体（ANA）（+），抗磷脂蛋白（-）。⑤催乳素：43.7ng/ml。余乙肝、丙肝、HIV、梅毒均阴性；甲状腺功能未见异常；床旁腹部 B 超提示轻度脂肪肝；床旁心电图、胸片未见异常。

入院诊断：精神分裂症；系统性红斑狼疮；狼疮性肾炎；神经精神狼疮？

诊疗过程：入院后予奥氮平片口服每晚 5mg、每日 2 次肌内注射氟哌啶醇注射液各 5mg 控制精神症状；注射用甲泼尼龙琥珀酸钠 40mg/日静脉滴注调节免疫；口服硫酸羟氯喹片（0.2g/次，2 次/日）抗狼疮；口服黄葵胶囊（2g/次，3 次/日）护肾；以及护胃、营养支持等对症治疗。患者烦躁较入院时减轻，进食改善，四肢乱挥舞较前减少，卧床多，需家人喂饭、搀扶上厕所，能配合治疗。但夜间精神症状明显，存在幻视，诉看到很多猫、狗等在病房内；并出现间歇性时间、人物定向障碍，有时认不清家人、分不清白天黑夜。双下肢肌力 IV 级。考虑患者神经系统病变，告病重，并请风湿免疫科、肾内科、神经内科会诊，诊疗同前。

10 月 10 日患者病情加重，呼吸 35 次/分，心率 110 次/分，血压 170/100mmHg。神志模糊，胡言乱语，不能对答，不能自行解小便，颈抵抗，四肢肌张力较高，间隙性发作性木僵，余体格检查不配合。辅助检查：ESR 40mm/h↑，复查补体 C_3 0.756g/L↓，补体 C_4 0.161g/L。直接抗球蛋白试验抗、抗 IgG 和 C3 均阴性。予吸氧、心电监护，葡萄糖注射液 100ml，地西泮注射液 10mg 静滴后木僵消失。心电监护示呼吸 21 次/分，心率 88 次/分，血压 142/80mmHg。患者家属不同意行腰穿故未能做脑脊液检查。头颅 CT 检查提示"右侧顶部颅骨内板下带状高密度灶、双侧额部颅骨内板下对称带状低密度灶，考虑右侧顶部硬膜下出血（图 24）、双侧额部硬膜下少量积液（图 25）"。

追问病史，陪护的家属确定患者没有摔倒、磕碰等外伤史。风湿免疫科、神经外科急会诊后指出，患者无外伤史，硬膜下出血考虑为自发性出血，与系统性红斑狼疮脑血管炎有关，但出血量较小，暂予保守治疗。因患者病情危重，转神经外科 ICU 监护治疗。予甘露醇 125ml，每日 2 次静脉滴注，脱水降颅压，以及止血、保护脑细胞等治疗硬膜下出血；注射用甲泼尼龙琥珀酸钠（80mg/日）、沙利度胺（50mg/次，1 次/晚）、人免疫球蛋白（10g/日）调节免疫、抗狼疮；奥氮平片 2.5mg/日抗精神病等对症处理，患者症状控制稳定。

住院期间复查头颅 CT 示"右侧顶部硬膜下出血大致同前，双侧额部硬膜下少量积液大致同前"。10 月 18 日患者意识清晰，生命征平稳，能简单对答，偶有自语、乱语，双上肢不自主活动，四肢肌张力稍高，考虑病情稳定予转普通病房。后因患者家属拒绝治疗于 10 月 28 日自动出院。

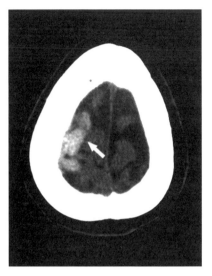

图 24　右侧顶部硬膜下出血

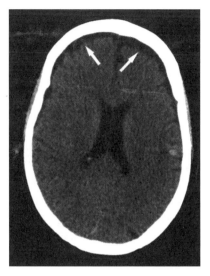

图 25　双侧额部硬膜下积液

最后诊断:精神分裂症;系统性红斑狼疮;狼疮性肾炎;神经精神狼疮;右侧顶部脑出血。出院时患者仍胡言乱语,卧床多,不能自行下床行走。

随访:出院后患者转至某医科大学附属医院风湿免疫科住院治疗,病情好转出院。2017 年 7 月随访,患者口服"奥氮平、强的松"治疗,病情稳定,四肢活动好,可做家务。

二、讨论

系统性红斑狼疮(SLE)是一种由自身免疫介导的、产生多种自身抗体的、多系统受累的弥漫性结缔组织病。早期症状多不典型,可有发热、疲乏、面部蝶形红斑、光敏感、口腔溃疡、脱发、关节肌肉疼痛等,并可累及血液系统、心血管系统、呼吸系统、消化系统、泌尿系统和神经系统等多个系统的重要脏器。

2010 年《中国系统性红斑狼疮诊断与治疗指南》推荐采用美国风湿病学会 1997 年提出的 SLE 分类标准:①颊部红斑:固定红斑,扁平或高起,在两颊突出部位;②盘状狼疮:片状高起于皮肤的红斑,粘附有角质脱屑和毛囊栓,陈旧病变可发生萎缩性瘢痕;③光过敏:对日光有明显反应,引起皮疹,从病史中得知或医生观察到;④口腔溃疡:经医生观察到的口腔或鼻咽部溃疡,一般为无痛性;⑤关节炎:非侵蚀性关节炎,累及 2 个或更多的外周关节,有压痛,肿胀或积液;⑥浆膜炎:胸膜炎或心包炎;⑦肾脏病变:尿蛋白 >0.5g/24h 或 +++,或管型(红细胞、血红蛋白、颗粒或混合管型);⑧神经病变:癫痫发作或精神病,除外药物或已知的代谢紊乱;⑨血液学疾病:溶血性贫血,或白细胞减少,或淋巴细胞减少,或血小板减少;⑩免疫学异常:抗 ds-DNA 抗体阳性,或抗 Sm 抗体阳性,或抗磷脂抗体阳性(包括抗心磷脂抗体、或狼疮抗凝物、或至少持续 6 个月的梅毒血清试验假阳性三者中具备一项阳性);⑪抗核抗体阳性:在任何时候和未用药物诱发"药物性狼疮"的情况下,抗核抗体滴度异常。符合上述分类标准 11 项中的 4 项及以上,在除外感染、肿瘤和其他结缔组织病后,可诊断 SLE。

SLE 患者在出现中枢神经、周围神经、自主神经功能异常,以及除外其他系统疾病导致的精神异常时,在除外感染、药物等继发因素的情况下,结合影像学、脑脊液、脑电图等检查可诊断神经精神狼疮。神经精神狼疮发生率达 14%~75%。

神经精神狼疮通常与疾病活动度及其他脏器损害相关,目前其发病机制尚未清楚,其病理生理机制包括免疫介导的神经损伤或脱髓鞘病变;以及中枢神经系统的小血管病变有关,包括微出血、微梗死,与脑血管病理及影像学改变相一致,有文献支持神经精神狼疮早期可出现硬膜下血窦;还与抗神经细胞、抗神经结式抗体、抗磷脂抗体、血脑屏障改变、白介素 –6、α– 干扰素等细胞因子改变、复合机制有关。此外,低蛋白血症及激素冲击对脑病发生起促发作用。近来一篇综述指出 B 细胞在神经精神狼疮发生中起着重要作用。

2000 年美国风湿病学会(ACR)报告了 19 种神经精神狼疮的临床类型:①中枢神经系统:无菌性脑膜炎、脑血管疾病、脱髓鞘综合征、头痛(包括偏头痛和良性高血压)、运动障碍(舞蹈症)、脊髓病、癫痫发作、急性意识障碍、焦虑、认知障碍、情绪障碍、精神障碍;②周围神经系统:急性炎性脱髓鞘性多神经炎(格林 – 巴利综合征)、自主神经系统紊乱、单神经病变、重症肌无力、颅神经病变、神经丛病变、多发性神经病变。

神经精神狼疮轻者仅有偏头痛、性格改变、记忆力减退或轻度认知障碍;重者可表现为脑血管意外、昏迷、癫痫持续状态等。有数据指出头痛发生率为 38.8%,脑血管意外 38.8%,癫痫 26.4%。神经精神狼疮的精神症状多起病较急,内容丰富,常出现幻觉、妄想。幻觉以幻听多见,其次为幻视;妄想以被害妄想多见,常伴有焦虑、紧张、恐惧、敏感多疑,或冲动、伤人、毁物等异常行为。精神症状还可表现为急性脑综合征、慢性脑综合征、躁狂综合征、抑郁综合征、精神分裂样精神障碍等。神经精神狼疮一般在 SLE 病程中期或晚期出现,首发症状为精神异常较少见。神经精神狼疮高病死率、高致残率,临床表现复杂多样,可出现在 SLE 病程中各个时期,出现精神症状可能是患者生命危险的警示灯。

该病目前还没有根治的办法,但恰当的治疗可以使大多数患者达到病情缓解。2010 年中国系统性红斑狼疮诊断与治疗指南强调早期诊断和早期治疗,以避免或延缓不可逆的组织脏器的病理损害。治疗上有一般治疗:包括对患者进行健康宣教,以及对症治疗和去除各种影响疾病预后的因素:如注意控制高血压,防治各种感染。药物治疗:①对于轻型 SLE 治疗包括基本治疗,如非甾体抗炎药、抗疟药、沙利度胺及短期局部应用激素、小剂量激素等;②对于中度活动型 SLE 的采用个体化糖皮质激素治疗,通常采用泼尼松,可联用甲氨蝶呤、硫唑嘌呤等免疫抑制剂;③有昏迷、脑血管意外、癫痫持续状态、脊髓病变、多神经炎、精神病性症状的重型患者,治疗分两个阶段,即诱导缓解和巩固治疗。诱导缓解目的在于迅速控制病情,阻止或逆转内脏损害,力求疾病完全缓解(包括血清学、症状和受损器官功能恢复)。糖皮质激素具有抗炎及免疫抑制作用,是治疗基础药,使用剂量泼尼松推荐剂量为 1mg/kg.d,但长期应用激素,注意引起皮质功能亢进综合征、诱发或加重感染、诱发或加重溃疡病、骨质疏松、肌肉萎缩、诱发精神病和癫痫、股骨头坏死等不良副作用。视病情可联合应用免疫抑制剂,如环磷酰胺、霉酚酸酯、环孢素等。国外一项历经 14 年的随访研究中指出环磷酰胺对重型神经精神狼疮治疗是有效的。此外,干细胞移植和血浆置换对重症 SLE 有效,但不作为常规治疗手段。

三、经验总结

本例患者无外伤史,出现了硬膜下出血,考虑与神经精神狼疮小血管病变有关。已有报道神经精神狼疮早期可出现硬脑膜静脉窦血栓形成,造成颅内压增高而无局灶性神经系统体征。本病例的棘手之处在于患者有基础精神分裂症病史,精神症状的再次出现是精神分裂症复发?还是神经精神狼疮?或是激素相关的药源性精神障碍?要早期鉴别较为困难。

通过本病例,总结临床经验:①当精神分裂症合并躯体疾病时,一定要做好精神分裂症、躯体疾病所致精神障碍的鉴别,勿简单判断精神症状就是精神分裂症症状,避免误诊;②规范神经系统和体格检查,重视神经系统阳性体征;③一旦出现定向障碍、幻视、精神症状以夜间明显,尤其是有神经系统阳性体征时,要高度怀疑器质性精神障碍;④诊断考虑器质性精神障碍时,应及时行脑电图、脑脊液、颅脑 CT 或者 MRI 检查,对早期诊断、改善预后均有重大意义;⑤对精神运动性兴奋、不配合做检查的患者,如何安排这类患者检查及选择检查时机至关重要;⑥确定精神症状是器质性损害所致后,应积极治疗原发病,精神科用药应酌情减量。

此外,SLE 较精神科常见疾病的病情进展迅速,病变涉及多系统,医疗风险大,要引起重视,积极做好医患沟通、知情同意工作,避免医疗纠纷。在护理方面,需注意:①加强对重性疾病的监护,应根据病情需要观察患者的体温、脉搏、呼吸、血压、意识状态、缺氧程度、尿量等;②患者卧床多,要做好防压疮护理,定时翻身、拍背,预防坠积性肺炎。

专家点评

系统性红斑狼疮患者中神经精神狼疮发生率可达 14%~75%,其小血管病变可导致大脑微出血、微梗死,甚至出现硬膜下血窦形成。合并 SLE 的精神分裂症患者出现不协调性精神运动性兴奋时,更需警惕是否存在急性脑出血、脑栓塞的可能,如有必要,患者头部 CT 或 MRI 可在短时间内重复检查。

参考文献

［1］Buyon J P. Systemic lupus erythematosus. New England Journal of Medicine, 2012, 366(6): 73-80.

［2］林进,曹恒. 2010 年中国系统性红斑狼疮诊断与治疗指南解读. 浙江医学, 2011, 33 (10): 1416-1419.

［3］陈建玲,李惠春. 系统性红斑狼疮伴发精神障碍 2 例分析. 浙江大学, 2007.

［4］刘智,陈琳,崔丽英. 神经精神狼疮的临床特征. 中国医学科学院学报, 2005, 27(5): 509-512.

［5］Jing W, Stock A D, Chalmers S A, et al. The role of B cells and autoantibodies in neuropsychiatric lupus. Autoimmun Reviews, 2016, 15（9）: 890–895.

[6] Fatemeh H, Masoud E, Sayed B Z. Neuropsychiatric manifestations in patients with systemic lupus erythematosus: A study from Iran. Adv Biomed Res, 2016, 5（1）: 43.

[7] Govoni M, Bortoluzzi A, Padovan M, et al. The diagnosis and clinical management of the neuropsychiatric manifestations of lupus. Journal of Autoimmunity, 2016, 74: 41–72.

[8] Fanouriakis A, Pamfil C, Sidiropoulos P, et al. Cyclophosphamide in combination with glucocorticoids for severe neuropsychiatric systemic lupus erythematosus: a retrospective, observational two-centre study. Lupus, 25（6）: 627–636.

[9] 中华医学会风湿病学分会. 系统性红斑狼疮诊断及治疗指南. 中华风湿病学杂志, 2010, 14（5）: 342–346.

74. 第四次发病——精神分裂症患者伴发脑积水

作　者: 许春杏　李大创
关键词: 精神分裂症, 意识障碍, 头痛, 呕吐, 交通性脑积水

一、病例资料

患者男性, 43 岁, 因"反复凭空闻声、言行异常 20 年, 再发 3 天"于 2014 年 3 月 13 日入住精神科病房。患者妻子介绍病史。

现病史: 患者于 1994 年春节出现精神异常, 主要表现为凭空闻声、多疑, 凭空听到有声音和自己说话。凭空视物, 诉夜间睡觉时看到一群鬼在自己周围。觉得周围的人议论自己、说自己的坏话, 怀疑有人害自己, 骗自己。行为紊乱, 动作怪异。曾就诊于当地精神病医院, 诊断"精神分裂症", 治疗不详, 住院 1 个月病情好转出院。出院后遵医嘱服药, 病情稳定, 可正常工作。1999 年患者病情再发, 表现同前, 再次就诊于当地精神病院住院治疗, 诊断同前, 用药不详, 病情好转后出院。出院后规律服用抗精神病药物, 病情控制可。2011 年患者精神症状再发, 表现失眠、自语、乱语、烦躁不安等, 第三次入住当地精神病院, 诊断同前, 予"氯氮平片 100mg/ 日、利培酮片 4mg/ 日"口服, 病情好转后出院。出院后继续规律口服抗精神病药物, 精神症状控制可。3 天前, 患者与朋友喝浓茶后兴奋、烦躁不安、乱语, 讲自己夜间看到鬼、有人要害自己。夜间不睡觉, 走来走去, 东摸西摸, 乱抓别人的手, 情绪不稳。为进一步诊疗患者首次到某综合医院就诊, 门诊诊断"精神分裂症"收入院。此次发病后睡眠差, 饮食减少, 体重无明显改变, 二便正常, 无畏寒、发热、抽搐, 无恶心、呕吐等。

既往史、个人史、家族史无特殊。

体格检查：体温 36.8℃,脉搏 80 次 / 分,呼吸 20 次 / 分,血压 140/88mmHg。意识蒙眬,双侧乳房增大,未见溢乳。心、肺、腹查体无明显异常。四肢肌力、肌张力正常,脑神经检查不配合,生理反射存在,脑膜刺激征、双侧霍夫曼征可疑阳性,余病理反射未引出。

精神状况检查：由家人扶入病室,意识蒙眬,仪表整洁,年貌相符,定向欠佳,不识亲人。接触欠佳,多问少答。可查及言语性幻听,听到有鬼和自己讲话。查及幻视,说夜间看到长着两只角的鬼。查及被害妄想,诉有人要害自己。记忆、智能检查不配合。情绪不稳定,兴奋、烦躁,情感反应不协调。有凭空抓物样动作,有时在床上四处摸索。自知力缺乏。

辅助检查：三大常规、肝肾功能、术前免疫学全套检查、甲状腺功能未见明显异常。血催乳素 52.00ng/ml↑（男性正常参考值 2.0~19.53ng/ml）。腹部 B 超、脑电图、心电图等均未见明显异常。考虑患者存在原始摸索样动作,定向欠佳,意识蒙眬,可能存在脑部病变,建议完善头颅相关检查以进一步排除器质性病变,但患者家属考虑经济困难,拒绝头颅相关检查。

入院诊断：器质性精神障碍？ 精神分裂症？

诊疗过程：入院后予口服利培酮片（2mg/ 次,2 次 / 日）抗精神病治疗。入院当晚患者意识障碍加重,不认识家人,不能辨别自己在哪,反应迟钝,走路不稳。情绪不稳定,情感反应不协调,兴奋、烦躁。行为紊乱,或出现空中抓物、摸索样动作。不愿进食,夜眠差,尿床。上级医师查房检查发现双侧霍夫曼氏征（+）,下颌反射（+）,余体格检查及神经系统检查未见异常。再次向患者家属交代行头颅相关检查的必要性,患者家属表示同意。给予肌内注射氯硝西泮 1mg 镇静后急行头颅 CT 检查,提示“脑实质密度未见异常,脑室系统明显对称性扩张,脑沟、裂无加深,中线结构居中。颅骨骨质未见异常。影像诊断：交通性脑积水”（图 26）。

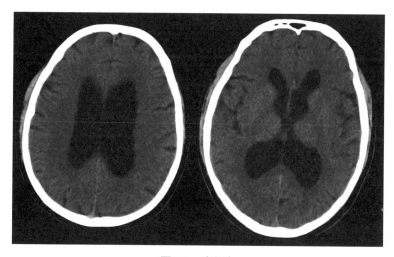

图 26　脑积水

考虑精神症状可能与脑积水有关,停用抗精神病药物,急请神经外科会诊,会诊意见“考虑诊断脑积水,建议转科治疗”。转神经外科后,患者出现头痛及呕吐数次,镇静后急行腰椎穿刺脑脊液检查,测得脑脊液压力 210mmH₂O↑（正常参考值 80~180mmH₂O）,同时给予患者放 30ml 脑脊液。脑脊液常规、生化及细菌免疫学检查正常。患者放脑脊液后头痛及呕吐症状改善,意识较前清晰。予甘露醇脱水、降颅压等对症处理,头痛、呕吐症状改善。患者无绝对手术禁忌症,建议在全麻下行脑室腹腔分流术,但患者家属拒绝手术治疗。经精神科会诊,仍查及大量幻觉、妄想等精神病性症状,建议口服小剂量利培酮片控制精神症状。住院 13 天,患者意识清晰。仍有幻觉、妄想。情绪不稳定,烦躁。未再有小便失禁及呕吐现象。因家庭经济问题,执意办理出院手续。

最后诊断:精神分裂症;交通性脑积水。

随访:患者出院后仍有头痛及恶心、呕吐表现,家属带其就诊于外院神经外科,住院行脑室腹腔分流术,术后头痛、恶心、呕吐等症状缓解。术后 1 个月复查头颅 CT 提示脑积水征象消失。但仍有幻听、被害妄想等精神症状,后就诊于当地精神病院,口服"奥氮平片10mg/ 次,2 次 / 日"治疗,精神症状控制可。

二、讨论

交通性脑积水又称脑室外梗阻性脑积水,是由于第四脑室出口以下正常脑脊液通路受阻或吸收障碍所致的脑积水,可由于脑脊液生成过多或吸收减少或静脉引流功能不全引起,脉络丛乳头状瘤是唯一已知的导致脑脊液生成过多脑积水的原因。交通性脑积水的病因有颅内出血、颅内炎症及一些不典型病因引起蛛网膜颗粒对脑脊液循环吸收障碍,只不过是脑室系统脑脊液循环通路无阻碍而称之为交通性脑积水,其阻塞部位在脑室系统以外。脑积水病理改变包括脑血管损伤和血流量改变、脑代谢改变、脑脊液循环改变、脑组织改变等。

交通性脑积水的临床表现包括三个方面。一是颅内压增高症。患者头痛、头晕,此类患者病史往往较短;二是智能障碍。主要表现记忆力下降、健忘、反应迟钝;三是肢体及排尿障碍。包括肢体无力、步行障碍、排尿障碍。急性脑积水主要表现为急性颅内压增高症状和意识障碍,患者剧烈头痛、呕吐,有脑膜刺激征、意识障碍和眼球运动障碍等。但腰穿测脑脊液压力可在正常范围或稍高。

脑积水也可伴发精神障碍,但相关文献报道较少。孙呈勇等报道以精神症状为主要临床表现的脑积水二例。其中一例以思维迟缓、注意涣散、情感淡漠、自笑、行动迟缓、偶有冲动行为等表现为主;一例以意识障碍、定向障碍、精神运动性兴奋等表现为主。殷朝辉等报道脑积水误诊为精神分裂症一例,患者以命令性幻听、议论性幻听、被害妄想、夸大妄想、被控制体验等症状表现为主,予抗精神病药物治疗,患者逐渐出现意识障碍加重,后行头颅 CT 提示交通性脑积水,未能及时手术而死亡。本例患者此次发病以精神运动性兴奋表现突出,且存在意识障碍,考虑可能和脑积水有关。

关于脑积水引起精神障碍的机制至今尚不明确。如果脑室内脑积水压力升高超过脑室壁的弹性张力时,脑室可再度扩大。因侧脑室扩大程度大于第三、四脑室,且额角最易扩张,使大脑前动脉及其分支在胼胝体上方受到牵拉,导致该血管所支配的额叶和旁中央小叶血液供应障碍,而这部分脑叶正是管理智能、下肢运动与排尿功能的高级中枢所在,从而引起相应临床症状,包括精神症状、大小便失禁和共济失调。最新研究表明,脑积水患者的某些临床表现,如记忆力减退、反应迟缓等,与神经递质的代谢有关,如 β 淀粉样蛋白的沉积,γ- 氨基丁酸神经元的缺失可能导致记忆功能的障碍。此外,精神症状的出现也可能和脑积水病理机制有关,也可能为患者在应激状态下加重了脑脊液循环障碍,诱发出一系列神经精神症状。

辅助检查对脑积水的诊断至关重要。相关辅助检查包括：①实验室检查。脑脊液检查压力可升高，生化指标一般正常。但颅内压过高时行腰椎穿刺可能诱发脑疝，需引起注意。②头部影像学检查。CT和MRI是临床上用来筛查脑积水最常用的技术手段。MRI对脑组织分辨率高，不但可以看到脑室系统的形态变化，还可以看到侧脑室周围脑白质呈明显高信号，故其准确率高于CT。这种方法只能为临床医生提供关于患者脑积水的粗略信息。对原因不明的脑积水患者应作进一步影像学检查及脑脊液分析等，逐步寻找病因。此外弥散张量成像和弥散加权成像除了诊断外，还有助于判断正常压力性脑积水患者的预后。MR灌注成像对于鉴别诊断特发性正常压力脑积水也有较好的帮助。

　　手术是治疗脑积水的有效方法。侧脑室–腹腔分流术（ventriculoperitoneahunt，VP）是目前治疗交通性脑积水的有效方法，能改善患者颅内高压症状，促进患者神经功能恢复。外科分流术能恢复患者的智能，但病期较长者效果较差。磁共振相位电影对比成像法（MRI cine PC）同时对脑脊液循环障碍疾病的脑脊液流动情况予定量测定，对VP分流前后的交通性脑积水的脑脊液流速、流量和方向的确定，对估计其术后效果具有重要意义。此外，对症治疗具有重要意义。对伴发的精神障碍，可予抗精神病药物治疗，但因器质性脑疾病患者对药物的耐受性低，精神药物剂量不宜过大。

三、经验总结

　　这是一个差点漏诊的病例。患者既往在外院多次诊断精神分裂症，予抗精神病药物治疗，病情均可改善。此次发作，患者伴有头痛、呕吐、反应迟钝、步行障碍、排尿障碍等表现，均符合交通性脑积水的临床表现，行头颅CT检查提示脑积水，予手术治疗后患者躯体不适症状改善。本案例有两点是不容我们忽视的。

　　第一，本例患者既往有精神病病史，主要以幻听、幻视、关系妄想、被害妄想、行为紊乱为主，病情反复，最后一次病情复发时出现了意识障碍、走路不稳、小便失禁等，行头颅CT提示脑积水。给予患者行手术治疗后，患者头痛、呕吐、反应迟钝、步行障碍、排尿障碍等症状消失，但精神症状未消失，说明既往出现的精神症状和脑积水关系不大，既往诊断精神分裂症成立。此次脑积水的出现可能诱发或加重了精神症状。但因患者家庭经济方面问题，我们未能进一步完善相关检查寻找患者脑积水病因，此为不足之处。

　　第二，当精神病患者病情复发时，需比较此次表现和既往表现的差异。对本案例患者出现的尿床、行走困难，不能轻易地考虑是精神症状的行为紊乱；客观观察到患者存在摸索样动作、呕吐时，需考虑患者是否存在意识障碍，要警惕器质性病变的可能。

专家点评

　　此案例第一诊断考虑为精神分裂症，有不足之处，因为缺乏既往头部影像学的检查资料。推测起来，或许患者的脑积水早已存在，甚至是导致20多年来精神异常的直接原因。精神障碍有一定的生物学基础，条件允许时应尽量完善包括头部MRI在内的相关检查，以免漏诊、误诊。

参考文献

［1］刘运生. 神经系统疾病诊断治疗学. 北京：人民军医出版社，2002.

［2］陈灏珠. 实用内科学. 第13版. 北京：人民卫生出版社，2009.

［3］薛庆澄. 神经外科学. 天津：天津科学技术出版社，1990.

［4］徐昊，王占祥. 脑积水病理改变及发病机制研究现状. 中华神经外科杂志，2012，28（9）：969-970.

［5］孙呈勇，孙红霞，王抚临等. 以精神症状为主要临床表现的脑积水二例. 中华精神科杂志，2005，38（2）：104.

［6］殷朝辉，牧仁，郑兰兵. 脑积水误诊为精神分裂症一例. 内蒙古医学杂志，2001，33（1）：16.

［7］沈明辉，马连柱. 脑积水的临床诊断与治疗. 中国实用神经疾病杂志，2010，13（20）：7-9.

［8］Chu SH, Feng DF, Ma YB, et al. Expression of HGF and VEGF in the cerebral tissue of adult rats with chronic hydrocephalus after subarachnoid hemorrhage. Molecular Medicine Reports，2011，4（5）：785-791.

［9］宋志军，陈晓雷. 脑积水的影像诊断技术进展. 中国神经精神疾病杂志，2014，40（1）：59-62.

［10］姚伟武，陈星荣，沈天真. 交通性脑积水脑室分流前后的脑脊液MRI定量研究. 中国医学计算机成像杂志，2003，9（1）：12-16.

［11］沈渔邨. 精神病学. 第5版. 北京：人民卫生出版社，2009.

75. 大学生的分裂世界——精神分裂症共病蛛网膜囊肿

作　者：黄品德　苏琴基　张涛
关键词：蛛网膜囊肿，精神分裂症，共病

一、病例资料

患者，男性，24岁，大学生。因"睡眠差、凭空闻声、多疑1月余，发热1天"于2011年11月2日入精神科病房。患者本人和父母共同提供病史。

现病史：2011年9月27日患者搬宿舍后出现睡眠差，夜间常做噩梦，易醒，醒后难以再入睡，认为睡觉时有佛祖、恶魔干扰自己。凭空听到约7、8个男女说话的声音，从同一栋楼发出，但未找到人，说话内容为"搞死你""傻子"等，主要是议论、侮辱他的坏话。有时感觉头顶上有东西在盘旋，喊出凄凉、恐怖的声音。有时会忍不住跟凭空听到的声音对话。敏感多疑，认为有人放东西在他大脑内控制他，强迫他做事，有人放邪恶的东西干扰他思想，诉自己要做什么事情、心里想的事不说出来别人也会知道。外出时感觉受人关注，有陌生人用怪异的眼光盯着他看，对他吐口水，故意做一些动作刺激他。学习、生活明显受影响，认为自己被逼得走投无路，有轻生念头，但无具体计划及行动。入院前一天患者出现发热，在某医院门诊测体温最高为39.3℃，诊断为"上呼吸道感染"，予"抗炎、补液、降温"等处理，体温有所下降，但凭空闻声、疑人控制感加重，自述"被人搞死不如自己死了算了"，有自杀的企图，想跳楼、撞车等，家人担心患者发生意外遂送其至某院精神科，要求住院治疗，门诊拟诊"精神障碍查因？"收住院。患者起病后食欲可，无头痛、头晕、呕吐、走路不稳、抽搐、昏迷及大小便失禁病史。

个人史：平素性格偏内向、敏感。

既往史、家族史无特殊。

体格检查：体温36.5℃，脉搏92次/分，呼吸20次/分，血压110/68mmHg。神志清楚，双侧瞳孔等大等圆，直径3mm，对光反射灵敏。颈无抵抗感。咽后壁充血，右侧扁桃体Ⅱ度肿大，表面有数个脓点分布。心、肺、腹检查未见异常。脑神经检查未见异常，四肢关节肌力、肌张力及腱反射正常，深、浅感觉检查未见异常，病理征未引出。

精神状况检查：意识清晰，定向准确，年貌相符，仪表整洁。接触主动、合作，对答切题。引出言语性幻听、关系妄想、被害妄想、被控制感、被洞悉感。记忆、智能粗测正常。情感平淡，诉说被别人控制、被别人议论时无明显情感反应。有自杀念头及企图，自知力缺乏。

辅助检查：①血常规：白细胞计数17.6×10⁹/L↑，正常参考值（3.5~9.5）×10⁹/L，中性粒细胞百分比81.9%↑（正常参考值40%~75%），淋巴细胞百分比9.7%↓（正常参考值20%~40%）。②脑脊液检查：压力116mmH₂O，常规、生化及细菌、免疫学检查均无异常。③头颅CT示：双侧枕部见水样低密度影，大小约2.2cm×3.5cm，形态不规则，边界清晰，邻近小脑轻度受压改变，考虑蛛网膜囊肿。④血生化、心肌酶谱、传染病（乙肝、丙肝、梅毒、HIV）、胸片、心电图、48小时动态脑电图均未见异常。

诊疗过程：请神经外科会诊，评估精神症状与蛛网膜囊肿是否相关。神经外科会诊后认为囊肿未见明显压迫症状，行48小时动态脑电图未见蛛网膜囊肿所在区域异常放电，考虑为发育异常所致，精神症状与蛛网膜囊肿无明显相关，应为独立疾病，建议定期复查头颅CT，监测囊肿的变化情况，必要时手术切除囊肿。患者发热、白细胞增高考虑为急性化脓性扁桃体炎引起，根据脑脊液检查结果，目前无病毒性脑炎相关依据。

最后诊断：精神分裂症；枕部蛛网膜囊肿；急性化脓性扁桃体炎。治疗上予利培酮（逐渐加量至4mg/d）抗精神病、阿莫西林抗感染等对症治疗。入院后患者体温一直正常，咽痛逐渐好转消失，复查血常规提示白细胞正常。患者住院16天，幻觉、妄想症状消失，自知力基本恢复出院。

随访：患者规律服用利培酮，系统治疗2年后于2014年4月逐渐停药，电话随访至2016年12月2日，精神症状无复发，能正常工作、生活。定期复查头颅CT显示枕部蛛网膜囊肿无改变。

二、讨论

蛛网膜囊肿（arachnoid cysts，AC）是内含脑脊液的蛛网膜袋状结构形成的囊肿，属良性病变。按病因可分为原发性和继发性，前者为生长过程中形成，后者多为脑部创伤或炎症造成蛛网膜黏连而形成。按部位可分为颅内蛛网膜囊肿（intracranial arachnoid cysts。IACs）及椎管内蛛网膜囊肿（spinal arachnoid cysts，SACs），其中IACs约占所有颅内占位性病变的1%，在小于18岁人群中占2.6%。蛛网膜囊肿多位于幕上，外侧裂区最常见，占蛛网膜囊肿34%~50%，鞍区及鞍上区占10%；幕下约占20%。

目前IACs发病机制尚未明确。一般认为先天性IACs可能起源于胎儿蛛网膜的异常分裂和复制，导致内含脑脊液样液体的畸形包裹；而获得性IACs可能与含铁血黄素、炎症细胞性质的囊液有关。IACs内脑脊液增多、囊肿增大的原因存在以下几种假说：①囊肿壁分泌囊液；②渗透压差造成囊液积聚；③血管搏动时的虹吸作用将蛛网膜下腔的脑脊液持续抽吸到囊腔内；④"裂隙阀"机制，偶尔也会在手术时发现两者间存在着一个明显的裂隙，该裂隙起着单向阀门作用，使脑脊液不断流入囊腔。

IACs对脑实质的损害以压迫为主。蛛网膜囊肿进行性增大和压迫周围神经，可引起不同症状和体征。外侧裂囊肿可出现癫痫发作、轻瘫等；视交叉池囊肿可引起视力障碍或视野缺失；大脑半球凸面囊肿可导致局部脑组织受损而出现运动及感觉障碍；枕大池囊肿常阻塞第Ⅳ脑室中间孔引起脑积水，而出现头痛、呕吐、视乳头水肿等颅内压增高症状。

国内外均有报道由颅内蛛网膜囊肿引起相关的精神障碍的案例，并以额、颞叶的蛛网膜囊肿多见。Alholou等研究309例小于18岁IACs患者，其中就诊主诉方面，认知和发育障碍占15%，急性神经精神状态改变占13%。蛛网膜囊肿引起精神障碍的机制主要是囊肿压迫支配高级脑功能的区域，导致局部功能区受刺激，或压迫相应大脑区域使局部循环障碍，引起脑缺血、变性，导致相应高级神经功能障碍的发生。如囊肿波及到皮层、间脑、边缘系统、网状结构、脑垂体等脑的情绪回路中的某些环节，导致回路功能障碍而产生精神症状。何仅曾报道16例以精神症状为主征的颅内蛛网膜囊肿患者，手术前均在精神病院诊断治疗，但效果欠佳，手术后停服精神科类药物，病情稳定。黄建飞亦报道1例26岁男性，曾诊断精神分裂症，服药效果欠佳后行头颅MRI发现左颞极蛛网膜囊肿，手术治疗后精神症状消失。周奇芳报道后颅凹蛛网膜囊肿致发作性昏睡后精神障碍，在手术治疗后症状消失。

无症状蛛网膜囊肿一般不主张手术治疗，可密切观察，CT或MRI检查随访。如患者出现反复癫痫发作、局灶性神经功能缺失症状及明显颅内高压等，应手术治疗。蛛网膜囊肿所致精神障碍大多对抗精神病药物治疗效果欠佳，精神症状可呈波动性加重。这可能与囊肿妨碍脑脊液正常循环，或囊腔与蛛网膜下腔存在活瓣有关，亦或囊肿与蛛网膜下腔存在交通口。当囊液进入周围脑池和蛛网膜下腔，或囊液自发被吸收，囊内压力降低、囊腔缩小，精神症状暂时缓解或消失；而当脑脊液通过活瓣机制再次进入囊内，囊内压力及囊腔增大到引起脑损害达到一定程度时，便又出现精神症状。由于IACs生长速度缓慢，IACs患者很少有定位体征，故以精神症状为首发的颅内蛛网膜囊肿很容易产生误诊，应引起重视。

三、经验总结

精神分裂症患者具有各种各样的共病,包括多重躯体疾病共病。本例患者有丰富的幻觉、妄想等精神病症状,头颅 CT 示枕部蛛网膜囊肿,此时需评估精神障碍为器质性因素所致或是"功能性"精神障碍。根据等级诊断,排除了器质性疾病,才考虑"功能性"精神障碍。

本案例有以下特点。

第一,患者无头痛、头晕、呕吐、视物模糊、癫痫发作、共济失调、肢体运动障碍等局灶性神经系统症状及体征。

第二,患者无蛛网膜囊肿所致精神障碍常见的波动性加重的症状特点。

第三,头颅 CT 提示囊肿部位为双侧枕部,邻近小脑轻度受压,无缺血、变性改变,且48 小时动态脑电图未发现囊肿所在区域异常放电,故考虑蛛网膜囊肿为发育异常所致,与精神症状无因果关系。

第四,如为蛛网膜囊肿所致精神障碍,由于蛛网膜囊肿病灶一直存在,精神症状易反复发作,抗精神病药物治疗效果则会欠佳,但本例患者系统抗精神病药物治疗 2 年后停药,症状无再发。据此,考虑精神分裂症与蛛网膜囊肿为并列诊断,无因果关系。

专家点评

颅内蛛网膜囊肿所致精神障碍,精神异常可以为首发症状,而神经系统症状及体征可以表现不明显。CT 和 MRI 等影像学检查有助于明确囊肿部位和压迫情况,这对进一步评估精神障碍与囊肿的关系有重要意义。

参考文献

［1］Alholou W N, Yew A Y, Boomsaad Z E, et al. Prevalence and natural history of arachnoid cysts in children. Journal of Neurosurgery, 2010, 5（6）: 578–585.

［2］王维治. 神经病学. 北京: 人民卫生出版社, 2006.

［3］张冠中, 王东海, 李新钢. 颅内蛛网膜囊肿的诊治进展. 山东医药, 2011, 51（26）: 115–116.

［4］黄振超, 蔡梅钦, 李文胜等. 颅内蛛网膜囊肿并精神障碍的手术疗效分析. 新医学, 2011, 42（8）: 524–526.

［5］何仮, 何任, 刘运振. 以精神症状为主征的颅内蛛网膜囊肿 16 例分析. 中华精神科杂志, 2002, 35（1）: 45.

［6］黄建飞, 谢世平. 左颞极蛛网膜囊肿所致精神障碍 1 例. 临床精神医学杂志, 2004, 14（6）: 343.

[7] 周奇芳,韩家如. 后颅凹蛛网膜囊肿致发作性昏睡后精神障碍 1 例. 中国神经精神疾病杂志,1998,24（2）：89.

[8] Smith D J, Langan J, Mclean G, et al. Schizophrenia is associated with excess multiple physical-health comorbidities but low levels of recorded cardiovascular disease in primary care: cross-sectional study. Bmj Open, 2013, 3（4）：73-109.

[9] 郝伟,于欣. 精神病学. 第 7 版. 北京：人民卫生出版社,2013.

76. 网瘾者的蹒跚步态——多系统萎缩

作　者：黄品德　卢素洁
关键词：网络成瘾,共济失调,多系统萎缩,小脑萎缩

一、病例资料

男性患者,21 岁,待业。因"沉迷网络 6 年,伴行走困难 3 年"于 2012 年 11 月 19 日入心理科病房。患者父母亲提供病史。

现病史：2006 年初三下学期开始,患者可能因长期学习成绩不好、被同学讥笑后出现厌学,经常呆在家里不愿意上学,上网玩游戏。开始时每天上网时间大概 3、4 小时,后上网时间逐渐延长、次数增加。中考后患者对网络游戏更为痴迷,为了避免父母的约束而到网吧上网,不分昼夜连续上网。连续上网时间可长达近 20 小时,经常玩到睡着,醒后又继续。饮食无规律,经常连续数天不吃饭。家人反复劝阻,让他恢复正常的学习和生活,患者不愿接受,反而大骂家人,乱发脾气。家人曾强制患者在家不许上网,患者就会出现头痛、心烦、坐立不安等表现。或许因沉迷网络游戏,患者在现实世界里变得越来越孤僻,几乎不与他人来往和交流。2009 年下半年开始,患者出现反应迟钝,走路摇晃,蹲下时需扶东西才能起立。2010 年开始病情加重,需扶墙才能行走,打游戏时偶尔按错键,但仍要求家人买电脑、拉网线让其在家上网。家人曾反复劝其到医院检查,但患者拒绝,故一直未系统治疗。入院前,患者意识到自己病情加重,动作迟缓,行动不便,不灵活,同意就医。故由父母带其就诊,门诊拟诊"网络成瘾综合征？"收入院。发病以来饮食、睡眠如前所述。体重减轻。无高热、抽搐、昏迷、呕吐等。

既往史、个人史、家族史无特殊。

体格检查：体温 37.1℃,脉搏 82 次 / 分,呼吸 16 次 / 分,血压 102/72mmHg,心脏听诊闻及早搏,肺部及腹部检查未见异常。神经系统检查：四肢肌力正常,肌张力稍增高,腱反射亢进,双侧霍夫曼氏征（＋）,双侧踝阵挛（＋）,指鼻试验（＋）,闭目难立征（＋）。

精神状况检查:意识清晰,定向正常,接触合作,反应迟钝,思考问题时间稍长,问答切题,回答内容简单。否认幻觉、妄想。智力、记忆粗测正常。情绪焦虑,对网络游戏渴求,要求在病房里上网玩游戏,不能上网时感觉心烦意乱、焦虑,脾气大。情感反应协调。自知力存在。

　　入院诊断:器质性精神障碍? 入院后积极完善相关检查,予补充维生素等对症治疗,暂未予抗精神病药物治疗。

　　辅助检查:血常规、肝肾功能、甲状腺功能、乙肝六项、丙型肝炎抗体、快速血浆反应素试验、梅毒螺旋体特异抗体、人免疫缺陷病毒抗体、甲胎蛋白、癌胚抗原、大小便常规、胸片、腹部 B 超等均未见异常。心电图:肢体导联低电压,心前导联逆钟向转位,电轴右偏,T 波改变,偶发性室性早搏(2 次 / 分钟)。脑电图:快波节律脑电图;脑电地形图:快波频段能量级增高。头颅 MRI 增强示:小脑皮层明显萎缩、容积减少,脑沟加深、增多,脑干未见异常信号,四脑室扩张,桥前池及延髓前池无增宽,双侧大脑半球结构对称,脑灰白质对比正常,大脑实质内未见异常信号灶,增强扫描未见异常强化灶,余脑室、脑池、脑裂及脑沟对称,大小、形态正常,中线结构居中。影像诊断:小脑萎缩,符合脑变性,请结合临床除外药物损害改变(图 27)。

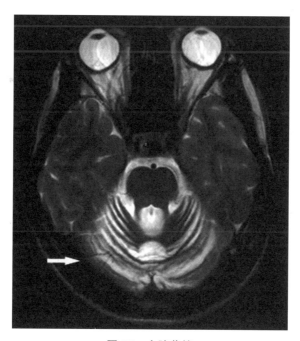

图 27　小脑萎缩

　　韦氏智力测验:言语智商、操作智商、全量表分分别为 86、76、80。日常生活能力量表:躯体生活自理能力 12,有自理能力障碍。焦虑自评量表:中度焦虑。抑郁自评量表:轻度抑郁。经请神经内科会诊,诊断为多系统萎缩。建议①目前尚无有效治疗方法,只能对症治疗;②可予营养神经、改善循环等治疗;③如家属经济条件许可,可行神经干细胞移植。

　　最后诊断:多系统萎缩;偶发性室性早搏。告知家属神经内科诊疗建议,家属不同意转科,患者对病房里无上网条件而拒绝治疗,签字出院。建议患者门诊就诊使用抗焦虑药物,患者拒绝。

随访:患者出院后入当地医院神经内科治疗 15 天,蹒跚步态未见明显改善,患者家属再次放弃治疗而出院。2016 年 9 月电话随访患者家属,患者不能独立行走,需借助轮椅,上网时间有所控制,能主动与他人交流、来往,但仍拒绝就医复查。

二、讨论

多系统萎缩(mutiple system atrophy,MSA)是一组原因不明的表现为神经系统多部位进行性萎缩的变性疾病或综合征。由 Graham 和 Oppenheimer 于 1969 年首先提出,包括以帕金森样症状为主的纹状体-黑质变性(SND),以小脑症状为主的橄榄-脑桥-小脑萎缩(OPCA)以及自主神经系统的功能障碍为突出表现的 Shy-Drager 综合征(SDS)。目前本病病因不明,但近年来国内外研究报道,发现少数 MSA 家系候选基因的某些变异可增加 MSA 的发病风险,表明遗传因素在 MSA 的发病机制中起着非常重要的作用。基本病理表现包括神经缺失、胶质细胞增生,主要发生在下橄榄核、脑桥、小脑、黑质、纹状体和脊髓的中侧柱,病理诊断的特异性标志是少突胶质细胞包涵体。目前认为患者脑内的少突胶质细胞质内包涵体在 MSA 发病中起重要作用。MSA 发病率为(3~5)/10 万人,平均发病年龄 54 岁,80% 患者出现运动障碍症状后 5 年内瘫痪,20% 的患者存活期可以超过 12 年,平均病程为 6 年。

MSA 是一种缓慢进展性疾病,临床特点主要包括早期症状、自主神经功能障碍、运动功能障碍、其他表现、快速眼动期睡眠障碍、MRI 及 PET 检查的异常。①早期症状主要表现:勃起功能障碍、膀胱功能障碍、肢体僵硬、动作缓慢、行动困难、卧位时难以翻身、书写能力改变、反应迟钝、步态不稳等。②自主神经功能障碍:一般都有自主神经功能障碍,甚至有时只是 MSA 的唯一临床表现,主要包括性欲减退(男性多见),伴有晕厥的直立位性低血压,大小便失禁。③运动功能障碍:以帕金森样症状为主要表现的 MSA,主要表现为肌张力增高,静止性震颤可不显著,姿势异常较常见,对左旋多巴反应差;以小脑症状为主要表现的 MSA,步态共济失调最常见,伴有共济失调性构音不清,肢体共济失调,可有辨距不良和持续凝视诱发的眼震。④其他表现:包括姿势的异常、局灶性反射性脑阵挛、肌体挛缩及肌张力障碍、严重的吞咽困难、打鼾、叹息样呼吸、声带麻痹、构音障碍等。⑤快速眼动期睡眠障碍:在 MSA 中占 90%,且早于其他症状。此外,MSA 患者可有情感障碍,临床表现为不同程度的抑郁、焦虑、认知功能障碍。

MRI 扫描可见壳核、小脑中脚和脑干萎缩,即 T_2W_1 的脑桥"十字征"、壳核"裂隙征"及壳核背外侧低信号,然而这些信号改变缺乏特异性。MRI 检查显示小脑和脑干萎缩是确诊 OPCA 的重要证据。PET 可发现锥体、小脑蚓部、丘脑及大脑半球后部、脑桥和中脑葡萄糖代谢明显异常。脑组织活检可见少突胶质细胞内包涵体。此外,有研究证实肛门括约肌神经源性损害可作为临床诊断 MSA 一种较为特异的检查手段;另有研究分析,用代表日常生活活动能力(ADL)的 3 个重要事件(辅助行走、依靠轮椅、卧床状态)对 MSA 进展进行评估,为 MSA 的临床评估和判断预后提供了有效的参考。

1998 年 Gilman 等根据 4 种功能障碍及其特征制定了 MSA 的诊断标准:自主神经功

能和排尿功能障碍、帕金森样症状、小脑性共济失调和锥体系功能障碍。基于各种功能障碍的组合及其严重程度,将其分为"可能的"（possible）、"很可能的"（probable）和"确认的"（definite）共3个等级:"可能的"多系统萎缩为符合1项功能障碍的诊断标准和另外的不同功能障碍的2项特征,当诊断标准为帕金森综合征时,对多巴胺反应差可作为一项特征,此时仅需另一特征即可;"很可能的"多系统萎缩为自主神经功能和排尿功能障碍诊断标准加多巴胺反应差的帕金森综合征或小脑功能障碍;"确认的"多系统萎缩为经病理证实的少突胶质细胞胞质中可见包涵体伴黑质纹状体和橄榄体脑桥小脑通路的变性改变。

目前MSA尚无特殊有效的治疗方法。氯硝西泮是治疗肌阵挛性小脑协调障碍的首选药,苯巴比妥和乙基酰脲也有效。近年来在神经系统可塑性和神经再生方面的深入研究,成体干细胞具有多向分化潜能和自我更新的特性,为MSA治疗提供了新的思路和方法,但疗效仍在进一步研究中。

网络成瘾是指由于过度使用互联网而导致明显的社会、心理损害的一种现象,为无成瘾物质作用下的行为冲动控制障碍,导致上网者学业失败,工作效率下降等。可能会造成睡眠节律紊乱、焦虑、抑郁、腰肌劳损、脊柱疼痛等心身障碍,以及人格障碍、社会功能损害等。但长期严重的网络成瘾是否会导致多系统萎缩,目前尚无定论,值得探讨。

三、经验总结

第一,网络成瘾的特点。本例患者,沉溺网络游戏,有心理及生理依赖,停止网络游戏后出现焦虑、烦躁等症状,社会功能受损。ICD-10目前暂无明确的网络成瘾诊断标准,但由于互联网的迅速发展,精神医学领域已提出了相关概念,值得探讨。

第二,MSA的诊断。患者就诊时21岁,以步态及肢体共济失调为主要临床表现,且呈进行性加重,伴反应迟钝,头颅MRI提示小脑萎缩,考虑MSA诊断有依据。有研究者指出,OPCA起病年龄一般为26~63岁,"中年隐匿发病"是诊断要点之一,但也有人诊断该病时未对年龄进行明确规定。

第三,患者长时间上网、饮食睡眠不足等因素是否与MSA有关尚不确定,因此本案例需要长期追踪。另一方面,医生需打破临床思维常规,在矫正长期严重网络成瘾行为时,不要忽略患者可能合并存在神经系统病变和认知功能损害的可能。

> **专家点评**
>
> 患者出现自主神经功能和排尿功能障碍、帕金森病样症状、小脑性共济失调和锥体系功能障碍时,需考虑多系统萎缩。

参考文献

［1］王维治. 神经病学. 北京：人民卫生出版社，2006.

［2］侯漩，江泓. 多系统萎缩的遗传学研究进展. 中华医学遗传学杂志，2015，32（3）：418-421.

［3］Inoue M, Yagishita S, Ryo M, et al. The distribution and dynamic density of oligodendroglial cytoplastic inclusions（GCIs）in multiple system atrophy：a correlation between the density of GCIs and the degree of involvement of striatonigral and olivopontocerebellar system. Acta Neuropathol Berl, 1997, 93（6）：585-591.

［4］顾卫红. 多系统萎缩的诊断与治疗. 中国现代神经疾病杂志，2012，12（3）：257-260.

［5］张海玲，戚晓昆. 多系统萎缩的自主神经功能障碍及其他非运动症候. 中国神经免疫学和神经病学杂志，2014，21（2）：138-140.

［6］张旭，王湘庆，于生元等. 多系统萎缩患者认知功能障碍的临床特点及相关因素研究. 中国全科医学，2014，17（14）：1605-1608.

［7］邱峰，戚晓昆，姚生等. 多系统萎缩患者的临床、影像及电生理分析. 中华神经科杂志，2009，42（7）：471-474.

［8］王博，张朝东，李昭. 多系统萎缩的临床特征与疾病进展的特点. 临床神经病学杂志，2007，20（6）：407-410.

［9］Gilman S, Low P, Quinn N. et al. Consensus statement on the diagnosis of multiple system atrophy. American AutonomicSociety and American Academy of Neurology Clin Auton Res, 1998, 8（6）：359-362.

［10］孙占芳，江泓，唐北沙. 多系统萎缩研究新进展. 中国神经精神疾病杂志，2010，36（10）：635-637.

［11］Lee P H, Park H J. Bone marrow-derived mesenchymal stem cell therapy as a candidate disease-modifying strategy in Parkinson's disease and multiple system atrophy. Journal of Clinical Neurology, 2009, 5（1）：1-10.

［12］张亚林. 精神病学. 北京：人民卫生出版社，2005.

［13］陈灏珠. 实用内科学. 第13版. 北京：人民卫生出版社，2009.

77. 朦胧中的幻境——精神分裂症治疗过程中的癫痫发作

作　者：赵晓瑾　苏琴基

关键词：精神分裂症，癫痫，精神障碍

一、病例资料

患者男性，28岁。因"凭空闻声、言行异常9年余，再发7天"于2016年3月12日第6次入精神科病房。患者本人及母亲介绍病史。

现病史：患者于2006年底无明显诱因下出现精神异常，主要表现为凭空闻声，经常听到很多同学在背后议论自己、讲自己坏话，总听到有人在窗外说话，影响自己；自言自语、乱语，说有人监视自己、跟踪自己。夜间睡眠差。当时到当地精神病院治疗，诊断不详，服用"利培酮4mg/日"治疗，病情逐渐改善，服药半年后自行停药，能坚持学习，并顺利考上高中。2009年底，患者再次发病，诉听到有人叫他（家人并未听见），有人跟踪他、监视他，遂再次在当地医院诊治，服用"利培酮、氯氮平"治疗后病情逐渐改善。2011年7月，因患者去外地工作自行停药5天，病情再发，症状同前，在当地精神病院住院治疗40余天，精神症状有所改善，但出现反复穿脱鞋、双手在空中乱划等，仍说听到或看到什么等。出院后继续口服"利培酮、氯氮平"治疗，重复动作基本消失，但仍存在凭空闻声、乱语等。2012年2月、7月、10月患者症状再发先后在广东省、南宁市、柳州市等地的精神专科住院治疗，诊断"精神分裂症"，并几次行头颅MRI、脑电图检查均未见明显异常，先后予"氯氮平、利培酮、哌罗匹隆、齐拉西酮、阿立哌唑、奥氮平、碳酸锂"等药物及无抽搐电休克治疗，但症状控制欠佳，仍有大声喊叫、乱吐口水等，易激惹，有冲动伤人行为。住院期间曾有感冒发热，具体不详。2013年1月至10月，患者先后5次到某医院精神科住院治疗，行头颅CT及脑电图均未见异常，诊断"精神分裂症"，予"奥氮平20mg/日、丙戊酸钠1g/日"抗精神病治疗，精神病性症状明显改善，此后一直门诊随诊治疗。出院后症状大部分控制，但出现阵发性言行异常，主要表现在房间乱跑乱跳、大声喊叫，每周至每月不定期发作一次，无规律性。一个月前患者"奥氮平片"减量至10mg/日，一周前症状复发，诉听到很多人在吵自己，有人要杀自己，吃饭时说有臭味（家人未闻到臭味），自语、乱语、大哭、大笑、脾气大，并出现冲动、毁物、伤人行为，把家里桌子推倒、欲打其父母等,其父亲遂打电话"110"报警,由警察将其护送到精神科,门诊拟"精神分裂症"收入院。发病以来,患者家属否认高热、抽搐、昏迷及大小便失禁史,否认有精神活性物质及非成瘾性物质使用史,饮食可,睡眠差,大小便正常,体重无明显增减。

既往史: 初中时曾有手臂骨折史。2013 年 6 月从二楼跳下致左腿踝部骨折。

个人史: 2010 年因病并开始退学在家,余无特殊。

家族史无特殊。

体格检查: 体温 36.2℃,脉搏 72 次 / 分,呼吸 20 次 / 分,血压 120/70mmHg。双肺呼吸音清,未闻及干、湿性啰音。心率 72 次 / 分,心音有力,心律齐,各瓣膜听诊区未闻及病理性杂音。腹平软,无压痛、反跳痛,肠鸣音正常。四肢肌力、肌张力正常,生理反射存在,病理反射未引出。

精神状况检查: 神清,定向准,接触交谈被动、欠合作,问话少答,自语、乱语,未能进一步了解思维内容,引出言语性幻听,情绪易激惹,脾气大,情感反应欠协调,时有大声哭喊,有冲动、毁物、伤人行为。否认自己有病,自知力缺乏。

辅助检查: 血常规、肝肾功能、电解质、血脂、甲状腺功能检查均未见明显异常。催乳素 21.09ng/m,HBV、HIV、甲胎蛋白定量、癌胚抗原定量、梅毒螺旋体抗体定量等免疫全项均未见异常。心电图、胸片、腹部 B 超均未见异常。脑电图及头颅 MRI 不配合未能检查。

入院诊断: 精神分裂症。

治疗上予氟哌啶醇注射液(5mg/ 次,2 次 / 日)、奥氮平片(5mg/ 次,2 次 / 日)控制精神症状,试用丙戊酸钠片(250mg/ 次,2 次 / 日)稳定情绪等治疗,必要时予冲动行为干预、保护性约束,加强行为观察治疗等。

诊疗过程: 入院后第 4 天中午,患者肌内注射氟哌啶醇注射液 5mg 后仍不能入睡,情绪显烦躁,随后出现双眼上翻、抬头盯着天花板,同时还一边在病房里面大声喊叫,一边在病房的三张床上跳上跳下,或从一张床跳到另一张床,不知危险,并不停用家乡话重复说些凌乱的词语,反应迟钝,呼之只能点头或回答"是""不是",为预防患者摔伤、冲动等行为,立即行保护性约束。患者被约束在床但未绑住时,头部及上半身仍反复不自主地抬起、倒下。查体瞳孔散大,直径 5mm,对光反射稍迟钝,四肢肌张力增高,病理征未引出。予肌内注射氯硝西泮注射液 1mg 后逐渐安静入睡。

患者醒后表示对当天中午自己的行为能部分回忆,但接触交谈不满意,病史采集欠佳,诉发作开始前,凭空听见有人在耳边说话,患者不予理会,但声音不绝于耳,患者逐渐变得烦躁不安。

根据症状表现,考虑患者存在癫痫样精神运动性发作的可能,停用氟哌啶醇,继续予奥氮平片(5mg/ 次,1 次 / 中午;10mg/ 次,1 次 / 晚)控制精神症状,丙戊酸钠片(0.2g/ 次,2 次 / 日)稳定情绪及改善癫痫样症状。治疗后患者精神症状部分控制,情绪较前稳定,愿意和医护人员交流,无冲动、伤人、毁物行为。

患者行为紊乱得到控制后查:①脑电图未见明显异常;②头颅 CT 平扫未见明显异常;③头颅 MRI 示脑室、脑池略扩大,脑裂及脑沟局部略增宽,请结合临床考虑。

住院期间,患者每隔 4~5 天就出现类似类癫痫样表现,均肌内注射氯硝西泮注射液

1mg 后症状好转。并观察到患者每次发作前均出现烦躁不安,易激惹,不理睬周围人,无故对母亲发脾气;有时与医生交谈时突然发呆看向某处,"愣神"样表现,呼之没反应;有时不自主地抠手指或嘴唇,有次嘴唇被抠出血也不停止。发作时瞳孔均有扩大,对光反射迟钝。发作过后表示发作时自己感觉朦胧,能听见家人或医护人员喊自己,但自己已不受控制。可疑时间定向障碍,认为自己发作时间为几分钟左右,实际上有十几分钟至半小时不等。

追问病史,患者家属反映,本次入院前患者在家时也有类似情况发生,大概每星期均发作一次,家人遂把其关在房间或用绳子绑在床上,患者大喊大叫、重复说几个词语,数小时后自行入睡,醒后发作时的症状消失。

为进一步明确患者诊断,请神经内科会诊,诊断"精神分裂症;癫痫。"建议继续使用丙戊酸钠缓释片(0.2g/次,2次/日),加用卡马西平片(0.1g/次,3/日)。更换药物方案后患者烦躁明显,发作频率增加,每 2~3 天发作一次。科室大查房后调整治疗方案,停用丙戊酸钠缓释片,肌内注射氯硝西泮注射液 1mg/次,1次/晚;7 天后改口服氯硝西泮片 1mg/次,1次/中午;同时口服卡马西平片 0.1g/次,3次/日抗癫痫治疗;继续予奥氮平片 5mg/中午、10mg/晚控制精神症状。按调整方案治疗后症状明显改善,住院半个月无发作后予出院。

最后诊断: 精神分裂症;癫痫。

随访: 患者出院后门诊治疗,能坚持服药。在家期间患者无冲动、伤人、毁物等行为,较前易相处,无癫痫样发作。

二、讨论

癫痫(epilepsy),是多种原因导致的脑部神经元高度同步化异常放电的临床综合征,临床表现具有发作性、短暂性、重复性和刻板性的特点。对临床上确实无症状而仅在脑电图(EEG)上出现异常放电者,不称做癫痫发作。

现代医学认为,发生癫痫的原因可以分为两类:原发性(功能性)癫痫和继发性(症状性)癫痫。根据临床发作类型分为:全身强直-阵挛发作(大发作)、失神发作(小发作)、单纯部分性发作、复杂部分性发作(精神运动性发作)、自主神经性发作(间脑性)。癫痫并发症主要有识别障碍、情感障碍、语言障碍、记忆障碍、错觉、幻觉、人格障碍、智力低下等,可合并穿透性颅脑损伤硬脑膜下血肿及脑内血肿脑挫伤颅骨骨折等疾病。

精神病研究发现精神分裂症与癫痫症之间存在着密切关联,两种疾病之间存在着由遗传、环境或者神经生物学等原因造成的共同易感性。有研究者找出了 1999 年至 2008 年间被确诊的 5195 名精神分裂症患者和 11 527 名癫痫症患者,并将患者群组与年龄-性别匹配的对照组进行对比,证实了精神分裂症与癫痫之间的双向关联特征,并发现癫痫患者患上精神分裂症的可能性要高 8 倍,而精神分裂症患者患上癫痫症的可能性则要高 6 倍。研究还表明,精神分裂症患者群组中癫痫症的发病率为每 1000 名患者中有 6.99 人年,而非精神分裂症对照组则为 1.19 人年;癫痫症患者群组中精神分裂症的发病率为每 1000 名患者中有 3.53 人年,而非癫痫症对照组则为 0.46 人年。这种关联性可能是因为这些疾病中存在诸如遗传易感性和环境因素等共同的致病机制。

2015年《临床诊疗指南·癫痫病分册》提倡将癫痫诊断分5个步骤：①判断是否癫痫；②判断癫痫类型中的发作类型；③判断癫痫综合征的类型；④寻求癫痫病因；⑤确定残障和共患病的情况。

关于癫痫的治疗，目前主要包括药物治疗、外科治疗等。药物治疗的目标是在无明显副作用的情况下，完全控制临床发作，使患者保持或恢复其原有的生理、心理状态和生活工作能力。药物治疗原则包括以下几方面。

（1）根据癫痫发作类型选择安全、有效、价廉和易购的药物。①大发作选用苯巴比妥90~300mg/日、丙戊酸钠0.6~1.2g/日，卡马西平600~1200mg/日等；②复杂部分性发作：苯妥英钠0.2~0.6g/日，卡马西平0.2~1.2g/日；③失神发作：氯硝西泮5~25mg/日，地西泮7.5~40mg/日；④癫痫持续状态：首选地西泮10~20mg/次静脉推注。

（2）药物剂量从常用量低限开始，逐渐增至发作控制理想而又无严重毒副作用为宜。

（3）给药次数应根据药物特性及发作特点而定。

（4）一般不随意更换、间断、停止药物，癫痫发作完全控制2~3年后，且脑电图正常，方可逐渐减量停药。

（5）应定期进行药物浓度监测，适时调整药物剂量。

外科治疗是针对难治性癫痫人群，适当外科治疗不仅能减轻、减少甚至完全控制发作，在一定程度上还可以改善患者的神经心理功能。手术治疗方式包括①切除性手术：颞叶切除术、选择性杏仁核-海马切除术、新皮质切除术、多脑叶切除术；②功能性手术：阻断神经纤维联系的离断性手术：胼胝体切开术、低功率电凝热灼术；调节大脑兴奋、抑制功能的电刺激术：迷走神经刺激术等。对癫痫的强直-阵挛性发作，首先根据其以下临床表现进行初步诊断：突然意识丧失、两目上翻、瞳孔放大、牙关紧闭、大小便失禁、面部苍白或青紫，继全身强直痉挛，约几分钟全身抽搐后自然停止，口吐白沫或血沫（舌和口腔黏膜咬破时），最后肌肉松弛，患者呈昏迷或昏睡状态，脸色渐渐正常，神志逐渐清醒。癫痫大发作时，患者意识丧失，跌倒后可导致外伤，痉挛时又可引起关节脱位、骨折、昏迷，可导致吸入性肺炎、窒息等。如果短期内癫痫大发作接连发生，患者始终呈昏迷状态，对类似癫痫持续状态患者需要及时急救治疗：1）积极有效的控制抽搐：①地西泮，成人10~20mg，小儿0.25~1mg/kg，缓慢静脉注射至抽搐停止。随后将20~40mg加入葡萄糖液中以每小时10~20mg速度静脉滴注，连续10~20小时，日总量不超过120mg。②异戊巴比妥钠，成人0.5g溶于10ml注射用水中，以50~100mg/分速度缓慢静脉注射至发作停止。注射中要注意呼吸心跳变化。发作控制后应继续鼻饲或口服抗癫痫药物。2）处理并发症：保持呼吸道通畅，利尿脱水减轻脑水肿，防止酸中毒等。癫痫患者经过一定时期的正规、系统的药物治疗而不再发作，一般可以减药，直至停药。于停药后3年内没有发作的，即认为治愈。

三、经验总结

该病例病程长、症状复杂、诊治棘手。总结经验，临床医生要善于打破精神分裂症疾病诊断的惯性思维，在疾病发生发展过程中做好动态观察、判断和处置。

第一，早期精神分裂症诊断有依据。此案例精神病性症状典型，病程持续近10年。病史中有明显的幻听、被跟踪感、被监视感和怪异行为。多家医院就诊后"精神分裂症"诊断明确。

第二，后期"癫痫样发作"明显。一是明确有癫痫样发作表现。患者近期精神疾病发作前有明显的烦躁不安等"先兆"，出现反复抠手指或嘴巴等自动症样动作，对外界刺激呈"愣神样"表现，结合发作时瞳孔散大、对光反射迟钝等体征，以及发作过程意识蒙眬、病后只能部分回忆等特征，诊断癫痫样发作有依据。二是癫痫样发作与治疗可能有关。首先，患者先后至少12次住院，使用过氯氮平，是否氯氮平降低惊厥阈值，诱发癫痫，值得考虑。此外，患者接受过无抽搐电休克治疗（MECT），虽然研究发现精神分裂症患者首次电休克治疗的抽搐阈值平均为（81.55 ± 21.98）mC，但因个体差异可能使电量相对过大，导致局部脑组织因缺氧造成细微的瘢痕导致局灶性异常放电，从而引起自发性癫痫发作，这种可能性不能完全排除。因此，精神科医生在选药、换药以及推荐有创伤的物理治疗方案时都需谨慎。

第三，诊疗过程中存有遗憾。该患者后期住院期间多次表现出癫痫样的精神运动性发作，却从来没有发现癫痫大发作表现，并且自始至终脑电图（EEG）检查正常，这为癫痫的早期诊断带来了困难。但据报道，癫痫发作间歇期EEG总异常率为69.1%，精神运动发作时为57.1%，因此，EEG正常不能排除癫痫的诊断。此外，前阶段神经内科多次会诊均排除了癫痫，后期试用抗癫痫治疗时又选用了丙戊酸钠，而此药对精神运动性癫痫治疗效果欠佳，这也是本案例治疗中的一大遗憾。

专家点评

精神分裂症与癫痫存在双向关联，可为并列诊断。此外，精神分裂症患者接受治疗过程中出现癫痫样发作时既要考虑治疗因素导致的继发性癫痫的可能，也要考虑精神病性症状是否为癫痫发作的前期表现。

参考文献

[1] 贾建平. 神经病学. 北京：人民卫生出版社，2011.

[2] Chang Y T, Chen P C, Tsai I J, et al. Bidirectional relation between schizophrenia and epilepsy: A population-based retrospective cohort study. Epilepsia, 2011, 52(11): 2036-2042.

[3] 中华医学会. 临床诊疗指南. 癫痫病分册. 北京：人民卫生出版社，2012.

[4] 丁晶，汪昕. 癫痫诊疗指南解读. 临床内科杂志，2016，33(2): 142-144.

[5] Trinka E, Cock H, Hesdorffer D, et al. A definition and classification of status epilepticus-Report of the ILAE Task Force on Classification of Status Epilepticus. Epilepsia, 2015, 56(10): 1515-1523.

[6] 马全有，顾欣，邢志广. 氯氮平治疗精神分裂症致癫痫样放电脑电图分析. 中国健康心

理学杂志,2006,14(6):640-641.

[7] 甘建光,田国强,吴景竹等. 精神分裂症患者首次电休克治疗抽搐阈值研究. 中华物理医学与康复杂志,2014,36(3):218-220.

[8] 魏伟. 精神分裂症治疗中癫痫发作 11 例报告. 右江民族医学院学报,2003,25(2):244.

[9] 杨玲玲. 器质性精神病学. 长沙:湖南科学技术出版社,1993.

78. 骨瘦如柴也多疑——精神分裂症伴重度营养不良

作　者:雷美英
关键词:精神分裂症,营养不良,营养评估,体重指数

一、病例资料

女性患者,61 岁,因"敏感多疑、言行反常 30 余年,发热、拒食 1 个月"于 2012 年 10 月 7 日入住精神科病房。患者女儿提供病史。

现病史:患者约于 1970 年出现言行反常,主要表现为失眠、敏感多疑、乱语,无故把家里的东西拿出去给别人。曾在多家精神病专科医院多次住院,均诊断"精神分裂症",具体诊治不详。患者出院后不能坚持服药,病情反复发作。近十几年来一直拒绝服药,未曾住院治疗。平时敏感多疑,说周围的人及丈夫下毒害自己,怕见人。自 2007 年开始,患者闭门不出,吃喝拉撒均在房间里,只吃女儿送的饭菜,并且每次都要把饭菜清洗过才吃。饮食不规律,有时能将女儿送的饭菜吃完,有时几餐不吃,逐渐消瘦。生活不能自理,懒散、不讲卫生,几个月不洗澡、不换衣物,随地大小便。2012 年 9 月 7 日,患者无明显诱因下出现发热、咳嗽、咳痰,有少量黏液痰。不愿主动进食,每天仅能喂进 300ml 左右的牛奶等流质。经常恶心,告诉家人上腹部隐痛。曾呕吐胃内容物 4~5 次。无胸闷、气促及呼吸困难。2012 年 10 月 1 日在当地镇卫生院住院,按"胃炎"予抗炎、对症治疗,上述症状无好转,且患者治疗不配合,遂送到某综合医院精神科就诊,门诊拟诊"精神分裂症;重度营养不良"收入院。患者病后无抽搐、昏迷及大小便失禁史。饮食少,睡眠尚可,大小便基本正常。

体格检查:体温 36.8℃,脉搏 102 次/分,呼吸 24 次/分,血压 92/58mmHg,体重 20kg,身高约 154cm,BMI 为 8.43kg/m^2,实际体重是标准体重的 40.8%。平车入科,精神差,气促,慢性病容,极度消瘦。皮肤巩膜无黄染,皮肤干燥,皮下脂肪缺如。躯干、四肢可见多处抓

痕,少量渗液,部分已结痂。双侧腹股沟触及数个肿大的淋巴结,最大者为 3cm×1cm,质中,边界清,可活动,无压痛。胸廓畸形,两肺呼吸音稍弱,双下肺可闻及散在干湿啰音。心音低钝,律齐,未闻及病理性杂音。舟状腹,腹软,无压痛、反跳痛,肝脾肋下未触及。脊柱前弯畸形,双下肢轻度水肿。四肢肌力 V⁻ 级,肌张力正常,腱反射稍亢进,病理征未引出。

既往史: 1992 年从山上跳下致胸椎多椎体压缩性骨折,治疗好转,四肢活动正常。

个人史、家族史无特殊。

精神状况检查: 意识清楚,精神差,反应迟钝,问话少答或不答,对人爱理不理,无主动言语。检查不配合未能进一步了解内心体验。情感淡漠,意志活动减退,卧床不起,检查治疗被动服从,对治疗无所谓,无明显反抗。

辅助检查: ①血常规:白细胞计数 $12.4 \times 10^9/L \uparrow$,正常参考值:$(3.5 \sim 9.5) \times 10^9/L$),中性粒细胞百分比 $89.8\% \uparrow$(正常参考值:$40\% \sim 75\%$),血红蛋白浓度 $87g/L \downarrow$(正常参考值:$115 \sim 150g/L$),红细胞比容 $27\% \downarrow$(正常参考值:$35\% \sim 45\%$),红细胞平均体积 $69fl \downarrow$(正常参考值:$80 \sim 100fl$)。②血生化:总胆红素 $19.3\mu mol/L$(正常参考值:$3.4 \sim 20.5\mu mol/L$),白蛋白 $30g/L \downarrow$(正常参考值:$35 \sim 55g/L$),肌酸激酶同工酶 $35U/L \uparrow$(正常参考值:$0 \sim 25U/L$),$\alpha-$ 羟丁酸脱氢酶 $216U/L \uparrow$(正常参考值:$72 \sim 182U/L$),肌红蛋白 $141ng/ml \uparrow$(正常参考值:$0 \sim 70ng/ml$),尿素氮 $5.2mmol/L$(正常参考值:$2.5 \sim 8.2mmol/L$),肌酐 $25.3\mu mol/L \downarrow$(正常参考值:$44 \sim 107\mu mol/L$),钾 $3.4mmol/L \downarrow$(正常参考值:$3.5 \sim 5.3mmol/L$),钙 $1.9mmol/L \downarrow$(正常参考值:$2.1 \sim 2.7mmol/L$),余正常。③胸部 CT:①双肺感染性病变,结核待排;②肺气肿;③胸廓畸形,胸椎体陈旧性压缩性骨折。④血沉:$32mm/h$(女性正常参考值:$0 \sim 20mm/h$)。⑤心电图示"窦性心动过速,P–R 间期稍缩短"。⑥营养风险筛查表:9 分($\geqslant 3$ 分,高营养风险,需要营养支持)。甲状腺功能、甲胎蛋白定量测定、癌胚抗原定量测定正常,结核抗体阴性、痰涂片未找到抗酸杆菌,腹部 B 超及头颅 MRI 未见异常。

入院诊断: 精神分裂症;重度营养不良;肺部感染;肺气肿;胸椎陈旧性压缩性骨折;中度贫血;低蛋白血症;低钾血症;低钙血症。

诊疗过程: 因患者基础状况差,治疗配合,暂未予抗精神病药物治疗。因患者不愿进食,予鼻饲流质营养液、静脉营养支持治疗,同时加强抗感染治疗,维持水电解质及酸碱平衡。

入院 4 天后复查:①血常规:白细胞计数 $6.4 \times 10^9/L$,中性粒细胞百分比 67.9%,血红蛋白浓度 $67g/L \downarrow$,红细胞比容 $21\% \downarrow$,红细胞平均体积 $69fl \downarrow$。②血生化:白蛋白 $20g/L \downarrow$,葡萄糖 $3.8mmol/L$,钾 $3.6mmol/L$。给予输入血白蛋白 $5g$、红细胞悬液 $2u$、血浆 $300ml$。后因经济原因,患者家属不同意输血及白蛋白,治疗上以抗感染、常规营养支持为主。

入院 10 天后患者躯体情况好转,精力充沛,精神症状逐渐明显,自言自语,滔滔不绝。有时骂自己家人,检查治疗不配合,自行拔掉输液针及鼻饲管。

精神状况检查: 神清,定向准,接触被动,不合作,思维松弛,问话对答部分切题。有言语性幻听,凭空听到很多人议论自己。有被害妄想、关系妄想,诉自己喝的水被家人及邻居下毒了,邻居破墙来病房抽自己的血等。情感淡漠。意志减退,无自知力。

鉴于精神症状日渐明显且影响治疗和管理,入院第 14 天开始,予口服利培酮片,从 $0.25mg/$ 日开始缓慢加量,逐渐加到 $2mg/$ 日,同时加强营养支持治疗。住院第 21 天,患者精神症状逐渐好转,幻觉明显减少,治疗配合,家人协助下能进食,但食量约为正常时的 1/3 左右。

住院治疗第 26 天,患者能自行起床走动,家人帮助下自己洗澡,大小便能自理,体重 26kg。家属要求出院。出院前复查:血常规:白细胞计数 5.1×10^9/L、中性粒细胞百分比 68.9%、红细胞计数 3.6×10^{12}/L↓、血红蛋白浓度 92g/L↓、红细胞比容 28%↓。血生化:白蛋白 33g/L↓、乳酸脱氢酶 279U/L↑(正常参考值:114~240U/L)、α-羟丁酸脱氢酶 279U/L↑,余检查结果正常。胸部 CT 提示肺部感染明显好转。

随访:出院两周后电话联系家属,患者进食明显改善,不规律服用抗精神病药,生活基本能自理,但仍自语乱语。

二、讨论

代谢与营养失调可分为三类。一是营养不良,与饥饿、低体重、恶病质、虚弱等有关,二是微量元素异常,三是营养过剩,如超重、肥胖等。营养不良是由于疾病、饥饿、年龄等因素导致机体蛋白及热量摄入不足,引起身体组成改变最终引起身心功能受损的一种状态。临床上可表现为消瘦和恶性营养不良综合征。消瘦是由于长期在膳食中缺乏热量、蛋白质以及其他营养素的结果,或患者对食物的消化、吸收和利用障碍所引起。此型以能量缺乏为主,兼有蛋白质缺乏,表现为进行性消瘦、皮下脂肪减少、水肿及各器官功能紊乱。恶性营养不良则以蛋白质缺乏突出,而热能的供应还是足够的,主要表现为营养不良性水肿。

营养不良在世界各地都有发生,在经济落后的国家发病比较普遍,特别是在自然灾害与战争时期、食品和粮食供应不足时发病率更高。我国已进入小康社会,因食品及粮食馈乏而导致的营养不良几乎不存在了,因此多为疾病所诱发。诱发营养不良的原因包括三种可能性。一是营养摄入不足,包括精神失常、神经性厌食和上消化道梗阻的患者。二是消化吸收不良,常见于顽固而长期的呕吐、腹泻及消化吸收障碍的患者。三是机体需要增加而供给相对不足,多见于婴幼儿、妊娠及哺乳期妇女。此外,甲状腺功能亢进症、肿瘤、结核、糖尿病等消耗性疾病均增加体内各种营养物质消耗,若补充不足也可发生营养不良。

易发生营养不良的精神疾病包括强迫症、抑郁症、神经性厌食和精神分裂症。有研究对 407 例精神病患者的营养情况进行调查,发现 314 例患者因精神症状导致生活自理能力下降而膳食无规律,27 例患者因精神症状影响、怀疑食物中有毒或抑郁自责而拒食,也有部分躁狂患者处于亢奋状态不知进食。有人对流浪乞讨的重症精神病患者的死亡原因进行调查,发现中度营养不良是导致重症疾病患者发病率及死亡率高的原因。老年精神病患者在精神症状影响下出现认知功能障碍,存在暴饮暴食、拒食、异食及药物副作用引起的进食障碍,均可对身体造成影响,引起老年精神患者营养失调,从而加重精神症状。此外,精神疾病患者出现骨折也可能和营养不良关系密切。因此,精神病患者的饮食营养状况要引起高度重视。

营养不良还可表现为其他营养物质缺乏,如维生素 B_1、维生素 B_6、叶酸、铁、镁等缺乏,常合并存在低钾血症、低镁血症、低磷酸盐血症、低蛋白血症和严重贫血等。这些因素均可参与、加重营养不良和对脏器的损害。临床表现可有皮肤干燥、毳毛增多,皮肤皱褶多且深。进行冷水试验可发现患者血管对降低体温异常敏感,呈现雷诺现象。用 CT 检测发现,皮下脂肪的丢失大于深部脂肪的丢失。因此,患者表现出怕冷、体温低、基础代谢率低、呼吸缓慢、血压低等现象。

欧洲临床营养与代谢协会(ESPEN)及中华医学会临床营养分会 CSPEN 推荐采用营养风险筛查 2002(NRS2002)对成年人的营养状况进行评估,当 NRS2002 ≥3 分时说明有营养风险存在。营养不良的评价指标包括:实际体重与标准体重的比值、体重指数(BMI)、去脂体重指数(FFMI)、肱三头肌皮褶厚度、上臂肌围、血清白蛋白,淋巴细胞绝对值和氮平衡等。其中以体重及 BMI 较为常用。

2015 年 ESPEN 营养不良诊断指南指出,认同 WHO 将 $BMI<18.5kg/m^2$ 作为营养不良的诊断原则,同时强调将体重改变合并 BMI 或 FFMI 降低作为诊断的指标。因此,体重明显下降但 $BMI>18.5kg/m^2$ 的人群也将诊断为营养不良。只要符合以下任何一种情况,即可诊断营养不良。

诊断方法 1:$BMI<18.5kg/m^2$。诊断方法 2:无明确原因的体重非人为因素下降 >10%,或者 3 个月内体重下降 >5%。在此基础上,符合以下两点之一即可诊断:①$BMI<20kg/m^2$(年龄 <70 岁)或 $BMI<22kg/m^2$(年龄 ≥70 岁);②$FFMI<15kg/m^2$(女性)或 $FFMI<17kg/m^2$(男性)。

标准体重法对营养不良严重程度进行了分类:实际体重为标准体重的 80%~89% 时为轻度营养不良,70%~79% 为中度营养不良,60%~69% 为重度营养不良。患者提供的主观整体评估(Subjective Global Assessment, SGA)是目前临床营养评估的金标准,其信度和效度已经得到充分验证,评估的目的是发现营养不良,并对营养不良进行分级。

对营养不良的治疗,重点在于急救期处理,基本原则包括以下方面。

(1)营养治疗原则:①蛋白质和能量供给应高于正常需要量。开始供给蛋白质 1g/(kg·d),能量为 336~420kJ/(kg·d),以后逐渐增加,直到蛋白质 3~4g/(kg·d),能量 504~672kJ/(kg·d);②补充液体,特别在脱水和高热时,应补充液体以维持尿的正常排出;③纠正水、电解质平衡失调;④补充足够的多种维生素,尤其应注意维生素 A 和维生素 C 的供给;⑤饮食应从少量开始,待适应后逐步增加,以少量多餐为宜;⑥根据患者的具体情况可采用流质、半流质、软饭,最好经口供给,必要时采取胃肠道外营养治疗。若患者不能口服,则经胃管或经静脉给予营养治疗。

(2)控制感染:蛋白质 - 能量营养不良时,极易并发各种感染,应根据不同的感染选用抗菌药物。

(3)抗心衰治疗:水肿型营养不良常伴有心力衰竭,可用利尿药、氧气吸入、抗心衰治疗及其他支持疗法。

此外,对于精神障碍患者,实施抗精神病药物治疗前最好评估患者的进食及躯体情况,然后缓慢小剂量加药,坚持治疗过程中及时复查电解质。

三、经验总结

本例患者在精神症状影响下,长期饮食不规律,甚至拒食,食物摄入不足,从而出现极度消瘦、贫血、低体重指数、低蛋白血症等重度营养不良表现。有理由推测,患者并发肺部感染、骨折等都可能和营养不良密切相关。

对于营养不良的精神病患者,需要做到按时、按量、按病情需要给患者合理饮食,保证营养物质、水电解质得到充分摄入。对于拒食者,要了解原因,进行劝食或喂食,必要时予鼻饲流质或静脉输液,保证能量供给。

专家点评

要关注慢性精神疾病患者饮食及全身营养状况,出现重度营养不良时,应谨慎小剂量使用、甚至停用抗精神病药物,待营养不良及基础状况改善后再缓慢小剂量加用抗精神病药物。

参考文献

[1] Kondrup J, Allison SP, Elia M, et al. Educational and Clinical Practice Committee, European Society of Parenteral and Enteral Nutrition (ESPEN). ESPENguidelines for nutrition screening 2002. Clin Nutr, 2003, 22 (4): 415–421.

[2] 蒋朱明. 临床诊疗指南:肠外肠内营养学分册(2008 版). 北京:人民卫生出版社,2009.

[3] 石汉平,李薇,齐玉梅等. 营养筛查与评估. 北京:人民卫生出版社,2014.

[4] 金华. 精神病患者营养调查 407 例分析,南京医科大学学报,2001, 21 (1): 67–68.

[5] 李国锋. 浅谈在我市流浪乞讨的重症精神病患者受到诊治的情况及死亡原因. 当代医药论丛,2015, 13 (2): 7–8.

[6] 费静霞,储兴. 老年精神患者进食障碍的原因分析及对策,中国民康医学杂志,2005, 17 (12): 799–800.

[7] 刘先群,万雪英. 住院精神病患者骨折的原因分析及对策,检验医学与临床,2009, 6 (2): 133–134.

79. 约束保护过犹不及——精神分裂症合并压疮

作　者：雷美芙　黄品德
关键词：精神分裂症,冲动,压疮,保护性约束

一、病例资料

女性患者,21岁,未婚。因"言行异常2月,活动迟缓、骶尾部皮肤溃烂1周"于2009年10月11日入精神科。患者父母提供病史。

现病史：患者于2009年8月初随父母到广东打工,无明显诱因下出现言行异常,主要表现为自笑、自言自语、胡言乱语,不知其所说的内容,有时说有人要打她、害她,说有鬼跟着她。敏感多疑,看到别人说话时就认为是在议论她,表现很生气,欲与人理论或挥手打人。夜间睡眠差,每晚只睡1~2小时,在房间内无目的地走来走去、叠收衣物。病后曾到东莞某医院行头颅CT、脑电图检查未见异常,家人带其回家乡某精神病医院就诊,诊断"精神分裂症",门诊服用"利培酮、阿立哌唑"等。服药20余天后,患者精神症状无明显好转,并出现冲动、打人、脱光衣服到处乱跑等行为。2009年9月初,患者再次到该精神病医院住院,诊断"精神分裂症",予"利培酮、舒必利、氯丙嗪、奋乃静、氟哌啶醇"等治疗。住院期间,因患者行为紊乱,冲动、打人、不配合治疗,曾数日被约束保护于病床上。1周前患者出现面部表情僵硬,流涎多,吞咽困难,活动迟缓,肢体活动不灵活,行走步态缓慢拖行,骶尾部皮肤红肿、破溃,伴有淡红色分泌物流出。因病情未见好转,且骶尾部皮肤溃烂严重,液性分泌物逐渐增多,于2009年10月11日转院至某综合医院精神科,门诊拟诊"精神分裂症? 压疮"收住院。患者起病以来无高热、抽搐、昏迷史,饮食较前减少,大小便基本正常。体重减轻,具体不详。

体格检查：体温37.8℃,脉搏116次/分,呼吸20次/分,血压110/80mmHg,身高157cm,体重39kg,BMI=15.8kg/m²。神志清楚,消瘦,表情僵硬,呈面具脸,流涎,自主体位,检查配合。心、肺、腹检查未见异常。右肘关节外侧见一0.5cm×0.5cm大小圆形皮损,左膝关节外侧见一约1.5cm×2.5cm大小不规则皮损,皆已结痂。骶尾部可见一个皮肤破溃面,直径约4cm×4.5cm,呈碗状,溃疡深达骶骨层,表面有脓性分泌物履盖,皮下溃疡腔隙大小7cm×4cm×4.5cm,创基右下方可见一长约5cm瘘道,溃疡周围有潜在腔隙形成,压之有波动感,周围皮肤呈皮瓣改变,部分组织红肿、压痛(图28,图29)。

双上肢静止性震颤,双下肢轻度凹陷性水肿。四肢肌力正常,肌张力增高。双侧肱二、三头肌腱、桡骨骨膜反射、膝反射、跟腱反射亢进,病理征未引出,脑膜刺激征阴性。

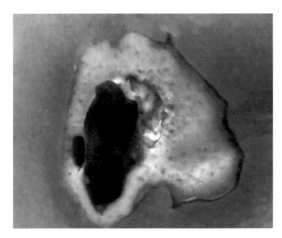

图 28 压疮（治疗前）

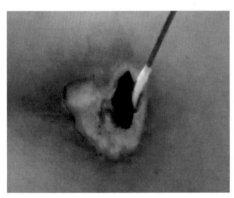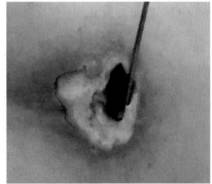

图 29 压疮（治疗前）

精神状况检查：意识清晰，定向准确，步入病室，年貌相当，仪表尚整洁，面具脸，眼神呆滞，反应迟钝，流涎，行动迟缓，生活不能完全自理。接触被动，语调低微，问话少答，答话简单，多答"不知道"。思维显贫乏，未引出幻觉及妄想，但承认以前曾凭空闻声、认为有人害她。智力、记忆力粗测正常。情感淡漠，情感反应欠协调。意志减退，行为怪异，孤僻，多是呆坐着，偶尔在病区内无目的游走，时有自笑。自知力缺乏。

辅助检查：①血常规：白细胞计数 14×10^9/L↑，正常参考值（3.5~9.5）$\times 10^9$/L，中性粒细胞比率 87%↑（正常参考值 40%~75%），红细胞计数 2.88×10^{12}/L↓，正常参考值（3.8~5.1）$\times 10^{12}$/L，血红蛋白浓度 83g/L↓（正常参考值 115~150g/L）。②血生化：白蛋白 31g/L↓（正常参考值 35~55g/L），钾 3.2mmol/L↓（正常参考值 3.5~5.3mmol/L），肌酸激酶 430U/L↑（正常参考值 22~269U/L）。③心电图：心前导联逆钟向转位。免疫常规、头颅 MRI、脑电图未见异常。

入院诊断：精神分裂症？压疮；锥体外系反应；低蛋白血症；低钾血症；中度贫血；中度营养不良。

诊疗过程：入院后停用抗精神病药物。予口服盐酸苯海索片（2mg，2 次 / 日）抗药源性锥体外系反应。加用氯硝西泮口服 2mg/ 晚改善睡眠。同时以头孢呋辛钠抗感染、维持水电解质酸碱平衡、营养支持等对症治疗。同时请烧伤科会诊，诊断"骶尾部压疮Ⅳ期"，建议"①继续给予抗感染、加强营养支持治疗；②创面予庆大霉素盐水纱布填塞换药处理，清洁创面；③行创面分泌物细菌培养＋药敏试验；④病情稳定后可行骶尾部创面皮瓣修复术"。患者家属因经济困难拒绝手术治疗。

　　住院第4天，患者流涎消失，肌张力恢复正常，接触好。有言语性幻觉、关系妄想、被害妄想、被跟踪感。表情较为平淡，无自知力。予奥氮平抗精神病治疗。对压疮创面分泌物进行细菌培养，发现大肠埃希菌，且对头孢哌酮舒巴坦钠敏感。根据药敏试验结果，改用头孢哌酮舒巴坦钠抗感染。

　　住院第17天，患者精神症状逐渐好转，幻觉妄想逐渐消失，自知力部分恢复。体温正常，压疮创面较前明显缩小（图30），无明显脓性分泌物，细菌培养（－），停用抗生素，继续加强换药治疗。

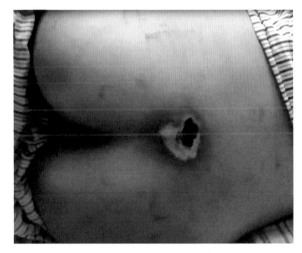

图30　压疮（治疗后）

　　住院第44天，家属因经济原因要求自动出院。出院时患者精神症状消失，情绪平稳，自知力恢复。骶尾部压疮明显好转，脓腔、瘘道、皮瓣样改变消失，皮肤创面大小为1.5cm×2cm，周围新鲜皮肤形成、伴瘙痒感，深部创面大小约3cm×4cm，有新鲜肉芽组织形成，伴少量清亮分泌物，触之无疼痛。复查血常规：白细胞计数10.2×10⁹/L，分类正常，肝功能正常。

　　随访：出院后患者不能坚持服药，精神症状复发，于出院3个月后走失未能找回。

二、讨论

　　该案例精神症状典型，根据病史、精神状况检查、辅助检查及入院后观察，诊断精神分裂症明确。本文主要讨论精神科使用保护性约束引起的压疮问题。

　　压疮（pressure sores）又称褥疮、压力性溃疡（pressure ulcer，PU），是皮肤或皮下组织由于压力、剪切力或摩擦力而导致的皮肤、肌肉和皮下组织的局限性损伤。各种原因所致的长期压迫且集中于身体某一部位，足以使局部血循环受阻而导致组织缺氧，从而引起组织损伤和坏死。若继续受压会导致全层皮肤坏死缺损。产生的溃疡易导致细菌感染，向深部发展可累及骨膜甚至骨质,引起局灶性骨膜炎或骨髓炎。压疮好发于骨隆突处,常见于骶骨(36%~60%)、脚跟(30%)、坐骨结节(6%)及股骨大转子处(6%)。目前压疮已替代"褥疮"(decubitus wleer)这一习惯名词。

压疮的发生机制复杂,涉及病理学、生理学、形态学以及组织学等多学科知识,目前主要有缺血性损伤学说、缺血再灌注损伤学说、细胞变形学说、深部组织损伤学说。压疮发生的主要原因是局部受压,随着受压的时间延长,发生压疮的机会越大。另外,还和以下危险因素相关,如:年龄及营养状况;体重因素;肺部疾病、心血管疾病、糖尿病、低蛋白血症、贫血和风湿性疾病等;潮湿;麻醉因素;手术因素等。

美国压疮咨询委员会(NPUAP)、欧洲压疮咨询委员会(EPUAP)及泛太平洋压力损伤联盟(PPPIA)于2014年共同制定公布的《压疮预防和治疗:快速参考指南》将压疮分为:①Ⅰ期:指压不变白的红斑。局部皮肤完整,出现压之不变白的红斑,相比旁边的区域可能还有压疼、发硬、柔软、发热或发冷。②Ⅱ期:部分皮层缺失。表现为浅表的开放性溃疡,也可是完整的或开放/破损的浆液性水疱。③Ⅲ期:全皮层缺失。可见皮下脂肪,但骨、肌腱、肌肉并未外露;可有腐肉,但并未掩盖组织缺失的深度;可出现窦道和潜行。④Ⅳ期:全层组织缺失。带有骨骼、肌腱或肌肉的暴露,在创面基底某些区域可有腐肉和焦痂覆盖,通常会有窦道和潜行。⑤不可分期压疮:深度未知,为全层伤口,失去全层皮肤组织,溃疡的底部腐痂(黄色、黄褐色、灰色、绿色或褐色),或者伤口床有焦痂附着。⑥可疑深部组织损伤:深度未知,在皮肤完整且褪色的局部区域出现紫色或栗色,或形成充血的水疱。该创面可进一步演变,可覆有一薄层焦痂。即便使用最佳的治疗方法,也会迅速出现深层组织的暴露。

压疮一旦产生,治疗较困难。所以,压疮重在预防!对有压疮风险的患者进行危险因素有效评估,对高危人群采取针对性的护理措施,能有效预防压疮的发生。对于已经发生压疮,早期干预是预防其发生、发展的关键,提高压疮的治愈率。

预防压疮,需注意以下几点:一是医护人员要有责任心。二是要避免局部长期受压。对肌张力下降、脑出血及深度昏迷者应30~60分钟翻身1次,肌张力正常者应每2小时翻身1次,若有条件可采用各种医疗器械,如脉冲式气压垫、喷气式医疗气垫等,减轻局部组织压力或使之交替受压。三是保持皮肤清洁干燥。四是保持床面平坦、清洁、干燥、柔软。五是要改善局部血循环,如可经常用50%酒精按摩局部,然后外涂滑石粉每天2~4次。

治疗压疮应该及早开始,原则是解除患处压迫,促进局部血液循环,加强创面处理。Ⅰ度压疮应定时按摩、变换体位,局部酒精涂擦或红外线照射,若炎症显著,可用0.5%的新霉素溶液湿敷。Ⅱ度压疮可外涂抗生素软膏后覆以无菌纱布。Ⅲ、Ⅳ度压疮应进行清创处理,溃疡小者可外用0.5%硝酸银湿敷,以去除感染。同时可外用促进肉芽组织形成的药物。溃疡大而清洁者可采用分层皮片移植,或覆以全层皮瓣。对坏疽性溃疡应去除坏死组织,充分引流后再做上述处理。对于创面脓液应做细菌培养并做药敏试验,从而指导选择敏感抗生素外用。若无全身感染迹象,一般不需系统使用抗生素。此外对于重症患者应加强支持疗法。

部分精神障碍患者可出现伤人、毁物、自伤、自杀和治疗不合作等冲动行为,为确保患者及环境安全和治疗的顺利进行,精神科医护人员常需对患者采取强制性约束保护措施。有研究指出精神科住院患者长期、不当的使用约束保护器具易导致患者压疮的发生。一方面,保护性约束使患者长时间处于一个固定的被动体位,造成局部长时间受压。另一方面,患者兴奋躁动、挣扎、摩擦等对抗行为使约束部位皮肤,尤其肘关节骨突出、骶尾部以及足跟处皮肤的摩擦力和剪切力增大，使发生压疮的危险性增高。再者，部分患者因约束在床而将大小便解在床上，局部潮湿、不洁更增加了压疮的发生概率。另外，人为的因素也是精神患者压疮发生的重要因素。某些精神病院，护理人员为了图省事，约束患者时，床上不加床垫，而直接将患者约束于光板床上，这类不当行为必须制止。

三、经验总结

本例患者的压疮已致软组织广泛受损，有骶骨、肌肉暴露，为压疮Ⅳ期表现，与患者进食差、营养不良、较长时间约束卧床、不能及时保持清洁卫生等因素有关。总结经验，教训深刻。

第一，要规范医疗操作。2013 年 5 月 1 日施行的《精神卫生法》第四十条规定："精神障碍患者在医疗机构内发生或者将要发生伤害自身、危害他人安全、扰乱医疗秩序的行为，医疗机构及其医务人员在没有其他可替代措施的情况下，可以实施约束、隔离等保护性医疗措施。实施保护性医疗措施应当遵循诊断标准和治疗规范，并在实施后告知患者的监护人"。所以，应当严格掌握保护性约束的适应证，签署知情同意书，避免医疗纠纷。

第二，实施保护性约束需严格遵守医疗护理操作常规，做好压疮预防工作。一要定时协助患者翻身、更换体位和约束部位，每 1~2 小时松解约束带 1 次，约束床应干燥、松软，约束带松紧度要适宜并加衬垫；二是要定时检查约束部位皮肤、血液循环情况；三是要勤清洗患者皮肤、定时协助排便、勤换床单，保持局部清洁。

第三，应加强医护人员责任心，对被约束患者要给予保护、护理及观察。

专家点评

精神障碍患者在医疗机构内发生或者将要发生伤害自身、危害他人安全、扰乱医疗秩序的行为，医疗机构及其医务人员在没有其他可替代措施的情况下，可以实施约束。实施保护性医疗措施应当遵循诊断标准和治疗规范，并在实施后告知患者的监护人。

参考文献

[1] Giuglea C, Marineseu S, Florescu IP, et al. Pressure sores–a constant problem for plegic patients and a permanent challenge for plastic surgery. Journal of Medicine and Life, 2010, 3(2): 149–153.

[2] 常宝, 赵体玉. 压疮发生机制及防治策略. 内科急危重症杂志, 2011, 17(5): 311–313.

[3] 董晓江, 吕巧芸. 压疮防治新进展. 护理研究, 2010, 24(17): 1516–1518.

[4] The Joanna Briggs Institite, 成磊, 胡雁. 压疮的处置. 中华护理杂志, 2009, 44(6): 570–572.

[5] 赖文琴. 急性期精神疾病患者压疮危险因素评估及护理. 精神科护理, 2006, 12(11): 1050–1051.

80. 夜躺地板的独居者——精神分裂症患者一氧化碳中毒

> 作　者：许春杏
> 关键词：精神分裂症，一氧化碳，中毒

一、病例资料

女性患者，53 岁，独居。因"反复言行异常 10 余年，呕吐 1 天"于 2012 年 11 月 20 日入住精神科病房。患者家属提供病史。

现病史：患者 10 余年前出现言行异常，主要表现为敏感多疑，认为有陌生人在背后议论自己、讲自己坏话，感觉他们的眼神就是传递要害自己的信息；怀疑丈夫有外遇（实际没有），骂丈夫"不要脸，这么大岁数脸都丢光了"。情绪不稳定，乱发脾气，无故毁坏家中物品，甚至冲动打人。行为怪异，有时跪拜，称有财神在自己家中藏着，并跟自己对话，所以要经常拜拜，以求财神保佑全家发财；有时无故傻笑，偶有喃喃自语，不知所云；有时独自躺在地板上不起来，半天不讲话，不理别人，或在地板上爬来爬去，不愿站立行走。曾在当地精神病院住院治疗，诊断"精神分裂症"，予抗精神病治疗，症状改善出院（具体不详）。出院后患者不规律服药，病情反复，后曾多次住院治疗，均诊断"精神分裂症"，具体用药不详。近3 年来患者逐渐表现少语，喜欢独居，一般生活可自理。入院前一天的晚上呕吐一次，呕吐物为胃内容物，伴头痛，并自服"头痛散"两包。入院当天早晨患者丈夫发现其"躺"在地板上，床上、地上有呕吐物，问话不答，表情淡漠，四肢无力，不能行走。家人疑其精神病复发，遂送其至某院急诊科就诊。就医途中患者再次呕吐一次。急诊头颅 CT 检查未见异常，以"精神分裂症"收入精神科病房。入病房时家属否认近期出现过高热、抽搐、昏迷，无二便失禁。

既往史、个人史、家族史无特殊。

体格检查：体温 36.5℃，脉搏 110 次 / 分，呼吸 20 次 / 分，血压 104/68mmHg。意识模糊，口唇呈樱桃红，双侧瞳孔等大等圆，直径 4mm，对光反射稍迟钝。颈软，脑膜刺激征（－），心、肺、腹查体未见明显异常。右臀部可见一处约 6cm×8cm 片状红斑，右侧股骨大转子外皮肤可见一约 10cm×10cm 片状红斑，伴有皮肤表面少许破损及渗液，皮温不高。四肢肌力Ⅴ级，肌张力正常，生理反射存在，病理反射未引出。

精神状况检查：意识模糊，定向差，平车送入病房。仪表不整洁，反应迟钝，表情呆板，接触被动，交谈不合作，多问少答或答非所问。思维散漫，无法洞悉内心活动。表情淡漠，情感反应欠协调。记忆力、智力粗测不配合。自知力缺乏，无求治要求。无冲动、自伤、伤人、毁物等行为。

辅助检查：①血常规示白细胞计数 $18.0 \times 10^9/L\uparrow$，正常参考值：$(3.5\sim9.7) \times 10^9/L$，中性粒细胞百分比 $76.8\%\uparrow$（正常参考值：$40\%\sim75\%$），中性粒细胞绝对值 $13.9 \times 10^9/L\uparrow$，正常参考值：$(2\sim7.5) \times 10^9/L$。②血生化示总胆红素 $22.4\mu mol/L\uparrow$（正常参考值：$3.4\sim20.5\mu mol/L$），间接胆红素 $16.2\mu mol/L\uparrow$（正常参考值：$3.4\sim13.0\mu mol/L$），丙氨酸转移酶 $78U/L\uparrow$（正常参考值：$5\sim40U/L$），天冬氨酸氨基转移酶 $252U/L\uparrow$（正常参考值：$5\sim48U/L$），心肌酶示乳酸脱氢酶 $871U/L\uparrow$（正常参考值：$114\sim240U/L$），肌酸激酶 $3571U/L\uparrow$（正常参考值：$22\sim269U/L$），肌酸激酶同工酶 $562U/L\uparrow$（正常参考值：$0\sim25U/L$），α-羟丁酸脱氢酶 $592U/L\uparrow$（正常参考值：$72\sim182U/L$），肌红蛋白 $740ng/ml\uparrow$（正常参考值：$0\sim70ng/ml$），葡萄糖 $10.4mmol/L\uparrow$（正常参考值：$3.9\sim6.1mmol/L$）。③超敏C-反应蛋白 $>5.0mg/L\uparrow$（正常参考值：$<1.0mg/L$）。④心电图：窦性心动过速（心率112次/分）；ST-T改变，ST段压低；电轴左偏。⑤脑电图：两半球基本波率为 $9\sim10Hz$ 中～高幅á节律，以顶枕区为主，双侧基本对称，调节调幅较差，可见较多中～高幅θ波活动，部分呈阵发性出现，波及各导联，前额区以低幅快波为主；视反应：α节律部分抑制；过度换气：波率变慢，慢波增多，阵发性活动增多；过度换气后恢复较差；印象：脑电图提示：轻度异常脑电图；脑电地形图：慢波频带级功率值增高。胸片示双肺纹理增粗、模糊。⑥头颅MRI示双侧苍白球可见小斑片状长 T_1 长 T_2 异常信号，Flair呈高低混杂信号，边缘欠清。印象：双侧苍白球异常信号。

　　入院诊断：精神分裂症；右臀部、右股骨大转子处挫擦伤。

　　诊疗过程：入院当天予小剂量奋乃静抗精神病治疗，并对外伤进行对症处理。入院第二天再次追查病史，因患者独住，家属对其入院前一天晚上的具体情况不了解。在医生提醒下，家属回忆情况如下：入院当天早上，患者卧室床单凌乱，有从床上摔下的可能性；房间内有一块没有完全燃烧完的烟煤，房间门窗紧闭。结合病史特征以及入院后体格检查、辅助检查结果，经再次核实病史后考虑到患者有一氧化碳中毒的可能，最后诊断考虑：精神分裂症；一氧化碳（CO）中毒；右臀部、右股骨大转子处挫擦伤。治疗上也随之调整策略，予吸氧、脱水护脑等对症处理，停用奋乃静。住院第三天，患者意识逐渐清晰，肌力恢复正常，在追问提示下能部分回忆晚上在卧室烧煤球的事情，并记得当时有呼吸困难、头痛的感觉，对后来欲从床上起身而摔下床的场景也能部分回忆，但不能回忆呕吐情况以及住院前后的经过。意识清晰后患者再次表现发呆、自言自语、疑心重，生活懒散，予小剂量奋乃静片（8mg/日）继续抗精神病治疗39天后以"临床显效"出院。出院前检查：①血常规示白细胞计数 $8.9 \times 10^9/L$，正常参考值：$(3.5\sim9.7) \times 10^9/L$，中性粒细胞绝对值 $6.3 \times 10^9/L$，正常参考值：$(2.0\sim7.5) \times 10^9/L$。②血生化：丙氨酸转移酶 $63U/L\uparrow$（正常参考值：$5\sim40U/L$），天冬氨酸氨基转移酶 $34U/L$（正常参考值：$5\sim48U/L$）；乳酸脱氢酶 $238U/L$（正常参考值：$114\sim240U/L$），肌酸激酶 $165U/L$（正常参考值：$22\sim269U/L$），肌酸激酶同工酶 $9U/L$（正常参考值：$0\sim25U/L$），α-羟丁酸脱氢酶 $204U/L\uparrow$（正常参考值：$72\sim182U/L$），肌红蛋白 $25ng/ml$（正常参考值：$0\sim70ng/ml$），葡萄糖 $5.8mmol/L$（正常参考值：$3.9\sim6.1mmol/L$）。③复查脑电图恢复正常。

　　随访：患者出院后门诊复查血常规、肝肾功能、心肌酶、心电图、脑电图正常，精神症状控制可，生活能自理，但人际交往仍被动。

二、讨论

　　如怀疑精神障碍患者有CO中毒的可能性，临床医生要重点从收集诊断依据、实验室检查和抢救治疗上开展工作。

本患者有可疑 CO 中毒的客观条件,当时出现过呼吸困难、头痛、恶心、呕吐等症状,考虑 CO 中毒客观依据充分。CO 中毒后,人体对缺氧最敏感的部位是脑组织,脑组织缺氧后脑部血管先痉挛后扩张,渗透性增高,造成细胞毒性水肿,可造成小血管内血栓形成,引起局部变性和缺血坏死。CO 与血红蛋白的亲和力要高于氧与血红蛋白的亲和力,且碳氧血红蛋白的解离比氧合血红蛋白的解离要慢 3600 倍,所以 CO 中毒后会造成脑组织严重缺氧。缺氧轻者可出现头痛、睡眠障碍、视物不清以及恶心、呕吐等胃肠道症状,严重者可表现为烦躁不安、欣快、激动、反应迟钝、领悟力和定向力不良等神经精神症状。

CO 中毒患者可能出现大脑灰质水肿、毛细血管扩张并出血坏死,大脑白质灶性或板层状变性,这是患者中毒后认知功能损害、脑结构改变及脑电生理改变的物质基础,也是指导临床诊断和治疗的理论依据。有文献报道,MRI 对 CO 中毒迟发性脑病引起的脑部病变检测较敏感,还可预测其临床预后。还有研究认为,EEG 检查有助于判定病情严重程度及指导临床治疗,只要 EEG 有异常改变,就不应终止治疗。此外,人体对缺氧比较敏感的组织还包括心肌细胞。心肌细胞内 ATP 在严重缺氧状态下迅速耗竭,诱发心肌细胞水肿损伤,血清心肌酶升高,心电图出现 ST-T 改变,甚至出现心肌梗死样心电图。因此,检测心肌酶谱及心电图对判断 CO 中毒者心肌损害程度及评估预后有重要意义。本患者出院时及出院后均进行了心肌酶、心电图、脑电图检查,基本正常,提示 CO 中毒所致的脑和心肌损害基本得到了恢复。

明确 CO 中毒后,抢救治疗是关键。①迅速纠正缺氧状态。将患者转移到空气新鲜的地方,卧床休息,保暖,保持呼吸道通畅;可吸入含 5% CO_2 的氧气,加速 CO 和血红蛋白(Hb)的解离,增加 CO 的排出;高压氧舱治疗可迅速纠正组织缺氧,目前被公认为治疗 CO 中毒最有效的方法之一。需要注意的是,对处于发病期的精神疾病患者,因为患者不能配合高压氧治疗而被禁忌使用,但是,对精神疾病恢复期患者,CO 中毒后也可根据实际情况选择高压氧治疗。②防治脑水肿。严重中毒后,脑水肿可在 24~48 小时发展到高峰,脱水疗法很重要。目前最常用的是 20% 的甘露醇,静脉快速滴注 2~3 天。三磷酸腺苷、糖皮质激素如地塞米松也有助于缓解脑水肿。③促进脑细胞代谢。应用能量合剂,常用药物有三磷酸腺苷、大量维生素 C、胞磷胆碱等。④防治并发症。昏迷期间护理很重要,注意保持呼吸道通畅,定时翻身以防压疮和肺炎,注意营养,积极对症支持治疗。

三、经验总结

本例患者存在头痛、呕吐表现,检查发现意识模糊、表情淡漠、反应迟钝、四肢肌力下降等临床表现,应警惕中枢神经系统病变。心肌酶谱指标增高提示心肌可能受到损害。头颅MRI、心电图、脑电图等结果提示患者脑和心脏有器质性损害。口唇呈樱桃红有特征性意义,提示有中毒的可能性。进一步详细追查病史,患者有在密闭空间燃烧煤球史。据此综合判断,患者存在 CO 中毒的可能性,从而抓住了诊断和治疗的关键。总结本案例,有两点经验可供借鉴。

一是病史采集方面。精神疾病和意识不清的患者往往在采集病史时不合作,需要精神科医生仔细观察,多方位思考。对辅助检查结果不能合理解释者,对病史存疑者,需要在患者能配合的第一时间内核实病史,或通过家属进一步挖掘病史。

二是诊断思维方面。精神疾病患者患病期间往往不能客观叙述病情,在药物过量或意识模糊时提供的信息更不可靠。精神异常反复出现或加重,不一定是精神疾病本身的病情变化,也可能是由于躯体疾病或中毒等因素所致,这就需要精神科医生有严谨的诊断思维,任何时候首要的原则都是先排除器质性病变,再考虑精神疾病。为此,医生要耐心询问病史,详细进行体格和精神状况检查,必要时根据病情做相应的辅助检查。

专家点评

　　精神疾病患者出现可疑中毒症状或体征时,要区别是意外中毒还是自杀中毒,明确中毒后要查清引起中毒的物质性质并做好抢救预案。对 CO 中毒患者,要警惕中毒症状缓解后再次出现迟发性脑病的可能性。

参考文献

[1] 陈灏珠. 实用内科学. 第 13 版. 北京:人民卫生出版社,2009.

[2] 琴桂玺. 内科学. 第 6 版. 北京:人民卫生出版社,2007.

[3] 贾和平,郑荣珍,崔现等. 急性 CO 中毒后迟发性脑病的相关因素及 P300 的研究. 临床神经病学杂志,2002,15:277-279.

[4] 吴凤英. 急性一氧化碳中毒后迟发性脑病 38 例临床分析. 中国实用神经疾病杂志,2009,3(5):57-59.

[5] Parkinson RB,Hopkins RO,Cleavinger HB,et al. White matter hyperintensities and neuropsychological outcome following carbon monoxide poisoning. Neurology,2002,58(10):1525-1532.

[6] 阎立民,董季平,宁文德等. 一氧化碳中毒脑损伤的 CT、MRI 研究. 实用放射学杂志,2003,19(8):681-684.

[7] O'Donnell P,Buxton PJ,Pitkin A,et al. The magnetic resonance imaging appearances of the brain in acute carbon monoxide poisoning. Clin Radiol,2000,55(4):273-280.

[8] 赖春进,闫丽红,程喜红等. 脑电图在一氧化碳中毒急性期对迟发性脑病的预测及疗效评定. 现代电生理学杂志,2014,21(3):152-154.

[9] 马全有,郭琴,邢志广等. 脑电图预测急性 CO 中毒后迟发性脑病研究. 中国神经免疫学和神经病学杂志,2006,13(4):240-242.

[10] 李兵,柳君泽,陈丽芬. 缺氧对大鼠心肌线粒体能量代谢和腺苷转位酶活性的影响. 中国病理生理杂志,2006,22(3):460-463.

[11] 胡英华,冯克玉,李晓军. 从"心肌梗死全球统一定义"进一步认识急性 CO 中毒致心肌梗死. 中国工业医学杂志,2010,23(2):155-156.

[12] 周宏图,袁建国,张雪春. 急性重度 CO 中毒心肌损害患者高压氧治疗期间血清相关酶的变化及意义. 重庆医学,2004,33(3):323-333.

[13] 王强,刘垒. 高压氧医学教学. 北京:军事医学出版社,2006.

81. 准妈妈的两难抉择——妊娠期精神分裂症患者的治疗选择

> 作　者：黄品德
> 关键词：精神分裂症，妊娠，抗精神病药物

一、病例资料

女性患者，26岁。因"反复发作言行异常5年，加重10天，停经30周"于2014年3月10日入精神科病房。患者丈夫介绍病史。

现病史：代诉患者于2009年无明显诱因下出现言行异常，表现凭空闻人语，主要在议论自己，有时听到声音命令自己做某些事情。感觉有很多人对自己进行跟踪、监视，故不敢出门，在家里紧闭窗户、拉上窗帘，担心被人偷窥。夜间睡眠差，担惊受怕。发病后曾到某精神病院住院3个月，查头颅MRI等相关检查无异常发现，诊断"精神分裂症"，予"阿立哌唑"等口服治疗好转出院。出院后坚持服药，能读完大学并找到工作、结婚。因婚后想要孩子，2013年2月自行停服抗精神病药物。2013年7月患者停经，经妇科B超检查后发现已妊娠。10天前患者再发言行异常，话较多，讲话缺乏逻辑，脾气大，睡眠差，夜间走来走去。家属为求进一步诊治而就诊于精神科，门诊拟诊"精神分裂症；晚期妊娠"收入院。患者近来精神、睡眠差，饮食、二便正常。无畏寒、发热、抽搐，无腹痛及阴道流血等。

既往史、个人史、家族史无特殊。

体格检查：体温36.5℃，脉搏86次/分，呼吸16次/分，血压120/70mmHg。心、肺听诊无异常，腹部隆起，腹肌软，胎心音搏动好，145次/分。四肢肌力、肌张力正常，生理反射存在，病理反射未引出。

精神状况检查：意识清晰，定向准确，接触被动、欠合作，问话对答不切题，常答非所问。思维明显松弛，不时自言自语。未能进一步了解内心体验。记忆、智能粗测不配合。情绪不稳定，易激惹，敌对，情感反应不协调，偶有傻笑。不认为自己有精神疾病，自知力缺乏。

入院后查三大常规、肝肾功能、术前免疫学检查、凝血四项无异常。产科B超示：宫内妊娠，单活胎，BPD相当于31周。

入院诊断：精神分裂症；晚期妊娠。

诊疗过程：请产科会诊，会诊后意见：①建议卧床休息，避免剧烈情绪波动及体力活动；②定期复查子宫附件 B 超，注意观察有无腹痛及阴道流血等不适；③如果使用抗精神病药物，建议患者及家属考虑终止妊娠。但患者家属要求保胎，向患者家属说明依据患者病情需使用抗精神病药物，同时将抗精神病药物对胎儿可能造成的风险告知给患者家属，患者丈夫及母亲签署知情同意书，写下"要求保留胎儿，药物治疗精神病，愿承担抗精神病药物对胎儿影响后果"。尊重患者家属意见，未行其他检查，配合产科医师的指导意见，治疗上予口服阿立哌唑 5~10mg/ 日抗精神病，治疗 2 周后病情好转出院。

随访：出院后患者精神症状逐渐消失，共服药 40 天，妊娠 36 周时停用阿立哌唑。39^{+4} 周时行剖腹产，产下一 3.3kg 健康男婴，Apgar 评分 10 分。产后患者继续口服抗精神病药物治疗，精神症状控制可，未母乳喂养。2016 年随访，男婴已 2 周岁，体健，生长发育和其他正常幼儿无异。

二、讨论

妊娠和分娩过程中机体内环境变化大，尤其是内分泌改变明显，可能导致脑功能紊乱，出现精神症状，此外，妊娠和分娩是较大的心理、生理应激，孕产妇往往情感丰富易脆弱，这些生理心理特性可能构成了女性精神病患者在孕期或产褥期精神障碍复发的基础。因此，精神分裂症患者在妊娠期间有可能会出现精神症状复发或加重。精神分裂症女性患者妊娠期的治疗一直是烫手的山芋。本案例患者首次发病治疗已 4 年余，因需要妊娠而停药，妊娠晚期精神症状复发，家属又要求保留胎儿，而抗精神病药物对胎儿的影响不容忽视，那么，妊娠期抗精神病药物该如何应用已成为精神科医师面临的一大难题。

1979 年美国 FDA 颁布了人用处方药标签规定，提出了妊娠、哺乳和分娩期间用药标签信息的规定。FDA 采用了妊娠期用药分级制度，根据动物实验数据和临床研究数据，将妊娠期用药按风险程度由低到高分为 A、B、C、D、X 5 个等级（表 7）。

表 7　美国食品和药品管理局关于妊娠期精神药物分级标准和用药种类

分级	证据描述	常见抗精神病药	常见抗抑郁药	其他
A	针对妊娠女性的 AWC 研究未显示妊娠期前 3 个月对胚胎的不良影响（亦无妊娠后期的风险证据）	—	—	—
B	动物生殖研究未显示对胚胎的风险，无针对妊娠女性的 AWC 研究；或动物研究显示有风险，无针对妊娠女性妊娠期前 3 个月的 AWC 研究（亦无妊娠后期的风险证据）	氯氮平、鲁拉西酮	马普替林	丁螺环酮、唑吡坦、美金刚、加兰他敏

续表

分级	证据描述	常见抗精神病药	常见抗抑郁药	其他
C	动物生殖研究已显示出对胚胎的不良影响，无人体 AWC 研究，且尽管存在潜在风险，妊娠期用药的获益仍可接受。或未进行动物研究，亦无对人的 AWC 研究	利培酮、喹硫平、奥氮平、齐拉西酮、阿立哌唑、帕利哌酮、伊潘立酮、氟哌啶醇、奋乃静、氯丙嗪、三氟拉嗪、氟奋乃静、哌泊噻嗪、硫利达嗪	西酞普兰、艾司西酞普兰、氟西汀、伏氟沙明、舍曲林、文拉法辛、度洛西汀、米那普仑、米氮平、曲唑酮、安非他酮、维拉唑酮、阿米替林、多塞平、曲米帕明、氯米帕明、地昔帕明	佐匹克隆、艾司佐匹克隆、扎兰普隆、奥卡西平、加巴喷丁、多奈哌齐、拉莫三嗪、托莫西汀、托吡酯、莫达非尼、司来吉兰、普瑞巴林
D	有基于人的调查研究或上市后研究或经历的不良反应数据显示对人胚胎风险的阳性证据；但尽管存在潜在风险（如处于危及生命或严重疾病而无法使用更安全的药物或其无效，必须接受该药治疗时），妊娠女性用药的潜在获益仍可接受		米帕明、去甲替林、帕罗西汀	地西泮、氯硝西泮、奥沙西泮、咪达唑仑、劳拉西泮、阿普唑仑、碳酸锂、丙戊酸盐、卡马西平
X	动物或人的研究均显示胚胎异常，或有基于人的调查研究或上市后研究和（或）经历的不良反应报告显示对人胚胎风险的阳性证据；且妊娠女性用药的风险明确超过其可能的获益（如有更安全的药物或其他治疗形式可以选择）			艾司唑仑、三唑仑、替马西泮、氟西泮

注：AWC 为足够和良好对照；—为无相关药物

　　FDA 虽然根据药物致畸性对药物进行了分类，但这些分类存在某些缺陷，例如氯氮平被评定为 B 级，而中国药典（2010 版）关于氯氮平使用的不良反应中无导致胎儿畸形及死胎的相关文字阐述。但在孕妇及哺乳期妇女用药时，虽然标注了孕妇禁用，却没写明任何原因。FDA 将多数精神病药划归为 C 类药物，因此，精神药物在妊娠期使用仍需十分慎重。

抗精神病药物严重时可导致畸形，对神经行为也可能产生远期影响。母亲在妊娠期间服用抗精神病药物，胎儿或子代出生后的新生期还可能出现以下情况：①撤药综合征。新生儿表现为激惹，伴喂食困难的伸舌，手姿势异常，头、手和脚震颤，可持续6个月。可能与长期服用抗胆碱药引起胆碱能超敏有关。②新生儿疲软综合征和癫痫发作。③体重或身高异常。抗精神病药物可引发或恶化妊娠糖尿病，导致巨大儿，考虑与抗精神病药物引起的糖脂代谢异常有关。胎儿血中蛋白含量低，抗精神病药物较多呈未结合状态进入胎儿脑内，易导致中毒或神经系统损伤，因此，胎儿脑能更迅速地接受到通过胎盘弥散的药物。临床用药时，妊娠前3个月最好避免使用任何抗精神病药物。

妊娠期是否需要使用精神药物应该视情况而定。有研究表明，当妊娠期用药风险小于停药后复发风险时，使用抗精神病药治疗是合适的。也有研究指出，对于所有妊娠期妇女来说，运用抗精神病药都是有风险的，但对于一部分妊娠期妇女而言，停止对精神疾病的有效治疗较之于使用药物治疗，可能会使母婴处于更高风险处境。孕期患者自行或在家人要求下减少或停用抗精神病药物会使其病情复发、恶化，发生流产、死胎、新生儿死亡等事件，相比接受治疗而言，减药或停药会有更大的危害。因此，如果向患者及家属交代抗精神病药物可能对胎儿造成影响后，患者及家属仍要求保留胎儿的，予签署知情同意书后可以考虑继续予偏小剂量的抗精神病药物治疗。

对妊娠期精神分裂症患者，合理选择抗精神病药物种类及其他治疗方法至关重要。治疗妊娠期精神分裂症患者单一用药是趋势。对不同的抗精神病药物比较研究发现，妊娠期使用典型抗精神病药物较非典型抗精神病药物的患者更易发生早产，使用非典型抗精神病药相对于典型抗精神病药物更为安全。此外，抗精神病药物的剂量增加后出现副反应的概率会随着剂量的增加而增大，考虑到治疗复发所需的药物剂量要大于病症维持的剂量，因此，患者在孕期维持治疗以防复发比较重要。需要注意的是，胎儿在子宫内接触抗胆碱能药物、抗组胺等药物后出现非特异性先天性畸形率较正常组升高，更应慎重使用苯海索片、阿普唑仑和阿替洛尔等药。此外，碳酸锂会引起胎儿心血管畸形，如Ebstein's综合征，卡马西平会引起胎儿中枢神经管缺损，因此在妊娠期妇女中用药时应引起重视。除了药物治疗以外，电休克治疗也是其中一治疗方法。有研究认为妊娠期接受电休克治疗相对安全。但也有研究表明，电休克治疗的电刺激参数随激素水平波动而变化，因而无法设定绝对理想、安全的刺激参数，而且无抽搐电休克治疗可能使孕激素、雌激素水平急剧下降，影响胚胎黏着和发育，因此，妊娠期电休克治疗的安全性尚需进一步探讨。

因精神药物治疗和电休克治疗对胎儿都可能存在影响，必要时可以综合评估，建议患者终止妊娠也可能是减轻精神症状、减少患者痛苦及免留后患的良策。但在选择终止妊娠的方法上，要考虑精神障碍患者病情的特殊性。患者在精神病发作期间，由于缺乏认知能力，不论是流产、引产或分娩，均不能与医护人员很好地配合。此外，患者对手术或分娩的恐惧、疼痛等刺激可能诱发或加重精神症状，给患者本人和胎儿或新生儿带来其他风险，所以，在选择终止妊娠的方法上，宜选择止痛效果确切、手术时间短的方法。

对产褥期精神分裂症患者，因孕妇产后雌激素和孕激素水平变化大，易出现症状复发、焦虑、失眠等，因此，产褥期是精神病复发或加重的危险期，产后有半数患者的病情会出现波动。对于精神分裂症产褥期患者，应随时观察患者病情变化，无论妊娠时病情控制还是未能控制,病情变化时均应及时、足量用药。对停药未进行维持治疗的患者,依据病情可能需尽早使用有效、足量的抗精神病药物。目前没有任何一种抗精神病药物用于哺乳期妇女对子代是绝对安全的,因此精神障碍患者产后服药期间应建议终止母乳喂养。

三、经验总结

本案例患者首次发病治疗达临床痊愈已 4 年余,因妊娠需要而停药,妊娠晚期精神症状复发,患者家属强烈要求保留胎儿,尊重患者家属意愿,签署知情同意意向书,权衡利弊后给予最低有效剂量抗精神病药物,治疗后患者精神症状控制,并产下了健康的婴儿。此案例虽为个案,但在妊娠期精神障碍患者用药方面,以下几点值得借鉴。

第一,精神分裂症育龄妇女在病情恢复及巩固治疗 2 年以上是妊娠的首要条件,在此条件下停药妊娠,孕期复发率较低。病情严重、慢性过程、衰退期及服用大剂量对胎儿影响较大的抗精神病药的妇女,可能不宜妊娠生育。

第二,妊娠前 3 个月最好避免使用任何抗精神病药物。孕期服药者,药物剂量应以能控制病情的最低剂量为宜,并进行胎儿监测,一旦发生异常即终止妊娠。

第三,除了药物治疗以外,电休克治疗也是其中一种治疗方法,但其安全性尚不明确。

第四,胎儿成熟但孕妇精神症状严重时可考虑紧急剖宫术。

第五,服药期间哺乳需加强母乳和授乳婴儿的药物浓度监测,密切关注婴儿的发育状况和其他可能出现的不良反应,如锥体外系不良反应、镇静、粒细胞减少等。如确需哺乳期用药,建议最好停止哺乳。

第六,对于精神分裂症孕妇的治疗,需紧密联系产科医生的早期介入以降低患者怀孕期间可能出现的各种风险,与产科医师讨论药物治疗选择的风险与收益。

第七,精神科医师或产科医师做出的决定需充分征求患者及家属意见,向其阐明用抗精神病药物的风险及受益,并取得其理解,签署知情意向书,可在很大程度上避免医疗纠纷及有效维护和谐的医患关系。

专家点评

精神障碍患者用药复杂,涉及复杂的法律、伦理问题。用药时要衡量药物治疗的利弊及非药物治疗对胎儿的影响;要和产科医师密切联系,共同对安全风险和获益进行预判;要充分做好知情同意工作,结合患者及家属的意愿为患者做出最有利的个性化治疗方案。

参考文献

［1］沈渔邨. 精神病学. 第 5 版. 北京:人民卫生出版社,2009.

［2］汪春运. 妊娠和哺乳期的精神分裂症治疗. 临床精神医学杂志,2005,15(6):371-372.

［3］赵靖平. 中国精神分裂症防治指南. 北京：中华医学电子音像出版社，2015.

［4］Feibus K B. FDA's proposed rule for pregnancy and lactation labeling：improving maternal child health through well-informed medicine use. J Med Toxicol，2008，4（4）：284-288.

［5］国家药典委员会.《中华人民共和国药典》2010 年版 // 中华人民共和国药典. 中药医药科技出版社，2010.

［6］彭超，杨慧霞. 治疗神经精神疾病类药物对母儿的影响评价. 中国实用妇科与产科杂志，2009，（8）：587-589.

［7］Yonkers K A，Wisner K L，Stowe Z，et al. Management of bipolar disorder during pregnancy and the postpartum period. American Journal of Psychiatry，2004，161（4）：608-620.

［8］Lin H C，Chen I J，Chen Y H，et al. Maternal schizophrenia and pregnancy outcome：Does the use of antipsychotics make a difference？ Schizophrenia Research，2010，116（1）：55-60.

［9］赵贵芳. 精神障碍婚育保健指南. 北京：北京大学医学出版社，2006.

［10］Altshuler L L，Cohen L，Szuba M P，et al. Pharmacologic management of psychiatric illness during pregnancy：dilemmas and guidelines. American Journal of Psychiatry，1996，153（5）：592-606.

［11］Wichman C L. Atypical antipsychotic use in pregnancy：a retrospective review. Archives of Women S Mental Health，2009，12（1）：53-57.

［12］雷黎. 住院妊娠期精神分裂症患者用药状况调查. 临床心身疾病杂志，2013，19（6）：573-574.

［13］Reis M，Källén B. Maternal use of antipsychotics in early pregnancy and delivery outcome. Journal of Clinical Psychopharmacology，2008，28（3）：279-288.

［14］Golbe L I. Parkinson's disease and pregnancy. Neurology，1987，37（7）：1245-1249.

［15］Einarson A，Boskovic R. Use and safety of antipsychotic drugs during pregnancy. Journal of Psychiatric Practice，2009，15（3）：183-192.

［16］Nonacs R，Cohen L S. Assessment and treatment of depression during pregnancy：an update. Psychiatric Clinics of North America，2003，26（3）：547-562.

［17］Anderson E L，Reti I M. ECT in pregnancy：a review of the literature from 1941 to 2007. Psychosomatic Medicine，2009，71（71）：235-242.

［18］唐瑞春，宋海峰，杨建翠. 无抽搐电休克治疗致流产 1 例. 临床精神医学杂志，2007，17（3）：190.

［19］王永清，杨孜. 妊娠合并精神分裂症的孕期保健和围产期处理. 中国实用妇科与产科杂志，2009，（8）：583-586.

［20］Hong J，Windmeijer F，Novick D，et al. The cost of relapse in patients with schizophrenia in the European SOHO（Schizophrenia Outpatient Health Outcomes）study. Progress in Neuro-Psychopharmacology and Biological Psychiatry，2009，33（5）：835-841.

第五章

其他少见、易误诊、高危或与
用药有关的精神障碍

82. 重享夕阳好时光——老年抑郁症的
无抽搐电休克治疗

作　者:李易

关键词:老年,抑郁症,自杀,无抽搐电休克治疗

一、病例资料

患者女性,65岁,因"失眠、兴趣缺乏、心情差5个月"于2012年9月8日入精神科病房。患者儿子提供病史。

现病史:患者2012年4月份为孙子的皮肤病四处奔波,但治疗效果不理想,可能为此思虑较多,逐渐出现失眠。表现为入睡困难,多梦,常凌晨3~5时就醒来。患者常说自己整夜不眠,但家人连续观察数日发现其睡眠好,并且打鼾,给其盖空调被时全然不知。原喜欢出门买菜、做家务、打牌等,现在全都不做了。对生活缺乏兴趣,基本上不出门,不与人交往。情绪波动,或担心多,认为自己身体不行了,坐立不安、伴有心悸、胸闷、手抖等;或心情糟糕至极,整日唉声叹气,总唠叨活着没有意义,感觉生不如死、度日如年。有消极念头,曾在江边徘徊,想象自己跳江会是什么样子,切菜时有用菜刀割脉的冲动。曾在某医院精神科住院治疗,诊断"重度抑郁发作,不伴精神病性症状",先后予"奥氮平片、舍曲林片、米氮平片、咪达唑仑片、利培酮片、奥沙西泮片"等口服,住院2月余,效果欠佳。为进一步诊治入院。发病以来,食欲欠佳,称没有胃口。体重下降7kg。小便正常。大便一般2~3天解1次,具体不详。

既往史、个人史无特殊。

家族史：母亲有抑郁症史，已自杀死亡。

体格检查：神清，体温 36.6℃，脉搏 80 次 / 分，呼吸 20 次 / 分，血压 120/68mmHg，身高 160cm，体重 48kg。心、肺、腹体格检查未见异常。神经系统检查未见异常。

精神状况检查：意识清晰，定向准确，无精打采，接触被动，问多答少，思维迟缓，反应明显迟钝，未引出幻觉症状。主诉多，自我评价低。自诉整日昏昏沉沉，头像灌了铅似地不能思考，想不了东西，脑子空空、反应迟钝。呼吸困难，胸口闷，手脚不灵活，身子虚弱，有被掏空感。反复说自己已经是废人一个，既不能思考也记不住东西，根本没有挽救的必要，最好让自己自生自灭。有时说自己快要爆炸了，会影响大家。情绪低落，自责，绝望，有强烈的自杀念头。自知力差。

入院诊断：抑郁症。

辅助检查：①头颅 MRI 提示：老年性脑萎缩。②三大常规、血生化、术前免疫学检查、肿瘤标志物、甲状腺功能、糖化血红蛋白、胸部正侧位片、脑电图、脑电地形图、腹部 B 超、心脏彩超、心电图无明显异常。③汉密尔顿抑郁量表（HAMD）38 分（参考值：轻度抑郁标准分 53~62，中度抑郁标准分 63~72，重度抑郁标准分 >72）。④汉密尔顿焦虑量表（HAMA）30 分（参考值：轻度焦虑标准分 50~59，中度焦虑标准分 60~69，重度焦虑标准分 >69）。韦氏记忆量表：记忆商数 53。

诊疗过程：入院后当天晚上，患者在卫生间水管上上吊自杀，被及时发现予以制止。次日，患者偷偷将床单扭成条索状，企图上吊自杀，又被及时发现并制止。患者焦虑抑郁明显。坐立不安，反复在房间里踱步。认为自己好不了，对治疗完全失去信心。哭诉"躯体快爆炸了，会炸死很多人""你们都是好人，不能连累大家""太可怕了，身体会爆炸，别炸到大家了，会很脏""让我死了算了，不用阻止，否则爆炸后，脏东西溅到大家身上，很可怕"。予盐酸舍曲林片抗抑郁治疗，奥沙西泮片（7.5~15mg/ 晚）改善睡眠。

因患者焦虑抑郁情绪明显，自杀观念强烈，并出现明显的自杀行为，没有无抽搐电休克治疗绝对禁忌证。经上级医师查房，患者及其监护人签署知情同意书，入院后第 3 天起，应用醒脉通无抽搐电休克治疗仪，实施无抽搐电休克治疗（MECT）。

治疗期间停用苯二氮䓬类药物，每次治疗前禁食禁水、签署麻醉知情同意书、测体重，治疗时常规监测心电图、脑电图、血压、血氧饱和度，依次静脉注射阿托品 0.5mg、丙泊酚 1~1.5mg/kg、氯化琥珀胆碱 0.3~0.7mg/kg。首次治疗电刺激能量百分比设定为 30%，治疗反应持续时间 35 秒后呼吸恢复好。患者醒后无明显头晕、头痛，仍想自杀，反复述说自己躯体会爆炸。治疗当晚，睡眠改善明显。次日醒后，患者精神状态明显好转，查房时主动接触，交谈时面带笑容，问话对答表情自然，无明显焦虑、抑郁情绪。自诉心情好多了，对自己以前的想法感到莫名其妙。之后隔 1~2 天进行一次 MECT，共实施 4 次。MECT 期间，盐酸舍曲林片加至 100mg/ 日，无不适主诉，饮食、夜眠好，体重增加 2.5kg。共住院 19 天后出院。出院前复查血常规、肝肾功能、电解质、心电图提示无异常，汉密尔顿抑郁量表（HAMD）评分 5 分，汉密尔顿焦虑量表（HAMA）评分 6 分，韦氏记忆量表：记忆商数 79。

随访：出院半年后随访，患者家人对患者关爱有加，社会支持较好。患者一直遵医嘱服用盐酸舍曲林片 100mg/ 日，每 2~5 个月行 MECT 一次，辅以心理咨询，病情稳定。门诊韦氏记忆量表：记忆商数 95。

二、讨论

老年人情感障碍的发生与遗传、社会心理因素、病前人格特征、生化代谢异常、神经内分泌、大脑解剖结构和病理改变有关。遗传因素在抑郁症发病中的作用随年龄的增大而减少，明显的人格缺陷，老年人的脑血管病变也是抑郁症的危险因素。我国于 1999 年进入老龄化社会，预计到 2025 年 65 岁及以上的老年人所占人口比例将达到 14.3%，2050 年这一比例还将上升到 26%，全国老年人抑郁症发病率达到 6%~29.4%。

有人认为，老年抑郁症（geiratric depression，GD）泛指年龄在 60 岁以后的抑郁症患者，既包括了原发性抑郁（含青年成年期发病后老年期复发），又包含了发生在老年期的各种继发性抑郁。与年轻抑郁症患者相比，老年抑郁症的临床症状常不典型，常以躯体不适感为主诉，疑病、焦虑、激越症状常见，多伴有认知功能障碍及共患躯体疾病。

其临床表现有以下特征：①焦虑、抑郁、激越的混合状态；②兴趣索然；③精力下降；④自我评价低，但一般不表述；⑤有自杀念头但常不明确表达，有可能说"打一针让我死吧"，但又否认自杀念头；⑥心境昼夜改变明显，晨重暮轻；⑦躯体或生物学症状，如心悸、出汗、恶心、呕吐，老人可为此多次送入急诊科；⑧认知功能障碍是老年抑郁常见症状，80% 有记忆减退的主诉。在老年患者中，一部分人会出现可逆的认知障碍，即"假性痴呆"；一部分会出现不可逆认知障碍，这和阿尔茨海默病或其他脑退行性病变有关。在诊断痴呆的病例中 20% 合并抑郁症状，通过抗抑郁药物治疗心境可以改善，但认知损害不会改善。

目前，GD 治疗主要以抗抑郁药、心理治疗为主。一线用药包括 SSRIs、NaSSA 和 SNRI类，主要是这几类药物与老一代抗抑郁药相比，具有安全性高、耐受性好、药物不良反应少、药物相互作用少等优点。但老年人使用文拉法辛时要注意可能出现血压升高的不良反应。此外，仍有 30%~50% 的抑郁症患者对抗抑郁药不敏感或疗效不稳定，成为难治性抑郁症，导致生活质量下降、家庭照料成本增加、自杀风险和死亡率增加，成为目前精神科棘手的难题。庆幸的是，国内外均有研究表明，无抽搐电休克治疗对老年抑郁症急性期治疗有效率高达 80%~90%，且安全性较高，是治疗老年抑郁症的又一选择。

无抽搐电休克治疗（modified electric convulsive therapy，MECT）是目前精神科临床治疗中经常采用的一种物理治疗手段，是传统电休克治疗的改良。MECT 治疗是在麻醉诱导下注入肌松药之后的电休克治疗，患者在麻醉后进入无意识状态，治疗过程中无恐惧感，肌松作用后肌肉不再抽搐，减少骨折发生率。

MECT 的适应证：精神分裂症、情感性精神障碍、焦虑性障碍、强迫性障碍和各种原发性失眠障碍、部分人格障碍；其他学科疾病伴发精神障碍，如帕金森病伴发的精神障碍及抗帕金森病药物治疗过程中所诱发的精神障碍、部分器质性神经系统疾病所伴发的精神障碍、难治性原发性癫痫、孕期伴发精神障碍、骨折患者伴发急性精神障碍等。尤其对严重抑郁、有强烈自伤、自杀、自责明显者；极度兴奋躁动、冲动伤人者；拒食、违拗和紧张木僵者；精神药物治疗无效或对药物不能耐受者有效。

MECT 的禁忌证：对麻醉药或肌松剂过敏者；器官功能中至重度失代偿者为禁忌。有的疾病可增加治疗的危险性，必须高度注意，如大脑占位性病变及其他增加颅内压的病变、最近的颅内出血、心功能不稳定的心脏病、出血或不稳定的动脉瘤畸形、视网膜脱落、嗜铬细胞瘤、严重呼吸系统疾病等。

老年抑郁症患者因多种原因不能耐受抗抑郁药，或抗抑郁剂无效，或有强烈自杀观念时优先选择无抽搐电休克治疗。有文献报道，MECT 治疗老年抑郁症有效率为 93.2%。MECT 可能对老年人认知功能带来影响，但这种影响是一过性的。上海市精神卫生中心曾对 34 例接受 MECT 的老年抑郁症患者治疗前后进行老年人成套神经心理测验（NTBE），结果表明，MECT 前后，除部分听觉词汇学习、语义联系和数字连线外，其他项目分值的差异无统计学意义。另有研究表明，MECT 对老年抑郁症患者治疗前后 2 周韦氏记忆测验中的再认、图片、联想、背数 4 项分测验的分值均无显著性差异，提示 MECT 对记忆无显著影响。本患者入院时记忆商数 53，追踪随访记忆商数 95，至少有两种可能：一是由于患者受病情影响表现出"假性痴呆"，但随着病情改善，"痴呆"缓解；二是可能与 MECT 短期可逆性认知损害有关。

对 3675 名社区居民（年龄≥65 岁）随访 10 年，有 1709 例死亡，死亡率为每年 4.4%。而无抽搐电休克治疗每 10 万名患者中有 2 例死亡，其危险程度仅接近于麻醉引起的死亡，比同年龄自然死亡率小。因此，年纪大本身并不妨碍无抽搐电休克治疗的实施及预后。但是，必须强调，大脑、心脏、血管在无抽搐电休克过程中承受了一定的生理负荷，故在实施无抽搐电休克之前，为有效预防无抽搐电休克意外，需要排除共病心脑血管疾病的高危患者。

MECT 治疗老年抑郁症疗效显著，症状缓解快，缩短了住院周期，治疗过程平稳安全，不良反应少，依从性好。对抗抑郁药还未起效而消极念头明显的患者，以及对抗抑郁药耐受性欠佳的老年期抑郁症患者，MECT 可以作为一种治疗选择。

三、经验总结

采用 MECT 治疗该老年抑郁症患者，有四点感受：第一，对该患者第一次 MECT 治疗后其情绪低落突然改善，似"扳机"作用，可能是治疗效果明显；第二，患者突然表现出病情好转，也可能是隐瞒病情，麻痹医务人员，伺机自杀；第三，可能为疾病的自然转归，因为有些抑郁发作持续一段时间后可自行缓解；第四，可能为 MECT 诱发的早期躁狂表现，曾有无抽搐电休克治疗抑郁发作诱发躁狂的报道。

MECT 是治疗老年人重度抑郁发作的有效方法。如果患者症状持续存在，对抗抑郁药或心理治疗无效，或存在自伤的高危因素或自杀观念，可考虑行 MECT。维持 MECT 从每周 1 次到每月 1 次，对老年抑郁症是安全有效的。

此外，MECT 的护理工作很重要。MECT 治疗之前，要布置好候诊室、治疗室、疗后观察室，准备好治疗仪器、药品和急救器械。通常治疗前停服一次抗精神病药物，12 小时内不用安眠药和抗癫痫药，8 小时内禁食禁水。治疗前 30 分钟测体温、脉搏、呼吸、血压和体重，嘱咐患者排空大小便，并向患者做好解释安慰工作，尽量取得患者合作。此外，治疗前要为患者取下活动假牙、发夹、眼镜和金属饰品，解松裤带及颈胸部纽扣等。MECT 治疗结束后要由专人看护，继续观察生命体征及意识情况，擦干口鼻分泌物，防止误吸，引起窒息。患者在未完全清醒时，让患者头偏向一侧，不要触及喉部以免发生喉痉挛。待患者意识完全恢复、无明显不适感后,由护士带回观察室继续卧床休息。必要时适当进食,但要有专人看护以防发生呛咳和噎食。

> **专家点评**
>
> 　　老年抑郁症患者并不是 MECT 的绝对禁忌。对伴有强烈自杀观念和行为的急性抑郁发作患者,在抗抑郁药还未完全起效前 MECT 可以作为一种治疗选择。

参考文献

[1] 沈渔邨. 精神病学. 第 5 版. 北京:人民卫生出版社,2009.

[2] 董林泉,陈丽. 中国 25 年老年人抑郁研究的内容分析. 中国老年学杂志,2016,36(11):2780–2781.

[3] 季建林. 老年抑郁障碍的诊治进展. 实用老年医学,2013,27(9):774–776.

[4] 周培毅,吴自强,谢志良等. 老年抑郁症防治新进展. 中国老年学杂志,2012,32(19):4359–4361.

[5] 赵蕾,范勇,董玉霞等. 无抽搐电休克治疗对老年抑郁症患者的效果. 青岛大学医学院学报,2015,51(1):48–50.

[6] 徐淑祝,翟杰,刘美玲等. 无抽搐电休克治疗老年期抑郁症 44 例观察. 精神医学杂志,2009,22(6):454–455.

[7] 周小东. 现代电抽搐治疗理论与实践. 石家庄:河北科学技术出版社,2004.

[8] 李冠军,李华芳. 老年期抑郁症患者认知功能特点和无抽搐电休克治疗对认知功能影响. 中国新药与临床杂志,2006,25(9):679–681.

[9] 顾晓瑛,梅刚,陆蓉. 无抽搐电休克治疗老年抑郁症临床疗效观察. 中国民康医学,2009,21(23):2983–2984.

[10] 杨连昌,燕利娟. 无抽搐电休克治疗抑郁发作诱发躁狂一例. 中华精神科杂志,2001,34(3):188.

[11] Untilzer J, Park M. Older adults with sewere, treatment–resitant depression I got my mother back. JAMA, 2012, 308(9): 909–918.

[12] Van Schaik AM, Comijs HC, Sonnenberg CM, et al. Efficacy and safety of continuation and maintenance eletrovulsive therapy in depressed elderly patients a systematic review. Am J Geriatr Psychiatry, 2012, 20(1): 5–17.

83. 歇斯底里的喊叫——误诊为"癔病"的胰腺癌

作　者：雷美英　卢素洁
关键词：腹痛，癔病，转换障碍，胰腺癌

一、病例资料

患者张某，男，45岁。因"阵发性腹痛、易激惹40天，加重1周"于2011年6月14日入心理科病房。患者本人提供病史，妻子补充。

现病史：患者于2011年5月1日与其妻子吵架后突然出现腹痛，呈刀割样，剧痛难忍，同时大喊大叫、骂人，持续约5分钟后自行缓解。缓解后无其他不适，对发作的过程回忆清楚。一周后又在上班批评下属时发作一次，表现同前。之后患者在当地某二级甲等医院检查血常规、肝肾功能、电解质、心电图、腹部B超、脑电图等均未见异常，但仍反复发作，且多在生气、情绪激动时出现，后来内科医生怀疑其有心理问题，建议其看精神科医生。2011年5月20日患者曾住某精神病院心理科病房，诊断"癔病"，给予改善睡眠、调节情绪药物和心理治疗（具体不详）。治疗20余天效果欠佳，住院期间仍反复发作，且每次发作持续时间逐渐延长，间隙期缩短。此次入院前一周，患者每天均有发作，并逐渐伴左侧睾丸疼痛，有时发作无明显诱因，症状呈进行性加重。患者非常痛苦，经人介绍而转入某三甲医院心理科。病后患者无发热、抽搐、昏迷等，无冲动、伤人、毁物、自杀、怪异等行为。近两个月来体重由原来的85千克减少到70千克，睡眠欠佳，饮食、二便正常。

既往史：既往体健，每年单位常规体检未见异常。

个人史：平素性格好强，脾气暴躁，嗜烟，1包/日，接待客人时饮酒，有时醉酒，但不是每天必饮。家族史：无特殊。

体格检查：体温36.4℃，脉搏108次/分，呼吸24次/分，血压120/80mmHg，体重69kg。神志清楚，皮肤、巩膜无黄染，浅表淋巴结未触及肿大，扁桃体无肿大。两肺呼吸音清，未闻及干、湿性啰音。心律齐，未闻及病理性杂音。腹平软，无压痛、反跳痛，未触及包块，肝脾肋下未触及。神经系统检查未见异常。

精神状况检查：意识清晰，言谈中肯，思维条理清晰，对答切题。否认幻觉、妄想。情绪稍低落，并有焦虑、紧张，对自己疾病非常担心，诉心烦、发作时疼痛难忍、死的心都有，但无自伤、自杀行为。智能、记忆正常，自知力完整，求治心切。

入院初诊：腹痛查因：躯体疾病所致心理行为问题？转换障碍？入院后进行行为观察，未予抗焦虑及抗精神病药物等治疗，并积极完善相关检查。

诊疗过程：入院当日下午，患者无明显诱因下再次出现腹痛，用双手按压腹部，弓身曲膝，蜷缩，在床上打滚，闭眼、皱眉、脸色苍白、冒汗，口中不时"啊！啊！"地大叫。易激惹，乱骂人"什么狗屁医院！什么狗屁医生！就一个肚子痛都治不好！"一会骂医院，一会骂家人，并要求女护士给他按摩下腹部及大腿内侧，不许医生离开。症状持续约 20 分钟后自行缓解。缓解后患者对发作过程记忆清楚，对发作时骂人一事表示道歉，诉"实在太痛了，骂了人觉得舒服点。"

辅助检查：①血常规、肝、肾功能、电解质、心电图、脑电图、腹部 B 超、头部 MRI 等均未见异常。②腹部 CT：胰头内见一略低密度肿块，边界欠清，内见点状钙化，增强检查动脉期肿块密度较正常胰腺低，门脉期肿瘤强化较胰腺实质弱，远端胰管轻度扩张（图 31）。

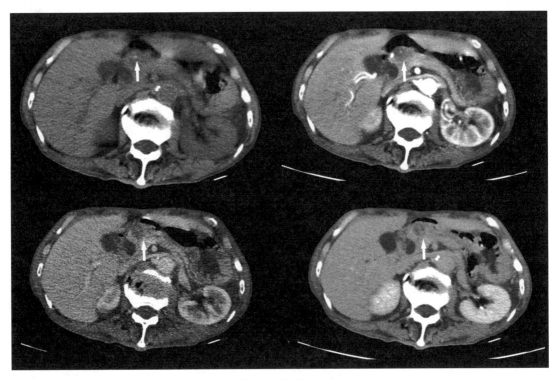

图 31　胰腺癌

最后诊断：胰头癌。转普通外科行手术治疗。术后病理：胰腺导管腺癌。

随访：患者手术后腹痛消失，1 年后复查提示胰腺癌复发，复发 3 个月后死亡。

二、讨论

胰腺癌是常见的胰腺肿瘤，是一种恶性程度很高，诊断和治疗都很困难的消化道恶性肿瘤,约90%起源于腺管上皮的导管腺癌。其发病率和死亡率近年来明显上升。5年生存率<1%,是预后最差的恶性肿瘤之一。早期的确诊率不高,手术死亡率较高,而治愈率很低。本病发病率男性高于女性,男性患者远较绝经前的妇女多见,绝经后妇女的发病率与男性相仿。

胰腺癌病因尚不清楚。数百年来的研究认识到胰腺癌是在多种因素刺激下由多基因变异引起的逐渐发生的疾病。目前认为慢性胰腺炎、糖尿病、吸烟、肥胖和缺乏运动、高脂肪和高蛋白饮食、过量饮用咖啡、相关基因改变等是胰腺癌的高危因素。有研究发现,可能烟草中的尼古丁通过激活 AKT–ERK–MYC 信号通路导致 Gata6 受到抑制下调,从而诱导胰腺腺泡细胞脱分化,最终促进胰腺肿瘤的发生、发展。近年来还有研究发现糖尿患者群中胰腺癌的发病率明显高于普通人群,慢性胰腺炎患者与胰腺癌的发病存在一定关系,其发生胰腺癌的比例明显增高。

多数胰腺癌患者临床表现缺乏特异性。最初仅表现为上腹部不适、隐痛,易与其他消化系统疾病混淆。当患者出现腰背部疼痛时,多为肿瘤侵犯腹膜后神经丛,为晚期表现。80%~90% 胰腺癌患者在疾病初期即有消瘦、体重减轻。胰腺癌患者常出现消化不良、呕吐、腹泻等症状。胰头癌的症状主要包括中上腹部饱胀不适、隐痛、钝痛、胀痛;恶心、食欲不振或饮食习惯改变;体重减轻;黄疸,皮肤瘙痒、小便色黄、大便色淡甚至呈白陶土样;排便习惯改变、脂肪泻;胰腺炎发作;糖尿病症状;消化道出血;贫血、发热;血栓性静脉炎或动静脉血栓形成;小关节红、肿、热、痛,关节周围皮下脂肪坏死;原因不明的睾丸疼痛等。部分胰腺癌患者可表现焦虑、急躁、抑郁、个性改变等精神症状,可能与顽固性腹痛、失眠有关,但早期出现精神障碍者少见。胰腺肿瘤导致精神障碍于胰岛 β 细胞瘤较多见,而胰腺癌出现的较少。

《胰腺癌诊治指南(2014)》指出,老年、低体重指数、无糖尿病家族史的患者,新发Ⅱ型糖尿病时应注意随访并警惕胰腺癌的可能。肿瘤标记物联合检测并与影像学检查结果相结合,可提高阳性率,有助于胰腺癌的诊断和鉴别诊断。CA19–9 诊断胰腺癌的敏感性为 79%~81%,特异性为 82%~90%,联合应用 CEA、CA50 及 CA242 等,有助于提高诊断的敏感性及特异性。胰腺癌初步筛查首选 B 超检查,具有无创,操作简单,价格便宜的优点,但受胃、肠腔气体及内容物的影响,早期病灶检出率较低,且受操作医生经验影响较大。而 CT及 MRI 检查则可以发现 1cm 的病灶,对胰腺癌的确诊率可达 90% 以上,配合多层扫描,三维血管成像,血管灌注显像技术,可以详细评估肿块大小、部位,局部淋巴结浸润,周围血管侵犯,远处脏器转移情况,还可鉴别胰腺炎性肿块和其他胰腺良性病变。CT 引导下细针穿刺活检可以取得肿瘤的病理学证据。有研究发现,外泌体还与胰腺癌侵袭转移密切相关,将来外泌体或许可以作为一种重要的非侵入性诊断和筛查工具,用于胰腺癌的早期诊断和早期癌生物学研究。

目前胰腺癌根本的治疗原则仍以外科手术治疗为主结合放化疗等综合治疗。

三、经验总结

本例患者以阵发性腹痛、情绪易激惹为首发主要临床表现,起初发作时有诱因,发作过程中有明显的情绪改变,并有大喊大叫、骂人等,有吸引他人注意、寻求关注、因病获益倾向,尤其要女护士抚摸后好转，极易误诊为"癔病"（目前规范诊断名称为"分离/转换障碍"）。此外，患者腹痛为阵发性，每次发作症状很相似，缓解期无明显不适，易与腹型癫痫相混淆。但入院后行为观察发现患者为男性，且45岁首次发病，发作时表情痛苦、脸色苍白、冒汗等，非癔症患者常见临床表现，癔症患者发作性腹痛可伴出汗，但多数脸色潮红。患者发作过程意识清楚，记忆完整，既往无癫痫病史，脑电图正常，可初步排除癫痫。正因此，尽管在一个月前腹部B超提示正常的情况下，精神科医生仍不放心，而再次进行腹部B超及CT检查，最终确诊。

专家点评

医生诊断"癔病""转换障碍"均需谨慎，很多脑和躯体疾病的患者可出现"癔病样发作"。一旦误诊，治疗原则会出现根本性错误，后果很严重。

参考文献

［1］陈灏珠,林果为. 实用内科学. 第13版. 北京：人民卫生出版社,2009.

［2］Hermann P C, Sancho P, Cañamero M, et al. Nicotine promotes initiation and progression of KRAS-induced pancreatic cancer via Gata6-dependent dedifferentiation of acinar cells in mice. Gastroenterology, 2014, 147（5）: 1119-1133.

［3］Ponnusamy M P, Batra S K. Insights into the role of nicotine in pancreatic stem cell activation and acinar dedifferentiation. Gastroenterology, 2014, 147（5）: 962-965.

［4］钱家鸣,杨立新. 胰腺癌的临床表现. 胃肠病学, 2004, 9（2）: 105-107.

［5］杨尹默,刘子文,赵玉沛等. 胰腺癌诊治指南（2014）. 中华外科杂志, 2014, 13（12）: 1011-1017.

［6］胡晓萍,高海华. 探索医学影像胰腺癌诊断中的应用. 中国社区医师：医学专业, 2013, 15（4）: 286.

［7］Costasilva B, Aiello N M, Ocean A J, et al. Pancreatic cancer exosomes initiate pre-metastatic niche formation in the liver. Nat Cell Biol, 2015, 17（6）: 816-826.

［8］Alderton G K. Diagnosis: Fishing for exosomes. NatRev Cancer, 2015, 15（8）: 453.

［9］Hingorani S R. Intercepting Cancer Communiques: Exosomes as Heralds of Malignancy. Cancer Cell, 2015, 28（2）: 151-153.

［10］项金峰,施思,梁丁孔等. 2015年胰腺癌研究及诊疗前沿进展. 中国癌症杂志, 2016, 26（4）: 281-289.

84. 神秘的夜行者——甲状腺功能亢进症伴发睡行症

作　者：温健
关键词：甲状腺功能亢进症，睡行症

一、病例资料

患者男性，26岁。因"易紧张、梦多、夜间游走1月余"于2014年8月17日首次入住心理科。患者本人及战友介绍病史。

现病史：2014年7月初，患者参加高强度演练，停止训练时突然感到心跳加速，呼吸困难，似乎看见一个"无头的女人"，当时所见一闪而过，再回头时已经看不见了。晚上梦多，经常梦见自己经过一些无头的尸体旁，当时感到害怕，想跑开但跑得不快。一个月来梦见的场景几乎都一样，患者对自己梦见的场景感到惊慌。战友发现患者有时夜间自行起床走出屋外，绕着营房转一圈，然后再自行回床上睡觉。醒来后患者对当时的情况完全不知道，事后才从战友那里得知自己的情况。白天感到精力不足，有时紧张、呼吸困难，但无发热、咳嗽、胸痛等。曾在外院诊断"睡眠障碍"，予"阿普唑仑片"治疗，服药约3周，疗效不好。为进一步求治，患者要求到心理科治疗，门诊拟诊"睡行症"收住院。此次发病以来，饮食、二便正常，睡眠欠佳，体重下降十几斤。无高热、昏迷、抽搐、呕吐等。

既往史、个人史、家族史无特殊。

体格检查：体温36.5℃、脉搏90次/分、呼吸20次/分、血压120/60mmHg、身高166厘米、体重54千克。双眼球轻度向前突出，双侧甲状腺Ⅰ度肿大，未触及结节，无压痛。心、肺、腹未见异常。四肢肌力、肌张力正常，生理反射存在，病理反射未引出。

精神状况检查：神清，定向准，接触交谈主动合作，问之能答，问答切题。思维逻辑清晰、合理。否认有幻觉、妄想。有躯体不适感，觉得呼吸不畅，难以深吸气，需要弯腰才能吸气。情绪轻度焦虑，有时感到阵发性心悸，对自己的夜梦多、梦游感到不解，为此紧张不安。自知力大部分存在，愿意接受治疗。

辅助检查：血常规、乙肝病毒六项、人免疫缺陷病毒抗体、梅毒螺旋体特异抗体、快速血浆反应试验、丙型肝炎抗体、甲胎蛋白定量、癌胚抗原定量测定无异常，游离三碘甲状腺原氨酸24.92pmol/L↑（正常参考值2.63~5.7pmol/L），游离甲状腺素38.26pmol/L↑（正常参考值 9.01~19.05pmol/L)，超敏促甲状腺激素 0.01uIU/ml↓（正常参考值 0.35~4.94uIU/ml)。B 超示：弥漫性甲状腺肿；甲状腺血供较丰富。X 光片示：两肺、心、膈未见异常。脊柱轻度侧弯。腹部 B 超示：肝内胆管管壁稍增厚、回声增强，肝吸虫感染待排；胆囊、脾脏、胰腺、双肾二维及彩色多普勒未见异常；双侧输尿管上段未见扩张。心脏彩超示：心脏各房室大小未见异常；左室收缩功能正常范围；彩色血流示未见异常。

入院诊断：睡眠障碍：睡行症？甲状腺功能亢进症？脊柱轻度侧弯。

诊疗过程：发现有甲状腺功能亢进体征后，请内分泌科会诊，补充检查促甲状腺素受体抗体定性阴性，抗人甲状腺球蛋白抗体、抗甲状腺过氧化物酶抗体、促甲状腺素受体抗体定量、促肾上腺皮质激素、雌二醇、人促黄体生成素、人促卵泡生成素、睾酮、泌乳素、孕酮、血浆皮质醇、卧位醛固酮、生长激素、甲状旁腺激素均无异常。胸部 CT 平扫未见异常。

明确诊断甲状腺功能亢进后转内分泌科治疗。予低碘饮食，甲巯咪唑片 20mg 口服 2 次 / 日抗甲状腺功能亢进、银杏叶滴丸 315mg 口服 3 次 / 日改善心脏功能，阿普唑仑 0.4mg/ 晚口服改善睡眠。治疗 13 天后复查肝功能提示丙氨酸转移酶 416U/L↑（正常参考值 7~40U/L)、天冬氨酸氨基转移酶 186U/L↑（正常参考值 13~40U/L)，减少甲巯咪唑片剂量为 10mg/ 日，同时予护肝治疗，待肝功能恢复正常后再将甲巯咪唑片剂量增加为 15mg/ 日。治疗期间患者焦虑情绪明显，请心理科会诊后予认知治疗。共住院 40 天后出院，出院时甲状腺功能恢复正常，焦虑情绪明显缓解，心悸明显好转，活动后偶感胸闷、呼吸不畅，夜间睡眠好。住院期间未出现夜行现象。

最后诊断：甲状腺功能亢进症；睡行症；脊柱轻度侧弯。

随访：出院后患者坚持服甲巯咪唑片 10~15mg/ 日，随访半年，食欲睡眠好，无不适主诉，工作、生活正常。未再出现梦游现象。

二、讨论

睡行症（sleep walking disorder）是一种睡眠障碍，过去习惯称为梦游症，多发于儿童，成人较为少见。指一种在睡眠过程中尚未清醒时起床在室内或户外行走，或做一些简单活动的睡眠和清醒的混合状态。睡行症不是发生在梦中，而是发生在睡眠的第 3~4 期深睡阶段，属非快速眼动期睡眠行为异常，此阶段集中于前半夜，故睡行症通常发生在入睡后的前 2~3 小时。目前病因不明，主要与心理社会、睡眠过深、遗传、发育等因素有关。主要表现为：①反复发作的睡眠中起床行走。发作时，睡行者表情茫然、目光呆滞，对别人的招呼或干涉行为相对缺乏反应，要使患者清醒相当困难；②发作后自动回到床上继续睡觉或躺在地上继续睡觉；③尽管在发作后的苏醒期，可有短暂意识和定向障碍，但几分钟后，即可恢复常态，不论是即刻苏醒或次晨醒来均完全遗忘。治疗一般选择地西泮类或中枢兴奋药，一般疗效不理想，儿童可随年龄成长而自行消失，成年人则可能伴有神经精神疾病而必须针对原发疾病进行治疗。

甲状腺功能亢进症（thyrotoxicosis）是指血循环中甲状腺激素过多，引起以神经、循环、消化等系统兴奋性增高和代谢亢进为主要表现的一组临床综合征。临床表现并不限于甲状腺，而是一种多系统的综合征，包括：高代谢症候群，弥漫性甲状腺肿，眼征，皮损和甲状腺肢端病。主要表现为：①肌肉骨骼系统：70%的甲状腺功能亢进患者会出现不同程度的肌肉萎缩。②精神、神经系统出现异常：患者出现神经过敏、多言多动、烦躁、紧张多虑、不安失眠、思想不集中、记忆力减退等，偶尔患者还会出现幻觉或寡言抑郁、神情淡漠。③高代谢症侯群：常感觉到疲乏无力、易饿、多食而消瘦，经常怕热多汗，皮肤温暖潮湿，可伴有低热，危象时可以出现高热。④眼部症状：眼球突出、眼睑迟落、眼睑退缩等。⑤消化系统：吃得多反而消瘦明显。⑥生殖系统：女性患者常常出现月经减少直至闭经，男性会出现阳痿，还有极少部分男性患者出现乳房发育。⑦甲状腺肿大：多呈对称性、弥漫性肿大。⑧心血管系统：患者会有胸闷、心悸、气短、心率增快。

　　该案例患者有心悸、体重下降、双眼球轻度向前突出、双侧甲状腺Ⅰ度肿大的症状和体征，且游离三碘甲状腺原氨酸、游离甲状腺素增高，但超敏促甲状腺激素降低，符合甲状腺功能亢进症诊断。此外，患者晚上睡眠梦多，睡眠中自行起床行走，能自行返回床上再次睡觉，第二天对自己的夜行情况不能回忆。上述症状虽然有睡行症样临床表现，但睡行症是非器质性睡眠–觉醒节律障碍，根据ICD–10诊断标准，诊断睡行症须排除器质性精神障碍或躯体障碍。

　　有关甲状腺功能亢进和睡行症之间的关系研究目前还不多。多数学者认为，甲状腺功能亢进症患者发生睡眠障碍与外周血甲状腺素（SH）水平关系密切，甲状腺功能亢进可以导致多种睡眠障碍。甲状腺功能亢进时患者快速眼动睡眠期时程延长，可以伴发梦游。人体促甲状腺激素（TSH）分泌具有调节睡眠、觉醒节律等作用，甲状腺功能亢进的患者TSH分泌可能减少，血浆促肾上腺皮质激素释放激素（CRH）、促肾上腺皮质激素（ACTH）和肾上腺皮质激素浓度可能升高，中枢神经系统过度兴奋和机体代谢亢进可能导致5-羟色胺（5-HT）、肾上腺素（NE）分泌异常，并与睡眠障碍相关。本案例虽然诊断有睡行症，但不能排除甲状腺功能亢进导致的睡行症样表现。

三、经验总结

　　典型的甲状腺功能亢进症临床诊断并不难，但有些患者病初期常以某一系统症状为突出表现，容易导致误诊或漏诊。本案例有几点需要引起重视。

　　第一，要重视探讨主诉背后的可能病因。本案例的主诉是睡眠问题，但患者起病前具有一定的应激因素，参加了高强度的演练，晚上睡眠梦多，夜间行走，能自行返回床，第二天对自己的夜行情况不能回忆。上述症状类似睡行症，所以入院前外院曾考虑"睡眠障碍"，给予"阿普唑仑片"治疗，心理科门诊也考虑"睡行症"。但事实上睡眠障碍可能只是一个表面的症状，甲状腺功能亢进如果得不到改善，那么单纯用药物改善睡眠是治标不治本。睡眠障碍有时可能是甲状腺功能亢进的早期临床表现，对于失眠患者，特别是伴激惹、焦虑、紧张、抑郁者应常规检测甲状腺功能。

　　第二，要重视临床症状不典型的甲状腺功能亢进。入院后临床医生对患者的心悸、失眠、焦虑等仍考虑为精神症状，常规给予改善睡眠、焦虑药物治疗。直至甲状腺功能、甲状腺B超提示有甲状腺功能亢进后，才回过头来重新审视患者的躯体疾病，发现体重下降、甲状腺Ⅰ度肿大、心悸等均符合甲状腺功能亢进的临床表现。但这些症状在初诊时并没有被认为是甲状腺功能亢进的表现,而是考虑为"功能性"精神症状。由此提示精神科大夫临床思路要全面,要重视躯体疾病的症状和体征,以免误诊。

第三,要坚持专科专治。发现甲状腺功能亢进后及时请内分泌科会诊并转科治疗,经系统抗甲状腺治疗,甲状腺功能逐渐恢复正常,精神症状逐渐好转,40 天后基本恢复正常,住院期间没有发现睡行症样表现。提示遇到类似患者,要坚持对因治疗、专科专治的原则。

第四,要做到安全至上。患者有夜间游走的现象,要注意夜间安全巡视,防止外走或其他意外。巡视和检查过程中,动作要轻柔,减少对患者的声音刺激。此外,患者对自己的疾病缺乏心理准备,要积极向患者解释甲状腺功能亢进症及睡行症的病因、临床表现和防治措施。要加强心理护理,鼓励患者以积极的心态面对疾病。

专家点评

对于睡眠障碍的患者,当出现失眠、中途易醒、梦多现象时,特别是伴易激惹、焦虑、紧张、抑郁情绪时,建议医生深入了解病史特征,关注高代谢症状和体征,常规做好甲状腺功能检测。

参考文献

[1] 郝伟. 精神病学. 第 7 版. 北京:人民卫生出版社,2015.

[2] 沈渔邨. 精神病学. 第五版. 北京:人民卫生出版社,2009.

[3] 陆再英. 内科学. 第 7 版. 北京:人民卫生出版社,2008.

[4] 范肖冬,汪向东,于欣等. ICD-10 精神与行为障碍分类. 北京:人民卫生出版社,1993.

[5] 张霄,杜怡峰. 甲状腺功能亢进症的神经系统并发症. 临床神经病学杂志,2016,29(4):313-315.

[6] 谌剑飞. 甲亢症睡眠障碍与甲状腺激素水平的关系. 放射免疫学杂志,2010,23(6):626-627.

[7] 朱祖福,彭岚,王庆广等. 以失眠为主要表现的甲状腺功能亢进症 30 例分析. 现代中西医结合杂志,2011,20(33):4220-4221.

85. 偷窃的快感——病理性偷窃

作　者：阳睿　马宏丽
关键词：偷窃，冲动，习惯与冲动控制障碍

一、病例资料

患者女性，17岁，未婚，学生。因"反复偷窃4年"于2016年4月21日入心理科病房。患者本人及姐姐介绍病史，病史可靠，欠详。

现病史：患者首次偷窃发生于2012年3月份某天，偷拿了好朋友发卡，随后藏在自己的书桌抽屉里。此后几天患者感觉刺激又紧张，担心被发现后，同学会以异样眼光看待自己，将自己当作"小偷"防着、远离自己而感觉愧疚不已。结果还是被发现了，患者当时非常尴尬，但同时伴有莫名的兴奋感。所幸好朋友没有声张，并原谅了自己。此后，患者渐渐地又开始偷其他同学的小物品，比如饰品、文具、钱、饭卡等，被偷的东西多被丢弃或赠送他人，也有被偷偷放回去。每次偷东西时注意力高度集中，感到看周围人变得"模糊不清"，心里有种强烈去拿别人东西的冲动，强行控制就会感到焦虑、烦躁不安，偷取东西时有种兴奋、获得满足感的体验。刚开始每半年发作1~2次，近2年上述发作逐渐频繁，平均每月发作1次，之后沉浸在偷东西时那种紧张、刺激、满足的快感之中。班级同学已将患者视为惯偷，每次被同学及老师发现、批评教育后，患者都对自己行为感到后悔、愧疚，并保证痛改前非，但事后不久无法自控，重拾偷窃。

既往史、家族史无特殊。

个人史：出生及生长发育史无特殊。自小由外祖父母带大，7岁才回到父母身边，与父母、姐妹情感疏离。读书勤奋，成绩名列前茅，尊敬师长，友爱同学。否认烟酒、毒品等嗜好。

体格检查：体温37.1℃，脉搏78次/分，呼吸20次/分，血压90/60mmHg，体重37kg，身高152cm。心、肺、腹未见异常。四肢肌力、肌张力正常，生理反射存在，病理反射未引出。

精神状况检查：神清，定向准，接触交谈主动、合作，问答切题。否认有幻觉妄想。粗测记忆、智力正常。患者承认自己有偷窃行为，自诉偷窃前无计划及预谋，偷窃对象无选择性。自诉偷窃前感到紧张，烦躁不安，偷窃时感到很兴奋，偷窃成功瞬间感到很满足，但过后担心被同学们发现，对自己的行为感到后悔、内疚。每次下定决心不再偷东西，但仍控制不了自己偷窃的冲动。继发焦虑抑郁情绪，以焦虑为主。否认消极、自杀行为。有反复洗手等行为，自知力存在。

辅助检查：三大常规、肝肾功能、电解质、血脂、甲状腺功能、免疫全项、性激素九项无异常；催乳素：59.64ng/ml；胸部拍片、腹部 B 超、脑电图、心电图、头部 CT 未见异常。

入院诊断：病理性偷窃。

入院后由于患者及家属不同意用药，而未给予抗焦虑抗抑郁等药物治疗，予心理疏导及健康教育为主。因为不想耽搁课程，住院 4 天出院。

出院后，患者在家人的陪同下如约定期门诊心理咨询。在心理治疗过程中，患者自述自幼在外婆家长大，懂事后回到了父母身边读书。与家中父母、姐妹关系不好，感情不深。认为父母偏爱姐姐妹妹，无论跟姐姐还是跟妹妹发生矛盾、争执，父母亲总是批评自己，不能像姐姐、妹妹那样对父母表达自己的想法和需求；感觉在父母眼中，自己是姐妹中各方面"最差劲"的一个，得不到父母认可。后来发现学习成绩好，会得到父母另眼相看，故而努力学习，刻意压抑自己的情绪，成为老师和家长眼中品学兼优的好学生。但是，患者感觉一直不痛快，在父母面前顾忌很多，不能随性，不习惯也非常反感父母亲的教养方式。自诉和父母、姐妹相处时，压力感代替了亲密感。交谈中情感反应与所说内容协调一致。

当谈及最近 4 年的反复偷窃行为时，在与患者讨论分析中发现："偷窃对象无选择性"其实在始发时是有"选择性"的。起初，偷窃对象多以好友为主，好友身上都有该患者"遥不可及"的特征，比如开心快乐、人缘好等；接着，多以厌恶人群为主，都要爱欺负人、自以为是等特征；最后才慢慢发展为偷窃对象无选择性。偷窃频次会随着患者的心情有所起伏，越感压力大、心情差时，偷窃欲望越强。一旦偷到手之后立感放松愉快，觉得那种兴奋与满足是自己所需要的，所以控制不住的一次次去偷窃。

通过与患者协商，制定了心理治疗方案的两大内容。行为上：表达情绪，缓解压力，提高自控力。在指导患者管理情绪、识别压力的基础上，让患者认识到其他可以获得愉悦感的正确方法，同时选择简单易行的橡圈厌恶疗法，主要通过拉弹早先固定在手腕上的橡圈，作为厌恶刺激，当患者出现偷窃冲动想法时，尽力拉弹橡圈，使手腕产生疼痛感，以此抑制偷窃冲动。建议患者每日坚持记录治疗日志。反复看一些法制宣传片，在心理上产生威慑力量，使患者对偷窃行为产生厌恶感，甚至恐惧感，促使其偷窃想法逐渐消失；认知上，从取悦别人为目的的学习转换为实现自己价值的内在自主行为。借助心理测评，全面认识自己，接纳自己。

考虑到患者心理成因与家庭有关，征得患者同意后，在后期心理治疗中，主要采用家庭系统治疗，建立防偷行为的家庭监控体系。主要以情感弥补代替指责批评，让患者从以往感觉情感剥夺中走出来，形成新的家庭支持系统。

随访：半年后随访患者母亲，诉患者情绪稳定，已不再偷窃，学习、生活均正常。

二、讨论

病理性偷窃是一类具有要进行偷窃行为的强烈欲望，并付诸实施的精神障碍。19 世纪初，西方精神病学专家开始关注这种病症，Equirol 于 1838 年首次报道和描述了一种难以克制的偷窃冲动和行为，并首次将其命名为"偷窃癖"，之后临床上习惯上称之为病理性偷窃。其典型症状是有重复的冲动去窃取不需要的或者没有价值的物品。部分患者对此错误行为有认识，也会产生罪恶与羞耻感，但很少会对别人说；部分患者为了抑制冲动行为，避免去一些可能让其行窃的地方，后来甚至完全不逛街，导致社交孤立。

过去有研究发现偷窃癖大多从儿童时期或青少年时期开始,与其生活经历密切相关,女性明显多于男性。对于病理性偷窃的病因、发病机制,目前尚无定论,从生理病理学研究上有报告指出,病理性偷窃可能与5-羟色胺低下或失调有关,大脑萎缩或是精神发育迟缓可产生病理性偷窃;精神分析学派认为与儿童早期经验有关,是一种力多比的替代物;从精神病学的观点看,病理性偷窃是一种特殊的变态心理行为,其特征多表现为不能控制的、反复出现的偷窃冲动,患者达到一定紧张度时,自控能力下降而去作案,以满足变态心理的需要。多数患者都有一定的人格缺陷,如比较要强、好胜,心胸狭窄而自私。很多现实病例研究发现此类行为与家庭教育方式、所遭受经历等有一定关系。

ICD-10对病理性偷窃的特征描述为:反复无法克制的偷窃冲动,偷窃既不是为了个人使用或获取钱财,而是将这些物品丢弃、送人或收获。其诊断要点:①行窃前顷刻紧张加重;②行窃时和行窃后有满足感;③偷窃是单独进行,没有同伙;④间歇期有可能出现焦虑、沮丧及内疚,但并不会阻止他重复这类行为。其诊断前需与以下病症相鉴别:①脑外伤、帕金森等器质性脑病所致的人格障碍、行为障碍和其他种类的智能损害,可通过检查及询问病史予以鉴别。②慢性精神分裂症伴发的偷窃行为,两者可通过精神分裂症的典型症状加以鉴别。③抑郁性障碍伴发偷窃,两者偷窃行为持续时间不同,通过病史可予鉴别;④与普通偷窃惯犯鉴别,可通过动机、目的、作案计划等方面来加以鉴别。病理性偷窃患者合并情感障碍、焦虑障碍、进食障碍、人格障碍及物质滥用的机会较多,近20年来国内外文献报道过这样的共病。该病的诊断需要通过详细询问、全面分析,依据临床表现,排除其他障碍才能确诊。

治疗及预后:病理性偷窃患者的偷窃行为逐渐产生,持续进展,病程迁延,矫治较困难,自动复原的机会与长期预后并不清楚。目前对于病理性偷窃尚无有效的治疗方法,一般提倡心理治疗、意向转移疗法和加强管理,以及联合药物治疗。心理治疗方面可采用认知心理治疗和行为治疗,包括系统脱敏、厌恶疗法等。厌恶疗法是目前治疗病理性偷窃使用较多,疗效较为显著一种治疗方式。其一般原理是依据回避学习原理,把求助者需要戒除的目标行为(不良行为)与某种令人厌恶的刺激相结合,建立一种厌恶性条件反射,以对抗原有不良行为,进而减少或消除这种行为。除橡皮圈弹击外,电击、令人产生厌恶体验的药物、狂笑、噪音等也被应用于厌恶治疗。药物治疗方面临床上多选用抗抑郁药物治疗,如应用氯米帕明、西酞普兰、氟西汀等抗抑郁剂治疗。加强对相关法律知识进行普及,重申此行为的不合法性及行为的严重后果。

三、经验总结

本例患者主要表现为不可控制的反复偷窃,并伴有紧张感、兴奋、快感等情感体验,偷窃的目的不是获取经济利益和使用目的,所偷取的物品多数丢弃或是送人;病史及入院各项检查均未发现器质性疾病存在,患者精神状态基本正常,未发现明显的精神病性症状及情感症状,患者的偷窃行为持续数年之久,故各项临床要点符合ICD-10中习惯与冲动控制障碍——病理性偷窃的诊断标准。

对于精神科医生来说疾病诊断并不困难,但临床上很少能接触到此类患者。

其原因一方面在于几乎很少人认识到偷窃也可能是一种病。大多数人认为偷窃行为是一种品行不良或是犯罪行为;是思想道德败坏的体现,只要加强思想道德教育及严厉管制就可以纠正,触犯法律法规就送至少管所或是公安机关进行处罚及教育。没有意识到这是精神心理问题。另一方面,病理性偷窃患者及其家属同时也羞于被外人知道该行为,故临床医疗工作中较为少见。而该类病患就诊的原因,多是因为法院转介或治疗其他疾病时发现。目前对此类疾病研究较少,多以心理治疗的个案报道的形式出现,对于其流行病学、发病机制等研究不多。这可能与人们对该类疾病了解太少和偷窃行为所产生的后果是社会规范不容的等因素有关。

> **专家点评**
>
> 　　病理性偷窃是一种精神心理问题,不是简单的思想教育工作就能解决问题的,还需要精神科医生提供专业帮助,让患者尽快恢复正常的心理状态和生活,减少社会犯罪事件的发生。

参考文献

[1] 杨雅婕,童辉杰. 冲动控制障碍分类及诊断研究概述. 精神病学杂志,2007,20(6):414-416.
[2] 龚传鹏,向东方. 西酞普兰治疗冲动控制障碍临床分析. 临床精神医学杂志,2004,14(6):370.
[3] 关恒永,郭兰婷. 反社会型人格障碍伴偷窃癖1例报告. 四川精神卫生杂志,1994,(1):113.
[4] 曹威,刘小林. 病理性偷窃合并睡行症一例. 中华精神科杂志,2005,38(3):141.

86. 赶不走的"虫子"——寄生虫妄想症

作　者:赵立琼
关键词:瘙痒,寄生虫,人工皮炎,寄生虫妄想症

一、病例资料

　　患者男性,52岁,离婚,务工人员。因"皮肤瘙痒、虫爬感3年余"于2012年9月2日首次住皮肤科病房。患者自述病史。

现病史：患者于 2009 年下半年出现双下肢皮肤瘙痒，多次在当地县医院皮肤科就诊，考虑"皮肤瘙痒症"，予西替利嗪 10mg/ 日口服及皮炎平软膏外用，效果欠佳，患者仍觉奇痒无比，抓挠致下肢皮肤破溃。一个月后患者感觉周身虫爬感，不断拍打全身，想把"虫子"打死，并反复打扫房屋卫生，用沐浴露、洗洁精等清洗全身，甚至使用碘伏消毒，但"虫子"赶走一批又来一批。自述有米粒大小的无数个白色"虫子"在体内蠕动，向肛门处移动，部分"虫子"通过大便排出来。认为县医院医疗技术有限，要到省城乃至外省多家医院皮肤科及皮肤病防治机构就诊，并将抠下的皮屑当成"虫子"收集起来（图 32）。

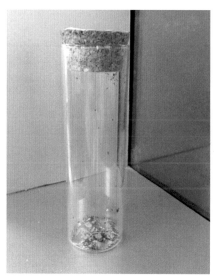
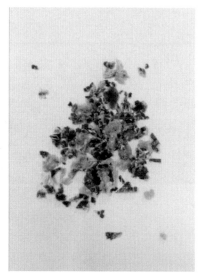

图 32　收集的皮屑

　　患者将"虫子"送至不同医院进行医学检查，结果是镜下均"未见螨虫、疥螨、虱、蚤类等寄生虫"，血囊虫试验（－）。但患者仍坚信有"虫子"在皮下爬行。在患者强烈要求下，曾在外院多家门诊反复手术"取虫"。有时患者用缝衣针将"虫子刺死"，甚至使用铁丝、小刀、剪刀刺破皮肤自取"虫子"，但觉得"虫子"繁殖力太强，无法驱赶尽。患者为彻底驱赶"虫"到某院就诊，门诊诊断"人工皮炎"收住入皮肤科。发病以来睡眠差，二便正常，否认高热、抽搐史。

　　既往史无特殊。

　　个人史及婚育史：高中文化，孤僻，内向。10 年前在异地打工。抽烟 20 年，20 支 / 日。曾经使用 K 粉 3 次，近 5 年未使用过，否认其他毒品使用史。育有一子一女，均已成家。4 年前因夫妻感情不和离异，目前独居。

　　家族史无特殊。

　　体格检查：体温 36.6℃，脉搏 70 次 / 分，呼吸 20 次 / 分，血压 120/80mmHg。神清，定向可。心、肺、腹未见异常。神经系统检查未见异常。皮肤科检查：面部、颈部、躯干部少量抓痕，无原发皮损。右上肢有刺青。四肢、腹股沟、阴囊等皮肤局部缺损，有溃疡、浸渍、血痂和色素沉着，边界不清，右下肢严重（图 33、图 34 和图 35）。

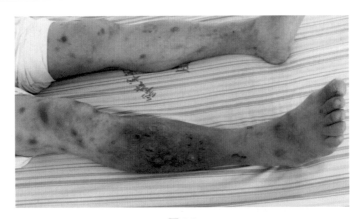

图 33

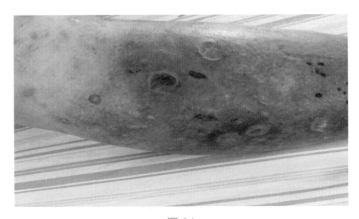

图 34

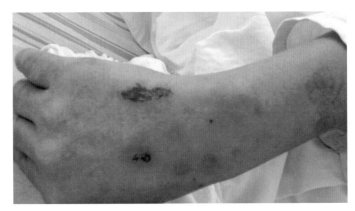

图 35

辅助检查：三大常规、粪便集卵、血生化、术前免疫八项检查、甲状腺功能、胸部正侧位片、脑电图、脑电地形图、腹部 B 超、心脏彩超、心电图、头颅 MRI 无明显异常。皮屑及皮肤组织病理镜检未见寄生虫及虫卵。尿液吗啡、甲基安非他明、氯胺酮检查均阴性。

入院诊断：人工皮炎。

入院后患者接受皮肤科治疗 6 天，仍觉效果差，感到周身瘙痒，坚信体内有"虫子"

蠕动,要求手术取虫,解释无效。皮肤科考虑"精神异常:精神性皮肤病?"请精神科会诊。

精神科专科检查:意识清晰,定向准确,对会诊医生抵触,声称没有精神病,后耐心沟通,取得其信任。接触主动,感到紧张,急切地跟医生陈述病情经过。说自己曾经使用K粉3次,被前妻痛骂,后未再使用。五年前外出打工期间有过"招妓"史,妻子知情后嫌弃其"很脏很恶心",一年后与其离异。之后渐觉周身皮肤瘙痒,感觉全身有虫爬感。患者绘声绘色描述虫子在皮下"钻来钻去",给医生看局部皮肤,说虫子在皮下鼓起来了,但实际上是局部静脉曲张。诉安静时可听到虫子在体内"沙沙沙"或"咕咚咕咚"爬行的声音。将自己收集到的"虫子"给医生看,但实际上是抠下来的皮肤组织及血痂,但坚称是被自己"刺死的虫子"。未查及幻听、幻视,否认被害妄想、夸大妄想。记忆、智力正常。情绪不稳定,焦虑,会诊时坐不住,不停拍打、抖动身体,说要赶跑"虫子"。有罪恶感,认为"虫子"是对自己"出轨"的惩罚。自觉孤独,否认消极自杀。拒绝转入精神科治疗,但承认自己需要改善睡眠、调整情绪。

会诊诊断:寄生虫妄想症;人工皮炎。

征求患者监护人同意,皮肤科、精神科共同拟定治疗方案。一是心理治疗。首先建立良好的医患关系,让患者对医师充分信任,配合治疗方案的顺利进行。其次是通情同感,医师站在患者的角度,理解并认同患者体内"虫子的真实存在",对患者由此而产生的困扰感同身受。再就是引导暗示,强化其认同抗炎治疗的重要性。二是药物治疗。在患者同意接受药物治疗后,选用莫匹罗星软膏、红霉素软膏抗炎,选用阿普唑仑0.8mg/晚、氢溴酸西酞普兰20mg/日改善抑郁焦虑情绪、奥氮平10mg/日改善其病态思维。三是加强社会支持。强调亲人关爱的重要性,特意安排患者子女及孙子到医院探望、陪护,让患者感受家庭的关爱与支持。住院治疗22天,继发性皮损皮炎愈合好,瘙痒基本缓解,虫爬感减轻,不再要求手术"取虫"。

最后诊断:寄生虫妄想症;人工皮炎。

随访:出院后第二个月电话随访,患者跟儿子生活,遵医嘱服药,仍有瘙痒、虫爬感,但未再抓挠、刺破皮肤。半年后随访,患者外出打工,虫爬感缓解。出院一年半后患者瘙痒、虫爬感消失。出院二年后认为虫子已彻底杀灭,自行停药。

二、讨论

寄生虫妄想症于1894年由Thibierge首次提出,当时名为"恐虫症"(acarophobia)。1946年由Wilson JW及Miller HE报道并给予将其命名,是一种症状单一,过分担心自己健康的慢性精神病性障碍,是一种罕见的精神性疾病。尽管本病属于精神障碍,但患者通常寻求皮肤科、牙科、眼科甚至整形外科、寄生虫病研究所类机构的帮助,拒绝精神科就诊。

寄生虫妄想症与多种因素有关。一是年龄与性别。此病呈现双峰的年龄分布特点,在青年及老年患者均可出现,但中年女性多于男性。二是遗传因素。本病有一定的家族聚集性,家庭成员常常共病。Trabert对感应性寄生虫妄想症的案例报告进行了综述,发现5%~15%患者与感应性精神病有关。三是人格素质。精神紧张、敏感多疑、主观固执的性格特征与寄生虫妄想症有关。四是继发于某些器质性疾病。寄生虫病妄想发病年龄较晚且常伴有神经系统病变和体征,因此,有观点认为,寄生虫病妄想与脑器质性损害、药物滥用等因素有关,如颈内动脉严重狭窄、陈旧性腔隙性脑梗死等。

寄生虫妄想症临床表现包括以下几方面。①起病形式。通常隐袭起病,持续时间超过6个月或更久,多慢性发展。②皮肤损害。有的患者自行挖取小块皮肤、皮屑或毛发送检,身上往往留有挖取"寄生虫后"的割伤痕迹。③合并精神障碍。患者多焦虑不安,注意力难以转移,患者不停地详细描述"寄生虫"形态和生活史。寄生虫妄想症的核心症状是寄生虫或生物体浸染妄想,首发症状常常表现为寄生虫爬行或疼痛感,患者常到皮肤科就诊,严重时患者认为虫子侵犯了眼睛、鼻子、口腔,并会尝试用多种方法消灭寄生虫,如不停地洗澡、化学药品消毒,并且不断地求医;患者也可能不断搔抓皮肤,企图挖出臆想的寄生虫,多导致正常皮肤出现表皮剥脱、结节及溃疡,由于惯用手的影响,皮肤症状多不对称。有些患者用瓶瓶罐罐或纸张收集各种各样的"样品",如一根线头、头发、碎屑、棉绒、皮屑,甚至包括家中发现的虫体,这一行为被称为"火柴盒征"(即患者常用火柴盒带来标本)。患者多仔细记录其症状,并使用这些"标本"以证明导致其疾病的潜在原因。许多患者有幻触体验,并与其妄想一致。幻觉常见的症状有蚁走感,皮肤出现爬行、叮咬或蜇刺感。

寄生虫妄想症经常单独通过病史即可诊断,应符合DSM-5关于妄想障碍躯体型的诊断标准。要做出诊断,以下几点应重点注意。①病史。患者常有妄想倾向,坚信自己皮肤感染寄生虫,反复去医院作不必要的检查,有的患者会从自己皮肤上挑出皮屑送去检查。②体格检查。皮肤表现可以完全正常,也可有表皮剥脱、结节和明显的溃疡。③实验室。对患者提供的皮屑作显微镜检查及局部皮肤活检后可发现无真菌或寄生虫感染。④症状持续1个月以上,但不满足精神分裂症诊断标准。⑤患者的社会功能未受显著影响。⑥妄想不能被躯体疾病,如糖尿病、肾病、动脉硬化症、神经梅毒、脑肿瘤、维生素B_{12}缺乏、肝病、淋巴瘤、酒精中毒性精神病、可卡因成瘾者、类固醇精神病、器质性脑病综合征所解释,也不能被另一精神障碍如偏执性精神病所解释。⑦需与抓痕(皮肤搔抓)障碍相鉴别:该病在DSM-5中被归类为强迫及相关障碍,其核心症状是反复搔抓自己的皮肤导致皮肤病变,最常见的搔抓部位是脸、手臂和手,并反复尝试减少或停止皮肤搔抓。

关于治疗,首先要建立好医患关系。医生应取得患者的信任,对患者进行全面检查,获取详细的病史资料以排除其他皮肤病或其他器质性疾病。医务人员要表现出极大的同情心,耐心认真倾听患者的感受,让患者觉得自己的关注得到了重视。其次心理治疗很重要。重点改善患者对"寄生虫病"的理解与认知,消除恐惧心理。适当的药物治疗也能起到较好的疗效。包括镇静剂和非典型的抗精神病药物,如利哌立酮、利培酮、奥氮平等,以及用于对症处理抗生素、润肤剂等。

三、经验总结

本例患者坚信感染了寄生虫,长期就诊于皮肤科及皮肤病防治机构,存在误诊、漏诊现象。此外,患者的皮肤瘙痒、虫爬感经久不愈,严重影响了患者的情绪和行为。总结经验,教训如下。

第一,患者主诉皮肤瘙痒,抓痕、破损等局部皮肤病变明显,相关实验室检查无其他躯体病变,极易单独考虑皮肤病。

第二,皮肤科临床医师对本病认识不足,缺乏精神性皮肤病的诊断经验。因此,皮肤科临床医师有必要加强相关精神症状的鉴别能力,必要时请精神病科医师会诊,共同制订有效治疗方案,从而使患者最大受益。

第三,门诊医生对本病的临床经验不足,易于被患者的"皮肤病"主诉误导,导致诊断思路狭窄,甚至被患者的主诉"牵着鼻子"走,而予以手术局部取"虫"。

专家点评

因虫爬感反复就诊于皮肤科的患者,镜检、血囊虫试验等客观检查不支持其主诉时,需警惕寄生虫妄想症的可能,建议请精神科医师会诊。

参考文献

[1] CS Czapla, P Tucker. The Interface of Dermatology and Psychiatry. Psychiatric Times, February 20, 2015.

[2] Wilson J W. Delusion of parasitosis (acarophobia). Ama Arch Derm Syphilol, 1952, 66(5): 577–585.

[3] 陈修哲, 马春花. 寄生虫病妄想(一种单一的妄想性障碍). 精神医学杂志, 2007, 20(4): 245–247.

[4] Trabert W. Shared psychotic disorder in delusional parasitosis. Psychopathology, 1999, 32(1): 30–34.

[5] 赵辨. 临床皮肤病学. 第3版. 南京: 江苏科学技术出版社, 2001.

[6] Le L, Gonski PN. Delusional parasitosis m imicking cut aneous infestation in elderly patients. Med J Aust, 2003, 179(4): 209–210.

[7] Al-Imam A M L. A systematic literature review on delusional parasitosis. Journal of Dermatology and Dermatologic Surgery, 2016, 20(1): 5–14.

[8] 吴志华, 樊翌明. 皮肤性病诊断与鉴别诊断. 第1版. 北京: 科学技术文献出版社, 2009.

[9] 张建中主译. 皮肤病治疗学最新循证治疗策略. 第3版. 北京: 人民卫生出版社, 2011.

[10] 李慧忠. 寄生虫病妄想. 国际皮肤性病学杂志, 2002, 28(6): 389–391.

87. 止不住的呕吐——神经性呕吐

作　者：李易　王周然

关键词：神经性呕吐，焦虑，食管裂孔疝

一、病例资料

患者女性，37 岁，因"反复呕吐 12 年"于 2014 年 6 月 1 日入心理科病房。患者丈夫介绍病史。

现病史：患者 2002 年怀孕后出现反复呕吐，呕吐物为胃内容物，呕吐完后能再次进食，无头痛、眩晕、腹痛、腹泻等不适。严重时无法下床，一吃就吐，几乎每天都呕。曾经在某医院考虑"妊娠剧吐"，具体治疗不详。分娩后患者仍呕吐，吃什么吐什么，症状较轻时数天呕一次，严重时一天呕吐数次。患者因呕吐无法正常工作、生活，时刻担心自己呕吐。曾多次到消化内科就诊，行胃镜检查，诊断"慢性胃炎"，经抑酸、护胃治疗效果差。经心理科会诊，考虑"神经性呕吐"，于 2010 年 11 月份至 2013 年 4 月份期间因"反复呕吐"曾 3 次入住心理科病房治疗，诊断"神经性呕吐"，予"盐酸文拉法辛缓释片（150~225mg/ 日）、舒必利片（0.1g/ 次，3 次 / 日）"口服，病情好转出院。后来服用"盐酸文拉法辛缓释片（75mg/ 日）"维持治疗近 1 年，无呕吐，工作生活如常。2014 年 3 月份，患者因备孕而停药，停药 2 天后病情复发，表现为顽固性呕吐，呕吐持续 3 天，呕吐后不能进食进水，否则即呕吐。在当地消化内科住院予常规护胃、止吐、补充能量后即转心理科治疗，诊断"神经性呕吐"，予"舒必利注射液 0.2g/ 日"静脉滴注 3 天后患者停止呕吐，此后予口服"盐酸文拉法辛缓释片（150mg/ 日），舒必利片（0.1g/ 次，3 次 / 日）"病情稳定 5 天后出院。但患者出院 10 天后因再发呕吐又一次住院。2014 年以来已住院 5 次，每次住院期间能控制呕吐症状，但出院后即使坚持服药病情仍复发。最近一次出院为 2014 年 5 月 19 日，当时用药为"盐酸安非他酮缓释片（300mg/ 日）、舒必利片（0.2g/ 次，2 次 / 日）"，病情好转出院，出院后能坚持服药。2014 年 5 月 29 日呕吐症状再发，伴有反胃及胸骨后灼热感。在家呕吐 3 天后难以忍受再次来住院。呕吐发作时食欲差、夜眠差，体重无明显减轻。

既往史：有"慢性胃炎"病史。

个人史：夫妻感情和睦，育有一个 12 岁女孩。患者平素易受暗示，有时看电视见到呕吐画面便呕吐不已。有时主诉不适，不适症状说来就来。依赖性强，在家依恋丈夫，住院依恋主管医生，每次就诊都找自己以前的主管医生。家族史无特殊。

体格检查：体温 36.8℃，脉搏 105 次／分，呼吸 16 次／分，血压 140/88mmHg。神清，急性痛苦面容，心肺未见异常。腹部平软，剑突下轻压痛，无反跳痛及肌紧张，肠鸣音正常。四肢肌力、肌张力正常，生理反射存在，病理反射未引出。

精神状况检查：神清，仪表欠整洁，年貌相符，定向准确。接触主动、合作，问话对答切题。思维条理清晰，逻辑正常，未发现有幻觉、妄想等精神病性症状。情绪焦虑，担心疾病预后，对呕吐有恐惧心理，易受不良暗示，如唾液分泌多一点、闻到异常气味、别人说话大声、电视播放不好的新闻等情况就会加剧呕吐。有抑郁情绪，对疾病康复没有信心，自认为这样下去"生不如死"。无消极自杀行为。自知力存在。

辅助检查：①血常规：白细胞计数 10.92×10^9/L↑（正常参考值 $3.5{\sim}9.5 \times 10^9$/L），中性粒细胞百分比 80.40%↑（正常参考值 40%~75%），血红蛋白 134g/L。②电解质：钾 3.4mmol/L↓（正常参考值 3.5~5.3mmol/L），钠 127mmol/L↓（正常参考值 137~147mmol/L），氯 89mmol/L↓（正常参考值 99~110mmol/L）。③肝肾功能、血脂、甲状腺功能、心电图、颅脑 CT 平扫未见明显异常。既往 4 次胃镜提示"慢性胃炎"。

心理测试：明尼苏达多项人格测验提示"Lie 分大于 1 个标准差，疑病、抑郁、癔症、心理变态因子分大于 2 个标准差"。艾森克个性测验提示"中间性格，情绪不稳定"。SCL-90 项症状清单示"抑郁、其他项目分值中度升高，躯体化、人际关系敏感、强迫状态、敌对、焦虑偏执、精神病性分值轻度升高"。焦虑自评提示"中度焦虑"。抑郁自评提示"重度抑郁"。

入院诊断：神经性呕吐；慢性胃炎；低钠、低氯、低钾血症。

诊疗过程：入院后予舒必利注射液 0.2g/ 日静脉滴注 3 天，口服盐酸文拉法辛缓释片（150mg/ 早）、氯硝西泮片（2mg/ 晚）治疗，以及补钾、补钠、维持水电解质平衡等对症治疗。入院后患者持续呕吐 3 天无缓解。多卧床，喜半卧位，睡眠时也保持头高位，床边摆着桶以备随时呕吐。极少走出病区散步，散步时也随身准备着容器盛装呕吐物。2014 年 6 月 6 日再次行胃镜检查示"食道距门齿约 30cm 可见齿状线，贲门松弛，未见胃液反流至食管，予低位反转内镜，接近贲门，大弯侧见一轮状凹陷。胃窦部黏膜红白相间。印象：食管裂孔疝；慢性浅表性胃炎"。同年 6 月 7 日钡餐示"胃黏膜增粗紊乱。卧位、头低脚高位观察可见少部分胃底黏膜进入胸腔，改变体位胃底黏膜可复位。印象：慢性胃炎；食管裂孔疝"。6 月 8 日请消化内科会诊，诊断为"食管裂孔疝；慢性胃炎；神经性呕吐"。建议"减少饮食，禁止餐后平卧；睡眠时取头高足低位；避免穿紧身衣、呕吐等增加腹内压的因素；予口服兰索拉唑片（30mg/ 日）抑酸护胃、枸橼酸莫沙必利片（5mg/ 次，3 次／日，餐前）促胃动力治疗。并继续文拉法辛、氯硝西泮改善抑郁、焦虑情绪。同时注意避免医源性强化因素，如对患者的心理治疗工作逐步交由其他心理咨询师进行，弱化患者对主管医师的依赖。联合采用认知行为治疗、合理情绪疗法、音乐治疗、生物反馈治疗等心理治疗。

最后诊断：神经性呕吐；慢性胃炎；低钾、低钠、低氯血症；食管裂孔疝。此次住院共 30 天，最后调整药物为盐酸文拉法辛缓释片（150mg/ 早）、兰索拉唑片（15mg/ 早）、舒必利片（0.1g 次，3 次／日）、氯硝西泮片（1mg/ 晚）、枸橼酸莫沙必利片（50mg/ 次，3 次／日，餐前）。出院时患者呕吐停止。

随访：出院后患者坚持在门诊接受生物反馈治疗 1 个月，同时口服文拉法辛缓释片 75mg/ 日改善焦虑、抑郁情绪，呕吐现象得到有效控制，情绪稳定，能很好地经营小卖部生意。

二、讨论

神经性呕吐又称心因性呕吐,指进食后出现自发地或故意诱发反复呕吐,不影响下次进食的食欲。呕吐常与心理社会因素有关,如心情不愉快、紧张、内心冲突等,未发现明显器质性病变。呕吐后可再进食或边吐边吃,由于总的进食量不减,所以体重无明显减轻。

生活事件与本患者疾病的发生发展过程有关,出现生活事件后呕吐症状明显,但患者并不能意识到这一点。在动物实验模型中,应激可以抑制胃排空和小肠运输。对人的研究发现,恐惧、愤怒、焦虑、疼痛刺激与人体胃排空的延缓相关,情感障碍可降低迷走神经张力,从而影响胃动力。有研究表明,焦虑、抑郁是癌症患者预期性恶心、呕吐的重要因素。而预期性恶心、呕吐可被心理行为干预治疗有效控制。巴甫洛夫经典条件反射理论形成以来,有关实验研究证实了内脏活动受大脑皮层调节这一事实。研究表明,心理刺激、环境因素可激活大脑皮层引发内脏病理症状。孤束核接收来自第四脑室旁最后区和腹部的迷走神经的刺激传导至呕吐中枢诱发呕吐。大脑皮质边缘系统参与调节本能和情感行为,且可能在呕吐发作中起到了重要的作用。静息态脑功能磁共振显示,功能性呕吐患者边缘系统多个脑区局部一致性显著高于健康志愿者,双侧前扣带皮质中部的局部一致性与胃电活动异常相关,而边缘系统在精神心理疾病中发挥重要作用。中医学认为七情内伤是引起神经性呕吐的重要原因,病因病机多由情志不畅,肝失调达,肝气犯胃,胃失和降,胃气上逆所致。总之,推测心理、社会、环境等因素可能通过中枢环节参与神经性呕吐的发病机制。此外,患者的人格特点常表现为癔症样人格,如自我中心、好表现、易受暗示等,因此,性格因素是否参与该病的发病机制尚需进一步探讨。

要诊断神经性呕吐,需把握其临床特征:①自发的或故意诱发的反复发生于进食后的呕吐,呕吐物为刚吃进的食物;②体重减轻不显著,体重保持在正常平均体重值的80%以上;③可有害怕发胖或减轻体重的想法;④这种呕吐几乎每天发生,并至少已持续1个月;⑤排除躯体疾病导致的呕吐,以及癔症或神经症等。

神经性呕吐的治疗是消化科、心理科共同面对的临床难题,以下治疗可能参考。①药物治疗。除了抑酸、护胃、促胃动力、补液、镇吐等对症支持治疗之外,大部分患者都有抗焦虑及抗抑郁药物的适应症。自主神经功能失调的患者,可服用谷维素以调节间脑功能。对难治的病例,也可在抗抑郁药物的基础上,合用小剂量抗精神病药物。②中医治疗。可根据中医辨证施治的原则,有针对性地服用中药。针灸对消除症状可取得立竿见影的效果,但应循证取穴,配合电刺激以增加效果。③心理治疗。心理治疗作为一种主要的疗法贯穿于始终。在实施时须建立良好关系,对患者有同情感,并给与支持和保证。在耐心倾听的基础上,根据生理和心理卫生知识对患者作针对性地解释。常用的方法有行为治疗、认知治疗、生物反馈治疗等。

此外,本例患者合并了食管裂孔疝,可能与长期呕吐有关。食管裂孔疝是各种原因引起的食管裂孔扩张,导致贲门及胃底上移或胃被拉入胸腔,可有不同程度的胃食管反流的表现,临床上有上腹饱胀感、嗳气、呕吐、心悸、气促表现。一旦食管裂孔疝形成,其治疗就更为复杂了。

三、经验总结

该病例存在以下几个特点。①患者具有癔病样个性特征,平时敏感、易受暗示、情绪不稳定;②因呕吐反复多次住院,发作间隔时间越来越短;③既往有慢性胃炎,反复呕吐后出现食管裂孔疝。鉴于以上特点,二点经验值得重视。

第一,患者频繁呕吐发作并伴有反胃、胸骨后灼热感,不排除反复呕吐后腹压增大引起食管裂孔扩张,导致了新的躯体病变。虽然患者已多次做胃镜检查未见异常,但新的症状体征出现后再次检查证实了食管裂孔疝的存在,避免了漏诊。

第二,患者曾服用盐酸文拉法辛缓释片(75mg/日),症状控制一年多未发作,说明盐酸文拉法辛可能有效。但患者后来反复呕吐发作,可能与生活事件、个性特征和应付方式有关,为此,我们采用了以下心理干预方法,取得了较好效果。①合理情绪疗法。如本例患者对"唾液分泌多一点、闻到异常气味、别人说话大声、电视播放不好的新闻"等情况表现紧张、焦虑,容易诱发呕吐,根据这一特点,治疗者以 ABC 情绪理论为指导,激发患者对改善呕吐的心理期望,减轻预期性恶心、呕吐程度,从而提高生活质量。②音乐放松疗法。对本案例患者,应用欢快、昂扬的乐曲,提高大脑神经细胞的兴奋性,减轻呕吐症状。③避免医源性的呕吐强化过程。患者依赖性强,每次呕吐时都想见以前帮助过自己的主管医生,并期待得到医生的安抚,因此,需弱化该患者对主管医生的依赖,让其他医生介入治疗指导。

> **专家点评**
>
> 顽固的难治性神经性呕吐可能导致新的病变,包括食道裂孔疝,因此,临床工作中要重视患者新的主诉或病情变化,及时检查,避免漏诊。另外,治疗神经性呕吐时要关注患者的心理行为特征,强化心理行为干预。

参考文献

[1] 郝伟,于欣. 精神病学. 第 7 版. 北京:人民卫生出版社,2014.

[2] Enck P, Holtmann G. Stress and gastrointestinal motility in animals:a review of the literature. Neurogastroenterology and Motility, 1992, 4:83-90.

[3] Tache Y, Martinez V, Million M, et al. Stress and the gastrointestinal tract Ⅲ. Stress-related alterations of gut motor function:role of brain corticotropin-releasing factor receptors. Am J Physiol Gastrointest Liver Physiol, 2001, 280(2):173-177.

[4] Haug T T, Svebak S, Hausken T, et al. Low vagal activity as mediating mechanism for the relationship between personality factors and gastric symptoms in functional dyspepsia.

Psychosom Med, 1994, 56（3）：181–186.

［5］王霞, 张芳, 潘芳等. 癌症患者预期性恶心和呕吐的不良情绪与应激. 中国心理卫生杂志, 2007, 21（8）：549–552.

［6］Watson M. Anticipatory nausea and vomiting：broadening the scope of psychologicaltreatments. Support Care Cancer, 1993, 1（4）：171–177.

［7］李运智, 李世雪, 宋杰等. 心理行为干预对癌症患者化疗呕吐反应的影响. 中国康复医学杂志, 2005, 20（11）：852–853.

［8］潘芳, 梁宝勇. 实验性恶心与呕吐——大脑皮层与内脏研究新途径. 心理与行为研究, 2004, 2（1）：373–377.

［9］赵一鸣. 功能性呕吐的病理生理机制和心理社会因素研究. 北京：北京协和医学院, 2009.

［10］陈灏珠, 林果为. 实用内科学. 第13版. 北京：人民卫生出版社, 2009.

［11］杜春玲, 王学梅, 王云. ABC情绪管理在预期性呕吐患者中的应用. 实用临床医学杂志, 2012, 16（12）：4–6.

88. 极度恐惧的背后——惊恐障碍

作　者：雷美英　许春杏
关键词：惊恐障碍, 冠状动脉粥样硬化性心脏病, 头痛

一、病例资料

（一）病例资料一

患者男性, 39岁, 因"反复心悸1年余"于2008年5月14日入心理科病房。患者自诉病史。

现病史：患者2007年4月6日因肺部感染在某医院门诊就诊, 予"青霉素"治疗, 输液过程中出现过敏性休克, 被及时发现, 成功抢救脱险。4月9日, 患者突发紧张、心悸、胸闷, 自觉心脏要跳出来了, 呼吸困难, 感觉喉头似乎被什么东西卡住、喘不过气来, 伴全身发抖、站立不稳, 感觉如果不马上得到救治便会死亡。家人立刻拨打"120"急救, 至医院途中上述症状消失, 整个过程历时20多分钟。到某市医院检查后未见异常, 但患者仍心有余悸, 担心再发, 害怕心脏有问题。4月16日, 上述症状再发, 家人急忙送其到医院, 给予吸氧、静脉输液后缓解。之后两个月内共发作6次, 每次症状基本相同, 使用镇静剂后不到一小时便缓解, 并在各大医院反复行心电图检查18次、胸片、心脏彩超、

心脏血管造影、头颅CT等检查结果均正常,诊断"心脏神经官能症"、"自主神经功能紊乱"等,治疗效果欠佳,仍有反复发作。曾有医师建议其看心理科,但患者认为自己是一个性格开朗、心理素质很好的人,不可能是心理问题,故一直未到心理科就诊。之后病情越来越严重,三天两头要看急诊,变得不敢外出或独处,害怕自己犯病,担心抢救不及时会丧命。每天睡觉前都要将手机先拨"120"再挂断,以防半夜病发来不及打求救电话而丧命。洗澡时不敢关卫生间的门,担心自己在里面病发死了没人知道。不敢进超市,担心里面空气不畅,引发窒息。不敢坐公交车,担心自己发病时被人笑话。工作、生活受到严重影响。

最近一次发作时患者被送入某综合医院急诊科,经精神科会诊考虑为"惊恐障碍?"而入院。自发病以来患者饮食、睡眠差,二便正常。无畏寒、发热、抽搐等。

既往史、个人史、家族史无特殊。

体格检查:体温36.5℃,脉搏92次/分,血压128/70mmHg。神志清楚,心、肺、腹未见异常。四肢肌力、肌张力正常,生理反射存在,病理反射未引出。

精神状况检查:接触交谈合作,对答切题,思维逻辑正常,未引出幻觉、妄想,情绪焦虑、紧张不安,担心症状再发,情感反应协调,否认消极念头及行为,自知力存在。汉密尔顿焦虑量表评分28(有明显焦虑);汉密尔顿抑郁量表评分18(轻度或中度抑郁)。

辅助检查:血常规、血生化、免疫学全套、心电图、心脏彩超、头颅CT、脑电图等检查均未见异常。

入院诊断:惊恐障碍。

诊疗过程:入院后患者认为自己不是心理问题,反复要求出院或者到心内科去,反复要求做各项检查。经医生劝说及家属软硬兼施,患者终于愿意尝试接受心理科治疗。予帕罗西汀片(40mg 口服1次/日)抗焦虑及联合心理治疗1个月后,患者病情明显缓解,复查汉密尔顿焦虑量表评分10,汉密尔顿抑郁量表评分8。以临床好转出院。

最后诊断:惊恐障碍。

随访:患者承认有精神卫生问题,能认可"惊恐障碍"的诊断名称。出院后规律服用帕罗西汀片(20mg 口服1次/日)维持治疗。随访1年,病情稳定,重新择业工作,生活正常。

(二)病例资料二

患者女性,39岁,因"反复头晕、胸闷、乏力25天,伴头痛5天"于2013年5月20日入内分泌科病房,5月23日转入心理科病房。患者丈夫代诉病史。

现病史:2013年4月25日,患者和丈夫争吵后突然出现头晕、心悸、胸闷、气促,感呼吸困难,伴有大汗淋漓、周身乏力、站立不稳、行走不便,诉"要死了",要家人扶着,用力大口喘气数十分钟后可逐渐缓解。5月1日,无诱因下上述症状再次发作,由家人送到当地医院急诊科,急查血常规、血生化、心电图、胸部X片、头颅CT等均未见明显异常,予"吸氧、静脉输液"后缓解。此后,上述症状反复发作,多次到急诊科就诊,检查均未发现异常。5月12日,患者再次发作而到当地医院急诊科就诊,查体温37.5℃,余生命征正常,为排除脑炎而行脑脊液检查,脑脊液压力100mmH$_2$O,脑脊液常规、生化、免疫均未见明显异常。予25%甘露醇注射液静滴后,患者症状缓解,留观一天后回家。5月15日症状再发,并出现头痛,疼痛部位有时是枕部,有时是整个头部,称"要躺着,不敢站,站着更痛",几乎每天发作1次,每次持续1小时左右。患者因害怕反复发作,为进一步诊治而于5月20日就诊于某院急诊科,查血钾 3.2mmol/l,考虑诊断"低血钾查因",收入内分泌科病房。入内分泌科后行血常规、甲状腺功能、性激素六项、心脏彩超、腹部 B 超等均未见明显异常。考虑诊断:低钾血症,给予补钾等对症处理,患者血钾恢复正常,仍表现为阵发性头晕、头痛、呼吸困难,伴濒死感等,考虑可能为心理疾病,请心理科会诊后考虑诊断"惊恐障碍"于 5 月 23 日转入心理科治疗。

入心理科后,查体未见明显异常。

精神状况检查:神清,接触交流可,忧虑痛苦面容,未引出幻觉、妄想等精神病性症状,情绪明显焦虑、担心、害怕发作,反复说"真的要死了",情感协调,自知力存在。予"盐酸帕罗西汀 40mg 口服 1 次 / 日,奥沙西泮片 15mg 口服 1 次 / 晚"及心理治疗 1 周后,患者情绪紧张、头晕、胸闷等症状有所改善。仍诉头痛,呈持续性,体位改变时加重。查血压正常,为进一步排除颅内病变,再次行腰椎穿刺脑脊液检查,结果提示脑脊液压力 50mmH$_2$O,余脑脊液检查未见明显异常。请神经内科会诊,诊断"低颅压性头痛",遵会诊意见予大量补液、束腹带束腹等对症处理后,患者头痛好转。在心理科住院 13 天,患者病情好转出院。

最后诊断:惊恐障碍;低钾血症;低颅压性头痛。

随访:患者可坚持服用帕罗西汀片(40mg 口服 1 次 / 日),但出现性功能下降,考虑为药物副作用,换用盐酸曲唑酮片(50mg 口服 1 次 / 日),病情稳定。2 个月后患者自行停药后再次发作,继续服药后病情渐趋稳定。2016 年逐渐停药,至今病情稳定。

二、讨论

惊恐障碍是一种急性焦虑发作。患者常在无特殊的非恐怖性处境中,突然感到一种突如其来的惊恐体验,伴濒死感、失控感、害怕发疯感以及严重的自主神经功能紊乱症状。

惊恐障碍属于焦虑症的一种。研究表明,去甲肾上腺素的作用、5- 羟色胺的作用、γ- 氨基丁酸的作用、乳酸盐的作用等与惊恐障碍发病有关。此外,心理因素、环境因素、人格因素等在发病过程中也起一定作用。另有研究表明,患者存在明显的情绪调节障碍,其中认知重评能力缺陷是其重要特征。惊恐障碍患者情绪调节能力下降,其负性情绪增加、正性情绪减少,并可能增加惊恐发作的严重程度和频率,其中灾难化认知模式与惊恐发作密切相关。

惊恐障碍的患者常常表现为突如其来的惊恐体验,伴有严重的自主神经功能失调。通常起病急骤,终止也迅速。一般历时 5~20 分钟,很少超过 1 小时,可自行缓解,但不久可突然再发。1 个月内至少有 3 次,或者首次典型发作后继之以害怕再发作的焦虑持续 1 个月以上。常见的躯体症状包括:①心脏症状。以心悸为主,心脏要跳出感,胸部不适、胸闷、胸痛、胸前压迫感;②呼吸困难。喉头堵塞、透不过气的窒息感;③自主神经功能紊乱。面部潮红或苍白、心动过速、出汗、尿频、过度换气、胃肠不适等;④神经系统症状。突然的头痛,身体某处突然难以忍耐的巨痛,四肢麻木感、烧灼感、刺痛感、无力感等;⑤其他。可有出汗、腹痛、全身发抖或全身瘫痪等症状。以上症状或多或少,或轻或重。惊恐发作时患者常常体验到没有明确对象的、莫名其妙的、极度恐惧感,好像会立即死去的濒死感,要失去自控的发疯感,同时,可表现出惊呼、求救、反复看急诊等行为;或出现继发性回避行为,如不敢独处、不敢远行、不敢去人多拥挤的地方；或表现出预期性焦虑，担心"疾病"再次发作。

目前临床上普遍应用ICD-10的诊断标准进行惊恐障碍的诊断。惊恐发作与某些心脏疾病急性发作十分相似，但又有实质性区别，要详细询问病史，发作时进行必要的检查，如心肌酶心电图、心脏B超、心血管造影等。排除心脏疾病后，应该想到有惊恐发作的可能。此外有影像学研究提示杏仁核、扣带回、海马等边缘系统的活性或反应性增加可能引起惊恐发作。因此可能会随着深入阐明惊恐障碍的发病机制，使脑功能成像指标真正应用于惊恐障碍的临床诊断中。

惊恐发作一旦出现，应该积极治疗，治疗时间越晚，预后越差。认知行为疗法和药物治疗可作为惊恐障碍的一线疗法，并且认知行为疗法能使药物治疗起效更快，疗效更显著。此外，放松疗法、情绪中心治疗、家庭治疗等也发挥一定作用。药物治疗也是主要手段。治疗初期，阿普唑仑、氯硝西泮等苯二氮䓬类药物和抗抑郁药联用能缩短起效时间。某些患者需长期治疗以获得完全疗效和预防复发，一般治疗需持续8~12个月。因惊恐发作易与心脏疾病、神经系统疾病混淆，且治疗用药较为复杂，所以需要请精神科专科医生进行诊断和治疗。

资料二患者合并低颅压性头痛，主要是因脑脊液压力降低所导致的头痛。腰穿后头痛也属于低颅压性头痛，主要是脑脊液自进针处不断渗漏导致脑脊液压力降低，患者往往在自起立后数分钟内出现枕颈部及前额部持续性头痛，平卧数分钟后可缓解。压迫颈静脉通常可使头痛加剧，压迫颈动脉无影响，极少伴颈强直。本案例患者头痛为体位性头痛，即平卧时改善，站立时加重，符合低颅压性头痛的临床表现，分析其原因，可能为腰椎穿刺所致，也可能为之前外院过度脱水所致。

三、经验总结

本文的两个案例患者均出现较多的躯体不适主诉，很容易误诊为其他躯体疾病。总结起来，有三点需引起我们重视。

第一，案例1中患者的惊恐发作表现是以心脏症状为主。在去精神科就诊之前，常常被冠以"心脏神经官能症"、"自主神经功能紊乱"等诊断。临床表现酷似心绞痛、心肌梗死等心脏疾病，有些患者可能合并有冠状动脉粥样硬化性心脏病。故惊恐发作与心绞痛相鉴别很重要。惊恐障碍常有明确的心理诱因，有强烈的莫名恐惧感、濒死感、失控感、害怕发疯感、强烈的呼吸困难感、透不过气的窒息感；强烈的求救行为；严重的自主神经症状；明显的运动性不安。发作与是否活动无明显关系，相反，在转移注意力或适当活动后缓解。而心绞痛则多在运动后或情绪激动时诱发，主要以心前区的压榨性痛为主。常表现为一般的担心害怕，但无濒死感，一般的呼吸困难感，有气急感，但无窒息感，一般的求救行为，轻度的自主神经症状，努力控制不安动作。一般无预期焦虑和回避行为。辅助检查的鉴别点，惊恐障碍极少有阳性检查结果，发作时以心动过速为主，即使有异常，也无法解释症状的严重程度。而心绞痛时心电图、冠状动脉造影、左心功能测定、运动诱发试验等检查常可有异常，可作为鉴别的依据。

第二，案例2中惊恐障碍合并低钾血症、低颅压性头痛，低颅压性头痛在该案例中极易被漏诊、误诊。惊恐障碍经抗焦虑治疗后，大多数症状减轻好转，但头痛未减轻，此时，精神科医生需有发散性诊断思维，充分考虑患者是否有"隐匿"的躯体疾病表现？还是惊恐障碍症状之一？抑或药物不良反应？从而进一步询问病史、查体、进行必要的实验室及特殊检查，才得以明确症状背后的真正疾病。同时也提示，行腰椎穿刺术后、脱水药物应用、过度换气的患者出现头痛时，需警惕低颅压性综合征的出现。

　　第三，这两个案例均存在漏诊及误诊现象。分析原因有：①大多数综合医院无精神科专科医师，缺乏相关的精神科知识，对惊恐障碍的识别能力差，总以本专业范围内的知识给予片面解释，或者在排除疾病的客观证据后，便认为患者是无病呻吟；②个别医务人员不详细询问病史，不做鉴别诊断；③受中国文化的影响，个别患者对心理疾病诊断有强烈的抵触，不愿到精神专科就诊。为此，建议综合医院的医生要关注患者社会心理因素与疾病症状的关系，同时加强精神卫生知识的普及。以往的生物医学模式已不足以阐明人类健康和疾病的全部本质，疾病的诊断要充分考虑社会心理因素，疾病的治疗也不能单凭药物和手术。

专家点评

　　惊恐发作是一种急性焦虑发作，其临床表现与很多躯体疾病的临床表现相似，特别要重视与癫痫、心脏病发作、嗜铬细胞瘤、甲状腺功能亢进或自发性低血糖等躯体疾病继发的惊恐样发作相鉴别。

参考文献

［1］沈渔邨. 精神病学. 第五版. 北京：人民卫生出版社，2009.

［2］安婷，王丹，陈琛等. 惊恐障碍病因及诊治研究进展. 国际精神病学杂志，2015,（5）：68-73.

［3］张炳蔚，许晶，王赫等. 惊恐障碍患者情绪调节的认知策略. 中华行为医学与脑科学杂志，2014,23（6）：484-486.

［4］Teachman B A, Clerkin E M. Catastrophic misinterpretations as a predictor of symptom change during treatment for panic disorder. Journal of Consulting & Clinical Psychology, 2010, 78（6）: 964-73.

［5］范肖冬，汪向东，于欣等. ICD-10 精神与行为障碍分类. 北京：人民卫生出版社，1993.

［6］陈静，施慎逊. 惊恐障碍影像学研究进展. 中华精神科杂志，2010,43（4）：253-255.

［7］Freire R C, Hallak J E, Crippa J A, et al. New treatment options for panic disorder: clinical trials from 2000 to 2010. Expert Opinion on Pharmacotherapy, 2011, 12（9）: 1419-1428.

［8］冯威，吴文源. 加拿大精神病学学会"惊恐障碍伴或不伴广场恐惧症"临床诊疗指南. 国际精神病学杂志，2008,35（4）：234-239.

［9］Barlow D H, Gorman J M, Shear M K, et al. Cognitive-behavioral therapy, imipramine, or their combination for panic disorder: A randomized controlled trial. JAMA, 2000, 283（19）:

2529–2536.

［10］姜登发,赵金香,张会玲. 艾司西酞普兰治疗抑郁症的有效性和安全性临床研究. 中国健康心理学杂志,2015,(2):164–166.

［11］王维治. 神经病学. 北京:人民卫生出版社,2006.

［12］刘文娟,季建林. 惊恐障碍的识别. 中国全科医学杂志社,2010,(3):48–49.

89. 瞌睡虫来袭——Kleine–Levin 综合征

> **作　者**:李易
> **关键词**:嗜睡,贪食,精神障碍,发作性

一、病例资料

患儿男性,11 岁。因"发作性嗜睡 1 年"于 2010 年 4 月 29 日入心理科病房。母亲代述病史。

现病史:患儿于 2009 年 4 月 16 日无诱因出现发热,之后嗜睡,每天睡眠时间超过 20 小时,仅在进食、大小便时自然清醒,喝水较前明显增多,每天喝 3~4L 开水,无头痛、头晕、呕吐、失语、抽搐等。2009 年 4 月 22 日在当地医院住院,诊断"病毒性脑炎;低颅压综合征",治疗不详,13 天后症状消失出院。2009 年 6 月出现咳嗽,再次出现嗜睡及大量饮水,再次住当地医院,诊断"病毒性脑炎",住院治疗 15 天症状消失出院。2009 年 7 月 20 日因扁桃体炎后出现嗜睡,再次以"病毒性脑炎"第三次于当地医院治疗 7 天,症状消失。发作间歇期患儿完全正常。2010 年 4 月 19 日因右侧大拇趾化脓后患儿请假在家休息两天。21 日上学,老师向家长反映其在课堂上睡觉。患儿被家长接回家后一直睡,能被唤醒,但醒后表现困倦、易激惹,不愿与人交流,目光呆滞,醒后正常进食,进食量和平素相当,吃完后继续睡,大小便正常。家人见其异常遂来就诊,门诊诊断"睡眠障碍",收住心理科病房。

既往史、个人史、家族史无异常。

体格检查:体温 36.3℃,血压 92/60mmHg,脉搏 90 次 / 分,呼吸 20 次 / 分,身高 141cm,体重 35kg。嗜睡,可唤醒。心、肺、腹查体未见异常。神经系统检查未见异常。

精神状况检查:嗜睡,唤醒后接触欠佳,问话少答,能回答例如年龄、班级等简单问题。未引出幻觉、妄想等精神病性症状。步态稳健,对指令部分遵从,让其躺上床时动作迅速,让其抬手、抬脚则不予理会。用手拍打母亲,对问话表现不耐烦,易发怒,不停嚷嚷"让我睡吧!"不愿过多交谈,精神状况检查不合作,无法深入了解其内心活动。

辅助检查： 三大常规、肝肾功能、电解质、微量元素、甲状腺功能、血清胰岛素、脑脊液压力、常规及生化、头颅 MRI、脑电图等未见异常。

入院诊断： 睡眠障碍。

入院后行为观察： 患儿入科后前 2 天处于贪睡状态，每天睡 20 小时以上，能自己醒来吃东西，上厕所，能和家长简单对话，吃完东西又继续睡觉。2010 年 5 月 1 日晨起后患儿表现正常，对其睡觉后曾起来吃东西无记忆。此后几天患儿作息规律，按时睡觉按时起床，精神状态好，表情自然，情绪平稳，未引出精神病性症状。2010 年 5 月 7 日患儿无明显诱因下出现咳嗽。2010 年 5 月 8~10 日患儿再次进入长时间睡眠状态，睡眠时间每日 19 小时以上。

最后诊断： Kleine-Levin 综合征。予口服盐酸哌甲酯片（5mg/ 次，2 次 / 日）促醒。2010 年 5 月 16 日患儿清醒，嗜睡症状消失。喜欢坐在床上看电视不愿下床，情绪差，高兴不起来，不想回学校、不愿出院。5 月 20 日家属办理出院手续。

随访： 出院后不久患儿停用盐酸哌甲酯。因患儿为外地患者，未能进一步追踪。

二、讨论

Kleine-Levin 综合征，我国根据临床表现译为周期性嗜睡贪食综合征。1925 年由 Kleine 首先报道了 5 例患者，1936 年 Levin 做了进一步描述，本病主要见于 10~20 岁男性。由于本综合征的疾病性质未明，分类学上有多种诊断名称，ICD-10 及 CCMD-3 命名为"非器质性嗜睡症"；DSM- V 命名为"过度嗜睡障碍（307.44）"并与"发作性睡病"（347）相区分。嗜睡症的名称显然比较笼统，难以反映本综合征特征。有的学者称为"周期性睡眠发作"或"周期性嗜睡症"较为合适，既能反映本综合征疾病特点与规律，又能阐明不同于发作性睡病。

Kleine-Levin 综合征的病因及性质不明，有人认为与下丘脑功能障碍有关。Hypocretin 是一种由下丘脑神经元产生的对人类睡眠有调节作用的兴奋性神经肽，现已被证实该物质在发作性睡病患者脑脊液中的含量减少。有报道一例有家族史的 Kleine-Levin 综合征患者和一例下丘脑手术后出现嗜睡的患者脑脊液都出现了 Hypocretin 含量减少，提示 Hypocretin 在 Kleine-Levin 综合征的发病过程中可能有一定作用。此外，感染、脑外伤、精神因素、代谢紊乱、自身免疫因素等可能是其病因或者发病因素。

临床特点如下：周期性发作的嗜睡、强迫性进食。睡眠发作突然或有几天的前驱症状，前驱症状以流感样症状最为常见，提示可能与病毒或细菌感染相关，但目前无肯定的证据。嗜睡是主要临床表现，也是诊断的必要条件。发作期间睡眠增加，夜以继日。觉醒时可发现表情茫然，全身松弛，言语、动作迟钝，无力，主动性与积极性差，持续注意困难，对周围环境不关心。连续发病数日至数周，发作终止后完全恢复正常。临床表现分成 4 种类型。

1. 以嗜睡为主。过度睡眠是 Kleine-Levin 综合征的核心症状，出现在本病各种类型病例里。每次嗜睡发作时间平均为（3~21）天，发作期间每天睡眠平均为（18~20）小时。外界强烈的刺激能使其暂时觉醒，除短暂醒来进食排便外，可终日睡眠，无大小便失禁现象，无猝倒和睡瘫。每年发作 2 次以上。

2. 嗜睡伴食欲异常亢进。除嗜睡外还表现为大量进食，进食量可以是平时的数倍。有的病例同时出现大量进水。

3. 嗜睡伴言行异常。除嗜睡外还存在认知障碍，如思维紊乱、注意力下降、言语幼稚、表达或理解迟缓等。部分病例伴有幻觉、妄想症状，如觉得环境陌生、看到鬼等。

4. 嗜睡伴情感障碍。一半患者在发作期间存在抑郁情绪，极少数病例在发作结束很长一段时间抑郁情绪持续存在，甚至有人有自杀想法。几乎所有患者都表现为易激惹，尤其在其睡眠、异常进食行为被打断时。

Kleine-Levin 综合征的诊断：目前对该病的诊断尚无客观检查依据，主要根据国际疾病分类草案 ICD-10 的诊断标准：①一种发作性睡眠、饮食和行为障碍；②发作期表现为明显的嗜睡和睡眠时间延长、进食量增加；③不固定的人格改变，可表现为易激惹，幻觉和抑郁等；④发作持续几天到几周，发作间期完全正常，而脑电图、多导睡眠描记法和睡眠潜伏实验有助于诊断。

Kleine-Levin 综合征临床少见，故鉴别诊断很重要。需与以下疾病鉴别：

1. 发作性睡病：好发于青壮年男性，除正常睡眠外，可在任何时间或场所（如行走、谈话、进食和劳动中）入睡，不可自制。每次持续数分钟至数小时，可一日数发。常伴有猝倒症、睡眠瘫痪症、入睡幻觉（四联症）。入睡前可有与梦境相似的视、听幻觉，伴有恐惧感。脑电图检查中可有睡眠发作和睡眠脑电图表现，REM（快速眼动）睡眠可提早出现。

2. 睡行症：睡眠中起床行走行为，通常发生在主要睡眠阶段的最初第三期。当睡行发生时，患者脸部表情呆板，对他人的刺激基本上不作反应，患者也很难被强行唤醒。清醒时患者对梦游中所发生的一切大都遗忘了。当从梦游状态醒来后的几分钟内，患者心理活动与行为均无损伤。

3. 癫痫自动症：在癫痫发作的过程中或发作之后，患者的意识尚处于混浊状态时所出现的一些或多或少的不自主、无意义、无目的的刻板样动作，清醒后不能回忆。脑电图可出现癫痫波。

4. 脑炎：一般不以睡眠为主要表现，常有发热、意识改变、精神症状、抽搐、偏瘫、失语和颅内压增高等特点，脑电图示弥漫异常的基础上有偏侧或局灶性变化，脑脊液检查可有蛋白和细胞数改变。

本病目前尚无肯定的治疗方案，有自愈倾向，多在发作后数年衰减至停止发作，愈后良好。治疗上目前公认苯丙胺、哌甲酯等中枢兴奋剂对本病有效，维持患者觉醒状态，可减少发病次数。碳酸锂对不伴有食欲改变的典型周期性嗜睡病例有效。有人报道苯妥英钠、苯巴比妥、卡马西平等抗癫痫药物对本病有一定的治疗效果。三环类抗抑郁剂丙咪嗪曾被报道治疗本病成功。谷维素是调节间脑功能的药物，临床上也有一定效果。个别病例使用活血化瘀的中药也能终止周期性发作。为预防本病发作，应尽力消除身心过度疲劳、感冒、饮酒等诱因。

三、经验总结

本病例 2009 年 4 月 29 日的发作是周期性嗜睡伴食欲异常亢进型，之后的发作是典型的周期性嗜睡不伴贪食。由于本病罕见，常常导致诊断困难。

本例患儿每次发作均有感染史，诊治的重点均在躯体感染方面，而嗜睡易被当成伴随症状或误认为是躯体感染引起的精神萎靡，直到几次相似的发作后才能引起医生对患者睡眠症状的重视。该病诊断主要依据病史和临床表现。由于患儿数次发病均有感染诱因，故诊断时需排除器质性疾病引起。患儿发作时行头颅 MRI、脑电图、脑脊液检查均未见异常，基本排除躯体病变。同时也要和其他非器质性睡眠障碍相鉴别。但已诊断过本病的患儿再次嗜睡发作时也不能忽略检查，防止被既往病史误导而耽误当下正确的诊断。患儿发病时的易激惹也要与性格缺陷相鉴别。虽然在发病间歇期患儿可以正常地生活与社交，但学龄期患儿因为频繁发病导致反复请假，对学习、社会交往影响重大，发病后易出现抑郁情绪。故该病的早诊断、早治疗及明确诊断后的心理干预不能忽视。

护理体会：①安全管理方面：患儿外出时要有大人陪护，建议不要去危险场所和从事有危险的娱乐活动，如游泳、高楼等。②患儿睡眠时间较长，在治疗起效后，应鼓励患儿多参与一些文体活动，减少不必要的睡眠。③使患者认识到此病的表现、预后以及与精神疾病的区别，对缓解患者及家属精神压力、促进患者恢复有积极作用。

专家点评

Kleine-Levin 综合征临床少见，发作时主要表现为嗜睡，每次发作可持续几天到几周，部分患者发作期可伴食欲亢进、抑郁、易激惹、幻觉等精神异常，发作间期完全正常。

参考文献

[1] 杜亚松. 儿童心理障碍治疗学. 上海：上海科学技术出版社，2005.

[2] Ohno K, Sakurai T. Orexin neuronal circuitry: Role in the regulation of sleep and wakefulness. Frontiers in Neuroendocrinology, 2008, 29(1): 70-87.

[3] Gadoth N, Kesler A, Vainstein G, et al. Clinical and polysomnographic characteristics of 34 patients with Kleine-Levin syndrome. Journal of Sleep Research, 2001, 10(4): 337-341.

[4] 邢昂, 谭兰. Kleine-Levin 综合征. 脑与神经疾病杂志, 2005, 13(1): 71-72.

[5] Huang Y S, Guilleminault C, Lin K L, et al. Relationship between Kleine-Levin syndrome and upper respiratory infection in Taiwan. Sleep, 2012, 35(1): 123-129.

[6] Kodaira M, Yamamoto K. First attack of Kleine-Levin syndrome triggered by influenza B mimicking influenza-associated encephalopathy. Internal Medicine, 2012, 51(12): 1605-1608.

[7] 饶立, 李涛, 李承晏. Kleine-Levin 综合征. 卒中与神经疾病, 2012, 19(1): 43-45.

[8] 郑瞻培, 袁训初, 张永华. 周期性嗜睡－贪食综合征. 上海精神医学, 2010, 22(1): 43-44.

90. 胖女子跳楼后——精神障碍患者外伤性脂肪液化

作　者: 许春杏

关键词: 分裂样精神病, 跳楼, 外伤, 脂肪液化

一、病例资料

患者女性, 26 岁, 因 "凭空闻人语、言行异常 5 天, 摔伤 2 天" 于 2014 年 5 月 24 日入精神科病房。患者丈夫介绍病史。

现病史: 患者于 2014 年 5 月 19 日无明显诱因下出现凭空闻人语, 听到 5~6 个不认识的人在耳边议论自己、讲自己坏话, 但看不到讲话的人。言行异常, 胡言乱语, 家人与其说话前言不搭后语。敏感多疑, 无端怀疑有人陷害自己, 因此紧张害怕而不愿外出。经常独自呆在自己的房间里, 卧床多, 有时自言自语、无故哭泣。晚上不睡觉, 将被子叠整齐后又打开, 或将被子放到别处后又搬回来, 反复做同样的动作。对家人冷淡, 不愿搭理别人。2014 年 5 月 22 日早上, 患者突然跑到三楼楼顶, 将被子扔下, 随后跳楼, 下落过程中被电线挡了一下, 接近地面时被家属接住。当时被急送到精神病专科医院检查, 发现 "全身多处软组织挫裂伤", 予 "止血、清创缝合、抗炎" 等对症治疗后送综合医院精神科。患者本次精神异常以来, 几乎不进食, 二便量少。无畏寒、发热、抽搐、昏迷史。

既往史、个人史、家族史无特殊。

体格检查: 体温 37.8℃, 脉搏 80 次 / 分, 呼吸 20 次 / 分, 血压 130/62mmHg, 身高 160cm, 体重 71kg(体重指数: 27.73kg/m²)。神清, 心、肺、腹未见异常。右上臂有一大小约 10cm × 14cm 红色瘀斑, 右肘后有一大小约 12.5cm × 11cm 瘀斑, 中间有 3.2cm × 2cm 皮肤破损, 留有 2 根缝合线, 有少量渗液。右大腿内侧有一约 36cm × 52cm 淤斑, 中间见有 27.5cm × 17cm 局部隆起, 无明显压痛, 有波动感。右大腿背面有大小约 9cm × 6cm 皮肤破损, 无渗液。右侧腹股沟有一大小约 14cm × 17cm 淤斑。四肢血运正常, 肌力、肌张力正常, 生理反射存在, 病理反射未引出。

精神状况检查: 意识清晰, 定向准确, 接触被动, 多问少答。可引出言语性幻听、评论性幻听, 可疑命令性幻听。说听到有一帮人在背后对自己说三道四, 评论自己, 还逼自己走绝路, "逼" 自己跳楼。存在被害妄想, 感觉不安全, 有人害自己。可疑被跟踪感, 认为走到哪

都不安全,有人知道自己的行踪。情绪紧张,情感反应欠协调。入院后无伤人、毁物行为,自知力缺乏。

辅助检查:①血常规:白细胞计数 14.74×10^9/L↑,正常参考值:$(3.5~9.5) \times 10^9$/L,中性粒细胞绝对值 11.79×10^9/L↑,正常参考值:$(1.8~6.3) \times 10^9$/L,红细胞计数 3.51×10^{12}/L↓,正常参考值:$(3.8~5.1) \times 10^{12}$/L,血红蛋白浓度 105.0g/L(正常参考值:115~150g/L),红细胞比容 32.1%↓(正常参考值:35%~45%)。②肝功能:总胆红素 29.1μmol/L↑(正常参考值:3.4~20.5μmol/L),直接胆红素 12.6μmol/L↑(正常参考值:0~0.68μmol/L),间接胆红素 16.50μmol/L↑(正常参考值:3.4~13.0μmol/L),直胆/总胆 0.43↑(正常参考值:0.2~0.4),总蛋白 55.2g/L↓(正常参考值:60~85g/L),白蛋白 38.2g/L(正常参考值:35~55g/L),球蛋白 17.0g/L↓(正常参考值:20~40g/L),丙氨酸转移酶 80U/L↑(正常参考值:7~40U/L),天冬氨酸氨基转移酶 244U/L↑(正常参考值:13~40U/L)。③心肌酶:乳酸脱氢酶 690U/L↑(正常参考值:114~240U/L),肌酸激酶 3201U/L↑(正常参考值:22~269U/L),肌酸激酶同工酶 262U/L↑(正常参考值:0~25U/L),α–羟丁酸脱氢酶 486U/L↑(正常参考值:72~182U/L),肌红蛋白 828ng/ml↑(正常参考值:0~70ng/ml)。④电解质:钾 2.9mmol/L↓(正常参考值:3.5~5.3mmol/L)。⑤右侧股动脉 B 超示:双侧股总动脉血流充盈良好。右侧股静脉 B 超示:右大腿上段内侧局部肿胀处探查发现在皮下脂肪层探及液性暗区,暗区上平大腿根部,下达大腿中段,暗区包绕大腿内侧部,最大上下径约 14.8cm,最大深度约 2.5cm,暗区边界尚清晰,形态明显不规则,距表皮 0.3cm,暗区内可见细密光点漂浮,并可见散在絮状稍强回声。暗区周边皮下脂肪层回声增强,结构模糊。印象:右大腿内侧局限性积液(脂肪液化?);右下肢深静脉未见明显异常。⑥二便常规、血脂四项、甲状腺功能、心电图、胸片、头颅 CT 未见明显异常。

入院诊断:分裂样精神病;右大腿皮下血肿形成?右肘软组织挫裂伤清创缝合术后;全身多处皮肤软组织挫伤;低钾血症;肝功能不全。

诊疗过程:入院后患者行为紊乱,睡眠差。右大腿上段 MRI 检查示"软组织水肿渗出伴大腿内侧血肿形成"。予口服阿立哌唑片 5mg/晚抗精神病治疗,并进行补钾、补液、护肝、抗炎等对症处理。住院第 3 天,患者右大腿内侧逐渐隆起、扩大,有波动感。考虑创面皮肤软组织损害范围广,血肿较大而难吸收,转外科行右大腿皮下血肿清除术及置管引流术。术中可见"大腿中上段前、内侧皮下血肿约 25cm×20cm,皮肤潜行剥脱,内为淡红色液体,大量脂肪液化,腹股沟下方部分淋巴结增生、肿大",病理检查示"脂肪组织及出血组织,未见淋巴结结构"。术后予脱水、镇痛、预防感染、改善肝功能及下肢血管功能等治疗,术后第 7 天外伤好转,后转回精神科病房,继续予阿立哌唑片控制精神症状。至 2014 年 6 月 9 日,患者外伤基本愈合,精神症状大部分消失,经家属要求以临床好转出院。

随访:出院 2 月后随访,患者已经在当地医院拆线,右大腿部伤口愈合。一直服用阿立哌唑抗精神病治疗,精神症状控制,社会功能保持完好。出院 1 年后随访,患者自行停药,精神疾病复发,在当地精神病院接受专科治疗。

二、讨论

脂肪液化是因脂肪细胞变性坏死而破裂所致。手术后可出现脂肪液化,而外伤性脂肪液化在临床少见。对脂肪层比较厚的肥胖患者，其血运比较差，脂肪组织受创伤后局部缺血水肿，脂肪组织易出现坏死液化。

造成切口脂肪液化的因素往往是多方面的。手术中暴露的切口长时间机械刺激、大块钳夹、结扎或挤压脂肪组织造成脂肪组织无菌性坏死液化，或患者出现营养不良、慢性贫血、低蛋白血症、妊娠水肿、糖尿病等原因，导致脂肪组织不能修复，细胞营养障碍，进而发生脂肪细胞坏死分解、液化等。

脂肪液化的临床表现多种多样。患肢局部皮肤呈弥漫性肿大，边界不清，站立时包块局限增大，平卧时包块缩小或消失，但仍有波动感和移动性浊音，穿刺为淡黄色半透明液体。此种情况多见于女性或肥胖患者，也可见于腹部受伤的患者。当伤口局部发生脂肪液化时，患者的伤口处可溢出黄色分泌物，一般不伴有红、肿、热、痛等炎性症状，但却会影响伤口的正常愈合。

诊断脂肪液化需与以下疾病相鉴别。①深部脓肿。该病多伴有发热、局部疼痛，压痛明显，肤温偏高，表面皮肤发红，穿刺抽取物为脓性分泌物；②骨嗜伊红细胞肉芽肿。该病主要症状是疼痛，并影响患部功能，穿刺抽取物涂片发现白细胞增多，大量嗜伊红细胞，X线示"病变骨呈局限性溶骨性骨质破坏"。

对脂肪液化患者，首先可选择保守治疗。如治疗炎症病变，予口服清热凉血中药等对症处理；若严重可穿刺抽液，脂肪液化形成包块较大及形成水肿时可行皮下血肿清除术。有文献报道可予阳和汤等中药外敷可促进积液吸收。此外心理护理也很重要。有文献报道，当腹部切口脂肪液化患者出现烦躁、焦虑等不良情绪加重时，护理人员要给予患者一定的安慰及心理鼓励，以消除患者不良情绪，提高治愈信心；并且要对患者进行健康教育，对健康知识进行相关普及。经研究发现给予患者精心护理干预效果显著。

三、经验总结

本例患者不仅有精神疾病，更严重的是在精神症状影响下出现自伤行为致大腿处外伤，进而出现外伤性脂肪液化。总结经验，有三点是不容我们忽视的。

第一，本例患者因精神异常高处坠落，伤及右大腿处，皮下脂肪因此损伤，并慢性液化。损伤的脂肪细胞发生变性，形成较多渗液。多数液化的脂肪能被肌体组织吸收，不出现包块，但严重损伤时，组织不能有效吸收，继而肌肉表面广泛性纤维化、瘢痕化，形成空隙，严重影响组织的通透性和吸收功能，液化的液体流入腔隙，越积越多故形成包块。

第二，精神障碍患者往往在精神症状的影响下出现自伤、自杀等行为，仅仅关注精神症状的缓解情况是不够的。对于合并外伤者，需要时刻关注患者外伤情况的变化，尤其是对于局部血肿、肿胀，不能掉以轻心，更需密切动态观察肿胀包块的直径大小、表皮温度、有无波动感等情况。

第三，临床上遇到有外伤的患者，相关检查的完善及相关科室的联络会诊很有必要，本例患者出现右大腿内侧有局部隆起，积极完善相关股静脉及股动脉的血管彩超等，以排除血栓形成的可能性，同时发现了右侧大腿可能存在脂肪性液化，及时遵骨科会诊意见予完善右大腿上段MRI检查，提示右侧大腿软组织水肿渗出伴大腿内侧血肿形成，及时给予手术治疗，避免了潜在不良后果的发生。

专家点评

外伤性脂肪液化临床上少见,精神科遇到患者外伤且出现局部血肿的肥胖患者,需积极完善相关检查及联络会诊,明确有无脂肪液化。

参考文献

[1] 张涤生. 整复外科学. 上海:上海科学技术出版社, 1979.

[2] 吴晓梅,赵新华. 腹部切口脂肪液化的原因分析及防治体会,重庆医学, 2011, 40(19): 1942-1944.

[3] 赵毅涛,杨铁毅,张岩. 手术后切口脂肪液化防治的研究进展. 医学综述, 2016, 22(1): 97-101.

[4] 邢海燕. 妇产科腹部切口脂肪液化的治疗,中国妇幼保健, 2008, 23(21): 3045-3046.

[5] 许鸿照,罗金亮. 阳和汤治愈外伤性脂肪液化症一例报告. 中医正骨, 1986,(z2): 86-87.

[6] 李清华. 腹部切口脂肪液化临床护理体会. 中国实用医药, 2015, 10(12): 220-221.

91. 饥饿男人的真假服药——自杀姿势

作　者:雷美英
关键词:抗精神病药物,舒必利,药物过量,自杀姿势

一、病例资料

患者男性, 22岁,因"疑大量吞服药物5分钟"于2012年5月10日15时10分至某综合医院急诊科就诊。

现病史: 5分钟前,在某医院口腔科门诊,护士发现患者将一个药瓶对着嘴里倒药,并有吞咽动作。护士立即上前询问,患者诉刚刚吞服了数十片药物,并扬言"不想活了"。该护士立即报告当班医师,并将患者送往急诊科。查看药瓶的标签显示为"舒必利(0.1g/片)",故请精神科急会诊。

精神科会诊情况: 患者无家属陪诊。自诉家人对其不好,看不起自己,拒绝提供家庭地

址及家人的联系方式。并诉自己有精神病,曾在某精神病专科医院住院治疗,目前服用舒必利 1~4 片 / 日,刚才服用了 60~80 片的舒必利片。对自己为何服用如此多的药物,自己也不清楚,说"我糊涂了,我也不知道为什么吃这么多药"。

体格检查:生命征正常,心、肺、腹无明显异常,神经系统检查未见异常。

精神状况检查:患者衣着整洁,意识清楚,接触交谈合作,对答切题,思维条理清晰。否认幻觉、妄想等精神症状,未见明显情绪低落及高涨,检查治疗配合。

鉴于患者一次吞服 60~80 片舒必利(0.1g/ 片)可危及生命,本着救死扶伤原则,立即启动绿色通道,抢救生命,同时打 110 报警。在患者服药约 10 分钟后开始为其使用全自动洗胃机洗胃。开始洗出淡黄色清亮透明液体,约 500ml,留取洗出的液体标本以备查。后洗胃清理出来的全为清水,无任何食物残渣,亦未见任何药片或类似药物溶解物。按常规共注入清水 4000ml,抽出约 3200ml,均为清亮液体。整个过程顺利,患者意识清楚、配合,未诉不适。

110 接警后到急诊科,医生、警察共同询问患者。患者诉家人对其不好,他们只管工作,对他不闻不问,不关心他,不让他看病。自己一周前自行离家出走,早已身无分文,已经 3 天未进任何食物。这几天来一直在多家医院逗留,饿了就饮用医院的自来水,到该院后发现饮水机有饮用纯净水,故在此停留时间较长,并说:"我看你们医院服务态度最好,肯定不会不管我的"。并承认,实际上刚才自己没有服药,自己的药早就吃完了,该药瓶本来就是空的。问其为何要骗医生,则说:"我太饿了,所以故意装着吃药,想引起医生关注,给我吃的,再给我一点钱"。诉自己确实曾因精神病住过精神病院,诊断不详。

经和警察商量,请示医院主管部门,医院为患者提供晚餐一份,并赠与现金 100 元。之后患者被警察带走。

随访:回警局后患者告知其家庭地址及家人的电话号码,通知家人将其接回。

二、讨论

大部分精神障碍患者需长期服药,身边往往存有药物,如对药物的监管不到位,急性药物中毒在精神病患者中便时有发生。抗精神病药物过量中毒是精神科常见的急重症,发现不及时或处理不当均会导致严重后果。

急性药物中毒的诊断主要根据病史和临床症状,病史很重要,除详细询问服药史外,还应迅速查明服药时间、剂量、品种,是单纯一种药物中毒还是多种药物混合中毒,这对确立诊断、判断病情、进行抢救和估计预后有很大帮助。精神药物中毒时主要表现为脑功能的严重抑制,从而引起不同程度的意识障碍,原因是抗精神病药物对丘脑或脑干网状结构的功能有直接抑制作用,剂量过大时,可抑制大脑皮层的功能;还可出现低血压、低体温、心动过速、呼吸急促、瞳孔缩小及癫痫发作和急性锥体外系反应。

对于急性药物中毒的治疗,急性中毒时首先应迅速对生命体征、呼吸循环功能进行判断,并采取必要的紧急对症处理:①催吐与洗胃。精神患者药物中毒大多是通过口服进入体内,因此,终止接触毒物的最佳方式便是洗胃或催吐,以促进药物迅速排出体外。催吐必须在患者意识清楚的情况下进行。一旦确定服用大量药物,不论服药时间长短,意识是否清楚,均应反复洗胃,务求彻底。如在基层医院,也应充分洗胃后方可转院。②导泻与吸附。活性炭由胃管灌入可吸附多种残留的药物。导泻常用盐类泻药,最后用硫酸钠口服或胃管灌入。一般不用硫酸镁导泻,因镁离子对中枢神经系统有抑制作用并可能降低血压,肾功能不全或昏迷患者均不宜使用。也不用油类泻药,以防进一步促进脂溶性药物吸收。③输液和利尿。一般静脉应用葡萄糖盐水补足血容量,血压稳定后,给予渗透性利尿剂如甘露醇或山梨醇静脉滴注。④对症处理。包括血液透析、解毒与护肝、保护胃黏膜、处理低血压,以及吸氧、保温、预防感染、维持水电解质平衡等。⑤如为阿片类药物中毒,尽早使用特异性阿片受体拮抗剂纳洛酮;如为苯二氮䓬类药物中毒时,可使用苯二氮䓬受体拮抗剂氟马西尼。

导致药物过量的原因主要包括以下几个方面。①精神障碍。精神障碍是最为严重的自杀危险因素,受到某些精神症状的影响,如命令性幻听、幻觉、妄想支配等而吞服大量药物。②抑郁情绪。③监护人对药品管理不当,或对患者看护不周造成误服。④负性生活事件的影响。⑤社会支持的缺乏。良好的社会支持是一个很好的缓冲系统,能够缓解负性生活事件对患者的影响,能增加患者耐受、应付和摆脱紧张处境的能力,有利于身心健康,对精神疾病患者尤其如此。另外精神患者出院后的监护亦很重要,家属应加强药物监管,监督患者服药,必须做到严格遵医嘱用药。无论是门诊患者,还是出院患者,带药回家一定要控制好处方总量。因此,为了预防药物中毒,要控制药物总量,避免患者回家发生意外;要控制药品的获取途径;要重视对患者家属及监护人的指导;要定期门诊复查;要实施心理干预、提高社会支持等。

三、经验总结

这是一个真假难辨的服药案。从发现该患者服药到就诊不到 5 分钟,药物尚未吸收,未引起低血压、意识障碍等临床症状,所以当患者自诉大量顿服药物时,医生无法通过临床症状来判断其是否真的服药。此刻及时快速洗胃是关键,但洗出来的液体未发现药物或药物溶解物,当时即怀疑患者有欺骗的嫌疑,但为慎重起见,仍然按诊疗规范给予彻底洗胃。待洗胃完毕,在事实面前,患者才承认自己并没有服药,而只是做出服药动作来吸引医护人员的注意与同情,并非以结束生命为目的,是一种准自杀行为。虽然帮助该案例患者似乎是大家白忙活一场,但不怕一万,就怕万一。临床医生如遇到类似案例,应权衡利弊,本着人道主义、生命至上的原则,仍需积极处理。

专家点评

自杀姿势不是以结束生命为目的,而是以引人注意,达到警告、威胁、使人妥协或求助等为目的的准自杀行为。但精神障碍患者出现类自杀姿势时医务人员应高度重视,需本着生命至上的原则积极救治,同时需及时报请医院主管部门、公安部门及患者家属共同处置,以免侵权违法。

参考文献

［1］盛玉山,董锦平. 抗精神病药物过量和中毒的症状及处理. 锦州医学院学报,2001,
　　22（2）:38-39.

［2］史志澄. 急性药物中毒. 中国工业医学杂志,2003,16（5）:311-315.

［3］陈灏珠,林果为. 实用内科学. 第13版. 北京:人民卫生出版社,2009.

［4］赵智娟,吴以平,钱一平. 精神病患者服药过量原因分析及护理对策. 护理实践与研究,
　　2013,10（2）:73-74.

92. 皮肤被剥脱的阴茎——精神分裂症患者的自残行为

作　者:温健

关键词:精神分裂症,自残,阴茎,皮肤撕脱并缺损,联络会诊

一、病例资料

患者,男性,32岁,因"反复言行异常9年,阴茎外伤18天"于2015年12月13日入精神科病房。患者母亲介绍病史。

现病史:患者于2006年年底无明显诱因出现言行异常,表现为凭空听到有人跟他说话,男女老少都有,有的评论他,有的命令他,并认为这是佛在指引他,所以心存感激。敏感多疑,走在街上认为别人用异样的眼光看着他,怀疑别人在陷害自己。不安全感明显,感到有人在跟踪自己,所以走路只能低着头走。行为怪异,常口中喃喃自语,有时似乎在跟什么人对话,有时则听不清讲什么,时而自哭、自笑。曾在某综合医院精神科门诊求治,诊断不详,予"富马酸喹硫平"（剂量不详）治疗,病情好转。但由于患者不坚持用药,病情反反复复。2015年11月初开始自行停药,半月后病情波动,称自己身上阴气很重,需要将它们赶跑,将它们"发泄"出去,否则自己会有生命危险,连家人也会遭难。当年11月25日患者自行用剪刀将自己阴茎的皮肤剪下,被家人发现后送至某医院泌尿外科求治,诊断"阴茎皮肤撕脱并缺损;精神分裂症",予以伤口清创缝合,住院12天后伤口好转,但精神症状严重,不配合治疗,遂转送某精神病院住院,诊断同前,予"富马酸喹硫平片100mg~600mg/日"口服治疗,住院6天,患者精神症状无明显好转,仍有自语、乱语,行为怪异,常跪拜磕头,导致前额部外

伤。因该精神病院缺乏阴茎外伤的治疗技术,家人为进一步诊治,再次转到另一综合医院泌尿外科,但该院门诊考虑患者精神症状较重,无法管理,报请医务处协调,并由患者家属签字要求住精神科病房,门诊拟诊"精神分裂症;阴茎皮肤撕脱并缺损"后遂收精神科住院。此次发病以来,饮食一般。为防止小便时尿液刺激或感染阴茎皮肤伤口,一直留置导尿管。便秘,2~3天才大便1次。睡眠欠佳。体重无明显改变。无高热、昏迷、抽搐、呕吐等。

既往史:有"痔疮"病史,不详。

个人史:平时性格温和,比较孝顺母亲。10年前读大学期间开始信佛学佛。9年前母亲再婚。家族史无特殊。

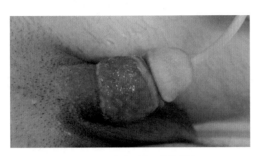

图36　阴茎皮肤撕脱并缺损

体格检查:生命体征稳定。身高176cm,体重60kg。前额部有3cm×3cm皮肤肿块,皮肤无破损。骶尾部有8cm×8cm皮肤压红,中间有1.3cm×1.1cm皮肤破损,有少许渗液。心、肺、腹未见异常。阴茎根部至阴茎头冠状沟处皮肤整体撕脱并缺损,皮肤边缘尚规整,创面基底潮红,表面可见少许脓性液渗出(图36)。尿道留置导尿管。神经系统:脑神经未见异常,脑膜刺激征(-),四肢肌力、肌张力正常,生理反射存在,病理反射未引出。

精神状况检查:神志清楚,定向准,接触交谈合作,问之能答。存在幻听,自述经常听到有人在议论自己,但看不到讲话的人,男女老少、熟悉及不熟悉的人都有,他们七嘴八舌,严重影响自己的生活。自己也不知道为什么会这样,但相信这是佛的力量;存在关系妄想、被害妄想、被跟踪感,走在街上会觉得周围的人都在议论自己、指责自己,有人要陷害自己,还有一些不明身份的人跟踪自己;思维松弛明显,有时讲话前言不搭后语,无中心内容;存在思维逻辑障碍,认为自己身上有"阴气","阴气"有剧毒,会通过阴茎伤口或尿液排泄出去,然后经过下水道流入江河,整个城市的人饮用被污染的河水后就会中毒,为此感到自责、内疚、紧张不安,有时跪地求饶。自知力缺乏,否认自己有精神疾病。

辅助检查:①血常规:白细胞计数$11.0×10^9$/L,正常参考值:$(3.5~9.5)×10^9$/L,中性粒细胞百分比79.40%↑(正常参考值:40%~75%),其余正常。②血生化、甲状腺功能、甲胎蛋白定量、癌胚抗原定量测定、乙肝六项、人免疫缺陷病毒抗体、梅毒螺旋体抗体、丙型肝炎抗体均无异常。③胸部正侧位片、心电图、腹部彩超、头颅MRI无异常。

入院诊断:精神分裂症;阴茎皮肤外伤并缺损;额部皮下血肿;压疮。

诊疗过程:请泌尿外科、烧伤科、皮肤整形科会诊协助诊疗,均同意目前诊断。泌尿外科会诊意见:①患者创面较大,皮肤缺损较大,需植皮治疗,目前建议给予抗感染治疗;②请烧伤科会诊,协助换药植皮;③剃除阴茎根部少许毛发,减少感染机会;④继续局部换药;⑤告知可能出现感染扩散、出血、创面瘢痕修复、痛性勃起、勃起功能障碍、水肿等问题。烧伤科会诊意见:①继续留置尿管,定时膀胱冲洗预防逆行感染;②患者目前精神症状尚未控制,存在伤口手术禁忌证,故不考虑行手术治疗;③创面外用莫匹罗星软膏,并每日使用重组人表皮生长因子溶液处理;④若患者条件允许,可静脉使用活血药物改善血液循环。皮肤科会诊指导伤口换药及护理。综合会诊意见:先后予以氟哌啶醇注射液(10mg肌内注射1次/

日），奥氮平（5mg~10mg 口服，2 次 / 日）控制精神症状；予乳酸左氧氟沙星注射液联合奥硝唑注射液抗感染。阴茎伤口处理：每日换药两次，每次予以生理盐水清洗创面，然后外用重组人表皮生长因子溶液，再涂上莫匹罗星软膏，最后包扎伤口；用新洁尔灭消毒尿道口，每周 3 次；用 0.02% 呋喃西林溶液 500ml 膀胱冲洗，防止逆行感染；骶尾部压疮处敷以美皮康。2015 年 12 月 30 日患者本人及家属考虑精神症状控制，自行签字执意要求办理出院手续。出院时情况：阴茎肿胀减轻，活动时阴茎伤口疼痛减轻，伤口仍有少许血性渗出；压疮愈合，精神症状明显缓解，幻觉妄想消失，情绪稳定，自知力明显改善，配合管理及治疗，达临床好转出院。出院建议：继续抗精神病药治疗；定期复诊；建议转泌尿外科或烧伤整形科进一步处理阴茎外伤及缺损。

随访： 出院 3 天后患者在家属陪同下入住泌尿外科。因家属担心精神症状波动，拒绝行植皮术，后接受抗炎、伤口清创换药处理。精神科会诊后建议继续服用奥氮平（10mg 口服，2 次 / 日）巩固疗效，精神症状控制良好，无幻觉妄想，无自伤自残行为，生活自理，与人和睦相处。2016 年 5 月 24 日，患者主动来精神科门诊取药，当时体查发现阴茎伤口愈合良好，无明显畸形，勃起功能正常（见图 37）。精神状况检查：主动接触，未发现幻觉、妄想症状，情绪稳定，情感反应协调，服药依从性好，自知力基本恢复。复查血常规、肝肾功能、心电图未见异常。

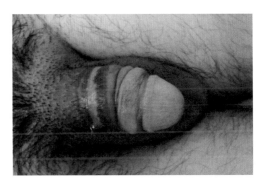

图 37　阴茎皮肤撕脱并缺损愈合

二、讨论

阴茎的皮肤呈棕褐色，薄而柔软，是全身最薄的皮肤，厚约 1mm，缺乏皮下脂肪，富于伸缩性，皮肤与阴茎筋膜之间借阴茎浅筋膜疏松相连，活动度较大。阴茎皮肤在冠状沟处由内、外两层皮肤反折形成包皮，包罩阴茎头的全部或大部分。内层皮肤薄而表面光滑，经冠状沟（coronary sulcus）移行于阴茎头，在尿道外口移行于尿道黏膜。包皮内层外观近似黏膜，缺乏色素也不角化，无毛发和汗腺，有称为包皮腺的皮脂腺，其分泌物为包皮垢的成分之一。

外伤是阴茎皮肤的大片或全部缺损常见的原因。阴茎皮肤的广泛撕脱，常常是一种如脱手套式的损伤，一般在阴茎 Buck 筋膜表面的疏松网状层发生组织分离，不累及深层的海绵体、尿道，其特点是从阴茎阴囊交界到冠状沟的阴茎干的环状皮肤的剥脱。外伤所致皮肤缺损，常伴有阴囊皮肤的缺损，严重者阴茎体及阴囊内容物也受到损伤。阴茎皮肤缺损可致阴茎勃起不全、勃起疼痛、感染和瘢痕形成，使外生殖器变形而影响功能。

在我国，精神疾病自杀者约占全部自杀者的 30%，精神分裂症终身自杀风险为 7%。因此，加强精神分裂症患者自伤、自残及自杀行为的预测、干预和防治具有重要意义。

本案例诊断精神分裂症明确，患者在妄想支配下自行将包皮剪下，伤口面积大，常规需要植皮修补，否则愈后不良。但因患者精神症状明显，不配合治疗，无法及时手术，导致伤口化脓感染，住院期间只能行保守治疗。由于得到了多学科会诊及专科指导，患者精神症状得到了有效控制,阴茎皮肤伤口愈合良好。

三、经验总结

对本患者,尽管疗效令人满意,但如何预防、治疗精神分裂症患者的自残、自杀危险行为,值得思考。

第一,尽早明确诊断,控制精神症状。患者有 9 年精神异常病史,在外院虽然服用了"富马酸喹硫平"控制精神症状,但家属及患者本人一直没有认识到疾病的严重性,所以在精神分裂症的维持治疗中忽视了服用抗精神病药物的必要性。此次患者在停药情况下病情加重,在妄想支配下出现了严重自残,令人遗憾。很多精神分裂症患者因治疗延误和治疗中断,导致疾病的症状得不到有效的控制,增加了患者自杀的风险。因此,医生接诊患者后应及时明确诊断,制定治疗方案,加强疾病的健康教育,让患者及家属认清精神分裂症服药维持治疗的必要性,防止病情复发。

第二,坚持专科专治、联合诊治原则。患者除精神异常外,还有严重的阴茎皮肤缺损,如果让精神科或泌尿外科独立诊治都是棘手的问题。由此,坚持联合诊疗、突出重点的原则显得特别重要。会诊－联络精神医学(consultation-liasion psychiatry,CLP)是精神医学的一个分支,强调要在综合医院开展精神科临床服务、教学以及研究工作。近些年来,CLP 医师与其他科室展开了广泛合作,针对患者的特殊问题进行了有效处理。对本患者,除精神科控制精神症状外,还联合了泌尿外科、烧伤科、皮肤科进行了联络会诊,有效地达到了治疗目的。

第三,医管结合,确保患者生命安全。对大部分精神障碍患者,安全管理和疾病诊疗同等重要。患者有自伤、自残行为,入院时即加强安全教育,禁止携带一切危险物品入病房,住单间病房,24 小时专人陪护。为预防感染和压疮,要保持床铺整洁、干燥,病室舒适、通风,坚持骶尾部皮肤使用美皮康压疮贴,并督促患者减少卧床、定时翻身。

第四,有效沟通,搞好医患关系。患者病情特殊,入精神科住院前,家属对在其他医院几次转科治疗不理解,存有意见。住精神科病房后,主管医师多次解释说明,最后终能理解多学科联合诊疗的重要性,治疗依从性明显提升。再如,患者入院初期不配合治疗,为控制精神症状,也为阴茎外伤治疗创造机会,多次与患者及其家属沟通后,在家属签字同意的前提下实施强制治疗,肌内注射氟哌啶醇注射液控制精神症状。总之,诊疗过程中要及时将患者病情、检查结果、治疗方案、不良预后、转诊建议等告知家属,并签署知情同意书,取得家属理解和配合。

> **专家点评**
>
> 精神分裂症患者受幻觉、妄想支配,容易发生自伤、自残行为,出现严重不良后果。对此,医生要与家属和患者有效沟通,共同协商,确定诊疗过程中的重点和难点,要充分发挥综合医院多学科联络会诊的优势,集体攻关,解决问题。

参考文献

[1] 苏泽轩. 泌尿外科临床解剖学（钟世镇现代临床解剖学全集）. 山东：科学技术出版社，2010.

[2] 沈渔邨. 精神病学. 第 5 版. 北京：人民卫生出版社，2009.

[3] Falcone T, Mishral L, Erin Carlton. et al. Suicidal Behavior in Adolescentswith First-Episode Psychosis. Clin Schizophr Relat Psychoses, 2010, 4（1）：34-40.

[4] Lipowski ZJ. Current trends in consultation-liaison psychiatry. Can J Psychiatry, 1983, 28（5）：329-338.

[5] Ji JL, Ye CY. Consultation-Liasion Psychiatry in China. Shanghai Achieve Psychiatry, 2012, 24（3）：124-130.

93. 丢失的象棋子——精神分裂症患者吞食异物

作　者：雷美英　黄品德
关键词：精神分裂症，吞食，异物，象棋，安全管理

一、病例资料

男性患者，25 岁，因"反复疑人害、言行异常 8 年，再发 1 周"于 2010 年 3 月 8 日入精神科病房。患者家属提供病史。

现病史：患者于 2002 年出现精神异常，表现生活懒散、不愿外出。怀疑食物内被人下毒，不愿吃家人做的饭菜，要家人先吃，观察半个多小时见家人无异常后才敢吃，经常只吃自己做的饭菜。有时发呆，自语自笑。2002~2009 年期间，患者多次被送往某精神病专科医院住院，诊断"未定型分裂症"，曾予"氯氮平、舒必利、丙戊酸钠、阿立哌唑"等药物口服（具体不详）。患者出院后不愿意服药，病情经常反复。2009 年 12 月开始口服"阿立哌唑片 10mg 1 次 / 日，氯氮平片 50mg 1 次 / 晚"等药物，因服药依从性差，病情反复。入院 1 周前，患者拒绝服药，行为反常，反复煮面条，但煮了后又不吃，家人劝之则骂人，乱发脾气，胡言乱语。家属为求诊治而送来某医院精神科就诊，门诊拟诊"精神分裂症"收入住院。患者起病以来精神差，睡眠不好，饮食差。否认高热、畏寒、抽搐、昏迷等。

既往史：2004 年发现乙肝病毒携带。2009 年 9 月份发现高血压，予"硝苯地平片 40mg

口服每早 1 次"控制血压,服药不规律,血压一直控制不佳。

个人史及家族史无特殊。

体格检查:体温 36.8℃,脉搏 82 次 / 分,呼吸 16 次 / 分,血压 150/100mmHg。神志清楚,双肺呼吸音清,未闻及干、湿性啰音。心率 82 次 / 分,心音有力,心律齐,各瓣膜听诊区未闻及病理性杂音。腹平软,无压痛、反跳痛,肠鸣音正常。四肢肌力、肌张力正常,生理反射存在,病理反射未引出。

精神状况检查:意识清晰,定向正常,接触被动、欠合作,注意力不集中。多问少答,讲话内容空洞,思维较贫乏,大多回答"有"或"没有",难以进一步了解思维内容。记忆力、智力粗测正常。情感平淡,意志减退,对周围事物缺乏情感反应,对住院抱着无所谓的态度,什么都不想干,生活懒散。不认为自己有病,但同意住院治疗,自知力缺乏。

入院诊断:精神分裂症;高血压病。

辅助检查:①肾功能:肌酐 142μmol/l↑(正常参考值:44~107μmol/L)。②肝功能:丙氨酸转移酶 72U/L↑(正常参考值:7~40U/L),天冬氨酸氨基转移酶 57U/L↑(正常参考值:13~40U/L)。③术前免疫学检查:HBV 表面抗原定量 273.105ng/ml↑(正常参考值:0~0.5ng/ml),HBVe 抗体定量 1.337EIU/ml↑(正常参考值:0~0.5PEIU/ml),HBV 核心抗体定量 19.562EIU/ml↑(正常参考值:0~0.9PEIU/ml)。④腹部 B 超:轻度脂肪肝;双肾缩小,弥漫性病变。⑤头颅 MRI、胸片、心电图、血常规未见异常。

治疗上予阿立哌唑片抗精神病,同时请心血管内科、肾内科、感染科会诊。肾内科会诊意见为:慢性肾炎(肾功能不全代偿期);肾性高血压;建议予尿毒清颗粒、百苓胶囊护肾,定期监测肾功能,控制高血压。心血管内科会诊后诊断:肾性高血压;建议予苯磺酸左旋氨氯地平片降压,监测血压、肾功能。感染科会诊后诊断为病毒性肝炎(慢性乙型),建议予双环醇片、还原型谷胱甘肽护肝。

最后诊断:精神分裂症;慢性肾炎:肾功能不全代偿期;肾性高血压;病毒性肝炎(慢性乙型)。

入院后患者由其母亲陪护,生活较懒散,常需工作人员督促起床、叠被子。行为孤僻,少与他人来往,有时可观看其他患者下棋,讲话内容空洞,治疗被动配合。

入院第 10 天上午 10 时 30 分,护士查房发现患者在卫生间内抠喉咙催吐,呕出少许胃内容物。问其有何不适时患者不愿回答,查体未见异常。11 时 30 分,患者进食半份饭菜,12 时 10 分,值班医生看见患者缓慢坐下后倒在地上,自诉头晕,否认其他不适。查血压 150/90mmHg,脉搏 82 次 / 分,呼吸 18 次 / 分,意识清楚,双侧瞳孔等大等圆,对光反射灵敏,心肺听诊未见异常,腹部无压痛。急查:①血常规:白细胞 12.3×10⁹/L↑,正常参考值:(3.5~9.5)×10⁹/L,中性粒细胞绝对值 8.2×10⁹/L↑,正常参考值:(1.8~6.3)×10⁹/L,余正常。②血生化:血糖为 6.4mmol/L↑(正常参考值:3.9~6.1mmol/L)。③肾功能、电解质正常,心电图、头颅 CT 未见异常。12 时 30 分患者安静躺下后复测血压 136/85mmHg。

观察至 15 时 00 分,患者诉腹痛,说话吞吞吐吐。耐心询问后患者诉,10 时 00 分左右,与一病友下棋,输了之后自觉非常气愤,拿走整副象棋跑到自己病房的卫生间内吞下棋子,具体吞服多少粒,患者自己也不清楚。遂仔细查找象棋,发现只剩下 4 枚棋子,均为木质,直径为 2.5cm。护士检查其他当日所用的工娱活动用品均齐全、完好。急查腹部 CT 示"胃内见较多内容物,请结合临床",腹部立位片示"未见胃肠穿孔及肠梗阻征象",消化道钡餐提示"食道、胃内未见异物存留"。急请普通外科会诊,意见:①暂予石蜡油 50ml 口服 3 次 / 日,以助胃内异物排出;②禁食、水;③予奥镁拉唑静滴抑酸护胃,同时抗炎、能量合剂支持治疗。患者当晚至次日 12 时 00 分,共解四次大便,从中找出 28 枚完整的象棋子,各棋子被粪便包裹,无血迹粘附(图 38),加上原来找到 4 枚棋子,一副共 32 枚的象棋全部找到。

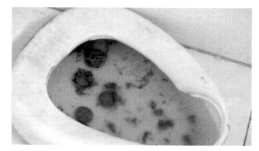

图 38　裹着粪便的象棋

再次复查腹部 CT、腹部立位片未见异常,推测棋子已全部排出。随后观察发现,患者经常自言自语,直接喝水龙头的水,不吃医院食堂送来的饭菜,要求家人送餐。存在言语性幻听,诉常常凭空听到有男、女的声音和自己讲话,在家时也听到他们议论自己。有被害妄想,诉有人在水、饭内下毒。考虑单独使用阿立哌唑口服效果欠佳,联合癸酸氟哌啶醇注射液肌内注射患者症状逐渐改善。2010 年 3 月 31 日复查:①肝功能:丙氨酸转移酶 60U/L↑(正常参考值:7~40U/L),天冬氨酸氨基转移酶 53U/L↑(正常参考值:13~40U/L)。②肾功能:肌酐 113μmol/l↑(正常参考值:44~107μmol/L),血清胱抑素 2.41mg/L↑(正常参考值:0.55~1.2mg/L)。③电解质正常。住院 44 天出院,出院时无幻觉、妄想,仍情感平淡,自知力部分恢复。

随访:出院 1 个月后患者家属代其门诊咨询,患者本人一直未就诊,具体情况不详。至 2012 年 4 月 20 日,患者出现全身水肿、气促而入住肾内科病房。经检查发现:①尿素氮 49.9mmol/L↑(正常参考值:2.5~8.2μmol/L),肌酐 1657μmol/L↑(正常参考值:44~107μmol/L),钾 6.7mmol/L↑(正常参考值:3.5~5.3mmol/L)。②胸片示:双侧肺门旁见片状密度增高影,呈"蝶翼"状改变,心影增大,心胸比 0.63。③血气分析示:pH 7.20↓(正常参考值:7.35~7.45),PO_2 115mmHg↑(正常参考值:80~100mmHg),PCO_2 19mmHg↓(正常参考值:35~45mmHg)。④白细胞:13.0×10^9/L↑(正常参考值:$3.5~9.5 \times 10^9$/L),中性粒细胞比率 81.4%↑(正常参考值:40~75%),血红蛋白浓度 43g/L↓(正常参考值:115~150g/L)。诊断:慢性肾功能不全:尿毒症期;急性左心衰;肺部感染;肾性贫血;代谢性酸中毒等。治疗上予抗感染、血液净化、利尿、输血等处理,住院 4 天,家属即签字要求出院。出院后曾两次来门诊行血透治疗,之后随访失去联系。

二、讨论

本例患者诊断明确,精神症状控制较好。但患者在住院期间吞服大量棋子,具有危险性。

精神障碍患者是一个特殊的人群,意外事件呈多变性,往往难以预料和防范。吞服异物在精神障碍患者中并不少见,精神分裂症患者吞食异物可能是一种自杀行为,也可能是一种冲动行为,或是由思维障碍引起。其中自杀是有意结束自己生命的行为,是精神科临床护理中最常见、最严重的意外事件之一。抑郁症患者及人格障碍患者也可采用吞食异物作为一种自杀方法。患者吞服的异物多种多样,小的可以是玻璃片、刀片、别针、图钉、戒指等,大的如剪刀、体温表、筷子等,也可以是塑料、布片或棉絮片等。吞服的异物不同,所致危险也不同,如有锋口的金属或玻璃片,可损伤重要器官和血管,因而引起胃肠道穿孔或大出血;吞食塑料、棉絮等可引起中毒，而且吞下较多的纤维积物可引起肠梗阻。因此吞服异物可导致严重的后果。

患者吞食异物的行为发生后，应密切观察患者是否发生呛咳、呼吸困难、口唇发绀等窒息缺氧表现。不要随意按压患者腹部，不要斥责患者，要疏导患者情绪，积极心理安慰，争取让患者讲出吞食异物的种类、大小及吞食的时间，当时有何不适等。要仔细检查患者的口腔及咽部有无外伤，咽喉部有无异物阻塞等。一旦发生噎物窒息，要立即处理。异物堵塞在咽喉部，应立即刺激患者咽部，促进其将异物呕吐出来。若异物进入气管，会出现呛咳、面色紫绀及严重呼吸困难，可立即用粗针头环甲膜处刺入，使呼吸暂时通畅，再紧急气管切开，撑开切口后插入气管套管或代用的空心管，请五官科会诊，采用气管镜、气管插管或者气管切开取出异物。

吞食异物应常规行 X 光、B 超或者 CT 检查，以明确异物的性质，便于及时处理，必要时还要反复追踪检查。如根据病史及临床表现提示异物位于口咽部、食管入口上方者，先行喉镜检查，发现异物后应尝试取出。对拟诊上消化道异物、而喉镜或影像学检查结果阴性的患者，需进一步行胃镜检查以明确诊断。大多数阳性异物通过透视和 X 片及补充吞钡检查可以较容易地确定诊断。较大的阴性异物吞钡能显示充盈缺损，亦能较好地显示出来。上述方法仍未检及者可采用口服 1.5% 泛影葡胺后 CT 扫描检查。

处理上，要根据吞服异物的性质或大小采取不同的处理措施。如患者吞食了小棋子、硬币、钮扣等圆、钝异物，这些异物大部分能随胃肠道蠕动与粪便一起排出体外，此时如食用多纤维食物，如韭菜、芹菜等，可促进肠道的生理性蠕动；也可同时给予缓泻剂，加速异物排出。患者若咬碎了体温表并吞食了水银，应立即口服大量蛋清或牛奶。患者若吞入钉子、碎玻璃等尖锐的异物，或手表、金戒指等较大较重的异物，异物一般很难顺利排出，要送专科医院检查处置，及时行手术或胃镜下取异物。吞食异物后，80%~90% 的患者 1 周左右可以自然排出异物。直径 >2.5cm 的圆形异物不易通过幽门，应内镜处理；长度 >6cm 的尖锐异物难以自然排出，若 3 至 5 天异物未移动者建议尽早内镜去除；长度 >9cm 的消化道异物，一经确诊均有剖腹指征；若异物残留在食道内，或轻或重的发生了水肿、充血时取出的难度会加大，若残留时间 >72h，常需抗炎治疗，消除水肿 2 至 3 天后才能取出；上消化道金属异物已刺破胃肠壁形成腹膜炎和局部性脓肿时，应及时行外科手术及围手术期处理。

三、经验总结

吞服异物是此次住院的意外事件，所幸的是医护人员细致、密切、耐心的观察和及时的处理而避免了严重后果。该事件提示我们：

第一，要重视患者异常言行，耐心细致询问病情，及时发现问题。精神科患者因为精神症状，出现躯体不适时，往往很难表达。本例患者抠喉催吐，呕出少许胃内容物，随后出现头晕、缓慢坐倒在地，血压一度增高后恢复正常，这引起了我们的重视。急查血常规、生化，提示白细胞稍升高，但患者当时无感染症状及体征等表现，因未能发现证据，当时考虑可能是精神症状，予密切观察。后患者出现腹痛，经仔细耐心询问病史，才得知患者吞食了象棋，然后才有机会立即给予积极处理，避免了不良医疗事件的发生。因此，作为精神卫生工作人员，不仅要关注患者精神症状，亦要高度重视患者的躯体症状和体征，还要关注患者的不适主诉，不能按惯性思维认为是单纯的精神症状。要仔细询问病史，细心观察病情变化，追究患者出现相应临床症状或体征的根源,这样才能避免漏诊和误诊,从而减轻患者痛苦,提高医疗质量及保证医疗安全。

第二,要落实精神科各项安全管理制度,避免精神科安全意外发生。对本案例,安全管理存在漏洞,比如工娱活动时给患者发放的象棋,活动结束后没有及时回收,没有及时发现象棋的丢失。落实物品清查制度是避免吞食异物行为发生的有力保证,因此,医护人员应将安全检查贯穿在精神病患者住院的整个过程。曾经有过精神患者喝滚烫的开水、盐酸、消毒水、洁厕精、洗衣粉等的报道,这些都是安全管理方面血的教训。加强安全管理,可从以下几方面开展工作:一是各级人员认真落实查房巡视制度;二是要加强危险物品管理,做好病区的安全设施检查工作,如门窗、桌椅、床单元、螺丝松动时要及时检查修理,要管理好开水房、卫生消毒用品等;三是要积极治疗精神疾病,尽快控制精神症状;四是要经常与患者交流,了解患者的心理状态,掌握患者活动规律,及早发现意外先兆,发现患者有情绪波动时,及时做好心理疏导,并纳入重点关注对象。

专家点评

医护人员要随时警惕精神病患者吞食异物的可能性,分析其吞食异物的行为动机;要重视患者躯体不适主诉,不要让"此为精神症状"的惯性思维干扰了临床判断;此外,要严格落实安全管理制度及措施,从而确保管理安全。

参考文献

[1] 程家蓉,李明芳,祝鑫瑜.住院精神病患者意外事件及防范对策.检验医学与临床,2011,8(10):1164–1165.
[2] 王祖承.精神病学.北京:人民卫生出版社,2000.
[3] 孙学礼.精神病学.北京:高等教育出版社,2003.
[4] 曹新妹.精神科护理学.北京:人民卫生出版社,2009.
[5] 王丽宏.精神患者的意外事件紧急护理.中国现代药物应用,2010,4(2):218.
[6] 李雪艳,刘明国,陶春兰.住院精神病患者吞食异物的处理.中国民康医学,2013,25(12):99.
[7] 韩丽军.住院精神病患者吞食异物X线诊断及分析.临床医学,2012,32(4):24–25.
[8] 中华医学会消化内镜学分会.中国上消化道异物内镜处理专家共识意见(2015年,上海).中华消化内镜杂志,2016,(1):19–28.
[9] 韩丽军.住院精神病患者吞食异物X线诊断及分析.临床医学,2012,32(4):24–25.
[10] 胡玉梅,龚坚,刘诏薄.住院精神患者吞食异物的分析及对策.中外医学研究,2011,9(13):88.
[11] 李波,方芳,张京平等.多层螺旋CT及三维重建在消化道异物诊断中的价值.西南国防医药,2012,22(5):523–524.

［12］李启臣. 胃十二指肠陈旧性金属异物的手术及围手术期处理. 中华普通外科杂志，2005，20（3）：195.

［13］王超. 防止精神病患者自杀行为的护理措施. 中国医药指南，2010，8（11）：135-136.

94. 以毒攻毒险丢命——精神分裂症患者有机磷农药中毒

作　者：阳睿

关键词：精神分裂症，有机磷农药中毒

一、病例资料

患者女性，45 岁，教师，离异。因"反复乱语、多疑、行为紊乱 6 年"于 2012 年 4 月 16 日入精神科病房。单位同事提供病史。

现病史：患者 2006 年 4 月出现言行异常，主要表现为胡言乱语、多疑，说自己是国家某领导的女儿，怀疑有人背后整她、害她，莫名其妙地说有人把她的喉咙撑大了、让她呼吸困难等。夜眠差，半夜发呆，或自言自语，或在房间胡乱翻东西。行为紊乱，多次在单位大吵大闹，严重干扰正常工作秩序，病后一年未上班。曾多次被单位送当地精神病院住院治疗，诊断"精神分裂症"，治疗不详，住院治疗后精神异常可不同程度缓解。但患者平时独居，无亲人陪伴，一直不承认有病，服药不规律，病情反反复复，时轻时重。病情好转时生活可自理，病情不稳时四处游荡，曾有伤人及自伤、自残行为。2012 年 4 月 16 日清晨，过路人发现患者躺在地上，呼之不应，急呼 120 送至当地医院急诊科诊治，因疑似中毒予洗胃、输液、吸氧等急救处理（具体不详）。在急诊科留观期间，患者行为紊乱，胡言乱语，沟通困难。因不配合治疗且管理困难，经联络会诊后转入精神科治疗。转院途中，患者自述入院前 2 天在外东游西走，进食少，并于入院前自服敌敌畏约 30ml，后因气味难闻而呕吐。其余情况不详。

既往史无特殊。

个人史：性格孤僻，6 年前女儿意外离世，5 年前离婚，现独居。

家族史不详。

体格检查：体温 37.2℃，脉搏 76 次/分，呼吸 20 次/分，血压 126/80mmHg。颜面部、双上肢皮肤可见散在红色小丘疹，腹部有约 2cm×3cm 的皮肤擦伤，无渗血。头颅五官无畸形，双侧瞳孔等大等圆，直径 2.0mm，对光反射迟钝。心、肺、腹检查未见明显异常。双上肢前臂肌肉颤动，肌力、肌张力正常，四肢关节活动好。生理反射存在，病理反射未引出。

精神状况检查：神志清楚,定向准确,仪容不整,蓬头垢面,卫生状况差,未闻及蒜臭味。接触被动,问多答少,躁动。可疑幻触,认为有有毒的东西掉在了头上,导致头痒,于是自行剪短头发。有被害妄想、内脏性幻觉,诉别人在她食物里下毒、放虫子害她,认为肚子里有虫在动,虫子在吃自己的肝脏,感到腹痛。为了杀虫子,服用过多种药物都不能止痛,所以就自购并服下了敌敌畏。承认既往有凭空闻声等现象。情感不协调,有自杀企图,但具体情况不愿谈及。意志减退,生活懒散,不讲卫生。否认有病,无自知力。

　　辅助检查：①脑电图及脑电地形图提示:中度异常。②三大常规、肝肾功能、甲状腺功能、凝血功能、乙肝两对半、术前免疫学常规检查(HIV、TPPA、HCV、HBV)、头颅 CT、胸部正侧位片、腹部 B 超、心脏彩超无异常。

　　入院诊断：有机磷农药中毒(敌敌畏);精神分裂症。

　　诊疗过程：入院后急请急诊科、肾内科、神经内科、皮肤科等相关科室会诊,予盐酸戊乙奎醚、氯解磷定等对症支持治疗。入院第二天,患者意识蒙眬,胡言乱语,对自服农药叙述不清,前后矛盾。查体:体温 37.8℃,脉搏 90 次/分,呼吸 20 次/分,血压 102/68mmHg,双侧瞳孔等大等圆,直径 6.0mm,对光反射迟钝,面色潮红,皮肤干燥。胆碱酯酶活性 0.5KU/L↓(正常参考值 4~11KU/L)。急予纳洛酮催醒等对症支持治疗,住院近一个月后病情逐步改善,2012 年 5 月 14 日复查血清胆碱酯酶活性恢复至正常值。住院期间患者血清胆碱酯酶活性变化趋势如下图(图 39)。

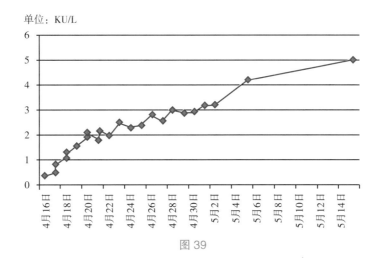

单位：KU/L

图 39

　　确认患者中毒恢复后,根据家属要求和原服药情况,继续予氯氮平片 50mg/日 ~350mg/日口服抗精神病治疗,至 2012 年 6 月 6 日,患者幻觉、妄想消失,情绪稳定,自知力改善,但对服敌敌畏的过程不能完全回忆。

　　随访：出院半月后随访,单位同事认为患者病情平稳,对人友善。一个月后因患者搬迁而失访。

二、讨论

　　20 世纪 80 年代,我国每年发生急性农药中毒约 30 万例以上,病死率高达 12%。精神障碍患者有机磷农药中毒也较常见,因受自杀企图、精神错乱或中毒所致的意识障碍等原因影响,精神障碍患者服用农药后临床表现复杂、病情凶险,常常因中枢抑制、呼吸衰竭和循环衰竭而死亡。

有机磷农药对乙酰胆碱酯酶有抑制作用,且早期的抑制作用是可逆的,氯解磷定、碘解磷定及双复磷等可恢复胆碱脂酶活性。但中毒时间超过36小时会造成胆碱脂酶不可逆性抑制,引起体内乙酰胆碱蓄积,导致胆碱能神经系统功能障碍。

有机磷农药急性中毒临床表现复杂,急性中毒发病时间与毒物品种、剂量和侵入机体的途径密切相关。以经呼吸道及消化道的出现中毒症状时间最短,同一品种中毒时,潜伏期越短中毒越重。不同品种农药中毒时其潜伏期有明显差异,敌敌畏中毒的潜伏期很短,乐果中毒潜伏期最长。中毒时可表现为毒蕈碱样症状、烟碱样症状和中枢神经系统中毒症状、体征,严重者常死于中枢性呼吸衰竭。

中毒症状缓解后要防止迟发性神经病变,主要表现为四肢近端肌肉及呼吸肌等肌无力和麻痹,一般在急性中毒恢复后2~4周出现,患者可感觉到进行性肢体麻木、感觉异常,伴四肢无力,严重者轻瘫或全瘫,一般下肢症状重于上肢症状,半年至一年内逐渐恢复。

此外,有机磷中毒后要谨防中毒症状反跳。急性中毒经过抢救治疗,在症状明显缓解后的恢复期,病情突然急剧变化,重新出现中毒症状并加重,临床上称为"反跳",死亡率甚高,其机制不明,可能与毒物清除不彻底、有机磷农药半衰期长、输液不当等因素有关。

精神障碍患者农药中毒事件时有发生。主要原因是由于精神患者受精神症状控制,如受幻觉、妄想支配,或因抑郁情绪影响而服毒自杀。此外,家属对患者的监管不到位,不能及时发现患者服用农药,不了解患者病情,也是患者自杀不容忽视的原因。对疑似有机磷农药中毒的精神障碍患者,早期发现线索和证据对诊断至关重要,以下几点值得参考:①有明确的有机磷农药接触史,如吸入、衣物沾染、误服或有意服用;②带有特殊的大蒜样气味;③出现毒蕈碱样症、烟碱样和中枢神经系统中毒症状和体征;④测定血中胆碱酯酶浓度明显降低;⑤试验性治疗有效。

农药中毒事件为急性事件,急救治疗是关键。抢救治疗上要重点注意以下几点:①及时迅速清除毒物。包括洗胃、导泻、洗澡更衣清除皮肤表面农药,防止机体继续吸收毒物。②使用抗胆碱能药物。以往常用阿托品治疗,近年来多使用盐酸戊乙奎醚治疗,因盐酸戊乙奎醚注射液为新型选择性胆碱药,具有较强的透过血脑屏障的能力,对M受体具有明显选择性,有较强的外周抗N受体作用,可减少复能剂的使用量和复能剂带来的不良反应。③使用胆碱酯酶复能剂,如氯解磷定、碘解磷定及双复磷等,给药时间越早,疗效越好。④对症支持治疗。

三、经验总结

第一,精神障碍患者服用毒药不一定是自杀。本例患者受精神症状支配,认定自己腹中有许多虫子而购买了大量农药,目的是为了杀灭肚子里的害虫,不是主观上为了结束自己生命而采取的服毒行为。

第二,精神障碍患者农药中毒后的抢救难度大,平时的监护很重要。因受精神症状和农药中毒的影响,患者无法准确讲述服毒情况,医生无法收集准确信息,包括有机磷农药的种类、服毒时间、服毒剂量等,给抢救造成了困难。此外,精神障碍患者难于监护,致使本患者服药数小时后才被路人发现昏倒在地而送入医院,错失了最佳抢救治疗时机。

第三,精神障碍患者中毒昏迷前往往精神症状明显,行为紊乱,不配合抢救,长期住院在急诊科和抢救室都存在管理上的风险。在综合医院,患者往往在抢救结束后转入精神科继续治疗,这对综合医院的精神科来说也是一种挑战,其合法性也值得探讨。

专家点评

为早期预防中毒、肇事肇祸等危险事件,关注精神障碍患者的"胡言乱语"内容很重要。某些患者在精神症状的支配下会私自服药"以毒攻毒",甚至服用毒药以求解脱;或"先下手为强"攻击伤害他人,形成恶性事件。

参考文献

[1] 郭玉璞,王维治. 神经病学. 北京:人民卫生出版社,2006.
[2] 管永泽,郑功泽. 农药中毒急救. 北京:科学技术文献出版社,2002.
[3] 曹国永. 有机磷农药中毒 59 例救治体会. 吉林医学,2011,32(1):86-87.
[4] 王锁兰. 盐酸戊乙奎醚治疗急性有机磷农药中毒的疗效观察. 临床医药实践,2011,20(1):73-74.
[5] 陈灏珠,林果为. 实用内科学(上册). 第 13 版. 北京:人民卫生出版社,2009.

95. "假药"不假——抑郁症患者慢性鼠药中毒

作 者:李易
关键词:抑郁症,自杀,鼠药中毒,慢性出血

一、病例资料

患者男性,34 岁,因"反复睡眠不好、情绪差、言语消极 2 年"于 2012 年 10 月 15 日入精神科病房。患者父母亲及弟弟介绍病史。

现病史：2年前患者无明显诱因出现睡眠差，入睡困难、早醒，常于凌晨3点左右醒来，醒后即难入睡。敏感多疑，人际关系紧张，在乎周围人的看法，有时甚至认为大家在议论他，难以接受大家意见。情绪差，自觉心情糟糕，整天愁眉苦脸、唉声叹气，对什么都提不起兴趣，工作效率下降。发呆，自言自语，言语消极，经常说自己什么活都干不了，认为自己是"废人"一个，活着没有意义，还不如死了好。曾多次想过自杀，经常在河边徘徊，想要跳河，但始终鼓不起勇气往河里跳。一年前曾在当地精神病院住院，诊断"精神分裂症"，予"舒必利、齐拉西酮"口服治疗2月，效果欠佳。后予无抽搐电休克治疗8次，共住院98天，达临床好转出院。出院后一直坚持"舒必利、齐拉西酮"口服治疗，剂量不详。半年前患者病情波动，情绪低沉，不思饮食，无法继续工作。入院前2个月病休在家。2012年10月15日首次入住某三甲医院精神科病房。病后否认高热、抽搐、昏迷史。平时二便正常，食欲下降。2个月内体重下降6kg。

既往无出血及血液病史，未服用抗凝和纤溶系统类药物。

个人史：农民工，初中文化，个性随和。已婚，家庭和睦，育2子，健康。

家族史无特殊。

体格检查：体温36.3℃，脉搏68次/分，呼吸20次/分，血压110/70mmHg，身高168cm，体重55kg。神清，双肺呼吸音清，未闻及干、湿啰音。心率68次/分，心音有力，心律齐，各瓣膜听诊区未闻及病理性杂音。腹平软，无压痛、反跳痛，肠鸣音正常。四肢肌力、肌张力正常，生理反射存在，病理反射未引出。

精神状况检查：意识清晰，接触被动，多问少答。语音低，语速稍慢，思维迟缓。否认幻觉。存在牵连观念，认为周围的人看不起他，走出去时觉得别人用鄙视的眼光看着他。自责自罪，自我感觉差，自认为"废人"一个。自我评价低，认为继续在单位工作就是一种罪过，因为不干活就不应该拿工资，像自己这样"一无是处"的人就该自生自灭。兴趣减退，做什么都没兴趣、认为没意义。情绪低落，消极，常有绝望感，承认多次想过死，也设计过多种死法，如跳河、撞车、服毒、跳楼等，但否认自己实施过自杀行为。意志活动减退，觉得没有动力，感到力不从心，懒动。性欲明显减退，近半年无性生活。无求治要求，认为自己不值得治疗，对治疗也不抱希望。

入院诊断：抑郁症，目前为伴有精神病性症状的抑郁。予米氮平片（30mg/晚）口服抗抑郁治疗。

辅助检查：入院后查血常规、肝肾功能、电解质、甲状腺功能、术前免疫、胸片、心电图、脑电图、头颅MRI、腹部B超均未见异常。尿常规：红细胞35个/ul↑（正常参考值0~25个/ul），白细胞16.8个/ul（正常参考值0~30个/ul），尿蛋白±↑（正常参考值为阴性），隐血（－）。

诊疗过程：2012年10月16日，患者晨起刷牙时牙龈少量出血，未做特殊处理。10月17日大便常规示"潜血++↑（正常为阴性），余无特殊"。追问病史，患者自述同年10月16日吃猪血炒韭菜，否认腹痛、腹胀等不适主诉，当时考虑患者大便潜血阳性可能与用餐有关，未做特殊处理。10月18日早上，患者上腹部阵发性隐痛，伴呕吐胃内容物2次。体查时生命征正常，上腹部轻压痛，无反跳痛及肌紧张。予奥美拉唑肠溶胶囊20mg、保济丸3.5g口服后症状缓解。当天晚上腹痛加重，但疼痛尚能忍受。10月19日6时许，患者腹痛明显，呕出血性液体，尿呈深红色。急查尿常规示"红细胞430000ul↑（正常参考值0~25

个 /ul），尿蛋白 +++↑（正常参考值为阴性），隐血 3+↑（正常参考值为阴性）"。凝血功能示"凝血酶原时间 120s↑（正常参考值 11~14s）、活化部分凝血活酶时间 142.1s↑（正常参考值 25~37s）"。血常规结果示"白细胞 14.7×10⁹ 个 /L↑（正常参考值 3.5~9.5×10⁹ 个 /L），中性粒细胞绝对值 11.2×10⁹ 个 /L↑（正常参考值 1.8~6.3×10⁹ 个 /L），红细胞正常"。体格检查：体温 37.7℃，余生命征正常。腹部（图 40）、背部（图 41）皮肤可见散在紫红色淤斑。

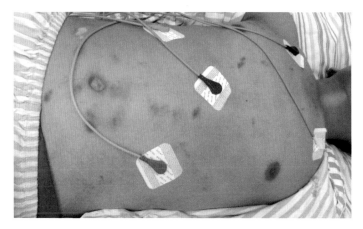

图 40　腹部皮肤淤斑

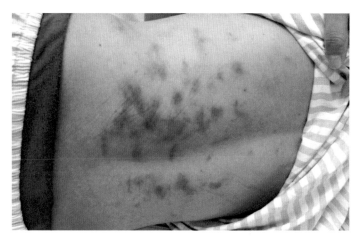

图 41　背部皮肤淤斑

　　腹肌紧张，上腹部压痛，肠鸣音亢进。反复追问病史，患者自诉半个月前服下 5 支名为"气体"的老鼠药自杀，但服药后无任何不适，故以为是假药，也没告诉其他人。补充诊断考虑为"杀鼠剂中毒"。请重症医学科会诊，予维生素 K₁ 注射液 30mg 静滴后，转重症医学科病房治疗。转科后予维生素 K₁、卡洛磺酸钠静滴纠正凝血异常，甲泼尼龙琥珀酸钠、大剂量维生素 C 解毒。中毒症状逐渐好转，腹痛消失，未见出血倾向。复查凝血四项正常，尿常规"红细胞 277 个 /ul↑（正常参考值 0~25 个 /ul），白细胞 2.3 个 /ul（正常参考值 0~30 个 /ul），尿蛋白阴性，隐血 +↑（正常参考值为阴性）"。因家属担心患者再次出现自杀行为，于 10 月

24日要求再次转精神科治疗,继续以米氮平片(30mg/晚)口服,再次住院一个月后抑郁症状消失,办理出院手续。

出院诊断: 抑郁症;杀鼠剂中毒。

随访: 出院1周后门诊复查三大常规、血生化、凝血四项、心电图、脑电图未见异常。但患者不坚持服药,先后于2013年7月、2015年10月、2016年4月三次入住精神科病房,均诊断"抑郁症"。

二、讨论

根据作用机制的不同,灭鼠药主要分三类。①神经类灭鼠药,如毒鼠强、毒鼠碱、抗鼠灵等。②溶血性灭鼠药,如敌鼠钠、安妥。③其他抗凝血剂灭鼠药,如灭鼠灵、溴敌隆。神经类灭鼠药中毒潜伏期短,一般10到30分钟,吸收后使柠檬酸不能代谢产生乌头酸,中断三羧酸循环。同时因柠檬酸代谢堆积,丙酮酸代谢受阻,使心、脑等重要器官产生难以逆转的病理改变,出现以神经系统损害和以心血管系统损害为主的临床表现。溶血性灭鼠药对维生素K产生竞争性抑制,导致凝血酶原和凝血因子Ⅱ、Ⅶ、Ⅳ、Ⅹ缺乏,降低血液凝固性;它也可直接损伤血管壁,以致血管壁通透性和脆性增加而破裂出血。其他抗凝血剂灭鼠药属双香豆素抗凝血剂,影响肝脏对维生素K的利用,影响凝血酶原合成,使凝血时间延长,并可损伤毛细血管壁,使管壁的通透性和脆性增加。以上②、③类毒鼠药中毒潜伏时间长,一般中毒3~5天后开始出现全身出血,这是因为抗血凝类灭鼠剂对已经合成的凝血因子无直接对抗作用,需等这些因子在体内相对耗竭后才导致凝血时间延长,而Ⅱ、Ⅶ、Ⅳ、Ⅹ因子血浆半衰期长,分别为60~70h、3~6h、18~24h、30~40h,出血情况较轻的患者可能会在中毒后2~3周才发现。

对杀鼠剂中毒患者要及时抢救。中毒量小且无出血现象者可不用治疗。达到一定剂量出现广泛性出血时使用维生素K_1是抗凝血杀鼠剂中毒的特效解毒剂。新鲜的冰冻血浆含有全部凝血因子,在严重出血时应使用。激素具有抗免疫、抗内皮素、抗休克、改善毛细血管通透性的作用,在抢救此类患者时经常应用。此外,血液灌流也是抢救鼠药中毒的有效方法之一。

本案例患者抑郁症状明显,有明显的少语少动,兴趣下降,自责自罪,情绪低落及消极自杀念头。在门诊及入院时均否认有过自杀行为,入院时体格检查及实验室检查均未发现明显异常。入院后患者出现牙龈、消化道、泌尿系统、皮肤等多系统器官的弥漫性出血,进一步追问病史才了解到曾服用杀鼠剂。依据服药时间及临床表现,考虑为溶血性灭鼠药或其他抗凝血类灭鼠药中毒。但患者自诉服下的是"气体"灭鼠药,但服药时间太长,灭鼠药种类和成分难以确定。据文献报道,"气体"灭鼠药多为氟乙酸钠或氟乙酰胺,该类药物为有机氟农药,属神经类灭鼠药,与该患者的临床表现不一致,提示患者自己所说的服药种类不一定属实。

三、经验总结

本案例患者既往身体健康,无出血及血液病史,无服用抗凝和抗纤溶类药物史,但存在明显自杀、自伤倾向。服毒半月后出现出血、腹痛,医务人员追问病史后患者承认服用过老鼠药,需高度警惕是否为溶血性灭鼠药及其他抗凝血剂灭鼠药中毒。

第二代抗凝血类灭鼠剂,如溴敌隆,其作用是华法林的 100 倍。高脂溶性使得药物分布容积大,血浆清除缓慢,具有更长的半衰期,甚至血清中监测不到溴敌隆时其抗凝作用仍能持续很长时间。有报道显示,其抗凝作用可持续 52 天到 13 个月。所以,如果患者不记得其曾经服鼠药或刻意隐瞒时,精神科医生对不明原因的维生素 K 依赖性凝血功能障碍的精神病患者,要采取积极治疗措施。维生素 K_1 是治疗抗凝血灭鼠药中毒的一种特效药物,起效快、疗效好。但因为人体每日维生素 K_1 的需要量为 0.03~0.5mg/kg,抢救抗凝血鼠药中毒的患者时,维生素 K_1 的用量相对要大,这样才能产生良好效果。

灭鼠剂中毒后出现溶血或神经系统症状时,护理工作很重要。应严密观察患者的意识、瞳孔、生命体征等情况,同时观察皮肤出血点、尿量、尿颜色的变化。自杀服药中毒患者的心理往往十分复杂,要提防再次自杀的可能。

专家点评

因种种原因,很多精神障碍患者不愿暴露内心活动,甚至隐瞒病史。有些患者既已服毒,或已吞噬诸如玻璃等异物,也不会告知他人,所以,临床上很难评估患者的危险行为及其不良后果。这需要精神科医务人员耐心查房,充分关注病情变化细节,多渠道收集详实病史,及时邀请多学科联络会诊,最大限度规避临床风险。

参考文献

[1] 丁保乾. 中毒防治大全. 郑州:河南科学技术出版社,2006.
[2] 王臻,刘忠文,张茵. 抗凝血灭鼠剂中毒导致获得性维生素 K 以来性凝血因子缺乏症 46 例临床分析. 血栓与止血学,2011,17(4):166-168.
[3] 张晋,王汉斌. 常见农药杀虫剂、杀鼠剂中毒的解毒治疗. 中国医刊,2008,43(1):4-7.
[4] 陆一鸣. 重视提高急性中毒的救治水平. 中华急诊医学杂志,2004,13(7):437-438.
[5] 刘沧. 抗凝血治疗杀鼠药中毒患者的临床分析. 中国医药指南,2013,11(4):104-105.
[6] 卓爱琴. 灭鼠剂中毒患者的急救护理. 中国医药导报,2007,4(3):99.

96. 半夜突发呼吸困难的老人
——老年抑郁患者自杀未遂

作　者：许春杏

关键词：老年人，抑郁焦虑，自杀未遂，呼吸衰竭

一、病例资料

患者女性，62岁，因"情绪改变伴敏感多疑半年余"于2015年8月11日入心理科病房。患者女儿介绍病史，病史可靠，不详。

现病史：患者于2015年2月份出现睡眠差，入睡困难，容易早醒。情绪不稳定，担心的事情多，如担心家人不管自己了，担心自己的身体疾病，紧张不安，有时悲观消极，打算立遗嘱。经常说身体不舒服，如腹部不适、食欲差、不想进食。夜间有时出现阵发性心悸、胸闷，感呼吸困难，感觉自己快死去了。敏感多疑，怀疑老伴要侵吞财产，家人要抛弃自己，家人解释也难以打消其念头。曾多次就诊于当地医院，诊断"焦虑症"，予药物治疗，具体不详。患者过度关注药物副作用，对药物副作用及检查建议刨根问底，不能配合。认为对自己身体损害大，如家人劝其配合时，就拿死来要挟。为进一步求治到某综合医院就诊。门诊拟诊"焦虑障碍"收住院。起病以来患者饮食较前减少，认为自己身体虚弱，很多食物都不能吃。睡眠差，大小便基本正常。近半年来体重减轻约15kg。无畏寒、发热、抽搐。

既往史："鼾症"30余年，熟睡中打鼾。慢性胃炎病史10余年，经常感上腹部不适，食欲差。睡眠差，在外院服用过地西泮、劳拉西泮、氯硝西泮等苯二氮䓬类药物改善睡眠，具体不详，常随身携带此类药物。

个人史：性格强势，固执，很难听取别人意见。

家族史无特殊。

体格检查：体温36.5℃，脉搏72次/分，呼吸18次/分，血压92/58mmHg，身高157cm，体重44kg，体重指数17.85kg/m²。神志清楚，体型消瘦，营养欠佳。心、肺、腹部查体无明显异常。脑神经（－），颈软，四肢肌力、肌张力正常，生理反射存在，指鼻试验、轮替运动（－），双侧霍夫曼征（＋），余病理反射未引出。

精神状况检查：意识清晰，陪同下步入病室，仪表整洁，年貌相符，定向准确。接触合作，答话切题。否认幻觉。敏感多疑，感觉家人要抛弃自己，可查及被害妄想，声称老伴要对自

已卜手,目的是谋财害命(实无此事)。记忆、智能正常。情绪低落伴焦虑,称活着没有意思,活着是负担,自责自罪,焦虑紧张,担心身体太弱,不能医治,担心被家人抛弃。暂未发现有冲动、伤人、毁物、怪异行为。认为自己只是胃肠道方面问题,没有精神心理疾病,自知力缺乏。

辅助检查: 三大常规、甲状腺功能、术前免疫学全套、生化全套、相关肿瘤标志物均未见明显异常。心电图示:窦性心律 心前导联逆钟向转位。24小时动态心电图、腹部彩超、心脏彩超无特殊。头颅 MRI 示:部分大脑皮层下、双侧放射冠、半卵圆中心、基底节可见多发小斑片长 T_1 长 T_2 异常信号,边缘欠清,FLAIR 检查示病灶呈高信号,双侧脑室对称扩张,双侧脑室周围髓质区见斑片状略长 T_1 长 T_2 异常信号,脑沟、裂增宽,脑室、脑池扩大,中线结构居中无偏移,影像学诊断:颅内多发腔隙性梗死、缺血灶;脑白质疏松症,老年脑。心理测试:抑郁自评、焦虑自评提示重度抑郁、重度焦虑。

入院诊断: 器质性精神障碍;多发腔隙性脑梗死。明确诊断后予奥氮平 2.5~5mg/ 晚抗精神病、奥沙西泮 15mg/ 晚改善睡眠、文拉法辛 50~150mg/ 日抗抑郁焦虑治疗。

诊疗过程: 根据头颅 MRI 结果提示,患者可能存在脑器质性病变,请神经内科会诊后诊断为"多发腔隙性脑梗死;脑白质疏松症;脑萎缩",建议"①完善头颅 DWI 检查,明确有无颅内缺血梗死灶;②改善脑血液循环、营养脑细胞,口服阿司匹林 100mg 1/ 日、阿托伐他汀钙 20mg 1/ 晚"。由于患者进食差,有慢性胃炎病史,未予阿司匹林口服。因患者家属拒绝签字检查,头颅 DWI 未能执行。

8月26日中午开始,患者出现嗜睡,呼之能应,唤醒后可在陪人协助下排小便,后随即入睡。27日凌晨3时,护士查房发现患者鼾声大,不能轻声唤醒,大声唤醒后随即又入睡。立即报告值班医生,值班医生行体格检查:生命征正常,嗜睡状。双侧瞳孔等大等圆,直径约4mm,对光反射迟钝。心、肺、腹查体无明显异常。膀胱充盈。四肢肌力检查不配合,肌张力正常,生理反射存在,病理反射未引出。急查随机血糖 5.5mmol/l,血气分析提示 PO_2 61mmHg↓(正常参考值 80~100mmHg),PCO_2 61mmHg↑(正常参考值 35~45mmHg),pH 7.39(正常参考值 7.35~7.45),HCO_3^- 30.4mmol/l↑(正常参考值 21~25mmol/l),提示Ⅱ型呼衰。予低流量吸氧,心电监护,密切监测生命征。急请呼吸科会诊,遵会诊意见继续予低流量吸氧、心电监护、密切监测生命征,辅以呼吸兴奋药物。但患者出现舌根后坠,呼吸困难,呈现"三凹征",再次急请神经内科及呼吸科会诊,遵会诊意见予甘露醇静滴预防脑水肿,予放置口咽通气管后急诊行胸部 CT 及头颅 CT 检查。考虑患者呼吸困难需无创辅助通气,行相关检查后急转入呼吸内科 ICU 进行抢救。头颅及胸部 CT 提示:颅脑 CT 平扫未见明显异常;双肺下叶感染,双侧少量胸腔积液。转入 ICU 后予抗感染、无创呼吸机辅助呼吸、纤维支气管镜检查和支气管肺泡灌洗等治疗,7天后患者意识恢复,追问患者获悉,8月26日患者电话和家人吵架后感觉自己活着是家人的累赘,自行偷偷吞服 30余片从家里带到医院的氯硝西泮药物,目的就是想自杀。

患者意识恢复后仍旧情绪低落,欲跳楼,因存在自杀风险再次转回精神科住院治疗。予口服奥氮片 2.5mg/ 晚、氟西汀胶囊 20mg/ 早、奥沙西泮片 15mg/ 晚,辅以重复经颅磁刺激治疗、生物反馈等物理治疗和家庭心理治疗。住院治疗共30天后患者情绪稳定,对自己服药自杀表示懊悔,最后以临床治愈出院。出院前复查胸部 CT 提示:感染病灶较前明显减小,双侧少量胸腔积液已基本吸收。

最后诊断：器质性精神障碍；自杀未遂；多发腔隙性脑梗死；脑白质疏松症；脑萎缩；Ⅱ型呼衰；肺部感染；舌根后坠；鼾症。

随访：患者出院后担心药物副作用，自行停药。2015年10月份病情复发住院31天，后以临床好转出院。出院后病情稳定。一直拒绝复查头颅MRI。

二、讨论

苯二氮䓬类药物通过促进中枢抑制性神经递质氨基丁酸的释放或突触传递，可有效缓解精神焦虑和失眠症状。它主要作用于边缘系统，其次是间脑，可引起脊髓反射和网状系统全面抑制，大剂量可致昏迷和呼吸抑制。药物过量可致嗜睡、意识模糊、眩晕、运动失调或跌倒，甚至出现呼吸抑制、心搏骤停而死亡，偶有中枢兴奋、精神错乱者，老年体弱者易致晕厥。大剂量持续服用易产生依赖性。突然停药可出现抑郁、精神激动、失眠。大剂量或静脉给药可能引起血压降低、心率加快、脑血流量减少、心肺功能抑制或心脏停搏。

苯二氮䓬类药物过量时要确保呼吸道通畅、防止误吸，同时应碱化尿液、促进药物排泄。对昏迷患者不宜催吐。本例患者偷服了大量苯二氮䓬类药物，产生了中枢抑制作用，出现了呼吸衰竭、尿潴留现象，给予积极对症处理后病情明显好转。

本例患者确定有鼾症病史，但是否存在鼾症相关的睡眠呼吸暂停尚不确定。研究发现，鼾症是睡眠呼吸暂停的一个独立预测指标。对睡眠呼吸暂停患者，小剂量苯二氮䓬类药物也可引起呼吸困难。本例患者在服用大剂量苯二氮䓬类药物后出现了呼吸困难、舌根后坠、三凹征及CO_2潴留等Ⅱ型呼衰表现，是药源性中枢抑制的典型表现。

本例患者在毫无觉察情况下出现自杀行为，与老年抑郁有关。研究表明，约有三分之一的老年人在离退休后出现孤独、寂寞、失落等负性情绪，有些老年人在亲人丧失、退休、收入过低等一系列负性生活事件出现之后更容易出现自杀，值得重视。

此外，老年人服用苯二氮䓬类药物之后，血液中具有药理活性的游离药物成分的效果不减，即使血药浓度在正常范围，也可能出现药物过量现象。因此，老年人，尤其是有中枢神经系统疾病或呼吸道疾病的患者，临床使用苯二氮䓬类药物要十分慎重。

三、经验总结

本案例患者住院期间突然出现Ⅱ型呼衰，当时误认为是老年人常规用药中出现的严重药物不良反应，但事实上是患者企图自杀，服用自行带入医院的过量苯二氮䓬类药物所致，差点出现医疗纠纷。对本案例，以下三点不容忽视。

第一，本例患者突然出现Ⅱ型呼衰，怀疑药物过量，条件允许情况下，可行药物成分、血药浓度的监测，排除临床药物中毒。另外，患者入院时没有及时完善胸片检查，不能明确其肺部感染是在入院前还是入院后出现。如果入院前老年患者存在肺部感染、既往有"鼾症"等呼吸系统疾患，那么就不宜使用苯二氮䓬类药物。第二，患者入院后自备药物要做到统一管理，提升安全管理防范意识。对患者的查房一定要仔细，尤其是护理查房。要高度重视病情变化，及时报告医生，以免延误病情。在本案例中，护士在凌晨三时查房，发现不能唤醒患者,患者打鼾声音大,且及时向医生报告病情,从而抓住了抢救的关键时机,避免了医疗风险及纠纷。

第三,和单纯老年抑郁患者相比,老年抑郁焦虑共病患者的自杀风险相对较高且更严重。故在临床上遇有抑郁伴焦虑的老年患者,一定要提高警惕,做好自杀预防、抢救预案。

专家点评

老年抑郁焦虑共病患者的自杀风险大,如患者需要使用苯二氮䓬类药物,用药前要充分评估,当存在肺部感染、鼾症、睡眠呼吸暂停等呼吸系统疾病时应谨慎用药。用药过程中要加强药物的量化管理,防止患者私自藏药后顿服自杀。

参考文献

［1］陈新谦,金有豫,汤光. 新编药物学. 第 16 版. 北京:人民卫生出版社,2007.

［2］王桂芝,胡海涛,高健等. 镇静催眠药物的研究进展. 中外医疗,2009,28(19):101-103.

［3］陈灏珠. 实用内科学. 第 13 版. 北京:人民卫生出版社,2009.

［4］陈凌. 2 种药物在抢救急性苯二氮䓬类药物中毒患者中的应用. 当代护士,2010,(7):49-50.

［5］沈渔邨. 精神病学. 第 5 版. 北京:人民卫生出版社,2008.

［6］王旭东. 常见急症疾病的诊治. 中国临床医生,2010,38(2):52.

［7］Deegan PC, Mcnicholas WT. Predictive value of clinical features for the obstructive sleep apnoea syndrome. European Respiratory Journal, 1996, 9(1): 117-124.

［8］吴振云. 老年心理健康的内涵、评估和研究概况. 中国老年学杂志,2003,23(12):799-801.

［9］邱惠摘. 老年与自杀. 临床精神医学杂志,1997,7(4):225.

［10］胡年琼. 镇静催眠药在老年人中的合理使用. 四川生理科学杂志,1991,6(18):90-91.

［11］孙海霞,杨蕴萍. 抑郁症和焦虑障碍共病的研究现状. 国际精神病学杂志,2003,(3):166-169.

［12］苏亮,施慎逊,肖世富等. 老年抑郁症和焦虑障碍共病患者的临床特征. 中国心理卫生杂志,2006,20(3):166-169.

97. 服药自杀的女患者——氯氮平中毒

作　者：黄品德
关键词：精神障碍,氯氮平,自杀,中毒

一、病例资料

（一）病例资料一

女性患者,26岁,因"反复多疑7年余,大量吞服药物9小时"于2013年8月6日1时30分急诊就诊。患者弟弟及丈夫介绍病史。

现病史：患者于2006年上半年无明显诱因出现精神异常,主要表现为失眠,凭空闻声,疑人议论,怀疑有人在饭菜里下毒,易与别人产生矛盾,情绪不稳,易发脾气。2006年10月开始,在当地精神病医院住院3月余,诊断"精神分裂症",服用"氯氮平片（最高剂量400mg/日）,丙戊酸镁缓释片（250mg/日）",病情好转出院。出院后服药不规律,病情不稳,多次在原医院住院治疗,诊治基本同前。2013年8月3日,患者自行停用抗精神病药。8月5日16时30分,家属发现患者昏睡于床上,身体冰冷,流涎,床上有大量呕吐的胃内容物,呕吐物中有散在淡黄色药片,旁边有5个装氯氮平片的空瓶子（25mg×100片）,1个丙戊酸镁缓释片的空瓶子（250mg×30片）,立即刺激患者咽喉部催吐,并急送其到当地医院就诊,救治过程中B超检查示"宫内单活胎,16周"。因当地医院条件有限,于8月6日1时30分转院至某综合医院急诊科。查体温35.5℃,脉搏115次/分,呼吸18次/分,血压90/58mmHg。神志不清,烦躁不安,四肢躁动,检查不合作。瞳孔等大等圆,直径2.5mm,对光反射迟钝,口腔可见较多分泌物。双肺呼吸音粗,腹部隆起如孕4个月大。余检查记录不详。诊断为"氯氮平中毒? 中期妊娠;精神分裂症"。立即予温水约5000ml洗胃,活性炭吸附、导泻、利尿、促醒、维持水电解质平衡,同时予护心、护肝、护胃、护脑等治疗。次日中毒症状明显好转,生命体征稳定,意识清晰。但患者接触违拗,精神症状明显,8月8日转入精神科。入科时留置导尿管。

既往史、个人史、家族史无特殊。

体格检查：体温37.3℃ 脉搏112次/分 呼吸20次/分 血压106/70mmHg。神志清楚,心率112次/分,律齐,未闻及明显杂音,双肺呼吸音粗,可闻及干湿性啰音。腹部膨隆,如孕4月,臀部有红色片状斑。双手不自主震颤,四肢肌力4⁻,生理反射存在,病理反射未引出。

精神状况检查：平车推入病室，仪表欠整洁，意识清晰，定向准确。接触被动、欠合作，不愿暴露内心体验，情感平淡，情感反应不协调。未发现冲动、伤人、毁物行为，自知力缺乏。

辅助检查：①肝功能：天冬氨酸氨基转移酶64U/L↑（正常参考值13~40U/L）。②心肌酶：肌酸激酶2200U/L↑（正常参考值22~269U/L），肌酸激酶同工酶73U/L↑（正常参考值0~25U/L），α-羟丁酸脱氢酶184U/L↑（正常参考值72~182U/L），肌红蛋白208ng/L↑（正常参考值0~70ng/ml），肌钙蛋白正常。③尿素氮及肌酐稍低，余未见异常。④甲状腺功能：TSH 0.07uIU/ml↓（正常参考值0.35~4.94uIU/ml），FT_3、FT_4正常。⑤血常规：白细胞11.5×10⁹/L↑，正常参考值（3.5~9.7）×10⁹/L，中性粒细胞百分比89.5%↑（正常参考值40~75%），血红蛋白111g/L↓（正常参考值115~150g/L），血小板149×10⁹/L。

最后诊断：氯氮平中毒；中期妊娠；精神分裂症。

入精神科后遵会诊意见继续予输液、维持水及电解质平衡、护心、护肝、护胃、通便及抗炎等治疗，未给予抗精神病药物，住院6天后因家属要求而办理出院。出院时生命征正常，复查血常规、血生化等指标均恢复正常，查及被害妄想、言语性幻听。

随访：分别于出院后半月、1月后两次电话随访，患者已经在外院行引产术，并于当地精神病院门诊就医，口服利培酮4mg/日，精神症状控制好，无不适主诉。

（二）病例资料二

患者女性，已婚，65岁，因"反复情绪波动20年，大量服氯氮平后意识不清4小时"于2011年3月8日19：00入急诊科监护病房。患者丈夫代诉病史。

现病史：1991年患者无明显诱因出现情绪波动大，表现为兴奋话多，讲话夸大，滔滔不绝，自我感觉良好，认为自己很有能力，声称自己即使整晚不眠也精力充沛。有时情绪易怒，脾气大，稍不顺意就跟家人争吵。行为比较轻率，乱花钱买东西，出手大方等。在当地精神病院住院治疗，诊断"躁狂发作"，予碳酸锂、氯氮平治疗（具体不详），病情控制可，能正常工作、生活。但由于服药不规律，病情反反复复，情绪波动大。家人发现其有段时间很脆弱，偷偷落泪，卧床，不思饮食，独自生闷气。有段时间则兴高采烈、话多、乱花钱、做事没有计划等。多次住当地精神病院，诊断"情感性精神病"。曾服碳酸锂、氯氮平、氟西汀等（具体不详）。2月前停药，入院4天前患者病情复发，易发脾气。2011年3月8日15时患者与家人争吵后自行吞服氯氮平60余片（25mg/片）。20分钟后出现意识不清、呼之不应、口吐白沫。急呼120于19时00送到某院急诊科。

体格检查：体温36.0℃，脉搏106次/分，呼吸22次/分，血压114/62mmHg。浅昏迷，压眶有反应，双侧瞳孔等圆等大直径约5mm，对光反射迟钝，口中有大量唾液。心、肺、腹查体无特殊。

急查血常规、生化全套无明显异常。心电图：窦性心动过速（106次/分）。血气分析：pH 7.391、PCO_2 38.5mmHg，PO_2 44mmHg↓（正常参考值80~100mmHg），SO_2 79%↓（正常参考值95%~100%）。

诊断：氯氮平中毒。立即予吸痰、吸氧、洗胃、导泻，并予活性炭胃管注入等对症处理，血氧饱和度上升至90%以上，复查血气分析结果正常，次日患者神志清楚。3月10日患者在急诊科表现兴奋、话多、脾气大，因难于管理而转入精神科病房。入科体格检查未见异常。

精神状况检查：入精神科时患者意识清晰，定向准确。接触合作，问少答多，话多，滔滔不绝、难以打断。言语夸大，自我感觉良好，自我评价高。存在思维奔逸、意联，要求姓"温"的医生主管，因为那样会感到很温暖。无幻觉、妄想。情感高涨，兴致勃勃，认为自己很快乐。意志增强，精力充沛，活动多，反复找其他病友说话，主动帮忙打扫卫生。注意力易转移，自知力不完整。

最后诊断：氯氮平中毒；情感障碍（躁狂发作）。

遵联络会诊意见，予输液加速药物排泄、护肝、护心等支持对症处理。复查脑电图、心电图、腹部 B 超、胸部 X 片无异常。待躯体情况稳定 1 周后，渐予喹硫平片、丙戊酸镁缓释片口服治疗，21 天后情绪稳定出院。出院前复查血象、生化全套、心电图等无异常。

随访：患者于 2016 年 3 月份自行停药，病情反复，再次住其他精神病院，予"奥氮平片 10mg/ 晚、碳酸锂片 0.5g/ 日"治疗后病情好转。出院后能做家务、照顾孙子，人际交往可。

二、讨论

氯氮平系二苯氧氮平类抗精神病药，具有抗多巴胺、5- 羟色胺、肾上腺素和胆碱的作用，能直接抑制脑干网状结构上行激活系统，具有强大的抗精神病、镇静、催眠、稳定情绪等作用，用于精神分裂症的各个亚型、躁狂症、偏执性精神障碍等。由于其价格便宜、适应证广、疗效显著等优点，临床使用较广泛，故氯氮平过量或者中毒事件时有发生。

氯氮平有明显的镇静作用，中毒后可出现意识障碍，程度从意识模糊至深度昏迷不等。药物抑制突触部位交感神经递质再摄取，降低癫痫阈值，容易导致癫痫样大发作和口角抽动；阻断肾上腺素能 α 受体，常伴有血压下降、心动过速等；抑制骨髓，导致粒细胞减少；导致大脑皮质和丘脑下部体温调节中枢功能紊乱，引起高热；导致唾液腺、呼吸道腺体分泌增加，口水多。重度中毒者心肌损伤较明显，主要表现为血肌酸激酶（CK）、肌酸激酶同工酶（CK-MB）、天冬氨酸氨基转移酶（AST）、乳酸脱氢酶（LDH）明显升高。由于中毒后患者出现瞳孔缩小、气道腺体分泌亢进和肺水肿，故常被误诊为有机磷农药中毒。有所不同的是，氯氮平中毒患者血胆碱酯酶活性正常，而有机磷农药中毒时血胆碱酯酶活性明显降低。

氯氮平常规治疗剂量的血药浓度为 0.1~0.3ug/ml，当血药浓度达 0.6ug/ml 时便可引起中毒，并且中毒死亡者的胃和血液中均可检出氯氮平成分。为预防氯氮平中毒，临床上可采用紫外分光光度法、高效液相色谱法等开展氯氮平血药浓度监测，其中高效液相色谱法是目前药物检测的主要方法，在国外已得到成功应用。

对氯氮平中毒目前没有特殊的解毒药，重在预防。应叮嘱患者家属管理好药物，监督患者及时服药。中毒后尽快予催吐、洗胃、导泻、活性炭吸附、利尿、大量补液以促进药物排泄。由于氯氮平吸收后可以抑制胃肠的活动，因此，即使服药超过 6 小时甚至是 12 小时仍有洗胃、导泻的价值。血液灌流易于清除分子量大、脂溶性高、与蛋白结合力强的毒物，其疗效优于血液透析，便于抢救并减少并发症，因此，对服药量大、中毒症状明显、经洗胃及内科常规治疗无好转，且病情迅速发展的患者，应在短时间内进行血液灌流。一般认为中毒后 6~8 小时内开始血液灌流效果较好，但是对于中毒时间超过 24 小时的患者，也应积极争取血液灌流治疗，而不应该轻易放弃。此外，对症处理也很重要。如有低血压发生，适当使用去甲肾上腺素等；当出现中枢神经系统抑制时可使用中枢神经系统兴奋剂，其中纳洛酮的作用较明确；当出现急性呼吸窘迫综合征时需早期进行有创机械通气，纠正缺氧。

值得重视的是,氯氮平系脂溶性药物,血浆蛋白结合率达95%。但存在于组织中的氯氮平及与白蛋白结合的氯氮平再次释放入血液时,存在二次分布现象,可导致中毒病情"反跳",应予警惕。Renwick等发现,氯氮平过量时体内的浓度时间曲线呈双相,因此,对于此类患者,抢救过程中可连续多次血液灌流。

三、经验总结

氯氮平临床应用较广泛,在基层精神病院尤其突出,因此氯氮平过量事件也并不少见。总结临床经验,以下两点需要我们引起重视。

第一,临床医生对氯氮平中毒的临床特征不甚了解,易发生误诊。由于氯氮平中毒缺乏特异性,并且精神病患者难以明确讲述病情,故临床上极易误诊或漏诊,因此,需临床医生仔细询问病史,及时发现病情,并邀请多学科联合救治。

第二,由于氯氮平吸收后可以抑制胃肠的活动,因此,即使服药超过6小时甚至是12小时仍有洗胃、导泻的价值。

第三,氯氮平系脂溶性药物,血浆蛋白结合率达95%。但存在于组织中的氯氮平及与白蛋白结合的氯氮平再次释放入血液时,存在二次分布现象,可导致中毒病情"反跳"。

专家点评

氯氮平中毒患者,即使服药超过6小时甚至12小时仍有洗胃、导泻的价值;氯氮平中毒后抢救成功也不能掉以轻心,谨防组织中的氯氮平及与白蛋白结合的氯氮平再次释放入血液,导致中毒病情"反跳"而危及生命。

参考文献

[1] 颜光美. 药理学. 北京:高等教育出版社,2004.

[2] 胡小荣. 急性氯氮平中毒18例救治体会. 吉林医学,2009,30(15):1684.

[3] 鲁桂芳,鲁春芳. 氯氮平不良反应文献分析. 中国医院药学杂志,2008,28(12):1047-1049.

[4] Schneider B, Weigmann H, Hiemke C, et al. Reduction of clozapine-induced hypersalivation by pirenzepine is safe. Pharmacopsychiatry,2004,37(2):43-45.

[5] Kreinin A, Epshtein S, Sheinkman A, et al. Sulpiride addition for the treatment of clozapine-induced hypersalivation:preliminary study. Israel Journal of Psychiatry and Related Sciences,2005,42(1):61-63.

[6] 徐昌盛,刘文革. 氯氮平中毒的临床特征和诊疗现状. 中华急诊医学杂志,2007,16(7):773-774.

[7] 马伟龙,郭郢. 口服氯氮平中毒致死2例. 中国法医学杂志,2000,15(2):104-105.

［8］金米聪,马建明,姚浔平等. 全血中痕量雷公藤红素的液相色谱／质谱联用法测定研究. 中国卫生检验杂志,2008,18(7):1242-1244.

［9］梅艳,宋新文,汪洋. 固相萃取高效液相色谱法测定氯氮平血药浓度. 中国临床药理学杂志,2012,28(6):456-457.

［10］任引津,张寿枝,倪为民等. 实用急性中毒全书. 北京:人民卫生出版社,2003.

［11］IIe J L,Xiang Y T,Li W B,ct al. Hcmopcrfusion in the treatment of acute clozapine intoxication in China. Journal of Clinical Psychopharmacology,2007,27(6):667-671.

［12］黄元新,朱明俊,林金表. 血液灌流治疗急性抗精神病药中毒的临床疗效观察. 四川医学,2012,33(10):1807-1808.

［13］罗加国,江秀云. 纳洛酮在急性氯氮平中毒的临床应用. 精神医学杂志,2002,15(4):243.

［14］Renwick A C,Renwick A G,Flanagan R J,et al. Monitoring of Clozapine and Norclozapine Plasma Concentration-Time Curves in Acute Overdose. Clinical Toxicology,2000,38(3):325-328.

98. 下肢"深部"的蠕动
——药源性不宁腿综合征

作　者:李易
关键词:疑病症,焦虑,喹硫平,米氮平,不宁腿综合征

一、病例资料

患者男性,54岁,因"会阴部不适感伴紧张痛苦4个月,加重1个月"于2010年5月11日入住心理科病房。患者自诉病史。

现病史:2010年1月患者因"睾丸灼热感"就医于某三甲医院,诊断"慢性精囊附睾炎、左侧精索静脉曲张",对症治疗后仍觉阴部不适,时而冰冷收紧的感觉,时而灼热发麻感。睡眠差,入睡困难,睡眠时间减少,每晚仅睡2~3小时,醒后难以再入睡,噩梦多。整天心悸,担心自己的疾病,认为病情严重,治不好,怨天尤人、唉声叹气。辗转多个医院泌尿外科就诊,医生均认为患者的躯体疾病不足以解释患者的痛苦感受,建议其到心理科就诊。某医院心理科予"圣约翰草提取物片、阿普唑仑片、氟哌噻吨美利曲辛片"等药物口服,症状无好转。1个月前,患者病情加重,主诉阴部疼痛、瘙痒,阴囊似灌铅般沉重,走路时晃荡,非常难受。

自觉该病治疗无望,痛苦不堪,遂到某院泌尿外科要求行阴囊、睾丸切除术,外科医生不同意患者手术,反复解释均不能打消其疑虑。遂通知家属带其到心理科就诊。发病以来无畏寒、发热、抽搐,无尿频、尿急、尿不尽感。饮食一般,大便正常。

既往史:2010年4月在外院行左侧精索高位结扎术,手术顺利,但患者认为效果欠佳。性格固执,大专文化,原为执业药师,去年内退在家。家族史无特殊。

体格检查:神清,生命征平稳,心、肺、腹未见异常。四肢活动好,肌力、肌张力正常,生理反射存在,病理反射未引出。

精神状况检查:接触主动,倾诉欲强烈,反复诉说会阴部不适,难于打断。未引出幻觉、妄想。情绪不稳定,急于陈述,欲哭泣,过于担心病情,难以解释。存在明显焦虑情绪,伴抑郁情绪,唉声叹气,认为自己得了"不治之症",不如切除阴茎及睾丸算了。但否认自杀想法。记忆、智力正常。注意力不集中,自知力不全。

辅助检查:三大常规、肝功能、肾功能、电解质、血脂、甲状腺功能均正常。乙肝、丙肝、梅毒、HIV均阴性。头颅CT、脑电图未见异常。泌尿系彩超:双侧睾丸鞘膜腔积液;前列腺钙化;双肾、膀胱、精索静脉二维及彩色多普勒未见异常。

心理测试:明尼苏达多项人格测验示"抑郁、精神衰弱、疑病、癔症大于2个标准差,心理变态、社会内向、外显性焦虑、依赖性大于1个标准差"。艾森克个性测验示"内外向因子(E)为中间性格,神经质因子(N)为典型不稳定,精神质因子(P)示无古怪冷漠等性格特点,掩饰程度(L)为较少掩饰自己"。症状自评量表示"躯体化因子、焦虑因子、抑郁因子分重度升高,强迫状态因子、人际关系敏感因子分中度升高"。

入院诊断:疑病症。予口服米氮平片(30mg/晚)、劳拉西泮片(1mg/次,2次/日)抗焦虑及改善睡眠,同时配合疾病健康教育、认知行为治疗、经颅磁刺激治疗。

诊疗过程:治疗至第10日,患者焦虑情绪稍缓解,睡眠改善。第19日,患者自行到单位办事后出现病情波动,睡眠不稳定,有时称彻夜不眠,反复诉说自己睾丸酸胀难受,坚信自己睾丸出了大问题,强烈要求手术摘除睾丸。曾偷偷跑到外院咨询外科手术问题并固执己见,经常声称"我也学医,我比你懂",并找来各种泌尿系统疾病书籍来和医务人员争论,医生需反复解释才能暂时打消患者手术念头。住院第27日,联合富马酸喹硫平片口服,并加药至200mg/日,后因患者出现双下肢刀割样疼痛,双小腿深部出现难以忍受的、说不出的不适感,以休息及晚上明显,需要按摩、不停走动才能缓解,严重影响睡眠,甚至有种"生不如死"的感觉。神经系统检查未见异常。加用盐酸苯海索片口服(2mg/次,2次/日)无好转。住院第29日考虑为药源性不宁腿综合征,逐步减量、停用喹硫平,双下肢不适感缓解。停用喹硫平3天后再次予小剂量喹硫平口服,患者腿部不适感复现,称小腿深部似乎有虫爬感般异常不适,越安静越明显,迫使自己不停走动才舒服。再次停用喹硫平,第二天患者不适感消失。后将劳拉西泮调整至2mg/晚、米氮平片加量至45mg/晚后患者夜眠改善,焦虑情绪缓解,阴部不适感消失,无心悸、腿酸等不适,不再要求手术。复查血常规、肝肾功能、心电图未见异常。住院共55天后临床好转出院。

出院诊断:疑病症;药源性不宁腿综合征。

随访:患者出院后每1~2个月门诊心理咨询一次。2010年8月份停用劳拉西泮片、10月份起米氮平片减至30mg/晚,病情控制好,无药物不良反应。

二、讨论

不宁腿综合征（Restless Legs Syndromes，RLS）是夜间睡眠时双下肢出现难以名状不适感，常需捶打或下床走动才能缓解症状。是由 Willis 在 1685 年首次描述，当时译为胫骨部焦虑症（anxietas tibiarum），1946 年经 EKdom 详细报道，曾译为易激动腿（irritable legs），1960 年正式命名为 RLS。

RLS 分为原发性和继发性两大类。一般人群的患病率为 5%~15%。原发性 RLS 主要与遗传有关，研究显示 25%~50% 患者有家族史，呈常染色体遗传，12q、14q、9p、2q、20p 和 16p 出现异常，可能与 CAG 三核苷酸重复序列有关。继发性 RLS 与糖尿病、缺铁性贫血、叶酸和维生素 B_{12} 缺乏、酒精饮料、周围神经病变、妊娠或饮用咖啡、抗精神病药和抗抑郁药的使用等有关。研究发现，抗抑郁药中的艾司西酞普兰、舍曲林、度洛西汀、文拉法辛、米氮平等可诱发 RLS，抗精神病药物中的阿立哌唑、奥氮平、舒必利、奋乃静、氯丙嗪、氯氮平也可导致 RLS。但少见喹硫平导致 RLS 的报道。

目前普遍认为不宁腿综合征与多巴胺通路异常有关，并已发现三种与继发性 RLS 相关的多巴胺通路。一是脊髓传递系统多巴胺通路异常。局灶性脊髓传递通路异常可使有抑制作用的神经元缺失从而导致肌肉反射敏感性增高，引起 RLS 症状。二是中脑皮质边缘系统多巴胺通路异常。皮质下功能异常可使中脑多巴胺神经元兴奋性降低，末梢释放多巴胺减少，中枢抑制冲动减少，下位神经元敏感性增高，诱发 RLS 症状。三是黑质纹状体系统多巴胺通路异常。黑质多巴胺神经元丢失导致多巴胺生成减少，同时黑质纹状体通路中纤维变性，导致纹状体内多巴胺及其代谢产物减少，引起 RLS。

RLS 的临床表现常以下肢深部不适感及强烈需要活动患肢的欲望为特征。下肢深部不适感常被描述为虫爬行感、烧灼感、蠕动感、撕裂感或疼痛感，常为双侧或对称存在。大于 50% 的患者主诉有疼痛，部分患者只有强烈活动腿部的愿望而没有感觉异常。活动患肢的欲望或腿部不适的感觉常常在静息时出现或加重，运动时缓解，也可通过刺激如按摩腿部、冲热、冷水浴来缓解症状。

RLS 的诊断标准包括四个临床特点和三个支持证据。四个特点为：①因腿部不适而引发腿部活动。患者腿部常常有难以描述的不适感，如蠕动、灼烧、触电等；感觉位于肢体深处，多数累及下肢，半数患者也可累及上肢。②这种不舒服的感觉和肢体活动的强烈愿望在活动后明显缓解。③休息时（坐和躺）出现或加重。④夜间症状加重。三个支持证据指：①多巴胺能药物治疗有效。②多伴周期性肢体活动症状。多发生在快速动眼相睡眠期，表现为单侧或双侧腿部刻板、重复地快速屈曲或伸展。③有家族史。RLS 患者的一级亲属患 RLS 的风险比常人高 3.3 倍。

鉴别诊断很重要，重点要与神经系统病变、精神疾病、药物不良反应等相鉴别。①静坐不能。应用多巴胺能受体阻断剂后因内心的不安宁感而出现的坐立不安。常伴轻度锥体外系症状，无家族史、昼夜变化规律，很少影响睡眠。②腿痛动趾综合征。常表现下肢疼痛伴足或趾不自主运动，发作短暂，可频发，但活动患肢不能缓解症状。③夜间腿部痉挛。是指下肢肌群夜间突发性的无规律的痉挛疼痛，伸张肌肉即可缓解。④卧位性神经性跛行综合征。常见于充血性心力衰竭的患者，可能与卧位导致椎管内静脉丛淤血肿胀,继而造成腰骶椎管腔狭窄,压迫腰骶部神经丛,出现神经性跛行的症状,有时夜晚可被痛醒。

关于 RLS 的治疗,以下几种药物可供参考。①复方左旋多巴制剂。如多巴丝肼、卡左双多巴控释片等;②多巴胺能受体激动剂。如溴隐亭、培高利特等麦角类受体激动剂及普拉克索、罗匹尼罗等非麦角类受体激动剂。③加巴喷丁在 RLS 的治疗中体现了很好的疗效,但在高龄患者中要注意过度镇静和共济失调副作用。

三、经验总结

第一,外科医生手术前要对患者进行心理评估,包括手术动机的评估。该患者起初客观存在躯体问题,但治疗效果欠佳。后坚信会阴病变,为此反复就医,要求手术切除阴茎和睾丸,疑病观念强烈,影响患者的就医行为。这提醒外科医生,对类似主观需要手术的患者,要评估其接受手术的动机,对病态思维支配下的手术要求,要慎重对待。

第二,药源性不宁腿综合征临床少见,但影响生活质量,甚至导致自杀危险。富马酸喹硫平是二苯氧氮杂卓类非典型抗精神病药物,能阻断中枢多巴胺 D_2 受体和 5- 羟色胺受体,对组胺 H1 受体和肾上腺素 α_1 受体也有阻断作用。本案例患者使用富马酸喹硫平后出现 RLS 症状,停用喹硫平后缓解,再用时再出现,有理由推测富马酸喹硫平可能导致了 RLS。精神药物所致 RLS 虽属少见,但症状严重时会影响患者睡眠及情绪,甚至导致自杀意外,需引起临床医师高度重视。

专家点评

不宁腿综合征、躯体性焦虑、药源性静坐不能临床表现相似,需要鉴别。不宁腿综合征的不舒服感位于肢体深处,活动后缓解,休息时加重;躯体性焦虑以坐立不安、内心烦躁为主要特征;药源性静坐不能与用药有关,患者感到一种莫名的力量驱使自己要活动,否则难受。

参考文献

[1] 王维治. 神经病学. 北京:人民卫生出版社. 2006.

[2] Yeh P, Walters A S, Tsuang J W. Restless legs syndrome: a comprehensive overview on its epidemiology, risk factors, and reatment. Sleep and Breath, 2012, 16(4): 987-1007.

[3] Lasch K E, Abraham L, Patrick J, et al. Development of a next day functioning measure to assess the impact of sleep disturbance due to restless legs syndrome: The restless legs syndrome-next day impact questionnaire. Sleep Medicine, 2011, 12(8): 754-761.

[4] 沈赟,毛成洁,刘春风. 继发性不宁腿综合征. 中国现代神经疾病杂志,2013,5(5):

392-397.

［5］2Nd P R, Ruscin J M, Bainbridge J L, et al. Restless legs syndrome induced by escitalopram：case report and review of the literature. Pharmacotherapy the Journal of Human Pharmacology and Drug Therapy, 2008, 28（2）: 271-280.

［6］Belli H, Akbudak M, Ural C. Duloxetine-related galactorrhea and restless legs syndrome：Acase report. Psychiatr Dand, 2013, 25（3）: 266-267.

［7］Milanliog Lu A.Venlafaxine-induced restless legs syndrome. Dusunen Adam, 2012, 25（4）: 388-389.

［8］Salas R E, Gamaldo C E, Allen R P. Update in restless legs syndrome. Curr Opin Neurol, 2010, 23（4）: 401-406.

［9］张海山, 寻广磊. 奥氮平所致不宁腿综合征二例报告. 精神医学杂志, 2012, 25（3）: 214.

［10］张繁. 不宁腿综合征的发病机制及功能影像研究进展. 临床放射学杂志, 2014, 33（11）: 1781-1783.

［11］中华医学会神经病学分会帕金森病及运动障碍学组. 不宁腿综合征的诊断标准和治疗指南. 中华神经科杂志, 2009, 42（10）: 709-711.

［12］单若莹, 朱艳玲. 不宁腿综合征的临床分析. 中国实用神经疾病杂志, 2009, 12（6）: 39-41.

99. 抬不起来的腿——利培酮所致迟发性运动障碍的治疗

作　者: 许春杏　王彦海
关键词: 利培酮, 迟发性运动障碍, 阿立哌唑

一、病例资料

患者男性, 25岁, 因"凭空闻声、行为异常5年余, 行走不便1年"于2014年7月4日入精神科病房。患者父亲介绍病史。

现病史: 患者于2009年上半年无明显诱因出现精神异常, 主要表现为睡眠差, 凭空听到有声音和自己说话, 总听到周围的人议论自己, 怀疑有人害自己。有时闷闷不乐, 有时发呆, 有时发脾气。曾到当地精神病医院住院, 诊断"精神分裂症", 予利培酮治疗, 精神症

状控制较好。出院后一直口服利培酮（2mg/次，2次/日）维持治疗，后来患者出现口唇不自主运动，手脚运动不灵活，不能正常行走，左下肢抬起困难，拖地样走路，伴腰痛，无下肢放射性疼痛。半年后患者仍行走困难，并出现眨眼、伸展颈部的现像。为进一步求治住精神科。

既往史、个人史、家族史无特殊。

体格检查：体温 36.4℃，脉搏 88 次 / 分，呼吸 20 次 / 分，血压 124/76mmHg。意识清晰，心、肺、腹查体无明显异常。双上肢、右下肢肌力正常，四肢肌张力可。左下肢肌力Ⅳ级，抬腿困难，拖地走路，直腿抬高试验阴性，生理反射存在，病理反射未引出。

精神状况检查：意识清晰，蹒跚步态，仪表整洁，年貌相符，定向准确。接触主动、合作，对答切题，未发现有幻觉、妄想等精神病性症状。记忆、智能粗测正常。情绪稳定，情感反应协调。未发现有冲动、伤人、毁物行为。自知力大部分存在。

入院诊断：精神分裂症（缓解期）；迟发性运动障碍；腰椎退行性变？

诊疗过程：为明确诊断，入院后查：①腰椎 MRI 示"腰椎间盘变性，腰 1~2 椎间盘髓核突破内纤维环致椎管狭窄；腰 2 椎体许莫氏结节。"②三大常规、血生化、乙肝六项、人免疫缺陷病毒抗体、梅毒螺旋体特异抗体、快速血浆反应素试验、丙型肝炎抗体、甲状腺功能均未见明显异常；③头颅 MRI、脑电图、脑电地形图、腹部 B 超、心电图等无异常；④X 片提示"胸部平片检查未见异常；左侧股骨骨质未见异常；左膝关节平片检查未见异常。"⑤神经肌电图提示"左侧胫神经运动传导速度正常；左侧腓总神经运动传导速度正常。"请骨科会诊，诊断为"腰椎退行性变"，予脱水（甘露醇）、活血（血栓通）、营养神经（甲钴胺注射液）等对症处理。

对精神科相关问题，考虑到利培酮片对控制精神症状有效，但可能与迟发性运动障碍有关，因此，治疗上只将利培酮片口服用量用至 1mg/ 次，每日一次。为防止减少利培酮用量后精神症状加重，联合口服阿立哌唑片 5mg/ 次，每日 2 次。患者共住院 26 天，2014 年 7 月 30 日以临床好转出院。出院时未发现明显精神病性症状，自知力存在。拖地样走路现象明显减少，口唇不自主运动减轻。异常不自主运动（AIMS）评分减分率为 31%。

随访：出院后随访至 2016 年 12 月份。患者一直口服利培酮片 1mg/ 次、每日一次，联用阿立哌唑片 7.5mg/ 次、每日一次。行走不便现象明显缓解，"做鬼脸"现象明显减轻，可外出务工劳动。

二、讨论

迟发性运动障碍（tardive dyskinesia，TD）为异常不自主运动综合征，与长期服用抗精病药物有关，临床以口、唇、舌、面部不自主运动最为突出，称为"口 - 舌 - 颊三联征"。有时伴有肢体和躯干舞蹈样运动，表现为吸吮、舐舌、鼓腮、躯干或四肢舞蹈或指划样动作。累及四肢或躯干时或妨碍走路，或不能自行穿衣，或继发频繁跌倒。国外报道 TD 的平均发生率约为 20%~30%，在服药后的第 1 年中约有 5% 可发生 TD，以后每年以 5% 的速度增加，5 年后约有 25% 的服药患者会产生 TD。Correll 等的一项 Meta 分析显示，服用经典抗精神病药者 TD 发病率为 7.7%、患病率为 32.4%，服用非经典抗精神病药者 TD 发病率为 2.98%、患病率为 13.1%。且有研究表明，TD 严重影响患者的生活质量，并增加患躯体疾病的发生率和病死率。本例患者在服药 5 年后出现 TD,严重影响其社会功能。

迟发性运动障碍的病理生理机制有多种假说,包括多巴胺受体超敏假说、γ- 氨基丁酸(GABA)功能低下学说、多巴胺受体等位基因假说、神经元变性假说等。多巴胺受体超敏假说认为,长期应用多巴胺受体拮抗药物后,会引起黑质 – 纹状体多巴胺受体处于去神经增敏状态,对多巴胺变得更加敏感,达到多巴胺受体超敏状态。本例患者出现 TD 后减少了利培酮片口服剂量,联用了阿立哌唑片,主要考虑到阿立哌唑片是多巴胺与 5- 羟色胺(5-HT)系统的稳定剂,可以减少锥体外系副作用及 TD 出现。而患者单用利培酮片出现迟发性运动障碍,可能与药物低剂量使用时阻断中枢 5-HT 受体而反射性地使黑质 – 纹状体 DA 受体兴奋性增高有关。

有关 TD 的危险因素有多种说法。Zhang 等报道,TD 严重程度与年龄、病程、阴性症状等有显著相关。目前较为一致的看法是,年龄、性别是 TD 的危险因素,老年、女性患者易患TD。但也有研究表明,男性较女性更易患 TD。

对该不良反应的诊断,目前尚无统一标准。患者有服用抗精神病药、抗抑郁药、抗帕金森药、抗癫痫药或抗组胺药病史,服药过程中或停药 3 个月内发生运动障碍,表现为节律性刻板重复持久的不自主运动时,可以考虑 TD 的可能。但也有实验室研究表明,TD 患者血清肌酸激酶水平升高与 TD 的严重程度有关,这或许对 TD 的早期发现及其严重程度的评估具有参考意义。

对于 TD 的治疗,预防是关键。出现 TD 以后,往往考虑停药或换药,可考虑 TD 拮抗剂或耗竭剂、非典型抗精神病药物、苯二氮䓬类药物、抗组胺药、钙通道阻滞剂等。不过,也有个案分析发现,抑郁症合并 TD 的患者接受经颅磁刺激治疗后得到了短期改善。但经颅磁刺激治疗是否可以辅助治疗 TD,目前尚无明确结论。平时要以预防为主,应在医生的指导下合理、慎重使用抗精神病药物,避免合用两种或两种以上抗精神病药物,停药或更换抗精神病药物时应逐渐减量,不要骤然停药。年老体弱或伴脑器质性病变者应给予最小剂量,非必要时不用或少用抗胆碱能药。

三、经验总结

对 TD 患者,一方面,减少原抗精神病药物剂量,小剂量联用阿立哌唑片对缓解 TD 症状可能有效。有文献报道,对于 TD 患者,在原抗精神病药物治疗基础上联合小剂量阿立哌唑片可以减轻 TD 症状。另一方面,减少原抗精神病药物剂量后患者的精神症状可能会加重,此时加用小剂量阿立哌唑片,既可以减轻 TD 的症状,又可能避免精神症状出现变化,理论上讲这应该是可行之举。但是,也有患者单用阿立哌唑片出现 TD 的情况。因此,该做法的有效性和安全性有待进一步研究。

对本例患者,腰椎退行性病变与迟发性运动样表现可能有关。当然,也不能排除患者出现迟发性运动障碍所致走路姿势异常后,长期腰椎过度受力、超负荷承载导致腰椎退行性病变的可能,或者迟发性运动样表现根本就是精神异常的表现。

值得一提的是,如果本例患者是因为利培酮导致了退发性运动障碍,那么,再次住院后仍然服用小剂量利培酮是否合适,值得商讨和质疑。

专家点评

　　对 TD 患者,在减少原抗精神病药物基础上联合小剂量阿立哌唑片对缓解 TD 症状可能有效,但该做法的有效性和安全性有待进一步研究。

参考文献

[1] 沈渔邨. 精神病学. 第 5 版. 北京: 人民卫生出版社, 2008.

[2] Perminder S. The current status of tardive dyskinesia. Austra New Zeal J Psychiatry, 2000, 34 (3): 355–369.

[3] Correll CU, Schenk EM. Tardive dyskinesia and new antipsychotics. Curr Opin Psychiatry, 2008, 21 (2): 151–156.

[4] Browne S, Roe M, Lane A, et al. Quality of life in schizophrenia: realitonship to sociodemographic factors, symptomatology and tardive dyskinesia. Acta Psychiatr Scand, 1996, 94: 118–124.

[5] Ballesteros J, Gonzalez–Pinto A, Bulbena A. Tardive dyskinesia associated with higher mortality in psychiatric patients: results of a meta–analysis of seven independent studies. J Clin Psvchoharmacol, 2000, 20 (2): 188–194.

[6] 郭玉璞. 神经病学. 北京: 人民卫生出版社, 2006.

[7] 王崴, 亢万虎. 迟发性运动障碍的相关问题回顾. 中国健康心理学杂志, 2004, 12 (4): 318–320.

[8] 袁国桢, 周振和, 徐文炜. 非典型抗精神病药引起的运动障碍. 国际精神病学杂志, 2005, 32 (4): 196–199.

[9] Calabrese V, Guagliano E, Sapienza M, et al. Redox regulation of cellular stress response in neurodegenerative disorders . Ital J Biochem, 2006, 55 (3–4): 263–282.

[10] Aihara K, Shimada J, Miwa T, et al. The novel antipsychonic araipiprazole is a partial agonist at short and long isoforms of D2 receptors linked to the regulation of adenylyl cyclase activity and prolactin release. Brain Res, 2004, 1003 (1–2): 9–17.

[11] 陈新谦, 金有豫, 汤光. 新编药物学. 北京: 人民卫生出版社, 2003.

[12] Zhang XY, Yu YQ, Sun Sl. Smoking and tardive dyskinesia in male patients with chronic schizophrenia. Progress in Neuro–Psychopharmaco and Bio Psychiatry, 2011, 35 (7): 1765 –1769.

[13] Yassa R, Jeste DV. Gender differences in tardive dyskinesia: a critical review of the literature. Schizophr Bull, 1992, 18 (4): 701–715.

[14] Os J V, Walsh E, Horn E V, et al. Tardive dyskinesia in psychosis: Are women really more at risk? Acta Psychiatr Scand, 1999, 99 (4): 288–293.

［15］孙振晓,姚传文. 精神分裂症迟发性运动障碍患者血清肌酸激酶水平的研究. 中国神经精神疾病杂志, 2005, 31(2): 140-141.

［16］Brambilla P, Perez J, Monchieri S, et al. Transient improvement of tardive dyskinesia induced with rTMS. Neurology, 2003, 61(8): 1155.

［17］赵利国,温乃义,张瑞霞等. 阿立哌唑治疗 22 例迟发性运动障碍的临床研究. 中国民康医学, 2014, 26(3): 26-27.

［18］谢新凤. 阿立哌唑所致迟发性运动障碍 1 例. 内科, 2009, 4(6): 952-953.

［19］Osorio RS, Aguera-Ortiz L, Hurtado de Mendoza A, et al. Treatment of tardive dyskinesia with aripiprazole. Neurotox Res, 2010, 17(4): 432-434.

100. 服药后全身强直的男人
——恶性综合征伴大面积压疮

作　者:黄品德

关键词:精神分裂症,抗精神病药,恶性综合征,压疮

一、病例资料

患者男性,41 岁,已婚。因"反复言行异常 10 年,发热 2 天"于 2010 年 3 月 3 日入住精神科。患者妻子提供病史。

现病史:患者于 2000 年初在外打工时无明显诱因出现精神异常,疑心重,说同事联合起来针对他,看到他就吐口水。认为有人在他喝的水里下毒、用毒气熏他,故辞工回家。回到家后说有很多人跟到家里来了,有人用法术控制他等。夜间睡眠差,听到有人在房屋外面议论他,多次外出寻找对方却没有找到。曾在当地精神病医院住院治疗,诊断"精神分裂症",治疗不详。出院后服药不规律,病情反复发作,10 年来住院 7 次。近 3 年来患者服用"氯氮平 75~500mg/d",病情较为稳定,可以做农活、照顾家人。2009 年 12 月,患者逐渐变得少语,不愿意外出干活,不做家务,睡眠差,常半夜起来看电视。2010 年 1 月底,患者说电视上报道他的事情。不让家人用手机,说手机被人监视了。不吃饭,只吃猪饲料。2 月 7 日再次送当地精神病医院住院,诊断"精神分裂症",予氟哌啶醇注射液 20mg/d 肌内注射、舒必利注射液 0.2g/d 静滴、舒必利片 0.2g/d 口服、氯氮平片 100mg/d 口服、利培酮片 2mg/d 口服。患者逐渐出现流口水、行动缓慢、全身肌紧张、少语少动,多卧床,大、小便解在床上。骶尾部皮肤逐渐出现破损,伴渗液。入院前 2 天患者发热,最高体温 39.6℃。经停用抗精神病药

物、抗炎、降温等处理后转送至某综合医院精神科,门诊拟诊"精神分裂症;恶性综合征;压疮?"收入精神科病房。

既往史及个人史无特殊。

家族史:患者哥哥有精神病史,已去世,具体不详。

体格检查:体温 38.5℃,脉搏 126 次/分,呼吸 24 次/分,血压 106/68mmHg。平车送入病房,神志清楚,不语,面部表情缺乏变化。营养较差,前臂皮肤弹性差,大量出汗,面部油脂分泌多。双肺听诊呼吸音增粗,可闻及湿啰音。心率 126 次/分,律齐,未闻及病理性杂音。腹软,未触及包块,肝、脾肋下未触及,无压痛、反跳痛,无移动性浊音。骶尾部中央可见一面积 5cm×4cm 皮肤溃烂,底部为淡红色,上面有少许脓性分泌物,周围未见脓腔形成。右髂棘有 3cm×7cm 红色压痕,右侧睾丸表面有 2cm×2cm 皮肤破损,有少许渗出,未见脓性分泌物。神经系统:全身僵硬,睁眼,瞳孔直径 2.5mm,等大等圆,对光反射迟钝。鼻唇沟对称,张口、伸舌等检查不合作。四肢僵硬,紧抓着被子,或抓着检查者的手不放。肌力正常,肌张力强直样升高,双侧肱二、三头肌腱反射亢进,双侧膝、跟腱反射正常。Hoffmann 征、Babinski 征及 Kerning 征均阴性。

精神状况检查:神清,接触不合作,问话不答,无法洞悉其内心活动。对外界刺激反应少,偶有眼神对视,面部表情变化少,情感平淡。日常生活不能自理,小便解在床上。未见冲动、伤人行为。无自知力。

辅助检查:①血常规:白细胞计数 15.1×10⁹/L↑,正常参考值(3.5~9.5)×10⁹/L,中性粒细胞百分比 90.8%↑(正常参考值 40%~75%)。②生化:总蛋白 55g/L↓(正常参考值 60~85g/L)、丙氨酸转移酶 68U/L↑(正常参考值 7~40U/L)、天冬氨酸氨基转移酶 167U/L↑(正常参考值 13~40U/L)、乳酸脱氢酶 427U/L↑(正常参考值 114~240U/L)、肌酸激酶 8068U/L↑(正常参考值 22~269U/L)、肌酸激酶同工酶 22U/L↑(正常参考值 0~25U/L)、肌红蛋白 455ng/L↑(正常参考值 0~70ng/ml)。③甲状腺功能、免疫、二便常规均(-)。④脑脊液检查未见明显异常。⑤心电图:窦性心动过速,T 波改变(Ⅱ、Ⅲ、aVF),P-R 间期稍缩短。⑥胸片:两肺纹理增多、增粗,双肺可见多发小斑片状模糊影,提示双肺感染。⑦头颅 MRI 未见异常。

入院诊断:恶性综合征;精神分裂症;压疮;肺部感染。

诊疗过程:入院后患者卧床,拒食。治疗上予大量补液、维持水及电解质平衡、抗炎、营养心肌、护肝、物理降温、导尿、加强压疮换药及护理、鼻饲饮食等对症支持治疗。予多巴胺受体激动剂溴隐亭胃内注入。未使用任何抗精神病药物。同时予心电监测、血压监测及血氧饱和度监测。住院第 2~4 日,患者反复发热,最高体温 40.3℃。血压不稳,最低时为 70/40mmHg。呼吸最快时 40 次/分,血氧饱和度曾下降到 85%。下病危通知,予冰敷、肌内注射复方氨林巴比妥以降温;予间羟胺静滴以维持血压,积极抗炎等治疗。经积极抢救,第 5 日开始,患者生命体征逐渐平稳,半个月后肌张力恢复正常,生命征平稳,各项化验指标逐渐恢复正常。但此时精神症状逐渐加重,出现言语性幻听、关系妄想及被害妄想,情绪烦躁、易怒。予喹硫平片口服,缓慢加量至 600mg/d。共住院治疗 41 天后出院,出院时患者时生命体征平稳,精神症状消失,自知力恢复。右侧睾丸皮肤破损消失,骶尾部脓液吸收,压疮面积缩小至 2cm×2cm,压疮周围肉芽组织长出,创面鲜红。血常规、血生化复查正常。复查胸片提示肺部感染病灶吸收。复查心电图正常。

最后诊断:恶性综合征;精神分裂症;压疮;肺部感染。

随访：出院后患者在家人督促下坚持来门诊复诊，遵医嘱服用喹硫平 500~600mg/ 日，病情稳定，压疮已痊愈。2013 年春节，患者自行停药后病情反复而再次住院，诊断"精神分裂症"，予喹硫平系统治疗 24 天后出院。出院后患者定期门诊复诊，精神症状控制较好，社会功能可。随访至 2014 年 12 月份，患者病情稳定。

二、讨论

恶性综合征（neuroleptic malignant syndrome，NMS）是抗精神病药物所致的一种少见的、严重的药物不良反应。由法国精神病学者 Delay 于 1960 年首次报道，其临床特征主要为发热、肌强直、意识障碍、自主神经功能紊乱和实验室检查异常。NMS 发病率为 0.02%~3.23%，死亡率为 20%~30%。

目前 NMS 的病理生理机制尚未明确，可能与下列机制有关。①抗精神病药物与多巴胺能受体有高度亲和力，因此能够占据受体，使其不能与多巴胺正常结合，并改变受体敏感度，从而起到竞争性抑制多巴胺能递质传递的作用。②部分药物有排空、耗竭多巴胺的作用，从而破坏颅内多巴——胆碱能平衡，使多巴胺的抑制作用降低而胆碱能作用占优势，产生锥体外系症状。③药物通过阻滞外周肾上腺素能受体及胆碱能受体，作用于自主神经系统，从而产生低血压、心动过速、尿失禁等自主神经功能失调症状。④药物作用于下丘脑，使体温调节中枢功能紊乱，体温持续升高。⑤有研究发现 NMS 的易感基因呈多态性，尤其是 D_2 受体、5-HT 受体和细胞色素 P4502D6 等的基因多态性。

NMS 发生的危险因素有以下几种，临床上应予重视。

（1）与患者相关的危险因素。①男性好发，其中青壮年发病率高于其他年龄段；②既往发生过 NMS；③既往有脑器质性疾病；④躯体情况差，合并有高血压、心脏病、神经系统等疾病；⑤伴有兴奋躁动、拒食拒饮、脱水等症状；⑥有基因易感素质者，家族中有 NMS 者。

（2）与药物相关的危险因素有：①使用高效价抗精神病药或肌内注射用药的患者更易发生 NMS，但随着非典型抗精神病药的广泛应用，临床显示几乎所有抗精神病药物包括非典型抗精神病药物都能引发 NMS；②抗精神病药的剂量过大、加量过快、胃肠道外给药；③合并用药或频繁换药。

（3）其他因素。高温高热环境；与精神病症状有关的危险因素，如精神运动性激越、紧张症、意识障碍等；抗精神病药治疗谵妄患者时发生 NMS 的危险性也增加。

把握 NMS 临床表现有助于早期诊断，其特征包括：①急性起病。通常发生于开始用药的 1~2 周内，几乎所有患者在用药后 30 天内发生。也可发生在一种药物初用或增加剂量时，更换药物时，或是多个抗精神病药物合用时，停用 DA 受体激动剂时也可发生。②高热。③严重的锥体外系症状，表现为肌肉强直、震颤、运动不能、木僵、缄默、吞咽或者构音困难等。④自主神经功能紊乱，患者大汗、流涎、心动过速、呼吸过速、血压不稳定、皮脂分泌增加等。⑤意识障碍，包括昏睡、谵妄、昏迷等。⑥肌酸激酶、肌红蛋白、乳酸脱氢酶及白细胞升高等。此外，NMS 严重并发症包括横纹肌溶解症、急性肾功能衰竭、急性呼吸衰竭、肝功能衰竭、癫痫发作、脑损害、心肌梗死、DIC 等。

出现以下临床表现，对诊断 NMS 极具价值。①出现严重肌强直和体温升高等症状，且与服用抗精神病药相关。②有下列 2 个以上症状：a. 大量出汗；b. 吞咽困难；c. 震颤；d. 大小便失禁；e. 意识水平改变，从意识模糊至昏迷波动；f. 缄默；g. 心动过速；h. 血压升高或者血压不稳定；i. 白细胞增多；j. 有肌肉损伤的实验室证据，如 CPK 增高。③排除了中枢神经系统感染、致死性紧张症、恶性高热症、5- 羟色胺综合征等。

　　NMS 的治疗关键在于早期识别，诊断 NMS 后均应立即停用抗精神病药，积极补液纠正脱水、酸碱失衡及电解质紊乱，给予吸氧、药物降温、物理降温等处理措施。对锥体外系反应明显、肌强直者，使用抗胆碱能药或多巴胺受体激动剂，如安坦、东莨菪碱、金刚烷胺、溴隐亭等，也可用肌肉松弛剂丹曲林。对于有高热患者，使用丹曲林后可迅速降温。对兴奋躁动者给予安定类药物。需积极防治感染、预防压疮等对症处理。有文献表明，电休克对支持治疗和药物治疗无效的 NMS 患者有效，在以下情况时可考虑使用电休克治疗：①持续性兴奋的NMS；②与精神分裂症紧张型难以鉴别者；③曾出现 NMS，治疗恢复后，再使用抗精神病药导致 NMS 复发者。但电休克治疗 NMS 是相对安全的，对于有横纹肌溶解的患者在麻醉时使用琥珀胆碱时应慎重，以免出现高钾血症及心血管并发症。此外血液透析可能对于 NMS的治疗有一定疗效。

三、经验总结

　　该患者精神分裂症诊断明确，在抗精神病药物治疗期间出现高热、肌强直、心动过速、小便失禁，辅助检查发现肌酸激酶、肌红蛋白显著升高，白细胞高，排除甲状腺病变、颅内器质性病变，诊断恶性综合征依据充分。同时该患者合并压疮、肺部感染治疗难度大。

　　针对该案例，患者恶性综合征的发生主要与多种抗精神病药物联用、静脉用药、进食进水差、营养不良等因素有关。恶性综合征是抗精神病药物的严重不良反应，抢救不及时会危及生命。临床上如何防治 NMS，以下几点值得参考。

　　第一，抗精神病药物宜小剂量开始加药，缓慢加量，单一用药。尽量避免胃肠道外大剂量、快速、合并给药。不宜骤增骤减药物。

　　第二，抗精神病药物使用时应关注患者的饮食、营养、基础疾病、住院环境温度等。

　　第三，一旦发生 NMS，需立即停用抗精神病药物，积极治疗处理并发症、对症支持治疗。对于曾出现恶性综合征的患者，抗精神病药物使用时更应警惕，优先考虑选用低效价或少选用典型抗精神病药。

　　第四，对不合作精神病患者，约束保护时应加强护理，防止压疮发生。

专家点评

　　精神障碍患者使用精神药物时，一般情况下不宜联合、高剂量用药，也不主张肠道外给药或快速加量。用药过程中患者一旦出现发热、肌强直、意识障碍、自主神经功能紊乱时要高度怀疑 NMS 的可能。对伴发兴奋躁动、拒食、脱水、营养不良的 NMS 患者，应加强保护性约束和护理，防止窒息、压疮、骨折等不良事件发生。

参考文献

［1］沈渔邨. 精神病学. 第五版. 北京：人民卫生出版社，2009.

［2］Delay J，Pichot P，Lemperiere T. Un neuro-leptique majeur non-phenothiazinc et non reserpinique，l'haloperidol，dans le traitement des psychoses. Annales Medico-Psychologiques，1960，118：145-152.

［3］Montoya A，Ocampo M，Torres-Ruiz A. Neuroleptic malignant syndrome in Mexico. The Canadian journal of clinical pharmacology=Journal canadien de pharmacologie clinique，2003，10（3）：111-113.

［4］Gerbershagen M U，Fiege M，Krause T，et al. Dantrolene. Pharmacological and therapeutic aspects. Der Anaesthesist，2003，52（3）：238-245.

［5］梁颖杰，王永军，梁伟业等. 中国大陆恶性综合征病例报告的调查分析. 临床精神医学杂志，2014（2）：137-138.

［6］Chandran G J，Mikler J R，Keegan D L. Neuroleptic malignant syndrome：case report and discussion. Canadian Medical Association Journal，2003，169（5）：439-442.

［7］尹变利，王浩，任向阳. 恶性综合征2例并文献复习. 中国实用神经疾病杂志，2013，16（9）：94-95.

［8］Seitz D P，Gill S S. Neuroleptic Malignant Syndrome Complicating Antipsychotic Treatment of Delirium or Agitation in Medical and Surgical Patients：Case Reports and A Review of the Literature. Psychosomatics，2009，50（1）：8-15.

［9］孙昊，黄培培，张劲松. 有效治疗恶性综合征一例. 中华急诊医学杂志，2011，20（10）：1105-1106.

［10］American Psychiatric Association. DSM-Ⅳ，international version with ICD-10 codes. American Psychiatric Press，1995.

［11］孙振晓，于相芬，孙波. 恶性综合征的研究进展. 临床精神医学杂志，2011，21（6）：422-423.

［12］万红. 抗精神病药物致恶性综合征22例临床分析. 临床医药，2012，21（7）：86-87.

［13］Addonizio G，Susman V L. ECT as a treatment alternative for patients with symptoms of neuroleptic malignant syndrome. Journal of Clinical Psychiatry，1987，48（3）：102-105.

［14］李爱萍，杨红. 抗精神病药致恶性综合征一例. 中华精神科杂志，2015，48（3）：150.

101. 看不见的肌肉溶解
——齐拉西酮致恶性综合征

作　者：雷美英　李红政
关键词：齐拉西酮，恶性综合征，横纹肌溶解

一、病例资料

患者男性，35 岁，壮族，农民。因"言行反常 3 月半，发热 5 天，意识不清 10 小时"于 2013 年 7 月 16 日 9：30 分就诊于本院急诊科。患者妻子介绍病史。

现病史：患者 2013 年 4 月初不明诱因出现言行异常，主要表现为凭空视物，诉无端看见许多虫子在眼前飞来飞去，并有虫子钻进皮肤，爬来爬去，异常难受，抓咬自己的胳膊，声称"捉"虫子。凭空闻声，诉听到许多声音吵自己，周围亲属均听不到，但患者坚信有"声音"。敏感多疑，认为有人要害自己，感觉有人跟踪并监视自己。情绪不稳定，恐惧、紧张。夜间睡眠差，行为紊乱，或尿裤，或恐惧喊叫，或不识亲人，或爬至床底下等。4 月 7 日因难于管理就诊于当地医院精神科门诊，诊断"精神分裂症"，给予"齐拉西酮脐囊 40~160mg/ 日、氯硝西泮 6mg/ 日"口服，精神症状渐缓解，睡眠改善。半月后渐停服氯硝西泮，予齐拉西酮胶囊 160mg/ 日维持治疗。7 月 11 日开始，患者无明显诱因突然出现发热，体温最高 41℃，烦躁不安、吞咽困难、大汗淋漓，有时四肢僵硬、颤抖，伴咳嗽、咳黄色黏液痰。当天家属带其到当地医院精神科住院治疗，诊断"恶性综合征；肺部感染；化脓性扁桃体炎；精神分裂症"。停用抗精神病药，予抗感染、解痉、退热、补液等对症支持治疗，病情仍持续恶化。7 月 15 日 23：30 分，患者出现意识障碍，表现为呼之不应，四肢僵直，于 7 月 16 日 9：30 分送某三甲医院急诊科就诊，医院组织急诊科、心血管内科、精神科、感染科、肾内科、神经内科等相关科室急会诊，诊断为"恶性综合征；肺部感染；横纹肌溶解；多器官功能障碍"收入心血管内科 ICU 病房。

既往史：否认有重大躯体疾患史，否认手术史及输血史，否认药物过敏史。

个人史：吸烟 20 年，20~30 支 / 日。酗酒 20 年，近 5 年饮约 32 度的米酒 1000~1500g/ 日，常空腹晨饮，醉酒，停饮时或少饮时自觉难受，到处找酒喝。2 年前出现手抖，有时拿筷子不稳，4 个月前在家人的勒令下停止饮酒。由于饮酒问题，患者与妻子关系欠和睦。

家族史无特殊。

体格检查:体温 39.0℃,脉搏 120 次 / 分,呼吸 19 次 / 分,血压 138/90mmHg。意识不清,呈浅昏迷状。瞳孔 4mm,对光反射迟钝。全身油性大汗,肌肉强直。甲状腺无明显肿大。心率 120 次 / 分,律齐,未闻及心脏杂音,双肺呼吸音粗,可闻及大量痰鸣音,双下肺可闻及湿性啰音。肝肋下 5cm,腹软,无压痛及反跳痛。四肢肌张力强直样增高,腱反射亢进,未引出病理征。

辅助检查:入院后急查:总胆红素 76.5umol/L↑(正常参考值 3.4~20.5umol/L),谷丙转氨酶 452u/L↑(正常参考值 5~40u/L),谷草转氨酶 5106u/L↑(正常参考值 5~48u/L),乳酸脱氢酶 7991u/L↑(正常参考值 114~240u/L),肌酸激酶 41 709u/L↑(正常参考值 22~269u/L),肌酸激酶同工酶 3411u/L↑(正常参考值 0~25u/L),a-羟丁酸脱氢酶 3164u/L↑(正常参考值 72~182u/L),肌钙蛋白 I 2.49↑(正常参考值 0~1.7),肌红蛋白 416ng/L↑(正常参考值 0~70ng/L),血淀粉酶↑ 307u/L,葡萄糖 12.7mmol/L↑(正常参考值 3.9~6.1mmol/L),钾 3.1mmol/L↓(正常参考值 3.5~5.5mmol/L),钠 143mmol/L(正常参考值 135~145mmol/L),尿酸 803umol/L↑(正常参考值 90~420umol/L),肌酐 169umol/L↑,尿素氮 8.3mmol/L↑(正常参考值 2.5~8.2mmol/L)。凝血五项:血小板 30×10⁹/L↓[正常参考值(125~350)×10⁹/L],凝血酶原时间 36.7 秒↑(正常参考值 10.8~16.5 秒),凝血酶时间国际单位 3.14↑(正常参考值 0.85~1.20),活化部分凝血酶时间 35.5 秒(正常参考值 24~38 秒),纤维蛋白原 1.61g/L↓(正常参考值 2~4g/L)。7 月 16 日多层螺旋 CT(256)头颅平扫未见异常。心电图提示"窦性心动过速,125 次 / 分"。胸部 CT 提示"肺部感染"。7 月 17 日腹部彩超提示"肝大,未见占位性病变;门静脉、胆囊、脾脏、胰腺、双肾、膀胱、前列腺二维及彩色多普勒未见异常;双侧输尿管上段未见扩张"。7 月 18 日心脏彩超提示"心脏各房室大小正常;二尖瓣局限性反流;左室收缩功能正常"。7 月 20 日左下肢腓肠肌肌肉活检病理提示"横纹肌组织、部分肌纤维肌细胞核增多,偶见中移,部分肌纤维横纹消失,肌浆内空泡形成,偶见肌浆溶解,未见肌纤维萎缩及肌细胞再生,肌间血管内皮肿胀,未见明确的淋巴细胞浸润。符合横纹肌溶解症,可能与药物有关。Masson 及 PTAH 染色显示肌纤维横纹肌消失"。7 月 21 日胸部正侧位片提示"考虑右下肺感染;心影增大"。7 月 24 日胸部正侧位片提示"考虑右下肺感染,右侧胸腔积液;心影增大。"7 月 22 日免疫组化提示"LCA(+/-),CD4、CD8(-)"。7 月 26 日胸部正侧位片提示"复查右下肺病灶较前减少,右上肺及左下肺新增病灶,考虑感染合并肺水肿;右侧胸腔积液较前吸收减少"。

入院后立即下病危,多次组织精神科、肾内科、神经内科、血液科、感染科、输血科、营养科、呼吸内科等多学科联络会诊,予营养心肌、抗感染、化痰、平喘、护肝肾、大量补液、物理降温、维持水、电解质酸碱平衡等对症支持等治疗。予持续床旁血液透析、抑制胰酶分泌、甲泼尼龙琥珀酸钠 500mg 连续三天冲击治疗后,患者病情好转,生命体征平稳,意识逐渐清晰。复查血生化提示:肝肾功能好转,心肌酶谱较前逐渐好转,凝血四项恢复正常。7 月 21 日,家属因经济问题曾要求出院,经医师解释病情严重性后勉强留院继续治疗,但家属签字拒绝持续床旁血液透析。7 月 26 日 15:30 时,患者突然咳大量鲜红泡沫痰,并大量咯血,血氧饱和度急剧下降,同时出现意识障碍,立即给予抢救,行纤支镜检查及镜下气管插管,镜下见两肺大量出血,立即给予止血、输血、扩容等积极治疗,并接呼吸机辅助呼吸。7 月 27 日 4 时 50 分,患者出现心脏骤停,经积极抢救无效死亡。死亡原因:肺出血;横纹肌溶解综合征;恶性综合征;多器官功能障碍。

死亡诊断：肺出血；横纹肌溶解综合征；恶性综合征；多器官功能障碍；肺部感染；酒精所致精神障碍？精神分裂症？电解质紊乱；低蛋白血症；双侧胸腔积液；中度贫血。

二、讨论

　　恶性综合征（neuroleptic malignant syndrome，NMS）由法国 Deley 等于 1960 年首先报道，是一种由使用神经阻滞剂时所产生的危及生命的严重并发症。既往估计抗精神病药物导致 NMS 的发生率高达 3%，新近资料提示发生率为 0.01~0.02%。发生率的下降可能与对 NMS 的认识增加、用药谨慎及广泛应用非典型抗精神病药等因素有关。NMS 病死率高达 20%~30%，是精神科最严重的急症之一。死亡原因包括横纹肌溶解、肌红蛋白尿、肾功能衰竭、心律失常、呼吸衰竭、心力衰竭以及弥漫性血管内凝血（DIC）等。

　　诱发 NMS 的相关因素较多。精神异常和躯体疾病可诱发，如患者激越、兴奋、行为紊乱、拒食拒饮、失眠等症状可导致营养不良、大量脱水、电解质紊乱，进而合并压疮、呼吸道感染等躯体疾病或处于疲劳状态时均可诱发 NMS。药物使用也是影响其发生的重要因素。几乎所有的 DA 拮抗剂均与 NMS 有关，高效价药物较低效价及非典型抗精神病药发生 NMS 的危险性更大；肠道外给药、剂量骤然增加或减少也是发生 NMS 的危险因素；抗精神病药用于谵妄患者或老年患者时，NMS 的危险性也会增加。

　　NMS 的临床表现复杂而且严重，用药过程中需要高度关注。高热和锥体外系反应往往出现较早，患者在发热的同时表现出明显的肌肉强直、运动不能、木僵、缄默、构音或吞咽困难。严重时患者出现意识障碍、急性肾衰或循环衰竭，伴有自主神经功能紊乱，表现为多汗、流涎、心动过速、血压不稳等。实验室可见白细胞增高、转氨酶升高、肌酸磷酸激酶（CPK）和肌红蛋白升高。常并发肺炎、肾衰、心脏和呼吸停止、癫痫发作、脓毒血症、肺栓塞以及弥漫性血管内凝血等合并症，预后极差。本案例患者的死亡原因包括横纹肌溶解，其产生可能与抗精神病药物导致的中枢神经系统多巴胺功能迅速降低有关，引起了广泛的横纹肌细胞坏死，进而导致血清 CPK 或 CPK 活性升高，同时丙氨酸转移酶、天冬氨酸氨基转移酶和乳酸脱氢酶、血清肌红蛋白浓度升高，并发急性肾衰竭、肝损伤、弥漫性血管内凝血、电解质紊乱、代谢性酸中毒等。

　　早期诊断对 NMS 的治疗至关重要，以下临床特征对诊断具有较好的参考价值。①肌强直和体温升高同时出现，且与服用抗精神病药相关；②有下列症状中的两项：多汗、吞咽困难、震颤、大小便失禁、意识改变、缄默、心动过速、血压升高或不稳定、血白细胞升高、有肌肉损伤的实验室证据，如 CPK 升高。诊断应排除其他药物、神经系统和躯体疾病、精神障碍所致。考虑诊断 NMS 时要与以下疾病鉴别：①中枢神经系统感染。如病毒性脑炎，该病有一定前驱症状、头痛、脑膜刺激征、癫痫样发作、神经系统定位体征、脑脊液及影像学改变。②致死性紧张症。是一组病因不明、急性起病、病死率极高的临床综合征。③恶性高热症。一般由吸入性麻醉所致，其特征是潮气末二氧化碳浓度升高、肌张力亢进、高热、代谢性酸中毒，该病常见的血红蛋白尿、肌红蛋白尿及高血钾引起的心脏异常改变等罕见于 NMS。④5-羟色胺（5-HT）综合征。多由 5-HT 能药物引起，包括选择性 5-HT 再回收抑制剂、三环类抗抑郁药、单胺氧化酶抑制剂及治疗偏头痛的药物等，以意识模糊和轻躁狂为首发症状，其中共济失调、腱反射亢进和肌震挛症状比 NMS 常见。

防治 NMS 应实施预防为主、综合治疗的原则。抢救患者时以下几点值得参考：①停用抗精神病药物并实施支持疗法，如补液、纠正水电解质、酸碱平衡紊乱、降温、预防感染。疑似或确诊为 NMS 时，应立即停用所有抗精神病药物。②药物治疗。适当使用苯二氮䓬类药可改善 NMS 的症状及预后；有报道认为金刚烷胺、左旋多巴或溴隐亭等多巴胺受体激动剂治疗 NMS 有效；此外，硝苯呋海因等肌肉松弛剂可快速逆转高热和肌强直，但不宜过早停药，否则 NMS 症状可能反复。③治疗合并症。密切观察呼吸、循环及肾功能，积极对症处理。对于出现横纹肌溶解、尿肌红蛋白增高的患者，血液透析是较好的急救措施，有利于改善急性肾功能衰竭。④电休克治疗。是恶性综合征缓解后的治疗选择之一，电休克治疗可能对控制精神症状和预防恶性综合征的复发有一定疗效。

三、经验总结

该病例有明确抗精神病药物使用史，有高热、意识障碍、肌强直、大量油性出汗表现，实验室有关酶学检查指标和白细胞明显升高，病理检查证实有横纹肌溶解，同时伴有多器官功能不全等严重并发症，诊断 NMS 明确。总结经验，以下二点值得思考借鉴。

第一，基层医院诊断存疑。该患者有长期大量饮酒史，急性起病，在停止饮酒后出现精神症状，因此不能排除酒精所致精神障碍；精神症状特点包括幻听、幻视、幻触、紧张恐惧、行为紊乱、尿失禁、不认识亲人，可能伴有一定的意识障碍，也不能排除器质性疾病所致精神障碍的可能。

第二，精神科用药要强化 NMS 风险评估。本患者持续高剂量口服齐拉西酮，160mg/日维持治疗，药物剂量偏大；服药期间出现咳嗽、脓痰，肺部有啰音，胸片提示肺部感染；曾有酒精依赖病史，且腹部 B 超提示肝脏大，不排除肝功能损害。或许以上诸多因素促进了 NMS 的发生，但临床医生在用药剂量的把握上可能对 NMS 的发生预估不足。

专家点评

> 恶性综合征（NMS）是使用神经阻滞剂后出现的一种严重并发症，患者常常表现为多汗、高热、意识障碍和肌强直，实验室有关酶学指标和白细胞明显升高，病理检查可发现横纹肌溶解证据，同时可伴有多器官功能衰竭。

参考文献

［1］ Deley J, Pichot p, Lemperiere T, et al. Un neuroleptique majeurnon-phenothiazine et nonreserpinique, l'haloperidol, dans Le traitement des psychoses. Annales Medicopsychologique, 1960, 118: 145-152.

［2］ Strawn JR, Keck PE Jr. Caroff SN. Neuroleptic malignant syndrome. Am J Psychiatry, 2007, 164: 870-876.

［3］沈渔邨. 精神病学. 第 5 版. 北京：人民卫生出版社，2009.

［4］王红星，白培深. 对恶性综合征再认识. 国际精神病学杂志，2004,(3)：160-163.

［5］Keck PE Jr, Pope HG Jr, Cohen BM, et al. Risk factors for neuroleptic malignant syndrome. A case-control study. Arch Gen Psychiatry，1989,46：914-918.

［6］Seitz D P, Gill S S. Neuroleptic malignant syndrome complicating antipsychotic treatment of delirium or agitation in medical and surgical patients：case reports and a review of the literature. Psychosomatics，2009,50(1)：8-15.

［7］孙振晓，于相芬，孙波. 恶性综合征的研究进展. 临床精神医学杂志，2011,21(6)：422-423.

［8］American Psychiatric Association. DSM-Ⅳ, international version with ICD-10 codes. American Psychiatric Press，1995.

［9］Jenkins，R D, Woodhouse，et al. Drug-induced fever. Drug Intell Clin Pharm，1999,20(6)：413-420.

［10］陈灏珠. 实用内科学. 第 13 版. 北京：人民卫生出版社，2009.

［11］张琴，王杰赞，黄卫东. 横纹肌溶解综合征的诊治进展. 中华急诊医学杂志，2011,20(4)：445-446.

［12］陈华. 恶性综合征的防治进展. 上海精神医学(Shanghai Archives of Psychiatry)，2008,20(5)：316-318.

［13］Addonizio G, Susman VL. ECT as a treatment alternative for patients with symptoms of neuroleptic malignant syndrome. Jclin Psychiatry，1987,48(3)：102-105.

102. 老人心脏骤停的背后——复方甘草酸苷注射液致假性醛固酮增多症

作　者：温健
关键词：脑器质性精神障碍，复方甘草酸苷注射液，低钾血症，心脏骤停

一、病例资料

患者女性，86 岁，因"缓起记忆力减退伴言行异常 6 年，加重 2 天"于 2015 年 8 月 28 日入心理科病房。患者儿子介绍病史。

现病史：患者于 2009 年 8 月出现记忆力差，刚做的事情转身就忘了。渐敏感多疑，觉得有人在背后议论自己、说自己的坏话，怀疑保姆领陌生的男人到自己家里，认为保姆勾引自己儿子，反复说自己出大价钱要儿子摆平这件事，不停地打电话给儿子，告诉儿子要注意安全，家人对此不胜其烦。情绪不稳定，乱发脾气，无端责骂身边的人，保姆常被她气得哭泣。夜眠差，常半夜不睡，表现慌张，在房间四处走动。家人反复劝说无效，于 2010 年 4 月曾到某院精神科住院，查头颅磁共振提示"放射冠区多发腔隙性脑梗死、脑白质疏松、老年性脑萎缩"，诊断"脑器质性精神障碍"，予"奥氮平、奋乃静"等控制精神症状，病情好转出院。出院后能定期复诊，规律服药，维持口服奥氮平 2.5mg/ 晚，多疑减轻，行为有所改善，但记忆仍欠佳。入院前半个月自行停药，近 2 天患者再次出现敏感多疑，紧张不安，感觉周围的人在说自己、议论自己，没有安全感，担心儿子会受到伤害。家人见其精神异常，为进一步治疗而入院，门诊拟诊"脑器质性精神障碍"收住院。此次病后患者无高热、抽搐、昏迷及大小便失禁史，无冲动、伤人、自杀、自伤行为，无情感高涨或低落的表现。饮食较前减少，睡眠差，大小便基本正常，体重无明显增减。

既往史：有高血压病、帕金森病、左第一掌腕关节半脱位、双膝关节轻度骨质增生、尿路感染、双眼结膜炎白内障、黄斑变性、视神经萎缩等病史。一直服用降压药治疗，血压控制基本平稳。无手术史。

婚育史及个人史：大学文化。20 岁结婚，育有一个儿子。丈夫 10 年前因病去世。平时性格开朗，与人友善，乐于助人，50 岁停经。余无特殊。

家族史：无特殊。

体格检查：体温 36.8℃，脉搏 58 次 / 分，呼吸 20 次 / 分，血压 116/68mmHg，身高 153cm，体重 55kg。视力下降。心、肺、腹未见明显异常。四肢肌力、肌张力正常。双上肢轻度静止性震颤，左手不能完全握拳。生理反射存在，病理反射未引出。

精神状况检查：神清，定向准，接触一般，问之能答，答话欠切题，言语赘述。未引出幻觉、感知综合障碍。有被害妄想，无故认为周围环境不安全，有人图谋不轨，想伤害自己及家人。记忆力差，对近期发生的事情记不清晰，存在虚构、错构，称医院的男护工曾经到过自己的家中，勾搭保姆，工作人员晚上查房时的手电筒光就是他们接头的信号。易激惹，无故指责旁人，乱发脾气。自知力差，认为自己脑子没问题，但督促下尚能被动服从治疗。

辅助检查：血常规、甲状腺功能、血清泌乳素、生化检查、尿常规、粪便常规无明显异常。心电图示"窦性心动过缓，心前导联逆钟向转位，电轴左偏，Q-T 间期稍延长"。头颅 MRI 示"考虑双侧放射冠区多发腔隙性脑梗死；脑白质疏松；老年性脑萎缩"。

入院诊断：脑器质性精神障碍；多发腔隙性脑梗死；脑白质疏松；老年性脑萎缩；高血压病；帕金森氏病；窦性心动过缓。

诊疗过程：入院后予奥氮平片抗精神病、多巴丝肼片抗帕金森病、盐酸多奈哌齐片改善记忆、尼莫地平片改善脑供血、硝苯地平片联合缬沙坦胶囊降压、辛伐他汀片调脂、劳拉西泮改善睡眠和调节情绪等治疗。

9 月 15 日，患者诉皮肤瘙痒，经常抓挠。全身多处皮肤有散在的红斑，轻度破损，有少量液体渗出。请皮肤科会诊，诊断：皮疹。建议给予舒肤止痒膏、复方樟脑醋外用，予地氯雷他定分散片 5mg/ 日口服。治疗 14 日后患者皮肤瘙痒无好转。再次请皮肤科会诊，考虑皮疹与服用多巴丝肼有关，建议"①请神经内科会诊；②停用地氯雷他定分散片，换用复方甘草酸苷注射液 80ml/ 日静滴对症处理"。经神经内科会诊停用多巴丝肼,换用吡贝地尔缓释片抗帕金森氏病。9 月 30 日,遵会诊意见予复方甘草酸苷注射液 80ml 加入 5% 葡萄糖注射液 250ml 静脉滴注,1 次 / 日。10 月 6 日,患者皮肤瘙痒症状减轻,但出现夜尿多,每晚 3~4 次,无尿频、尿急、尿痛。白天精神差、疲倦无力、思睡、食欲不振,伴轻度呕吐、双下肢轻度凹陷性水肿。查血常规、生化检查无异常,其中血钾浓度为 3.5mmol/L(正常参考值 3.5~5.3mmol/L)。考虑更换多巴丝肼可能导致上述不良反应,予进一步观察。但患者乏力感明显,行走路程缩短,双下肢水肿加重。10 月 15 日请心血管内科会诊,予螺内酯片利尿消除水肿。10 月 16 日 12 时 20 分,患者陪人呼救,医务人员立即赶到病床,发现患者侧卧位,口唇苍白,叹息样呼吸,神志不清,呼之不应。检查时血压已监测不到,桡动脉搏动消失,双眼向右上方凝视,双侧瞳孔等大等圆,对光反射迟钝。颈动脉无搏动,心搏骤停。立即将患者仰卧于硬板床上,行胸外心脏按压,球囊 – 面罩辅助呼吸,人工呼吸与胸外心脏按压的比例为 2 : 30。2 分钟后,患者神志转清晰,颈动脉搏动可触及,心率 55 次 / 分,呼吸 18 次 / 分,血压 92/58mmHg。予吸氧,开放静脉通道,急查血常规、电解质、肝肾功能、动脉血气分析,上监护仪器。血氧饱和度 88%(正常参考值 95~100%),血气分析示"pH 值 7.53↑(正常参考值 7.35~7.45),氧分压 62mmHg↓(正常参考值 80~100mmHg),全血剩余碱 9.1mmol/L↑(正常参考值 3~3mmol/L),标准碳酸氢根 31.9mmol/L↑(正常参考值 21~25mmol/L),K⁺ 2.3mmol/L↓(正常参考值 3.5~5.3mmol/L)。"考虑低血钾致心搏骤停,下病危通知,停用复方甘草酸苷注射液,予以补钾、维持水电解质酸碱平衡等治疗。

患者病情稳定后转心血管内科 ICU 病房监护。转科诊断:脑器质性精神障碍;心脏骤停;低钾血症;多发腔隙性脑梗死;脑白质疏松;老年性脑萎缩;帕金森氏病;高血压病。

转入 ICU 病房后,监护提示阵发性窦性心动过缓,心率 50~65 次 / 分,血氧饱和度为 98% 左右,血压尚平稳,血气分析仍提示代谢性碱中毒。10 月 17 日复查血生化:白蛋白 32.0g/L↓(正常参考值 35~55g/L),尿素氮 1.96mmol/L↓(正常参考值:2.5~8.2μmol/L),钾 2.5mmol/L↓(正常参考值 3.5~5.3mmol/L),钙 1.91mmol/L↓(2.25~2.75mmol/L)。尿常规:白细胞 49.60/ul↑,正常参考值(3.5~9.5)× 10⁹/L,细菌 7550.2/ul↑。凝血功能:纤维蛋白原 4.24g/L↑(正常参考值 2~4g/L),D– 二聚体 1180ug/L FEU↑(正常参考值 <550ug/L FEU),抗凝血酶原Ⅲ 71.5%↓(正常参考值 75%~125%)。肾上腺素、醛固酮激素测定值降低。胸片示"卧位心影增大,请结合临床考虑;胸主动脉硬化"。心脏彩超示"心脏各房室大小未见异常;主动脉瓣老年性退行性变,轻度反流;二尖瓣钙化;三尖瓣轻度反流;左室舒张功能减退"。颈部血管彩超示"双侧颈总动脉内中膜粗糙、增厚并附壁斑块形成;双侧椎动脉走行弯曲"。腹部超声示"轻度脂肪肝"。CT 示"双侧肾上腺未见占位性病变;双侧胸腔积液"。尿电解质:钾 23.10mmol/L,钠 64.00mmol/L 氯 68.00mmol/L,钙 1.3mmol/L。粪便常规未见明显异常。

治疗上停用抗精神病药物,予抗感染、补钾、维持水电解质酸碱平衡、护胃、护心、护脑、抗帕金森、活血化瘀、稳定斑块等对症支持治疗。病情好转,10 月 20 日复查血钾 3.6mmol/L(正常参考值 3.5~5.3mmol/L)。在搀扶下能行走。仍多疑。继续予小剂量奥氮平 2.5mg/ 晚口服抗精神病治疗。11 月 24 日患者以临床好转从心血管内科出院。

最后诊断:脑器质性精神障碍;复方甘草酸苷注射液致假性醛固酮增多症;多发腔隙性脑梗死;脑白质疏松症;胸主动脉硬化;高血压病;脑萎缩;帕金森氏病;心脏骤停;代谢性

碱中毒；主动脉瓣老年性退行性变；颈动脉附壁斑块形成；双侧胸腔积液；泌尿系感染。

随访：患者出院后未再使用复方甘草酸苷注射液。复查血钾在正常范围内，双下肢水肿明显缓解。仍疑心大，记忆差，个人生活需协助。

二、讨论

醛固酮增多症分为真性醛固酮增多症和假性醛固酮增多症两大类，前者血液醛固酮水平增高，而后者不高。假性醛固酮增多症主要表现为严重的高血压、低钾血症、代谢性碱中毒、低肾素血症。临床表现与原发性醛固酮症有相似之处，有肾失 K^+ 所致的低钾血症，伴以 Na^+ 吸收增加而水潴留，由此导致细胞外液容量增加，肾素 – 血管紧张素 – 醛固酮系统受抑制，血浆肾素、血管紧张素及醛固酮减少，即使在低钠盐饮食、立位及注射呋塞米等情况下亦不能明显兴奋肾素分泌。本症之高血压与水、钠潴留从小动脉壁细胞内 Na^+ 升高有关，但临床并无水肿，血钠不一定升高。患者常伴以代谢性碱中毒，其程度与低血钾成正相关。

引起假性醛固酮增多症的原因很多，最常见就是长期过量食用甘草制剂所致，其他少见原因包括遗传因素如 Liddle 综合征（LS）、内分泌疾病如 Cushing 综合征（CS）、异位促肾上腺皮质激素综合征（EAS）等。

本案例患者应用大量复方甘草酸苷注射液后出现了假性醛固酮增多症。复方甘草酸苷注射液系甘草中分离、筛选出来的甘草酸单铵盐的复方制剂，属于甘草酸类药物，由 0.2% 甘草酸苷、2% 甘氨酸和 0.1% 盐酸半胱氨酸等组成。具有抗炎、抑制肝细胞损伤、促进肝细胞增殖、抑制病毒增殖、灭活病毒，以及抑制免疫局部过敏坏死反应（arthus phenomenon）及抑制施瓦茨曼现象（Shwartsman phenomenon）等过敏作用。临床上主要用于治疗慢性肝病，改善肝功能异常以及治疗湿疹、皮肤炎、荨麻疹等。复方甘草酸苷中的活性成分甘草次酸与人体中醛固酮的分子结构类似，可以直接作用于盐皮质激素受体，是该受体的弱激动剂，在体内模拟醛固酮发挥盐皮质激素样作用，引发水钠潴留、血压增高等醛固酮增多症状。此外，甘草次酸还竞争性抑制醛固酮在肝脏内的代谢，并且醛固酮代谢中多种酶的作用也可被抑制，导致体内醛固酮作用时间延长，从而增加集合管排泄 K^+，导致尿钾增高及严重的低钾血症。慢性的低钾血症致代谢性碱中毒，机体进行呼吸性代偿，导致二氧化碳增高，随着补钾、血钾增高，代谢紊乱逐步恢复，血气分析恢复正常。

应用复方甘草酸苷片引发低血钾、高血压等不良反应的高危因素尚不明确，因此有学者建议口服此类药物超过 4 周时，应注意监测电解质和血压，以减少不良反应的发生。在临床应用过程中首次处方该制剂时，应加强对患者的用药教育，针对特殊人群，如老年人、儿童、心肾功能异常等患者，需加强不良反应监测，一旦出现异常情况能及时就诊，得到适宜的治疗。

三、经验总结

患者无原发性醛固酮增多症病史，使用复方甘草酸苷注射液后出现夜尿多，白天精神差、疲倦无力、思睡、食欲不振、轻度呕吐、双下肢凹陷性水肿、低钾血症、代谢性碱中毒，肾上腺素、醛固酮激素测定值降低、CT 示双侧肾上腺未见占位性病变、双侧胸腔积液，符合复方甘草酸苷注射液所致假性醛固酮增多症表现。以下几点，值得重视。

第一，症状复杂难鉴别。患者年老体弱，存在多种躯体疾病，服用抗精神病、抗帕金森病、改善脑血管循环、降压、降脂、改善焦虑等多种药物。长期服用多巴丝肼可导致皮肤瘙痒，故考虑更换抗巴金森病药物，但换药期间同时应用了复方甘草酸苷注射液，之后患者出现食欲不振、呕吐、乏力等现象，当时考虑是突然停多巴丝肼片换用吡贝地尔缓释片所致，但现在看来这些症状也可能与复方甘草酸苷注射液的应用有关。此外，患者原有高血压病，一直服用降压药治疗，降压药可能正好掩盖了假性醛固酮增多症所致的高血压，所以患者没有表现出明显的血压升高。

第二，不该忽视药物副反应。一般来讲，甘草药性温和、副作用少，常用于皮炎、慢性乙型肝炎、湿疹、荨麻疹等的治疗。但此患者是一位年龄86岁的老人，使用复方甘草酸苷注射液15天，每日80mg，可能已是超剂量用药。更为严重的是，直至患者出现重度低血钾、心搏骤停心搏骤停时才考虑是复方甘草酸苷注射液的副反应，实为不该。

第三，执行会诊方案有缺陷。患者因皮肤瘙痒请皮肤科会诊协助诊疗，尽管从皮肤科的角度看来使用复方甘草酸苷注射液使得皮疹的症状得到了一定程度的缓解，但从药物剂量和用药的疗程来看忽视了个体差异。作为会诊医师，有责任告知主管医生药物可能出现的不良反应；作为主管医师，应熟悉会诊建议用药的药理作用，做综合性评估后再考虑是否遵会诊意见行相关治疗。

专家点评

复方甘草酸苷注射液对精神障碍患者的湿疹、荨麻疹或药源性肝功能异常可能有效，但增大药量或长期连续使用，可出现低血钾症、高血压、钠及液体贮留、水肿、体重增加等假性醛固酮增多症状。因此，用药过程中要充分观察由于低血钾导致的乏力感、肌力低下等症状，并定时测定血清钾。对醛固酮症患者、肌病患者、低钾血症患者禁用此药。

参考文献

[1] 王继伟，苏海. 假性醛固酮增多症. 中华高血压杂志，2009,（2）：187-190.

[2] Celik M M，Karakus A，Zeren C，et al. Licorice inducedhypokalemia, edema, and thrombocytopenia. Hum ExpToxicol, 2012, 31（12）：1295-1298.

[3] Omar H R，Komarova I，El-Ghonemi M，et al. Licorice abuse：time to send a warning message. Ther Adv Endocrinol Metab, 2012, 3（4）：125-138.

[4] 张明发，沈雅琴. 甘草酸及其苷元甘草次酸的盐皮质激素样作用研究进展. 现代药物与临床，2011, 26（6）：33-35.

[5] 张美玲. 复方甘草酸苷注射液不良反应文献分析. 中国新药杂志，2011, 20（3）：289-292.

103. 误食猪饲料的孩子们——儿童氯氮平集体中毒

作　者：徐曙　赵立琼

关键词：儿童，氯氮平，误食，中毒

一、病例资料

患儿甲，男，$5\frac{2}{12}$岁；患儿乙，女，$3\frac{1}{12}$岁；患儿丙，女，$3\frac{6}{12}$岁。因"被发现误食猪饲料后意识不清2小时"于2012年7月27日入内科。患儿丙祖父提供病史。

现病史：患儿甲、乙为两兄妹，到邻家和患儿丙玩耍，3名患儿把丙家里含有氯氮平的猪饲料当食物抢来吃，具体不详。2小时前，患儿丙的祖父田间劳作回家，发现3名患儿均躺在地板上熟睡，唤不醒，看到3名患儿口里、手上、衣服上的食物残渣疑为自家添加有氯氮平的猪饲料，遂急送来医院就诊。送医院途中，患儿丙出现短暂四肢搐动一次，患儿甲、乙各呕吐1次。

3名患儿既往史、发育史无特殊。患儿丙的祖父为了让猪多食多睡达到增肥目的，将氯氮平拌在猪饲料里喂猪。

家族史：患儿丙的父亲因"精神分裂症"曾经多次住当地精神病院，服用氯氮平，平时偶尔自言自语，生活需督促。

体格检查：3名患儿的血压均在正常范围内，脉搏122~135次/分，呼吸24~28次/分。均呈浅昏迷状，呼之不应，瞳孔缩小，瞳孔对光反射、角膜反射存在，对疼痛刺激反应迟缓。患儿甲、乙四肢冰凉。患儿丙体温37.5℃，伴流涎，听诊心脏未闻及病理性杂音，双肺呼吸音稍粗，腹部平软。神经系统检查：均查及巴宾斯基征弱阳性，余未见异常。

入院诊断：氯氮平中毒？

辅助检查：患儿入院后均行三大常规、电解质、肝、肾功能、心肌酶谱、凝血四项、术前免疫、心电图、胸部拍片、脑电图、头颅CT等检查。其中患儿乙血糖8.5mmol/L↑（正常参考值3.9~6.1mmol/L）。患儿丙白细胞11.2×10^9/L↑，正常参考值（3.5~9.5）$\times10^9$/L。3例患者心电图检查均为窦性心动过速（122~135次/分）↑（正常参考值60~100次/分），患儿甲T波低平。患儿甲、乙脑电图检查提示轻度异常脑电图，患儿丙提示轻-中度异常脑电图，未见尖波棘波等特征波形。3名患儿分别取3ml抗凝血，采取高效液相色谱紫外线检测法测定血浆氯氮平、N-去甲氯氮平浓度分别为140~380ng/ml、80~210ng/ml。余检查均未发现明显异常。

入院前门诊对3名患儿予以保温，大量温水洗胃至胃液为清水样，重复多次清洁灌肠。入院后即予心电监护、吸痰（患儿丙）、低流量吸氧、奥美拉唑保护胃肠黏膜。请精神科联络会诊,予纳络酮催醒,1.25ug/kg 静脉注射,2 小时后重复使用,补液并用呋塞米利尿促进排泄,同时予三磷酸腺苷、辅酶 A、维生素 C 营养支持治疗。6 小时内 3 名患儿先后意识清醒,生命体征均正常,能正常进食、玩耍。留院观察 5 天,准予出院。

最后诊断: 氯氮平中毒。

随访: 出院后 1 周、1 月后 2 次随访,3 名患儿病情稳定,无氯氮平中毒"反跳"现象。期间 3 名患儿家属反映,他们自行将患儿身上的食物残渣、洗出的胃内容物送往外单位检测化验,均检验出氯氮平成分,最终确定为氯氮平中毒,来源为吃的猪饲料。

二、讨论

氯氮平是非典型抗精神病药的代表,属于二苯氧氮平类药,具有多受体阻断作用,可以阻断 D_1、D_2、D_3、D_4、$5-HT_{2A}$、$5-HT_{2C}$、$5-HT_3$、$5-HT_6$、$5-HT_7$、M_1、a_1、a_2、H_1 多种受体。本品对中脑边缘系统的作用比对黑质纹状体的作用强,虽增高多巴胺更新,而黑质纹状体神经元放电率不高,能增高黑质纹状体 GABA 的更新,所以具有抗精神病作用,而很少有锥体外系反应(EPS)。氯氮平有一个狭窄的治疗范围,血浆中浓度的阈值是 350ng/ml。如果血药浓度超过该值,可能会发生严重的副作用。当血浆氯氮平水平大于 600ng/ml 时会增加癫痫发作的危险。氯氮平具有明显中枢和外周抗肾上腺和抗胆碱作用,镇静作用强,儿童过量服用后会产生严重的副作用,12 岁以下儿童不宜使用。

氯氮平中毒时可表现为多器官多系统损害,以神经系统、呼吸系统、循环系统受累最明显,轻、中度中毒表现为嗜睡、昏睡、恶心、呕吐、多汗、流涎、心动过速,重度中毒除上述表现外,还可出现谵妄、癫痫、昏迷、低血压休克、呼吸抑制或衰竭、急性心衰甚至猝死。Krämer 等发现,最常见的中毒症状是中枢神经系统的过度镇静以及心动过速。Gawlikowski 则认为,情绪激动混乱、抑郁、心动过速、支气管分泌过多黏液、唾液分泌过多、瞳孔缩小为中毒的主要症状。另外,也有案例报道表明,青少年服用氯氮平后出现了恶性综合征。

诊断氯氮平中毒主要根据患者的服药史、临床表现及毒物分析。氯氮平中毒无特效解毒剂,纳洛酮可用于促醒,其他常用的抢救方法包括:①卧床休息、保暖、密切观察生命体征;②输液或鼻饲以维持营养、纠正水电解质及酸碱平衡紊乱;③昏迷患者注意保持呼吸道通畅,定期翻身以免发生肺炎和压疮;④根据具体情况适当选用抗生素,预防和治疗继发感染;⑤复合辅酶保护脏器,磷酸肌酸钠营养心肌;⑥低血压患儿补充体液;⑦对急性肺水肿患儿积极进行氧疗、利尿和强心处理;⑧根据患儿中毒严重程度可选用血液透析。

应该引起重视的是,本案例中儿童氯氮平集体中毒源于食用了动物饲料,实在难以理解。国家明文规定,为加强动物饲料管理,要防止在饲料生产、经营、使用中超范围、超剂量使用兽药和饲料添加剂,杜绝滥用违禁药品,包括对精神药品的滥用。但是,由于氯氮平具有较强的镇静、催眠作用,在某些农村地区,个别散养农户为了让猪多食多睡而达到增肥目的,将氯氮平拌在猪饲料里喂养,导致了一些不良事件的发生。

三、经验总结

第一,要加强对抗精神病药物的保管与使用。2016 年国务院《麻醉药品和精神药品管理条例》强调,精神药品的研究、生产、经营、使用、储存、运输等均需依法依规,不能将精神药物用于牲畜的喂养。应告诫患者及监护人,精神药物应妥善保管,放置到儿童拿不到的地方,以免误食。

第二,防止药物中毒"反跳"现象。氯氮平口服吸收快而完全,蛋白结合率可高达92%~95%。中毒患者虽经彻底洗胃,但病情仍可能会再次恶化,这与脂肪组织内毒物持续释放入血有关。所以,在患者生命体征平稳、意识恢复后仍需严密观察,以防药物中毒"反跳"现象发生。

专家点评

农村地区要加强精神药物管理,不能将氯氮平用于牲畜喂养。对氯氮平中毒患者,经抢救病情稳定后仍需严密观察,以防药物中毒"反跳"现象的发生。

参考文献

［1］沈渔邨. 精神病学. 第 5 版. 北京：人民卫生出版社, 2009.

［2］Van Gool AR, de Jong MH, Verhoeven WM. Toxic plasma concentration of clozapine in inflammatory processes. Tijdschr Psychiatr, 2010, 52（11）: 791–796.

［3］Stark A, Scott J. A review of the use of clozapine levels to guide treatment and determine cause of death. Aust N Z J Psychiatry, 2012, 46（9）: 816–825.

［4］Borzutzky A, Avello E, Rumie H, et al. Accidental clozapine intoxication in a ten–year–old child. Vet Hum Toxicol, 2003, 45（6）: 309–310.

［5］诸骏仁,桑国卫. 中华人民共和国卫生部药典临床用药须知. 北京：人民卫生出版社, 2005.

［6］Krämer I, Rauber–Lüthy C, Kupferschmidt H, et al. Minimal dose for severe poisoning and influencing factors in acute human clozapine intoxication: a 13–year retrospective study. Clin Neuropharmacol, 2010, 33（5）: 230–234.

［7］Gawlikowski T, Szpak D, Balicka–Slusarczyk B, et al. Acute clozapine poisonings in years 2007–2010 in material of Clinic of Toxicology in Kraków. Przegl Lek, 2011, 68（8）: 434–435.

［8］Matheson KM, Gray G. Clozapine–induced neuroleptic malignant syndrome in an adolescent. J Child Adolesc Psychopharmacol, 2012, 22（4）: 322–324.

［9］王阳,徐涛,孙远杰等. 氯氮平中毒 16 例的抢救体会. 中国临床, 2013, 26（1）: 23–24.

［10］何莉梅,杨智,张海霞等. 22 例儿童氯氮平急性中毒临床分析. 中国药物警戒, 2015, 12（9）: 564–565.